周逸平简介

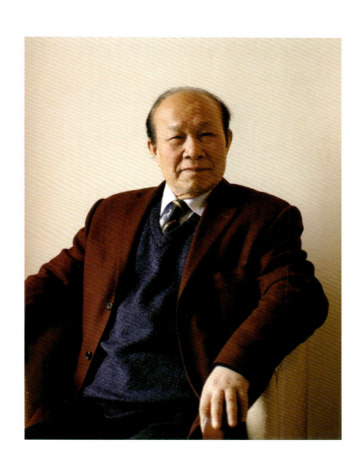

　　周逸平，教授，博士研究生导师，安徽中医药大学针灸经络研究所名誉所长。曾任中国中医科学院安徽经脉脏腑相关研究中心主任，中国针灸学会经络分会副理事长，安徽省神经科学学会副理事长，澳大利亚全国中医药针灸联合会高级顾问，美国加州圣克鲁斯五系中医学院客座教授，国家自然科学基金和科技部 973 项目评审专家。

　　长期从事经络研究，先后参加了循经感传的普查，经穴脏腑相关、针刺麻醉、针刺镇痛原理的研究，提出"经脉脏腑相关是经络理论的核心""经脉脏腑与脑相关的研究是中西医学理论必然的结合点和突破口"等观点，认为"从分子生物学和从大脑边缘-下丘脑-自主神经系统研究经脉脏腑与脑相关联系途径"，获得国内外广泛认可。在长期工作中，创建了全国第一个针灸经络研究所，第一个省级针灸专科医院，全国第一个针灸医、教、研三位一体联合实体，第一个经脉脏腑相关研究中心。《中国中医药报》2000年1月3日作专题报道《垂头自惜千金骨 伏枥仍存万里心——记著名实验针灸学家周逸平教授》。先后获得全国、卫生部、安徽省科技大会奖，中华人民共和国教育部科技进步奖一等奖，省科技进步奖三等奖、四等奖等四项，中国针灸学会科技进步奖三等奖。培养了博士、硕士研究生30余名，发表论文论著150多篇（部），应邀多次出访美国、日本、澳大利亚进行学术交流。

周逸平经脉脏腑相关研究

主 编　周美启　胡　玲　许能贵

科学出版社

北　京

内 容 简 介

周逸平教授是我国著名的针灸学家、生理学家，长期从事经脉脏腑相关研究，并取得了丰硕的成果。自 20 世纪 80 年代至今，周逸平教授先后提出"经脉脏腑相关是经络理论的核心""膀胱经是十二经脉的核心""经脉脏腑与脑相关的研究是中西医学理论必然的结合点和突破口"等重要论断，倡导运用现代科学技术开展经脉脏腑相关研究，这些都对经络理论研究产生了深远的影响。本书从学术思想、实证研究、传承创新、临床应用四个方面归纳了周逸平教授经脉脏腑相关理论的研究成果，体现了周逸平教授为安徽针灸事业所作出的杰出贡献，同时也展示了他的弟子传人弘扬周逸平教授学术思想的新作为，本书对经脉脏腑相关研究及针灸学研究有着重要的指导意义。

本书可供广大针灸学研究者、中医药工作者、中西医结合工作者、中医院校师生及自学深造中医者参阅。

图书在版编目（CIP）数据

周逸平经脉脏腑相关研究 / 周美启，胡玲，许能贵主编. —北京：科学出版社，2022.6

ISBN 978-7-03-071299-8

Ⅰ . ①周… Ⅱ . ①周… ②胡… ③许… Ⅲ . ①经脉–研究 Ⅳ . ①R224.1

中国版本图书馆 CIP 数据核字（2022）第 002045 号

责任编辑：郭海燕　国晶晶 / 责任校对：申晓焕
责任印制：赵　博 / 封面设计：蓝正设计

科 学 出 版 社 出版
北京东黄城根北街 16 号
邮政编码：　100717
http://www.sciencep.com

三河市春园印刷有限公司　印刷
科学出版社发行　各地新华书店经销
*

2022 年 6 月第 一 版　开本：787×1092　1/16
2022 年 6 月第一次印刷　印张：28　插页：1
字数：753 000
定价：188.00 元
（如有印装质量问题，我社负责调换）

本书编委会

毕生献给经络脏腑相关理论研究的专家
——周逸平教授

    我和周逸平教授因中医脏腑经络理论研究工作，相识相处 50 余年，他是一个造诣很深的生理学家。其为中医针灸效应的基础理论研究贡献了自己毕生的精力。到目前为止，其仍在孜孜不倦地工作着，深受学界的钦佩和感动。

    在 20 世纪 60～70 年代针刺麻醉工作开展越来越深化的时期，周教授就担任了"穴位针感""体表内脏""针刺镇痛"三个组的牵头专家。

    周教授率先提出了"经脉脏腑相关是经络理论的核心"的理念，并将其作为研究的重点。不论是以"经"统率的纵向研究，还是以"脏"统率的横向研究，以及经脉脏腑表里相关，都是躯体神经、自主神经系统、弥漫神经内分泌系统在躯体、内脏、五官的网络联系。并在中枢神经系统的支配下，达到协调统一。周教授及其团队目前仍在此领域进行着科研探索工作。

天津中医药大学　石学敏

2015 年 3 月 10 日

周逸平教授对针灸学术发展的贡献

半个多世纪里周逸平教授努力在针灸学领域辛勤耕耘，在诸多方面推动了学科的发展，并有不少创新。周逸平教授毕业于西医院校，服务于中医药事业，于 1960 年开始从事针灸经络实验研究，并很快在《中医杂志》发表了第一篇学术论文《针刺对于家兔腰麻后下肢麻痹恢复的影响》。

1969 年，周逸平教授组建针灸针刺麻醉原理和经络研究实验室，开展经络现象、穴位针感和经脉-脏腑相关研究。1979 年，在他的努力下建立了安徽中医学院经络研究所，其担任所长，从事针灸原理经络研究，提出经络现象与自主神经系统相关的理念，确定了以自主神经系统调控为主的心血管、消化系统疾病为针灸治疗的针灸原理经络研究的重点和突破口，开展了针刺手厥阴心包经对心动过速、心肌缺血的模型动物实验和临床无创伤心血管功能治疗冠心病的研究。

周逸平教授 1999 年率先提出了"经脉脏腑相关是经络理论的核心"的理念，从功能角度研究得出经络、经脉与相关脏腑在生理功能上存在密切联系；脏腑病理变化在经穴上有反应，可通过这种反应"司外揣内"而推断出内脏疾病，为经络诊断提供了理论基础。经脉线上的理化刺激对相应脏腑功能有调节作用，这是针灸治疗的核心，经脉-脏腑相关研究在经络理论研究中处于主导地位。进入新世纪后，他又进一步倡导"经脉脏腑与脑相关"的学术思想，提出以"经"统率的纵向研究、以"脏"统率的横向研究，膀胱经是十二经脉的核心等理念。大脑边缘-下丘脑-自主神经系统是经脉脏腑相关联系的中枢机制。

周逸平教授在从事针灸经络研究的约 60 年里，为针灸事业发展作出了杰出的贡献，深化了对针灸精髓的理解，是我国针灸经络研究的开拓者之一。

中国中医科学院　朱兵

2015 年 5 月 16 日

周逸平教授对经络理论发展的贡献

　　欣闻周逸平教授毕生学术思想之论文即将付梓，颇多感触。回想起与周老前辈相知相识约 40 年，仍感历历在目。周老前辈受命于祖国的召唤，致力于中医学的传承与创新，孜孜汲汲，直至耄耋。半个多世纪以来，他开创性地运用现代科学科研技术手段，在经络学说、经脉脏腑相关研究、经脉脏腑与脑的相关研究等方向上，提出了以"经"统率的纵向研究、以"脏"统率的横向研究等研究思路，丰富了针灸现代研究的内涵，开辟了针灸基础理论研究的新途径，为针灸的现代发展和新安医学的传承创新均作出了突出贡献，也为我们树立了崇高的榜样。时不我待，周老已从教 60 余年，从事针灸经络研究亦已约 60 年。但时至今日，仍常见周老前辈活跃于国内外的学术舞台上，为针灸事业的传承与发展贡献力量，总结经验著书立传，笔耕不辍。周老尚如此老骥伏枥，我们唯有快马加鞭。谨愿周老前辈身体安康，阖家幸福。

成都中医药大学　梁繁荣

2015 年 4 月 12 日

六十载经脉理论研究，不移白首之心

辛丑仲夏，美启教授递上《周逸平经脉脏腑相关研究》书稿，邀余作序，余欣然应之。周公逸平教授是学校针灸经络研究所名誉所长，从事科研与教学 60 余年，他组建了全国最早的针灸经络研究所，创建了全国首家省级针灸专科医院——安徽省针灸医院。耄耋之年，工作热情不减半分，每每遇见我，总要拉住手说科研传承，谈人才培养，感触至深。

学校东区操场的清晨，常年可见一白发长者，绕圈长跑，他就是周逸平教授。周教授做学问亦如他的长跑，数十年如一日，坚韧不拔，执着奋进。

周教授毕业于西医院校，是一位造诣颇深的生理学家，但他却一直为中医经络理论研究奉献自己全部的智慧和精力。从 20 世纪 60 年代开始，周教授就参加了"七五""八五""九五"经络研究和攀登计划"经络研究"。在 20 世纪 90 年代，周教授率先提出了"经脉脏腑相关是经络理论的核心"的理念，21 世纪初又提出"经脉脏腑与脑相关的研究"的理念，得到了学界广泛的重视和认可。

《周逸平经脉脏腑相关研究》一书分为四部分，从学术思想、实证研究、传承创新和临床应用角度较全面地总结了周逸平教授学术思想的精髓，体现了周逸平教授为安徽地区乃至全国针灸事业所作出的杰出贡献。

"老当益壮，宁移白首之心；穷且益坚，不坠青云之志"。周逸平教授是全国针灸经络研究的开拓者之一，是安徽省针灸经络研究的一面旗帜。愿我校广大科研工作者传承周逸平学术思想，并不断创新，进一步推动安徽针灸事业传承创新和蓬勃发展，进一步为全国针灸事业发展作出贡献。

安徽中医药大学　彭代银

2021 年 9 月 9 日

目　录

周逸平从研从教历程……………………………………………………………………… 1

学 术 思 想

经脉-脏腑相关是经络理论的核心………………………………………………………… 10
足太阳膀胱经是十二经脉的核心………………………………………………………… 13
经脉脏腑与脑相关研究是中西医理论结合的突破口…………………………………… 16
再论"经脉脏腑与脑相关"是中西医理论结合的突破口……………………………… 23

实 证 研 究

内关穴位特异性的研究——针刺对犬心外膜心电图的影响…………………………… 28
手厥阴心包经内关穴相对特异性研究——针刺治疗急性心肌缺血的观察…………… 30
心经经脉与相应脏腑相关的研究——针刺对冠心病患者血液 5-HT、NE 和 TXB$_2$、6-Keto-PGF$_{1\alpha}$
　含量的影响及相关的研究……………………………………………………………… 33
针刺对冠心病患者 5-羟色胺的影响……………………………………………………… 36
针刺内关穴对中枢性心血管功能异常的调整效应及机理探讨………………………… 38
针刺对中枢性心血管功能异常的影响及其途径分析…………………………………… 40
心经经脉与心脏相关的差异表达基因的研究…………………………………………… 42
针刺对人胃电图的影响…………………………………………………………………… 46
内关穴相对特异性的研究——针刺对家兔急性心肌缺血的影响……………………… 48
针刺对家兔心动过速的影响……………………………………………………………… 51
心经经脉与相应脏腑相关的研究——电针心经对家兔心功能、小肠及脑电活动的影响……… 55
电针心经对心肌缺血家兔心肌收缩功能、心电及小肠电活动的影响………………… 58
电针心经、小肠经对急性心肌缺血大鼠心功能的影响………………………………… 62
电针对家兔室颤阈影响的实验观察……………………………………………………… 65
针刺对严重烫伤大鼠早期心功能的影响………………………………………………… 67
电针心经、小肠经对心肌缺血损伤大鼠心电图和心肌酶学的影响…………………… 69
电针心经不同经脉段对急性心肌缺血家兔心功能的影响……………………………… 71
电针"神门""太溪"穴对急性心肌缺血家兔的效应比较……………………………… 74
电针"内关""太冲"穴对急性心肌缺血家兔心功能的影响…………………………… 76
电针内关、心俞改善急性心肌缺血大鼠心率变异性的协同作用……………………… 79
针刺防治冠心病猝死的初步研究………………………………………………………… 82
针刺对冠心病患者血脂、血糖的影响…………………………………………………… 85
基因芯片技术在经脉脏腑相关研究中的应用思考……………………………………… 88

针刺心经干预急性心肌缺血大鼠心脏基因表达谱研究 ……………………………………… 91

针刺小肠经干预急性心肌缺血大鼠心脏基因表达谱研究 ……………………………… 99

电针对大鼠急性缺血心肌细胞 caspase 基因的调控 …………………………………… 104

电针对心肌缺血细胞 G 蛋白信号通路的影响 …………………………………………… 107

针刺心经、小肠经干预急性心肌缺血下丘脑基因表达 ………………………………… 111

心经经脉与下丘脑相关的差异表达基因的研究 ………………………………………… 114

电针心经、小肠经干预心肌缺血作用及机制探讨 ……………………………………… 117

电针心经腧穴对急性心肌缺血大鼠自主神经活动的影响 ……………………………… 120

电针对急性心肌缺血家兔心功能及心交感神经电活动的影响 ………………………… 123

电针经脉对急性心肌缺血家兔心交感神经放电活动的影响 …………………………… 126

降钙素基因相关肽参与电针抗急性心肌缺血损伤的实验研究 ………………………… 129

电针对大鼠急性心肌缺血的血自由基、内皮素和降钙素基因相关肽的作用 ………… 133

经线-脏腑联系途径与神经肽类物质相关的研究 ………………………………………… 137

海马参与针刺心经干预急性心肌缺血模型大鼠作用及其机制研究 …………………… 139

尾加压素 II 对针刺预处理 I/R 损伤大鼠心肌细胞血管 VEGF 的影响 ………………… 144

电针手三阴经原穴对急性心肌缺血家兔心功能的影响 ………………………………… 147

基于海马-室旁核-交感神经通路的电针改善心肌缺血作用机制研究 ………………… 150

基于海马-孤束核-迷走神经通路的电针改善心肌缺血作用机制研究 ………………… 161

心经与肺经在大脑相对特异性的 fMRI 研究 …………………………………………… 171

电针神门、太渊对正常人事件相关电位 P300 影响的比较 …………………………… 176

脑心综合征动物模型及针刺对其保护作用机制探讨 …………………………………… 179

电针不同穴组防治脑心综合征作用的实验研究 ………………………………………… 182

电针不同穴组防治脑心综合征作用机制的研究 ………………………………………… 184

针刺对脑心综合征大鼠颈交感神经节去甲肾上腺素转运蛋白 mRNA 和心肌 β1 肾上腺素
　　能受体 mRNA 表达的影响 …………………………………………………………… 187

针刺对 CCS 大鼠交感颈中心神经电活动的影响 ……………………………………… 191

胃电及其针刺的调制作用 ………………………………………………………………… 194

电针"脾俞"对胃窦部溃疡大鼠胃肠平滑肌电活动的干预作用及其机制探讨 ……… 197

电针"太溪"对肾缺血家兔血栓素 A₂ 和前列环素的影响 …………………………… 200

毫米波照射肾俞穴对家兔肾血流量的影响 ……………………………………………… 203

传 承 创 新

心主二经论 ………………………………………………………………………………… 208

经脉脏腑相关特点比较 …………………………………………………………………… 211

奇经八脉的经脉脏腑相关研究 …………………………………………………………… 215

标本、根结、气街理论在经脉脏腑相关中的认识 ……………………………………… 219

基于《黄帝内经》关于心的经脉脏腑相关研究 ………………………………………… 223

试析经脉脏腑相关理论的文化因素 ……………………………………………………… 227

脏腑表里关系的科学内涵 ………………………………………………………………… 231

试析心经心包经主治作用···235

从俞募穴探讨体表-内脏相关内涵···238

基于经脉-脏腑相关研究心的表里关系···242

针刺心经心包经对急性心肌缺血大鼠心电图 J 点、T 波振幅及心肌梗死面积的影响·······245

电针不同原穴对急性心肌缺血家兔心率变异性的影响·······························248

针刺心经对急性心肌缺血模型大鼠血流动力学指标的影响·······················251

针刺心包经、心经对急性心肌缺血模型大鼠心肌肌钙蛋白 T 的影响···········254

电针对冠状动脉粥样硬化性心脏病模型大鼠血清氧化低密度脂蛋白及其受体表达的影响·······256

电针预处理对急性心肌缺血再灌注损伤大鼠心肌组织水通道蛋白 1 表达及蛋白激酶 C 活性的
　影响···260

电针"神门"对急性心肌缺血模型大鼠"铁死亡"相关蛋白 GPX4、FTH1、TfR1、ACSL4
　表达的影响···263

电针"神门"与"太渊"对急性心肌缺血模型大鼠心肌组织 HCN4 表达的研究···········267

电针心经与肺经对急性心肌缺血模型大鼠心肌组织超极化激活的环核苷酸门控通道 2 表达的
　影响···270

电针预处理对急性心肌缺血再灌注损伤大鼠心肌组织 NF-κB p65、IκBα、IKKβ 蛋白表达的
　影响···274

电针预处理不同原络配穴对急性心肌缺血再灌注损伤大鼠心肌组织 TNF-α、COX-2、ICAM-1
　蛋白表达的影响···277

电针"内关""心俞"对急性心肌缺血再灌注损伤大鼠血清白介素-1β、白介素-10 含量及心
　肌组织 NF-κB p65 蛋白表达的影响··281

电针对脑心综合征大鼠心肌组织 1-磷脂酰肌醇 3-激酶、缺氧诱导因子-1α 及血管表皮生长
　因子表达的影响···284

电针"心俞-神门"对急性心肌缺血模型大鼠心肌与海马组织 Glu、Asp 和 NR1 表达的影响···287

不同频率电针"内关"穴对急性心肌缺血模型家兔心交感神经电活动的影响···········291

电针"神门""太溪"穴对急性心肌缺血家兔心交感神经电活动的影响···········294

电针心经对急性心肌缺血大鼠海马去甲肾上腺素和白介素 6、白介素-1β 及肿瘤坏死因子-α
　的影响···297

电针不同穴组对心肌缺血大鼠海马脑源性神经营养因子、酪氨酸激酶 B 表达的影响···········300

海马齿状回在针刺心经抗心肌缺血中的作用···303

电针干预急性心肌缺血大鼠对海马齿状回区神经递质影响·······················306

电针改善急性心肌缺血：蓝斑核的潜在作用···309

内侧隔核在电针心经抗急性心肌缺血模型大鼠中的作用及其机制·············317

电针心经经穴对心肌缺血大鼠下丘脑室旁核神经元电活动的影响·············321

电针"神门""太渊"穴对急性心肌缺血家兔听感觉门控电位 P50 的影响·······325

电针预处理对心肌缺血再灌注损伤大鼠下丘脑外侧区和小脑顶核多巴胺、5-羟色胺含量的
　影响···323

电针不同经穴对心肌缺血模型大鼠大脑皮质区神经生长因子、酪氨酸激酶 A 表达的影响·······331

针刺"内关""神门"穴对高脂血症大鼠心肌梗死后室旁核区和血清 5-羟色胺含量的影响·······334

艾灸对慢性心力衰竭大鼠心室质量指数及心肌组织凋亡相关蛋白表达水平的影响·············337

艾灸对慢性心力衰竭大鼠心功能及心肌组织 TNF-α、NF-κB 表达水平的影响 ····················· 341

艾灸 "肺俞" "心俞" 对慢性心力衰竭大鼠心肌组织髓样分化因子、半胱氨酸天冬氨基酸
　　特异性蛋白酶-3 表达水平的影响 ····················· 344

艾灸肺俞和心俞对慢性心力衰竭大鼠心室质量指数及心肌组织肿瘤坏死因子-α、白细胞
　　介素-6 mRNA 表达水平的影响 ····················· 347

针刺不同穴方对便秘小鼠肠运动的影响 ····················· 350

针刺天枢大肠俞对腹泻模型小鼠肠运动的影响 ····················· 353

电针心经对心肌缺血大鼠小肠肠道菌群的影响 ····················· 355

不同穴位艾灸对腹泻模型小鼠腹泻指数及小肠 AQP8、VIP 及 SP 表达的影响 ····················· 357

针刺上巨虚穴对慢传输型便秘小鼠结肠组织 CaJal 间质细胞数的影响 ····················· 360

艾灸对腹泻型肠易激综合征模型大鼠结肠及下丘脑组织中 P 物质、血管活性肠肽表达的
　　影响 ····················· 363

艾灸对腹泻型肠易激综合征大鼠结肠 TLR4/MyD88/NF-KB 信号通路的影响 ····················· 366

温和灸 "上巨虚" "天枢" 穴对肠易激综合征大鼠 Orexin 及 Ox1R 表达的影响 ····················· 370

基于 5-羟色胺信号通路探讨艾灸治疗腹泻型肠易激综合征的机制 ····················· 374

艾灸对 IBS-D 模型大鼠海马与结肠组织中 IKKβ/IKBα/NF-κB 通路的影响 ····················· 377

艾灸对腹泻型肠易激综合征模型大鼠血清 IL-6 水平和结肠组织 β-防御素-2 及其 mRNA 表达
　　的影响 ····················· 380

电针胃俞募穴对胃扩张模型大鼠 DVC 内 c-fos 的表达状态和影响胃内压的相关因素 ····················· 383

杏仁中央核-下丘脑室旁核神经环路介导胃俞募配穴针刺调节胃功能机制的研究 ····················· 386

海马谷氨酸能神经元介导电针足三里调节胃肠功能的机制探讨 ····················· 390

海马 NMDAR 亚单位参与电针胃俞募配穴调节胃运动的实验研究 ····················· 394

电针胃俞募穴对功能性消化不良大鼠胃运动及迷走神经背核 N-甲基-D-天冬氨酸和血清
　　一氧化氮表达的影响 ····················· 398

脾胃培元法配合针刺对幽门螺杆菌相关性慢性胃炎大鼠的作用及机制研究 ····················· 401

豚鼠肺切除术后咳嗽模型建立及针刺肺经对其血清 PGE-2、BK 的影响 ····················· 404

临 床 应 用

胃俞募配穴针刺对功能性消化不良患者静息态脑功能局部一致性和胃电图的影响 ····················· 408

脾胃培元方穴位贴敷治疗腹泻型肠易激综合征临床疗效观察 ····················· 412

温针灸治疗肝郁脾虚型肠易激综合征疗效观察 ····················· 415

不同针刺强度治疗功能性消化不良疗效观察 ····················· 417

不同针刺强度对功能性消化不良患者临床疗效及胃排空的影响 ····················· 420

艾灸对三联疗法治疗消化性溃疡疗效的影响 ····················· 423

通调三焦法治疗慢性咳嗽疗效观察 ····················· 425

针刺治疗盐酸羟考酮缓释片所致便秘疗效观察 ····················· 427

俞募配穴针刺治疗顽固性呃逆的临床研究 ····················· 430

附　周逸平承担科研项目及科研获奖 ····················· 433

周逸平从研从教历程

周逸平，原名姜绪荣，男，汉族，1932 年 8 月 1 日出生，籍贯江苏省溧阳市，中共党员，研究员，博士研究生导师，1991 年享受国务院政府特殊津贴。

周逸平教授出生直至启蒙，处于国家动荡与变革的时代，走过了烽火连天的童年、流离困苦的少年、艰苦奋斗的中年、伏骥千里的老年。在幼年时代，家境略富裕，常来往于私塾，熟读《百家姓》《三字经》《论语》等。1949 年 5 月溧阳解放，离家到常州参加解放军。周逸平于 1950 年 7 月考入东南医学院（现安徽医科大学）学习，步入大学时，听了时任省委宣传部部长的《为人民服务》报告后，将"为人民服务"作为一生的奋斗目标和行动指南。1952 年 10 月，卫生部在全国高等院校选拔在校学生作为医学院校的师资进行培训，周逸平教授积极响应国家号召，参加了卫生部主办的上海医学院生理学师资班学习。学习期间，师从于多名国内基础研究的科学家，如著名的生理学家徐丰彦教授、生化学家李亮教授等。经过近 8 个月的集中学习与培训，通过严格的考试，顺利毕业。根据国家要求从事 3 年生理学课程的教学后，1955 年 10 月周逸平重新回母校继续完成本科学习。1958 年周逸平毕业后分配到合肥医学专科学校，后该校并入安徽中医学院（现安徽中医药大学），从事生理学教学并任教研室主任。恰逢此时，早年毕业于燕京大学生物系，先后任北京中医学社社长、北京中医进修学校副校长的孟昭威教授于 1959 年被调配到合肥医学专科学校生理学教研室工作。孟昭威教授专注中医经络研究，长期未从事生理学教学，他告诉周逸平教授，经络之谜的彻底阐明是诺贝尔奖级别的科学大事，但是这条路会很漫长和崎岖，同时他还带给周逸平教授有关针灸研究的一些国际上最新进展。例如，20 世纪 50 年代，一批日本学者对经络实质进行了研究，长滨善夫报道了循经感传现象；中谷义雄在检测一名肾病患者的皮肤导电量时，发现患者下肢皮肤一些部位的导电量较其他部位高，这些点竟然与足少阴肾经路线基本一致。这些被日本学者中谷义雄命名为"良导络"和"良导点"的名词萦绕在周逸平教授的脑海之中，对其日后从事针灸研究影响至深。周逸平教授以生理学教师特有的直觉敏感地察觉到：经络理论有必要也必须借助现代医学的手段才能阐释清楚。他开始投入了前所未有的激情与精力，全身心地开展针灸经络研究。

临床经验的逐渐积累让周逸平教授在思考实验研究方面有了更多的素材，他考虑如何能让临床的治疗效果更明显直观时，他首先想到了收集小儿麻痹患者临床康复时间数据并进行统计学分析，但是患者病情轻重不等、体质各异，干扰因素实在很多，于是他提出用实验的方法做出症状相类似的动物模型，再进行针灸干预以观察动物在此状况下恢复的时间长短与自然恢复的时间有无差异。

周逸平教授在设计实验时优先选择了家兔进行模型复制，因为家兔性格温顺，实验过程中情况稳定，且家兔后半身肌肉远比前半身发达，易于实验者观察。周逸平教授团队将家兔随机分组，实施腰部麻醉，一组作为空白对照不给予针刺治疗，另一组给予每只家兔同等的针刺治疗，要求施术者为同一人以避免干扰因素。实验观察指标为家兔双下肢恢复时间的长短。实验结果表明，针刺对家兔人工腰部麻醉的恢复具有明显的促进作用。这个实验看上去虽然简单，但是意义却不一般，可从实验数据上为针刺的有效性提供有力证据，为后面的工作铺垫了道路。

周逸平教授在此基础上又进行了第二个实验，即在原有腰部麻醉的基础上，在针刺一个穴位前对该穴位进行局部麻醉，再进行针刺，来观察针刺与麻醉恢复时间的关系。结果印证了假设，在局部麻醉的作用下，针刺不再缩短恢复的时间，实验获得成功。其在实验中发现，有一些家兔模型在进行第二个实验时麻醉恢复的时间不仅没有缩短，甚至有大幅的增加。这些实验数据经整理总结发表在 1960 年《中医杂志》上，这也是他发表的第一篇学术论文《针刺对于家兔腰麻后下肢麻痹恢复的影响》。

自 20 世纪 50 年代，我国现代经络研究一直着眼于针刺临床最常见的一种经络现象，古人称之为针刺的"得气"现象，现代称之为"循经感传现象"，指的是针刺时患者常常感到一种从穴位沿着经络传导的特殊的"酸、麻、胀"的感觉传导现象。孟昭威、周逸平等人跟随合肥市人民医院名老中医周德宜先生进行针灸临床观察，同时选择在校学生进行针刺经络现象的观察，在国内最早提出了经络感传现象与文献记载的经络循行路线"四肢基本相符，躯干部分相符，头面部变异较大"的规律。1963 年 12 月 14 日《人民日报》等报刊报道了朝鲜金凤汉《关于经络系统》的研究报告，内容包括宣布其发现了与经络经穴相关的解剖结构，并获得了当年度的"金日成奖"，金凤汉将所发现的解剖结构命名为"凤汉管"和"凤汉小体"，并附有相关实验照片等内容。20 世纪 60 年代，国家号召各地开展对针灸经络的研究，安徽中医学院也开始了针灸经络实质的研究，且受到卫生部的大力支持。1960 年，周逸平教授根据需要前往中国科学院生理生化研究所跟随冯德培所长、沈锷研究员进修电生理学，学成后他从上海带回了仪器和图纸，请徐长云工程师组装安徽省第一台电生理记录仪，对 10 名健康受试者的心包经感传进行记录。其中 7 名受试者记录到了循经出现的电位，并且感传线上的电位振幅较两侧旁开的对照点高。

20 世纪 70 年代美国总统尼克松、国务卿基辛格访华参观针刺麻醉，周恩来总理要求卫生部组织全国医学卫生院校开展针刺麻醉研究。由于安徽前期进行针灸经络研究课题研究，从而承担五个专题中的"穴位形态与针感""经络现象""经穴经脉脏腑相关"三个专题，组织陕西、山东、安徽三省的"穴位形态与针感"的研究，连续三年在安徽省蒙城县组织了安徽、福建、山东、辽宁四省的 10 万人"经络现象"普查，在解放军 104 医院与中国医学科学院基础所进行 100 例胃大部切除术，同时积极开展心经、心包经、胃经、膀胱经等经穴经脉脏腑相关的研究。在循经感传现象、经穴经脉脏腑相关和经络客观指标等方面做了大量探索，取得了积极进展。主要研究工作有：①循经感传现象的系统研究；②十四经脉的生物物理学定位及其形态学基础；③放射核素循经脉运行的研究；④循经低电阻通道的发现；⑤循经声传导特性的研究。

由于安徽在全国针灸经络研究中的成绩，全国经络研究会议在合肥召开，时任卫生部中医研究院院长季钟朴先生在会议上谈到："许多经络研究者注意力似乎集中在循经感传线上，急于弄清线的本质，围绕线去寻找新的物质基础。但如果把线与经络脏腑联系调节功能活动分开，孤立地考察其物质基础，结果将越来越偏离经络的本质。"其提出从研究经络本质到物质基础与功能活动调节相结合的思路转变，对周逸平教授开展经络-经穴经脉脏腑相关研究给予极大鼓励与支持。

《黄帝内经》有云："有诸内必形诸外"，亦有"揣外而知内，治外而调里"一说，经络内属于脏腑、外与肢节相为联络，是沟通人体内外表里的枢纽，故又将经脉脏腑相互之间这种关系称为经脉脏腑相关。同时，脏腑病变又通常通过经络的联系反应到体表。当机体出现特定症状和体征时，刺激体表的相对应的经穴又能治疗相应脏腑的疾病。

周逸平教授在从事针灸经络研究特别是经脉脏腑相关的研究中，根据不同时期现代科学进展及时提出的相应学术思想，围绕经脉脏腑相关主题，20 世纪 80 年代提出了"膀胱经是十二经脉的核心，背俞穴是联系十二经脉的枢纽"，90 年代提出了"经脉脏腑相关是经络理论的核心"，21 世纪初提出了"经脉脏腑与脑相关的研究是中西医学理论必然的结合点和突破口"，一以贯之，不断深化发展。与此同时，周逸平教授遵循"理论—实践—理论"模式，先提出理论框架，后以试验研究加以论证，再丰富其理论内涵；倡导从大脑边缘-下丘脑-自主神经系统入手开展经脉脏腑相关的研究，率先运用基因芯片技术开展针刺作用机理研究。

在《黄帝内经》关于经脉循行及腧穴数目的记载中，有明确名称的膀胱经穴位 19 个，是十二经脉中记载穴位数最多的一条经脉，并且膀胱经的循行上达头面，中布背腰躯干，下抵腿足，是十二经中分布最广的经脉，因此早在《黄帝内经》时期人们就已经认识到膀胱经穴的重要性。医学生理学认为，躯体神经和自主神经分布与体表脏腑的主要通道和枢纽主要分布在背部。但有关于背俞穴与相应脏腑联系途径及相对特异性的实验研究却甚少，膀胱经与交感神经系统功能和形态联系研究更少。

20 世纪 70 年代，周逸平教授团队开展了背俞穴和十二经脉的关系、膀胱经背部内侧线、背俞穴与交感干关系、经络敏感人自主神经类型的研究以及人体穴位针感的形态学研究、32 例针刺麻醉手术中医辨证分型、针刺麻醉胃大部切除术前与术中生理功能变化的观察以及血管容积脉搏与针刺麻醉预测和效果的相关性研究等。通过解剖发现，膀胱经背部内侧线上的俞穴与相应脏腑之间的解剖位置高度相似，分布在膀胱经第一侧线上的各脏腑背俞穴均有特殊物质沉积，交感干及交脊联系点的体表投影线与各脏腑背俞穴生理解剖位置有着十分密切的联系。结合各脏腑背俞穴均分布在膀胱经上和尸体解剖发现膀胱经内侧线(背俞)与交感干和交脊联系点体表投影关系十分密切，周逸平教授以家兔、猫等动物复制急性心肌缺血模型开展实验研究，均证明了膀胱经第一侧线上心俞的治疗功能和与之相对应的心脏功能密切相关。据此，周逸平教授明确提出了"膀胱经是十二经脉的核心，背俞穴是联系十二经脉的枢纽"的论点。从此，周逸平教授逐步以经穴脏腑相关和经络感传实质为研究的主攻方向。

在探索膀胱经与十二经脉关系，背俞穴与十二经脉关系，背俞穴与交感干之间联系，并结合针刺麻醉、循经普查等研究后，周逸平教授初步形成了"经脉脏腑相关是经络理论的核心"的观点。

经络和藏象理论是中医理论的核心。经络理论作为中医基础理论的重要纲领，指导着中医各科的临床实践，贯穿于中医的生理、病理、诊断和治疗等各个方面。《灵枢·经脉》："夫十二经脉者，人之所以生，病之所以成，人之所以治，病之所以起；学之所始，工之所止也。"体现了经络理论在中医基础理论中的重要地位。藏象理论认为人的生命活动以五脏为中心，六腑相配于五脏，气血精津液则是脏腑功能产生的物质基础，通过经络系统把五脏六腑、四肢百骸、皮肉筋骨联系成一个有机的整体。脏与脏、脏与腑、腑与腑之间，在生理上相互依存、相互制约，在病理上相互影响、相互传变。周逸平教授认为中医理论要突破，首先经络理论要突破，而经络和经脉脏腑相关研究是最有希望的突破口。

周逸平教授始终认为，经络研究从经络的功能入手更有希望。经脉是联系体表与内脏的通路，这既概括了十二经脉总的特点，又说明了十二经脉的重要功能是沟通脏腑与体表肢节的联系，是中医诊疗疾病的重要理论基础。《灵枢·外揣》云："司内揣外，司外揣内"；《丹溪心法》亦云："有诸内者必形诸外"，和内外对应的"司外揣内"；《灵枢·海论》曰："夫十二经脉者，内属于腑脏，外络于肢节。"中医学认为经络是以十四经脉为主体的一个复杂体系，它内属于脏腑，外与肢节相联络，行气血，营阴阳，是人体气血运行的通路，沟通人体内外表里，故又将经脉脏腑的相互关系称为经脉脏腑相关。

周逸平教授认为经脉脏腑相关是经络学说的核心内容之一，这种经脉-脏腑相关的理论是世界上最早提出的躯体内脏相关学说，是最早的躯体-内脏联系理论，在中医的诊断和治疗上，起到了重要的理论指导作用。现代针灸理论研究认为，人体体表之间、穴位与内脏之间、内脏与体表穴位之间存在着特定的联系，这种"内属腑脏、外络肢节"的经脉-脏腑相关学说构成了经络理论的核心内容。其作为针灸理论体系的重要组成部分，对阐明生命本质、探索病变规律、指导临床实践有着极其重要的意义。

经络实质的探讨，首先是从最基础的解剖学和组织学着手，继而运用生物物理学、电生理学、生物化学和分子生物学等多学科进行研究。然而审视这些研究却发现，科研工作者们仍然无法弄清经络实质。周逸平教授认为经脉是沟通和联系内脏与体表的纽带，针刺经脉是可以对内脏功能起到调整作用的，可运用电生理学、生物化学和分子生物学等手段揭示经络的功能，进而可以接近经络研究的实质。据此，周逸平教授另辟蹊径，主张从经络的功能入手，从经络的核心问题进行探索。经络研究的核心问题应是经脉脏腑相关的研究，经脉脏腑相关研究正体现了中医的整体观、联系观。

随着科技的发展，先进的科学仪器的出现，经络现象的研究从原始的循经普查进而转向运用先进科学仪器参与经络实质的探究。1999 年系统生物学的提出极大推动了生物学及医学的发展，将人作为一个统一的整体系统，通过提取各类生物信息，深入研究基因组信息与环境信息的相互作用，系统生物学逐渐成为生命科学研究的前沿。周逸平教授在此大环境下想到可以运用生物化学、电生理学和分子生物学等方法揭示经络的功能，进而可以接近经络研究的实质，运用现代生物学的技术去阐释中医经络理论，对中医经络理论进行科学的解释，借助现代科技，在高度"分析"的基础上再进行"综合"。

20 世纪 90 年代，随着"七五""八五"攀登计划"经络的研究"不断推进，"心经与心脏相对特异性联系的躯体交感通路与体液机制研究"得到了"八五"攀登计划"经络的研究"的立项支持。周逸平教授团队从不同角度进行经络探索性研究，并基于经络是运行气血和复杂的联络调节反应系统的观点，正式提出了"经脉脏腑相关是经络理论的核心"的论点，并提出从以"经"统率的一经多脏的纵向研究，以"脏"统率的一脏多经的横向研究，"心与小肠""肺与大肠"表里相关研究，膀胱经背俞穴与相应脏腑联系途径等方面开展重点研究，研究内容包含一经多脏、一脏多经、脏与脏、脏与腑、腑与腑、内与外、外与内、上与下、下与上等多方面、多层次、多途径的复杂网络联系，通过实验研究探索经络脏腑相关理论在当时实属创新之举。为解决这些复杂联系，周逸平教授团队运用现代科学技术和系统生物学方法，从神经生理、神经生化、形态和分子生物学基因芯片差异基因表达等多方面，围绕心经经脉脏腑相关展开研究，重点探讨了心经与多个脏腑之间的联系，系统论证了心经经脉经穴与肺经经脉经穴间存在相对特异性，并基于手少阴心经与心脏、手厥阴心包经与心脏、足阳明胃经与胃、足太阳膀胱经与膀胱等具有的相对特异性联系开展系列验证研究。

周逸平教授团队在结扎冠状动脉左前降支的实验模型上，应用狗心外膜心电图、血流动力学、冠状动脉流量等指标，比较针刺内关较足三里在经络治疗相关经穴经脉的特异性，其研究成果发表于 1980 年《中华心血管杂志》上。该研究团队不仅对经脉作了相关特异性实验研究的观察，且将实验研究成果运用于临床，发现针刺可缓解冠心病患者临床症状，且对猝死有预防作用，促进了临床诊疗技术的提高。研究小组在观察针刺对冠心病患者左心功能的影响，以及治疗心动过速的实验性研究中，证实了手厥阴心包经内关穴、手少阴心经神门穴对冠心病和足太阳膀胱经心俞穴对冠心病治疗上疗效的相对特异性。动物实验证实，针刺内关穴不仅对心律失常有相对特异性疗效，且对冠心病的诊断和治疗也有相对特异性。研究发现经穴的相对特异性、循经取穴、背部俞穴和俞募配穴法的科学性，经络与神经系统的功能正常有密切的联系。

周逸平教授团队通过大量实验发现，针刺心经经脉能明显提高家兔左侧心交感神经放电频率，提高心交感神经反映阈值，效果优于肺经经脉；针刺心经经穴对乌头碱诱发的家兔心律失常疗效确切，针刺肺经经穴疗效不明显，存在着经穴的相对特异性。对半结扎家兔小肠所致心脏损害的保护，心经较其他经脉作用强。研究表明心经与心脏之间具有相对特异性联系，这种联系主要通过躯体-交感反射通路，与交感神经关系较密切。实验表明，切断大部分心交感神经后，针刺效应消失，针刺心经可能是通过调节交感神经活动形式，从而达到调节脏腑功能的作用，切断交感神经后针刺效应消失。周逸平教授团队认为，通过对心经、心包经、与心经相表里的小肠经，与心经邻近的肺经不同刺激，观察相关指标，从功能入手，对经脉的研究确是一种可行之法。

在研究胃经与胃相关的消化系统功能相关研究中，周逸平教授团队同样选用了中医古籍资料相对丰富、脏腑功能与现代器官功能相近、疗效相对明确的胃经作为实验研究对象。周逸平教授等应用体表导联，运用记录人体胃电活动的方法，观察针刺足三里等穴对急、慢性胃肠炎患者的胃电图变化的影响，证实了针刺治疗消化系统疾病有良好的疗效，认为在调整胃肠功能的作用上，足三里穴较胃经的其他穴位是有相对特异性的。

科学技术的飞跃发展，可以揭开更多思想的奥秘。因此，周逸平教授认为，对于中医经络研究，以经脉脏腑相关研究为核心内容，经脉脏腑相关及其与脑联系的研究更是重中之重。运用现代科技对其进行深入的研究，这种研究不仅是深入的，还应该是综合的。

21世纪分子生物学技术和脑神经科学日新月异地发展，基于分子生物学和神经生物学的实验资料及数学和物理方法分析的脑高级功能模型，有可能在脑科学中产生重大突破。结合既往实验研究，针刺的调整作用是指针刺经穴对相应脏腑功能的良性调整作用，与"神经-内分泌-免疫"网络调控系统密切相关。从某种意义上讲，经络功能可能是神经-内分泌-免疫网络在某些功能作用上的综合体现。经络虽然不完全等同于神经，但当前经络研究已与神经科学的研究接轨，这是当前的一个重要趋势。因此从神经科学角度进行针灸经络研究可能是一个正确、可行的方向。据此，周逸平教授审时度势，及时提出"经脉脏腑与脑相关的研究是中西医理论必然的结合点和突破口"的科学论断，认为应从大脑边缘-下丘脑-自主神经系统着手研究经脉脏腑与脑相关，应用分子生物学方法和脑成像动态技术、量子点技术以及与脑微透析相结合的活体动物的研究方法整合医学课题进行多学科、多层次的广泛深入研究。

从整体来看，心血管反应以及其他内脏反应，受中枢神经系统许多部位的控制，下丘脑是这一复杂的、上下连贯的脑干控制系统中的一个重要部分。重叠在下丘脑之上还有更为广泛的神经调节结构。自其他脑区的多种神经纤维终止于边缘系统，是其重要特点之一。

间脑是人体重要的生命中枢，控制着人体内脏活动，是内脏活动信息反馈的最高中枢。间脑主要分为丘脑和下丘脑，其中下丘脑是较高级的调节内脏及内分泌活动的中枢，具有许多细胞核团和纤维束，与中枢神经系统的其他部位具有密切的相互联系。它不仅通过神经和血管途径调节脑垂体前、后叶激素的分泌和释放，而且还参与调节自主神经系统。

大脑边缘系统是由古皮层、旧皮层演化成的大脑组织以及和这些组织有密切联系的神经结构和核团的总称，海马回、下丘脑、海马以及乳头体等都属于边缘系统，具有调节内脏活动的功能。边缘系统的许多部位，如隔区、杏仁、海马等部位都有纤维投射到下丘脑，因而可以经过下丘脑影响心血管反应。前脑边缘系统部分，除通过下丘脑及其以下的低级神经部的联系影响内脏活动外，还有另一重要途径，即下丘脑-垂体系统的神经体液途径。边缘系统其他部位的活动可以影响下丘脑的各种神经分泌和内分泌的调节，这种神经内分泌的变化会影响内脏的活动。

周逸平教授认为经络虽然不完全等同于神经，但可看出经络与神经系统密切相关，随着经络研究与现代神经学研究接轨，从脑神经入手对经络理论经脉脏腑相关和针灸原理进行研究，是探究经脉脏腑相关理论的重要方向。当前国内外经脉经穴-脏腑相关研究和针灸内脏疾病治疗研究结果都提示，非特异系统和大脑边缘下丘脑自主神经系统参与不同部位的相关基因群表达的时空模式。

21 世纪以来，分子生物学技术取得了长足的进步，同时针刺研究也成为国际热门研究领域。此前，经脉脏腑研究虽然取得一定进步，但实验设计中仍有缺陷与不足，实验技术落后，多个研究结果中存在矛盾，影响了实验的可重复性。因此，周逸平教授提出应该从多学科、多系统、多方位、多环节、多水平立体交叉探究经脉脏腑相关理论。周逸平教授提出运用分子生物学基因芯片技术来了解针灸促进基因表达特点的观点。周逸平教授团队在科技部重大基础前期研究项目及国家自然科学基金连续资助下，开辟了经脉脏腑相关研究新领域、新途径和新篇章。通过运用基因表达谱芯片，分析心肌缺血后心脏和下丘脑基因表达谱及针刺手少阴心经与手太阳小肠经对其的干预作用，并与手太阴肺经对比观察，进而对他们的表达谱特征进行对比分析，结果表明无论差异表达基因，还是差异表达大于 2 倍的基因，均提示心经组和小肠经组的变化趋于一致，而心经组和小肠经组的变化均与肺经组趋于不同，从基因组学水平验证心经、小肠经与心脏的相对特异性联系，从而初步论证了经脉脏腑相关的特异性，进一步从基因组水平分析和筛选不同经脉相对特异性的基因，优化临床选穴标准，初步验证心经与小肠经之间的表里相合关系等，并发现有 21 个基因与 G 蛋白信号通路相关，其中 Gng 8（G 蛋白 γ8 亚基）和 Prkar2b（cAMP 依赖型蛋白激酶）在电针抗急性心肌缺血中具有极其重要的作用。周逸平教授提出可以通过差异基因技术筛选出不同针刺参数、不同刺激部位导致机体不同部位的相关基因群，建立起不同针刺条件下，对不同疾病的基因表达图谱，有助于从基因组水平分析和筛选不同经脉相对特异性的基因。此外，还可以通过蛋白质组技术，将相关基因组进行克隆，再利用双杂交和免疫共沉淀技术，将研究深入基因组、蛋白质组水平，了解基因表达的蛋白质之间的复杂关系，为优化针灸临床选穴标准奠定基础。

周逸平教授认识到中西医学的发展都经历了"从髓到脑""从心到脑"，说明了脑相关研究在生命科学研究中的重要地位，他提出："如果说 21 世纪是生命科学的世纪，那么脑科学则是 21 世纪生命科学的王冠。"周逸平教授观察到国内外已经广泛开展应用功能性磁共振成像技术探究针灸机制的研究，如运用功能性磁共振成像技术探究针刺和表面刺激合谷时大脑的反应差异，或是观察针刺不同穴位时不同脑区的功能活动差异等。在研究过程中运用功能性磁共振，不仅发现针刺不同穴区会引发不同大脑反应，还发现针刺可以引起边缘系统负激活现象。针刺不但会加深反相关脑网络的进一步分化，而且会显著增强内感受器——自主神经系统内部核团的交互作用，进而提出了针刺的中枢响应时变概念，将针刺研究由空间一维分析拓展到时空二维分析的层面。

周逸平教授团队与安徽中医药大学第一附属医院数字化影像科合作，运用 fMRI 观察针刺正常青少年左侧太渊、神门发现，心经神门穴可以激活小脑多个分区，如"Ⅳ～Ⅴ区""Ⅵ区""Ⅷ区"等区都被明显激活，同侧小脑的"Ⅵ区""Ⅶ区"也被激活，而对同侧的顶下小叶、角回、额叶等脑区则被负激活；肺经太渊穴除了激活小脑多个脑区外，还激活了额叶、顶叶和丘脑脑区，而边缘系统的扣带回和前回被负激活。研究提示针刺心经神门穴和肺经太渊穴时激活的脑区存在明显差异。

周逸平教授团队通过脑电图、事件相关电位等新技术研究了手针、电针神门和太渊对视觉诱发电位 P3a 和 P3b 的影响。ERP 技术的时间分辨率可达到毫秒甚至微秒级，因而可以精确地评价发生在脑内的认知活动过程。采用新异刺激和靶刺激两种诱导模式，研究在针刺穴位之前和之后在不同的时间针刺神门和太渊的不同反应，分别得出正常人的 32 导联 P3a 和 P3b 电位。通过 P50 和

MNN 分析 P3a（Fz/FCz/Cz）和 P3b（Cz/CPz/Pz）幅度在额区、顶区、中央区和颞区等局部脑区的相对强弱，观察针刺心经神门穴与肺经太渊穴位前后 P300 强度分布的变化，探讨针刺不同经脉经穴对大脑注意功能的影响。结果发现，通过测量靶刺激诱发的 P3b 以及新异刺激诱发的 P3a 的峰值和峰值潜伏期与 fMRI 相似，提示心经神门穴与肺经太渊穴对额叶、顶叶以及边缘系统的影响有统计学意义，说明针刺心经与肺经对脑功能的影响存在相对特异性。周逸平教授将 ERP 和 fMRI 结合进行皮质溯源分析，有助于全面了解针刺效应与脑功能联系的神经基础。

微透析是神经化学的重要研究手段之一，随着认识的深入和材料科学的进步，以及微透析技术和微量递质检测技术的发展，使得活体动物神经递质的在线测量成为可能，采用在体微透析多探头在同一动物进行多部位微透析可以研究不同脑区的功能联系。周逸平教授团队整合了微透析探头和氯化银电极，从而可以同时测量同一脑区的细胞外电流和神经递质的释放。量子点是一种纳米级别的半导体，通过对这种纳米半导体材料施加一定的电场或光压，它们便会发出特定频率的光，而发出的光的频率会随着这种半导体的尺寸的改变而变化，因而通过调节这种纳米半导体的尺寸就可以控制其发出的光的颜色。周逸平教授认为可以利用量子点的光学电学特性和光化学稳定性，在动态条件下多途径观察针刺之后机体内微量物质变化、神经递质变化、细胞变化以及信号传导、细胞内成分的运动等，有利于更深层次揭示经脉脏腑与脑相关理论内涵。

随着科学技术水平的发展，多学科交叉进行医学研究将成为历史的必然。医学影像学技术、脑电图、ERP，以及微电极陈列与微透析技术结合和量子点纳米技术研究经脉脏腑与脑相关等具体方法，日益受到国内外关注。周逸平教授将中国中医药理论与"系统科学""系统生物学""网络医学""系统医学"相结合，进行多学科、多层次地广泛深入研究，揭示经脉脏腑间和脑相关间的多种联系途径。

20 世纪 70 年代以来，周逸平教授先后出席中国针灸学会年会、针刺麻醉学术会、世界针灸学会联合会成立 10 周年及 20 周年大会、中国针灸学会经络分会年会、中国针灸学会针法灸法分会年会、上海国际针灸临床与科研学术研讨会。1996 年 10 月澳大利亚悉尼国际中医药-传统医药特色疗法学术交流大会，2000 年 11 月参加墨尔本市召开的 2000 国际传统医学与中医药学术交流会，2003 年出席澳大利亚悉尼中医学院成立十周年庆典，2011 年 6 月出席在新西兰奥克兰市举办的首届大洋洲中医药论坛暨大洋洲中医药学会联合会成立大会，并应邀在新西兰梅西大学做《经脉脏腑与脑相关研究》的学术报告，2007 年应邀参加美国巴尔的摩马里兰大学主办的美国针灸学会年会暨庆祝 NIH 针灸听证会成功 10 周年大会，2009 年 5 月出席中西医结合医学会在中国香港特别行政区主办的针灸治疗痛证国际学术研讨会等国内外学术会议。2010 年受美国中医针灸联合会刘蕴会长邀请，出席在美国旧金山市举办的 2010 世界针联国际针灸学会研讨会，同时受邀访问美国加州中医药联合会、加州大学医学院、波士顿哈佛大学影像学科并做学术交流，多次进行经脉脏腑相关是经络理论的核心、经络理论核心问题的讨论、研究思路与方法的探讨、经脉脏腑与脑相关的研究、经脉脏腑与脑相关研究是中西医学理论必然的结合点、经络理论研究的重大战略意义和思路建议等学术思想交流和阐述。2010 年 10 月和 2019 年 10 月安徽中医药大学分别在合肥召开安徽针灸经络研究 50 周年和 60 周年年会暨针灸经络研究回顾与展望国际学术研讨会，是对安徽 50 周年和 60 周年针灸针刺麻醉经络的基础与临床研究的大检阅、大总结，周教授受邀出席会议与院士、专家座谈讨论《经络理论研究的重大战略意义和思路建议》，并专题上报科技部、国家中医药管理局领导。2020 年 9 月周教授应邀做客由中国针灸学会与世界针灸联合会主办的名老中医百家讲坛，以《经脉脏腑与脑相关》为题做专题学术报告，引发热烈反响。

周逸平教授于 2010 年在科学技术文献出版社出版《经络脏腑相关与临床运用》，2013 年施

普林格出版社出版 *Current Research In Acupuncture* 专著全文刊登 "Meridan—Viscera Correlationship"（p559—599）论著，该论著全面介绍经脉脏腑相关学术思想。此外，周逸平教授还编著了《实验针灸学》等教材。

周逸平教授为促进针灸医术在国际的发展不断努力，为针灸学的现代化和国际化作出了积极的贡献，《中国中医药报》2000 年 1 月 3 日作专题报道《垂头自惜千金骨　伏枥仍存万里心——记著名实验针灸学家周逸平教授》。

周逸平教授在精心开展针灸经络研究的同时，长期从事生理学和实验针灸学教学工作，热心于研究生培养工作，培养的学生广泛活跃在国内外科技战线上，如国内的许能贵、周美启、张发宝等专家教授，以及美国的朱崇斌、邵梨、冷静，加拿大的王俊峰等。周逸平教授还积极推动安徽针灸事业的发展。1979 年，在安徽省委省政府的帮助下，周逸平教授开创性地组建针灸经络研究所，这是全国第一家专门从事针灸经络研究的机构。在从事针灸经络研究的基础上，周逸平教授逐步感觉到，针灸研究需要结合临床，于是又引进当地在针刺临床很有造诣的一些专家到针灸经络研究所工作，在 1984 年提出成立针灸医院。1985 年，经安徽省政府批准，正式成立安徽省针灸医院，该医院既是经络研究的基地，也是教学和临床的研究基地。针灸经络研究所与针灸医院同为一个机构，编制数为 111 人。安徽针灸事业的蓬勃发展得到了国家的认可，1988 年国家中医药管理局在上海召开首届科技进步工作会议，安徽针灸医、教、研三位一体制改革经验被推荐并进行大会交流。

周逸平教授博古通今，与其平时注重学习是分不开的，向书本学，向他人学，每每亲自邀请或上门专访专家学者，常怀谦逊之心、感恩之心。周逸平教授向徐丰彦教授、李亮教授学习生理学，他们是其从事生理学教学的启蒙者；向孟昭威教授学习，他是其从事针灸经络研究的启蒙者；向冯德培院士、沈锷教授学习，他们是其从事电生理学研究针灸经络的启蒙者；向石学敏院士学习，他是其创建安徽省针灸医院病房的启蒙者；向韩济生院士学习培养人才、毕生献身于我国针刺镇痛立足于世界的精神；向国内外省内外具有针灸治疗特色的专家学习针灸临床治疗和管理经验；向生命科学界学习基础研究方法、技术和思路。

学术思想

经脉-脏腑相关是经络理论的核心

周逸平

1 经脉-脏腑相关理论是祖国医学的理论核心

经脉-脏腑相关理论是祖国医学的理论核心，经脉与脏腑间的复杂联系组成了中医针灸理论体系。传统中医针灸学十分重视经脉-脏腑相关。《素问·调经论》："五脏之道皆出于经隧，以行其血气，血气不和，百病乃变化而成。"经隧即经脉，强调经脉与五脏的联系及经脉的重要性。《灵枢·海论》："夫十二经脉者，内属于腑脏，外络于肢节。"这既概括了十二经脉总的特点，又说明了十二经的重要功能是沟通脏腑与体表肢节的联系，因此，有学者称之为"是世界上最早提出躯体内脏相关的学说"。《灵枢·经脉》中更是详细论述了十二经分别属、络相应脏腑，以及其他脏腑及五官之间的联系。这既强调经络与脏腑间密切的相关性，也为脏腑表里相关理论打下了基础。同时，经脉-脏腑相关理论也广泛地指导着临床实践。《素问·藏气法时论》："心痛者，胸中痛，胁支满，膺背肩胛间痛，两臂内痛。"说明心脏疾病可反应于心经所过部位，这不仅用于解释临床病理现象，而且依据"观其外而知其内"的方法而诊断疾病，尤其是现代已据此形成了经络诊断学，推动了临床的发展。故窦汉卿在《标幽赋》中强调"既论脏腑虚实，须向经寻"。在治疗上也依据经脉-脏腑相关理论，刺激相关经脉，达到治疗内脏疾病的目的。

归纳起来，经脉-脏腑相关有三方面内容：一是经脉与相关脏腑在生理功能上有密切联系。二是脏腑病理变化在经穴上有反应，可通过这种反应，"司外揣内"而推断出内脏疾病。如《灵枢·九针十二原》："五脏有疾也，应出十二原。"表明五脏疾病可在相关原穴上出现反应。三是经脉上的理化刺激能对相应脏腑功能有调节作用，这是针灸治疗的核心机制。

经脉-脏腑相关研究在经络理论研究中的核心地位主要体现在以下方面。

其一，经脉-脏腑相关理论把人体上下内外联系起来，构成一个整体。而这种对人体的整体认识是祖国医学的精华和优势之所在，而经脉-脏腑相关则是其中的内核。与西方医学比较，它们主要是在解剖、生理等实验医学上发展起来的，因而对局部、系统的解剖、生理认识较为清楚，对于躯体内脏相关的研究，除牵涉痛机制外其他就很少涉及，而这正是祖国医学特色之一。要继续发扬祖国医学在整体认识上的水平，就必须对其优势进行深入地发掘和研究。经络理论研究可以成为其中的突破口，而经脉-脏腑相关研究是其核心。

其二，经脉-脏腑相关是沟通经络基础和临床的纽带，它比单纯的经络现象和经络实质研究更趋于临床实际，而且经脉-脏腑相关机制的揭示也会直接将经络现象等研究成果实用化。但既往许多研究对此重视不够，正如季钟朴曾指出的那样，许多经络研究者注意力似乎集中在循经感传线上，急于弄清线的本质，围绕线去寻找新的物质基础。但如果把线与经络脏腑联系调节功能活动分开，孤立地考察其物质基础，结果将越来越偏离经络的本质。随着研究进一步深入，经脉-脏腑相关理论应成为经络理论研究的重点和核心。

而且经脉-脏腑相关还可大大推动相关学科的发展。躯体内脏反射理论是当前生物医学研究的一个重要领域，经脉-脏腑相关理论是世界上最早被提出的躯体内脏相关学说，深入开展这方面研究对发展生物医学与经络理论均有重要意义。甚至一些对经络研究持不同意见的学者也认为"这方面研究（指经脉-脏腑相关）不仅把中医针灸放在现代科学基础之上，并且对现代生物医学也有启迪"，还认为"这是应支持的一部分工作"。近年来，针刺已成为神经生理学研究的重要手段之一。对经脉-脏腑相关机制的研究会大大促进神经生理等学科的发展。

可以说，经脉-脏腑相关的研究不仅在推动针灸的发展，而且在中西医结合及相关学科发展上都具有深远的意义。而且，经络研究一直被列为国家重大科研项目，如"七五""八五""九五"攀登计划、973 计划等。我们认为，在经络的研究中应以经脉-脏腑相关作为其中的核心和重点突破口进行系统研究，推进经络研究的深入和发展。

2 经脉-脏腑相关研究的重点课题

人体是通过经脉脏腑与体表五官及其他脏腑联系起来，组成一个大系统的。而经脉-脏腑相关的研究也不仅仅着眼于体表经脉与内脏的联系，还应包括经脉与脏腑及五官、脏腑间等联系。我们认为可包括四大方面。

2.1 以"经"统率的纵向研究 主要依据《灵枢·经脉》观察每一条经脉与相应脏腑、五官的联系，既往已有学者对一穴或一经与某一脏联系的观察，证实经脉与相应脏腑间存在相对特异性。但心经经脉与相应脏腑、五官的联系的研究尚未见报道。我们应用垂体后叶素造成了大鼠急性心肌缺血的实验模型，通过对心经经脉和肺经经脉的腕、肘、腋三段的研究，论证了整条心经经脉均与相应脏腑、五官的心、肺、小肠、目系（脑）、舌等存在着联系的相对特异性，而与同神经节段的肺经经脉存在着相对特异性。而且 P 物质（substance P，SP）、神经肽 Y（neuropeptide Y，NPY）、血管活性肠肽（vasoactive intestinal peptide，VIP）等肽能神经元可能是其形态和物质的基础。进一步还应进行其他经脉的一经多脏的观察和机制研究。

2.2 以"脏"统率的横向研究 即某一脏腑与十二经脉相关的研究。这种一脏多经研究既往报道很少，近来日益受到重视。如段俊国等人用视觉诱发电位检测十二经与眼的关系时，发现十二经脉与眼均在不同程度上发生联系，并不局限于《灵枢·经脉》的范围。董征在研究不同经脉对肾上腺素致心率变化的影响时发现多条经脉，如心包经、心经、三焦经、肾经、脾经均有显著作用，也与《灵枢·经脉》不完全符合。也有人研究不同时辰针刺十二经腧穴对左心功能的影响，也得出一脏多经的结论。我们在研究中也发现心经和肺经对心脏功能都有调整作用，但心经作用要明显强于肺经。但有些研究结果之间尚存在一定矛盾之处，我们认为要从两方面予以加强，一是进行多指标的检测，使结论更全面可靠。如对心脏调节作用不应仅从对心率一方面观察。我们在用垂体后叶素致急性心肌缺血模型时，同步记录了 ECG、BP、LVP、LVDP/DT，并应用 smup-PC 生物信号处理系统中 Cardio 程序，记录分析了 LVEDP、Peak、Peak time、DP/DT$_{max}$ 等 19 个参数。二是不仅要从定性，还应从定量方面精确分析，明确脏腑与不同经脉间的具体相关度，以精确地把握经脉-脏腑相关的实质。

2.3 经脉脏腑表里相关的研究 《灵枢·经脉》确定阴经属脏络腑，阳经属腑络脏，构成阴与阳、脏与腑之间表里相合关系，历代十分重视表里经的运用。在脏腑相关中，"脾与胃""肾与膀胱""肝与胆"表里相关与现代器官系统的生理解剖相接近，而"肺与大肠""心与小肠"经脉脏腑表里相关，现代医学难以解释。我们重点开展了"心与小肠""肺与大肠"经脉脏腑表里相关的实验研究，如半结扎兔小肠、直肠，引起心、肺脏器功能损害，应用静脉注射 $FeCl_3$（氯化铁）溶液造成肺心损害模型，引起回、盲、结肠电异常，在这种脏腑表里复制模型基础上，进而研究相应表里经脉对相同脏腑的异常功能的调整作用，但其中机制尚不清楚。但我们相信，经脉脏腑表里理论是中医经络理论研究的特色和主要部分，是祖国医学的优势。系统研究可对针灸、中医药治疗脏腑疾病提供实验理论依据，对现代医学器官系统生理学，乃至现代医学都是重要的发展，也有利于创立反映祖国医学特色的人体机能调节系统。

2.4　膀胱经背俞穴与相应脏腑联系途径的研究　各脏腑背俞穴均在膀胱经上，可见膀胱经在十二经脉中的特殊地位。我们在 20 世纪 80 年代就提出了"膀胱经是十二经脉的核心，背俞穴是联系十二经脉的枢纽"。现代生理学认为，背部是躯体神经和植物性神经（自主神经）分布与体表及脏腑的主要通道和枢纽。我们在 20 世纪 70 年代通过尸体解剖发现，膀胱经内侧线（背俞）与交感干和交脊联系点体表投影关系十分密切，但对背俞穴与相应脏腑联系途径及相对特异性的实验研究却甚少，对膀胱经与交感神经系统功能和形态联系研究更少。我们认为，深入研究膀胱经背俞与相应脏腑联系和相对特异性联系途径，及与交感神经系统的关系可能是经脉脏腑相关研究的核心和重要突破口，其中机制的揭示，可为经络与神经系统相关提供实验基础，对提高针灸治疗脏腑疾病疗效也有重要意义。

我们确定以上述四个方面作为经脉-脏腑相关研究的重点，是基于经脉-脏腑相关是针灸治疗的理论基础，不论是以"经"统率的纵向研究，还是以"脏"统率的横向研究，以及经脉脏腑表里相关及与膀胱经联系等，这都是研究经脉是如何实现躯体脏腑间，脏腑与脏腑之间，以及躯体与躯体之间的联系途径。我们认为这种联系途径的机制是经络理论研究的核心问题。它可能是躯体神经、自主神经系统、弥漫神经内分泌系统（DNES）和体液系统在躯体、内脏、五官间的网络联系。这种联系在中枢神经系统的精确支配下达到协调和统一。当然，我们同时也应注意到，经脉-脏腑相关理论是来源于古人长期的临床观察和总结，但不可否认，由于受到阴阳五行、天人相应等古代哲学思想的影响，其中不可避免地存在一定的臆测和推衍成分。如从《帛书》十一脉到《黄帝内经》十二脉，难道后者更符合临床吗？这些均有必要进行证明或证伪。

3　建议与展望

经脉-脏腑相关理论无疑是经络理论研究中的核心问题。近年来，虽取得了一定的进展，但仍存在许多不足，如实验设计欠严密、实验技术偏于落后等，从而影响了实验结果的可靠性和可重复性，而且大多研究仍处于零散状态。经脉-脏腑相关研究应多学科、多研究协作分工，取长补短，使研究更具系统化、序贯化。有理由相信：经脉-脏腑相关机制的揭示会极大推动中医针灸和中西医结合的发展，甚至会带来一场医学革命。

［针刺研究，1999，24（3）：238-241，197］

足太阳膀胱经是十二经脉的核心

周逸平，张　倩，胡　玲，周美启

经脉脏腑相关研究是经络研究的核心，膀胱经是十二经脉的核心。既往研究表明，各脏腑背俞穴均分布在膀胱经上，通过尸体解剖发现膀胱经内侧线（背俞）与交感干和交脊联系点体表投影关系十分密切，据此提出了"膀胱经是十二经脉的核心，背俞穴是联系十二经脉的枢纽"。现代生理学认为背部是躯体神经和自主神经分布与体表及脏腑的主要通道和枢纽。因此，深入研究膀胱经背俞与相应脏腑联系和相对特异性联系途径，以及与交感神经系统的关系，可为经脉脏腑与脑相关提供实验基础，对提高针灸治疗脏腑疾病疗效也有重要意义。

1　膀胱经是十二经脉核心的思想源流

1.1　膀胱经的循行　足太阳膀胱经从内眼角开始，上行额部，交会于头顶。头顶部支脉，从头顶分出到耳上方，直行主干，从头顶入内络于脑，回出项部分开下行，一支沿肩胛内部，夹脊旁（会大椎、陶道；经大杼、风门、肺俞、厥阴俞、心俞、督俞、膈俞），到达腰中（肝俞、胆俞、脾俞、胃俞、三焦俞、肾俞），进入脊旁筋肉，络于肾，属于膀胱（气海俞、大肠俞、关元俞、小肠俞、膀胱俞、中膂俞、白环俞）。一支从腰中分出，夹脊旁，通过臀部（上髎、次髎、中髎、下髎、会阳、承扶），进入腘窝中（殷门、委中）。

足太阳膀胱经为六阳经中阳气最盛之经脉，被称为"一身之巨阳"，其循行路线上达头面，入络于脑，也是直接联系脑的经络，对于"脑主神明"的功能发挥了极大的作用[郑玉娇等. 世界中西医结合杂志. 2017，12（5）：725-728]。足太阳膀胱经在十二经脉中阳气最盛，是阳中之阳。且其循行分布上达头面贯脑，中布肩背躯干，下抵腿足，有 67 个穴位，是十二经脉中循行路线最广，穴位分布最多的经脉。

足太阳膀胱经络肾属膀胱，与心脑等脏腑直接发生联系，通过经别的离入出合，接纳、转输各经之经气，通过经脉、经别的会合，交会穴的通达，与五脏六腑相通，五脏六腑之气皆输注于足太阳膀胱经。

1.2　膀胱经通过背俞穴与脏腑相联系　足太阳膀胱经是十二经脉理论"内属脏腑"的重要通道。十二经脉在胸、腹腔的循行，仅有足太阴脾经、手少阴心经描述得较为清楚。其他经脉在胸、腹腔，络属于某脏、某腑，其循行过程都是不清晰的。然而古代医家在临床经验的基础上，总结发现了一组背俞穴，这些背俞穴与膀胱经挟脊循行一致。

1.3　膀胱经通过五志穴与脏腑相联系　背部第一侧线的背俞穴及第二侧线相平的腧穴，主治与其相关的脏腑病症和有关的组织器官病症。五志穴是指位于背部膀胱经第二侧线的与五志相应的腧穴，与第一侧线最大的区别就是第二侧线的腧穴不仅能治疗相关脏腑的疾病，而且能够调节相关脏腑疾患所产生的情志疾病[寇勋等. 中医学报. 2020，35（2）：263-265]。

2 膀胱经是十二经脉核心的学术内涵

2.1 背俞穴是命门元气与脏腑联系的部位 《难经·八难》："诸十二经脉者，皆系于生气之源，所谓生气之源者，谓十二经脉之根本也，谓肾间动气也，此五脏六腑之本，十二经脉之根。"《难经·六十六难》："脐下肾间动气者，人之生命也，十二经脉之根本也。"命门产生动气，并与膀胱经相连，因此，膀胱经从命门和肾间动气获得各种生命信息和能量，并经其腧穴转输注入五脏六腑及其所属经络，脏腑功能活动由此得以激发，十二经脉的经气由此得以流注，生命活动由此得以维系，这才是脏腑腧穴均分布在膀胱一线上，而膀胱经背俞穴又能对脏腑功能活动进行广泛调控的本质所在。

2.2 背俞穴是标本气街理论的重要体现 十二经脉除了有循环交贯的联系外，还与标本、气街理论有关。经络学说中的标本则指经气循行的先后次序，即经脉之气本在四肢，标在头身，以说明经脉之气汇集重心在本，其扩散区域在标，这种联系，与经脉的起始点不同，经脉的起始点，在于说明各经之间气血的循环流注，标与本则是突出四肢与头面躯干的联系。背俞穴也是这种联系的枢纽之一，如《灵枢·卫气》："足少阴之本，在内踝下三寸中，标在背俞与舌下两脉也，足厥阴之本，在行间上五寸所，标在背俞也……，足太阳之本在中封前上四寸之中，标在背俞与舌本也……手少阴之本，在锐骨之端，标在背俞也。"这是背俞穴与脏腑之气的又一联系途径。再从与气街的联系上看，气街是论述经脉之气在循行中的共同走行之径路和集散之处，《灵枢·动输》："四街者，气之径路也。"即指此意，各部气街有一定的区域和相应的针灸治疗施术的部位。如《灵枢·卫气》"胸气有街，腹气有街，胫气有街"而"气在胸者，止之于膺与背俞，……气在腹者，止之于背俞，与冲脉于脐左右之动脉者"，指出背俞穴也是经气运行之集散之处，说明了背俞与脏腑之气的横向交流，阐释了人体体腔与体表，前胸与后背之间包括脏腑器官与体表胸背之间存在的联系[崔瑾. 贵阳中医学院学报. 1991（1）：11-14]。

3 膀胱经是十二经脉核心的科学基础

背部第一侧线的背俞穴及第二侧线相平的腧穴，主治与其相关的脏腑病症和有关的组织器官病症。第1~6胸椎间两侧的腧穴治心、肺疾病；第7~12胸椎间两侧的腧穴治肝、胆、脾等疾病；第一腰椎到第五骶椎两侧腧穴治疗肾、膀胱、大小肠、子宫等疾病。

3.1 经络现象 1951年，日本学者长滨善夫提出：背俞穴和同名经络之间有联系，并观察到如在第9胸椎下旁开1.5寸肝俞穴施以刺激时，即能通过下肢内下方达到足趾尖。孟昭威也观察到，依次针刺厥阴俞、肝俞、胆俞、胃俞、脾俞等十二背俞穴，其感传都各自通向本经，并向井穴方向感传，故其认为古人所以在膀胱经内侧线上命门十二俞是根据这些通往各经的感传线命名的，其他十一经上无此现象，因此认为膀胱经是十二经的核心，即十二经统领全局之所在。

背俞穴在脏腑有着特殊的联系，尤其在临床上最能反映五脏六腑的虚实盛衰。当背俞穴局部出现各种异常反应，如结节、陷下、条索状物、压痛、过敏、丘疹、出血点、温度或是电阻变化时，往往反映的是相关脏腑的功能异常。这种现象在临床上报道很多，但是对背俞穴与相应脏腑联系途径及相对特异性的实验研究却较少，对膀胱经与交感神经系统功能和形态联系研究也很少。深入研究膀胱经背俞穴与相应脏腑和相对特异性联系，以及与交感神经系统的关系可能是经脉脏腑相关研究的核心和重要突破口，其中机理的揭示，可为经络与神经系统相关提供实验基础，对提高针灸治疗脏腑疾病疗效也有重要意义。

3.2 神经节段分布 膀胱经位于背部后正中线两旁，穴位排列与胸神经后支分布完全吻合。在 11 个脏腑 22 个俞、募穴（三焦经未统计）中，21 个俞、募穴是位于所属脏腑神经节段分布范围之内，或邻近节段上下不超过 2 个脊神经节段。如肺的神经节段为 $T_{1\sim5}$，肺俞的神经节段为 T_3；心的神经节段为 $T_{1\sim5}$，心俞的神经节段为 T_5；肝的神经节段为 $T_{6\sim9}$，肝俞的神经节段为 T_9；脾的神经节段为 $T_{6\sim10}$，脾俞的神经节段为 T_{11}；肾的神经节段为 $T_{11\sim12}$，肾俞的神经节段为 L_1；胆的神经节段为 $T_{6\sim10}$，胆俞的神经节段为 T_{10}；胃的神经节段为 $T_{6\sim10}$，胃俞的神经节段为 T_{12}；大肠的神经节段为 $T_{11\sim12}$，大肠俞的神经节段为 L_3；小肠的神经节段为 $T_{9\sim11}$，小肠俞的神经节段为 S_1；膀胱的神经节段为 $T_{11\sim12}$、$S_{2\sim4}$，膀胱俞的神经节段为 $S_{1\sim2}$。神经的节段性支配较好地解释了俞、募穴对所属脏腑功能有良好的调整作用，且也解释了为什么俞、募穴位置都定位于躯干部的腹、背侧，而不在本经循环行线上。

3.3 背俞穴与脏腑在体表的投射位置 脏腑背俞穴全部位于背部足太阳膀胱经第一侧线上，每一穴位在膀胱经上的位置，都与该脏腑在体表的投射位置相接近，即从肺俞到膀胱俞，由上至下的次序和肺到膀胱的解剖位置相接近，是一致的。研究表明，在 15 例男尸共 30 侧，测量足太阳膀胱经背部内侧线各穴从体表到胸腹腔后壁的距离后得出：大杼穴[左（6.23±1.23）cm，右（5.85±1.10）cm]至膈俞[左（3.04±0.76）cm，右（3.43±0.57）cm]，其厚度自上而下，渐次变薄。从肝俞起[左（3.48±0.84）cm，右（3.63±0.62）cm]到关元俞[左（5.34±0.98）cm，右（5.31±0.92）cm]各穴的厚度又由薄逐渐增厚，具有一定规律。

十二经脉一一相传，循环无端，各经气相互转输接纳，各经之间相互影响，相互联系，加之膀胱经经脉最长，联系最广，其背部经脉夹督脉相并而行，两者有相当密切的关系，使其在统领人体阳气及其调整影响其他脏腑经络的作用方面有着异乎寻常的作用[吴新贵等. 中国临床康复. 2006，10（43）：170]。因此，膀胱经是十二经脉的核心，是经络系统的缩影，其背俞穴是联系十二经脉的枢纽，并经实验证实是有其物质基础的：针刺膀胱经背俞穴，可出现相应经脉的离心感传。这说明背俞穴与相应经脉是相通的，也印证了"背俞穴是脏腑气血输注于腰背部的穴位"。

经脉脏腑与脑相关研究是中西医理论结合的突破口

周逸平，周美启，汪克明，胡　玲，吴子建，王月兰，陈业农

中医药学博大精深，我们不可能期望几代人就能把它研究清楚，中医和西医是两个不同理论体系的医学，千万不要先入为主，不要认定凡与西医不符的就不科学。中西医结合应充分利用现代科学技术，继承和发展中医药精粹，应该从中医学和西医学各自的优势出发，求异存同，求异促同，产生新的结合医学理论。中医治疗 SARS（严重急性呼吸综合征）的作用与意义得到了 WHO 高度评价。中西医结合为彰显中医药防病治病的优势提供了平台，为中医药事业拓展了发展空间。中西医结合之所以具有强大的生命力，关键在于它有效地把现代医学的研究方法，即分析与综合相结合的方法引入中医理、法、方、药的研究，从而超越中医和西医的思维局限和理论模式，使中西医结合产生质的飞跃，形成一种先进的独具特色的新医药学。中西医结合的目标是"创造我国统一的新医学新药学"。中医药学如能"与世界双向接轨"，走自己的路，中国医学就会走在世界的前列。

1　经脉脏腑与脑相关研究是中西医学理论的结合点和突破口

中西医理论结合，要将中医的特色理论——经脉脏腑相关理论，与近代发展迅速的脑科学、神经科学相结合，共同开辟医学理论的新天地。

1999 年，以美国科学院院士 Leroy Hood 教授为代表的科学家提出了"系统生物医学"的理论。"系统生物医学"是系统论与医学在全新的技术背景下的结合，系统生物医学强调了对生命现象要从系统和整体的层次加以研究和把握，这一理论的提出，标志着国际生命科学研究从注重分析开始走向系统和综合，其将是 21 世纪医学和生物学的核心驱动力，极大推动生物学、医学的发展。在系统理论指导下，把人体作为一个完整的系统加以研究。通过大规模提取各类生物信息，深入研究基因组信息与环境信息的相互作用，阐明发病机制，研究新的诊断和治疗技术，从而引领现代医学进入预测性、预防性和个性化的时代。"系统生物医学"已经成为生命科学研究的最前沿，也是最有希望解决长期困扰人类的癌症、糖尿病、神经精神疾病等慢性、复杂性重大疾病的预防、诊断和治疗问题，具有突破性意义。美国系统生物学研究所与我国上海瑞金医院上海血液学研究所合作，运用系统生物医学的观点和方法进行白血病发病机制研究，取得显著的进展。1996 年，国际著名学术刊物 Science 对其发表了专题评论，认为"研究者应用现代生物学的最新技术，对中医的思想进行了科学的阐释……将中医药学在肿瘤治疗方面的理论和实践体系纳入到现代医学科学的主流"。"系统生物医学"有可能成为我国医药研究自主创新并超越国际水平的重大学科领域。

我国古代医家由于受当时科技条件的限制，他们不可能将工作深入到这一步。因而只能从抽象、宏观的角度对这种生命现象进行理解。但当今由于技术的飞跃发展，应该有能力去揭开这种思想的精髓，即在高度"分析"的基础上再进行"综合"，而不能在抽象基础上抽象综合。因此应该立足

于中医经络学说，以经脉脏腑相关研究为核心内容，对其进行深入的研究，这种研究不仅要求是深入的，还应该是综合的。

经络研究，我们始终认为从经络的功能入手，似乎更有希望。《灵枢·海论》曰："夫十二经脉者，内属于腑脏，外络于肢节。"经脉是联系体表与内脏的通路，这既概括了十二经脉总的特点，又说明了十二经脉的重要功能是沟通脏腑与体表肢节的联系，十二经经气在经脉中，起自中焦，沿十二经脉如环无端地运行，沟通了机体内脏与体表的联系，也使得疾病"有诸内，形诸外"，是中医诊疗疾病的重要理论基础，同时也为临床针灸治疗疾病提供了理论依据。针刺经脉可以对内脏功能起到调整作用，这种经脉-脏腑相关的理论是世界上最早提出的躯体内脏相关学说，是最早的躯体-内脏联系理论。躯体内脏反射理论是当前生物医学研究的一个重要领域，因此，有学者称经脉-脏腑相关研究可大大推动相关学科的发展，著名生理学专家季钟朴认为体表脏腑的这一联络系统是我国古典经络学说的核心，可能是一个新的生理学系统。季钟朴在 1981 年把这一系统命名为"体表内脏自主性联系系统"。著名科学史学家李约瑟博士对中医用经络经脉"内属腑脏、外络肢节"来解释人体体表存在一些特殊部位，即经脉经穴位与内脏之间存在着的特定联系这一重大发现并指导临床实践，称中国人的这一发现"揭示了人体表面反应与内脏器官变化之间存在必然联系的秘密""堪称中世纪中国在生理学方面的一大发现"。揭示穴位效应及针灸理论"内联脏腑、外络肢节"等穴位诊断与治疗双重作用的经脉脏腑相关针经经络科学原理，具有重要的科学意义和国家需求。

在 20 世纪 70 年代通过人体尸体解剖发现，膀胱经内侧线（背俞）与交感干和交脊联系点体表投影关系十分密切，结合各脏腑背俞穴均分布在膀胱经上，因此在 20 世纪 80 年代提出"膀胱经是十二经脉的核心，背俞穴是联系十二经脉的枢纽"。经过国家"七五""八五"经络攀登计划研究探索，进一步提出"经脉脏腑相关是经络理论的核心"的论点，并提出从以"经"统率的纵向研究、以"脏"统率的横向研究、经脉脏腑相关研究、膀胱经背俞穴与相应脏腑联系途径的研究和经脉脏腑相关与脑联系研究等 5 个方面进行重点研究。其中"心与小肠""肺与大肠"经脉脏腑表里理论，对针灸、中医药治疗脏腑疾病，对现代医学器官系统生理学，乃至现代医学都是重要的发展。现代生理学认为背部是躯体神经和自主神经分布与体表及脏腑的主要通道和枢纽。我们认为深入研究膀胱经背俞穴与相应脏腑联系和相对特异性联系途径，及与交感神经系统的关系可能是经脉脏腑相关研究的核心和重要突破口，可为经络与神经系统相关提供实验基础，对提高针灸治疗脏腑疾病疗效也有重要意义。为此从功能和形态研究心俞、心经神门和心脏功能间联系途径，从电针心俞、心经穴对心脏功能的调节或刺激心交感、内脏大神经诱发的肋间神经反射性放电，均证实了心俞与心脏功能密切相关；用免疫组化、HRP（辣根过氧化物酶）示踪和荧光素标记论证了心俞、心经和心脏的结构联系；切断交感神经和用交感神经拮抗剂及毁坏上位脑，论证了交感神经系统和相关肽类物质是背部心俞、心经和心脏功能相关的主要联系途径，论证了膀胱经背部俞穴在十二经脉、十二脏腑功能的核心作用。

以往通过对心经经脉和肺经经脉的腕、肘、腋 3 段的研究，论证了整条心经经脉均与相应脏腑、五官的心、肺、小肠、目系（脑）、舌等存在着联系的相对特异性，而与同神经节段的肺经经脉存在着相对特异性。而且 P 物质（SP）、降钙素基因相关肽（calctionin generelated peptide，CGRP）、神经肽 Y（NPY）、血管活性肠肽（VIP）等肽能神经细胞可能是其形态和物质基础。认为交感神经可能是经脉脏腑相关的一个最后"公路"。

我们确定以上述 5 个方面作为经脉-脏腑相关研究重点，是基于中医的整体观和经脉-脏腑相关是针灸治疗的理论基础，核心都是研究经脉是如何实现躯体脏腑间、脏腑与脏腑间，以及躯体与躯体之间的联络途径，进而阐明经络调节人体功能的实质。

经络研究和针刺原理研究一直被列为国家重大科技计划中，如"七五""八五""九五"国家攀登计划、973 计划等。但经络经脉脏腑针刺研究的水平较前沿科学的发展还有一段距离。近 60 年的研究，虽取得了许多重大成果，但至今国内外还在争论经络是否存在，针刺是否有效的最基本问题。神经科学界虽已基本承认针刺疗法，但对经络则不置可否。诚然，离开经络，针刺本身也可作为一种物理治疗方法，或类似物理疗法，那么经络存在的意义到底何在？多年来，针灸基础工作者在诸多领域不停地探索。结合 21 世纪分子生物学技术和脑神经科学的日新月异的发展，我们提出从分子生物学方法和大脑边缘-下丘脑-自主神经系统，应用脑成像动态技术和中枢神经电生理与脑微透析相结合的活体动物的研究方法，结合中西医学都是以维持稳态为人体（机体）自由和独立生存的首要条件的概念，应用系统生物学，围绕一经多脏、一脏多经、表里经和膀胱经，多学科、多途径、多层次地研究经脉脏腑与脑相关，我们认为经脉脏腑与脑相关的研究是中西医学理论必然的结合点和突破口。

2 经脉脏腑与脑相关研究的思路和方法新探索

2.1 应用分子生物学方法研究经脉脏腑与脑相关 进入 21 世纪以来，分子生物学技术有了日新月异的进步。我们在科技部重大基础研究前期研究专项和国家自然科学基金等项目的资助下，开展了用基因芯片技术筛选电针不同经穴后缺血心脏和下丘脑的差异表达基因工作。

在心脏，与模型组比较，肺经组共有 439 个差异表达基因［包括表达系列标签（EST）］，其中 164 个表达下调，275 个表达上调，差异表达大于 2 倍的分别有 20 个和 14 个；肺经组差异表达大于 2 倍的基因主要是免疫和炎性反应相关基因，细胞信号和传递蛋白相关基因等。与模型组比较，心经组共有 784 个差异表达基因，其中 455 个表达下调，329 个表达上调，表达差异大于 2 倍的分别有 70 个和 20 个；心经组差异表达大于 2 倍的基因主要是离子通道和运输蛋白相关基因，细胞凋亡和应激反应蛋白相关基因，代谢相关基因，细胞信号和传递蛋白相关基因，DNA 结合、转录和转录因子类基因，免疫和炎性反应相关基因等。与模型组比较，小肠经组共有 848 个差异表达基因，其中 347 个表达下调，501 个表达上调，表达差异大于 2 倍的分别有 26 个和 18 个；小肠经组差异表达大于 2 倍的基因主要是离子通道和运输蛋白相关基因，代谢相关基因，细胞信号和传递蛋白相关基因，DNA 结合、转录和转录因子类基因，免疫和炎性反应相关基因等。结果表明，无论差异表达基因，还是差异表达大于 2 倍的基因，均显示心经组和小肠经组的变化趋于一致，而心经组和小肠经组的变化均与肺经组趋于不一致。因而从基因水平初步论证了经脉脏腑相关的特异性和初步验证了"表里相合"的理论。

在下丘脑，与模型组比较，肺经组共有 921 个差异表达基因（包括 EST），其中 368 个表达下调，553 个表达上调，表达差异大于 2 倍的分别有 26 个和 57 个；心经组共有 2250 个差异表达基因，其中 933 个表达下调，1317 个表达上调，表达差异大于 2 倍的分别有 34 个和 190 个；小肠经组共有 2219 个差异表达基因，其中 855 个表达下调，1364 个表达上调，表达差异大于 2 倍的分别有 97 个和 122 个。与模型组比较，肺经组、心经组和小肠经组差异表达大于 2 倍的基因类型各具有自身特点，内容复杂，但三者之间也有规律可循。例如，就大于 2 倍的表达基因而言，仅在心经组和小肠经组出现促甲状腺激素释放激素（TRH）基因表达的上调和促肾上腺皮质激素释放激素（CRH）基因表达的下调。在下丘脑-垂体-靶器官联系通路上，电针心经或小肠经可以显著调节急性心肌缺血大鼠的相关基因的差异表达。此外还影响了下丘脑其他基因表达水平，这些基因表达的上调或下调有可能直接或间接地作用于心脏，参与电针干预心肌缺血作用过程，有待今后进一步分析、挖掘和整理。

通过生物信息学方法分析心肌缺血后的心脏及下丘脑的基因表达谱及针刺不同经脉对其干预作用，并进一步对它们的表达谱特征进行对比分析，寻找共表达和差异表达的基因，寻求一组与经脉脏腑相关相对特异性基因，并从分子水平阐明针刺干预心肌缺血的机制以及经脉脏腑和脑相关的物质基础。

进而研究了电针对急性心肌缺血细胞 G 蛋白信号通路和心肌细胞内信号转导的影响，通过分析电针抗急性心肌缺血的基因表达谱发现，有 21 个基因与 G 蛋白信号通路相关，其中 Gng8（G 蛋白 γ8 亚基）和 Prkar2b（cAMP 依赖型蛋白激酶）在电针抗急性心肌缺血中具有极其重要的作用。

再从以往许多研究来看，如电针促进不同物质的合成和释放具有与之相对应的最佳频率，20 Hz 对应多巴胺、2 Hz 对应内啡肽，12 Hz 对应 CGRP 等，为什么具有如此高的选择性？表明针刺的不同参数可促进不同的基因表达，如观察针刺对相关经脉经穴，对相关内脏的某些物质基因表达的影响，如要证明针刺与 CGRP 相关，就必须检测针刺后相关经脉线、脑内相关核团、交感神经系及相关脏器的 CGRP 表达特征。另外，国内已建立起 CGRP 基因敲除的动物，观察是否存在特异性，因此，也可采用转基因技术，观察针刺作用的改变情况，如内啡肽基因敲除小鼠，针刺的作用大大减弱，证实了内啡肽确实是针刺镇痛效应中的关键因子。韩济生院士也发现，不同的刺激频率可引起不同物质的释放，如低频（2 Hz）电针可引起内啡肽和脑啡肽的释放，而高频（100 Hz）电针可引起强啡肽的释放。另外不同频率的电针可引起不同神经递质的合成变化。这些都表明，针刺不同刺激参数可能引起不同的基因表达水平，而这种水平变化可能是针刺治疗作用的一个根本性机制。

差异基因技术，筛选出不同针刺参数（如频率、时间、强度）、不同刺激部位导致机体不同部位的基因群表达的时空模式，筛选出与针刺特异相关的基因群，筛选出与针刺甚至经脉脏腑相关的相关基因；进一步还可通过蛋白质组技术，将每组针刺的相关基因进行克隆表达，再利用大规模双杂交技术或免疫共沉淀技术，了解这些基因所表达出的蛋白质之间的复杂关系，进而构建出针刺作用机制的网络。因此，这是一条可行、较理想的思路，有极大的发展前景。

经脉脏腑相关研究应同当代生命科学研究一样，可深入到基因组、蛋白质组水平。通过现代科学技术，去筛选针刺或经络的特异性基因是非常有可能的，即使此工作未能筛选出经络的特异性基因，但一定能得到其他方面有意义的结果。

2.2 从大脑边缘-下丘脑-自主神经系统研究经脉脏腑与脑相关 经络虽然不完全等同于神经，但经络的某些功能与神经系统密切相关，因而从脑神经科学入手是一个正确、可行的方向，是当前的一个重要趋势。

《素问·五脏生成》曰："诸脉者，皆属于目。"《素问·解精微论》曰："目者，宗脉之所聚。"《灵枢·大惑论》曰："五脏六腑之精气，皆上注于目……上属于脑。"机体内部的各种信息（精气）皆通过经络系统集中反馈于目，目通过目系与脑相通，目只是体内各种信息反馈聚集的门户，然后通过目系"上属于脑"。因此，脑才是体内各种信息反馈聚集的中心。间脑是人体最重要的生命中枢，主持着内脏活动，是元神所在之地，所以间脑应是内脏活动信息反馈的最高中枢。间脑元神把五脏六腑功能活动反馈来的信息经过加工处理后，转换为相应的指令，指挥控制信息（阳神之气）也就产生了，控制信息（神气）随足太阳膀胱经的运行通巅降背入十二脏腑之俞而发布于十二脏腑，以指挥协调五脏六腑的一切生理活动。

中西医学的发展都经过了"从髓到脑""从心到脑"的认识和发展过程。揭示脑的奥秘是当代自然科学面临的重大挑战之一。20 世纪 90 年代，脑的研究正进入关键时期，孕育着一场新的革命。近年美、欧、日正在实施大规模的脑科学研究计划，继 1989 年美国发起"脑的十年"计划之后，欧洲也制定了类似的计划。最近日本也正在制订"脑科学时代"计划，从"认识脑""保护脑"和"创造脑"三方面大力推进脑的研究。如果说 21 世纪是生命科学的世纪，那么脑科学（或称神经科学）则是 21 世纪生命科学的王冠。诺贝尔生理学或医学奖设立于 1901 年，100 年来，至少有 30 位与神经科学有关的科学家获奖，表明了神经科学所取得的巨大成就。脑研究的最终目的是阐明神经系统如何控制机体的各种行为。脑研究的目标包括"了解脑，保护脑和开发脑" 3 个层次。神经科学和其他生命科学一样，其发展趋势不外乎两个方面：分化与整合，或微观与宏观。具体地说，一是从细胞和分子水平研究脑，微电极细胞内记录和染色技术在单个神经细胞上与免疫组织化学方法的应用，把神经细胞的功能与其神经递质的分析融为一体。如神经递质的合成、维持、释放及与受体的相互作用研究。在脑的高级功能方面，在基因水平上如基因转移、剔除技术已经渗透到脑科学的许多领域。神经系统疾病的基因定位成功，在分子水平对某些疾病的致病原因的认识已大大深化。二是从整合的观点研究脑，因为脑的功能是由千万个神经细胞活动整合实现的，为此要阐明脑的活动规律无疑需要把细胞和分子水平的工作与整体和系统水平的工作结合起来进行。近 10 年来，应用新技术、新思想和新成果，如正电子发射断层成像（PET）、功能性磁共振成像、核磁共振谱术和单光子发射计算机体层摄影都有了较大的发展，为在无创伤条件下分析神经系统内的化学变化及其神经活动或行为的相关性，为在整体水平上研究脑功能提供了关键技术。无创性成像技术在神经科学的成功应用，使人们对脑的高级功能研究进入了前所未有的境界。

生命科学上有这样一个事实：很多"生物"学的知识是从"死物"身上、或者从活的部件上得到的。虽然这样的研究方式也告诉了我们很多结果，可是大家都知道，脑功能的奥妙之一在于其整体和活体起的作用与局部和死的系统有质的不同。所以神经科学家特别期待观察活体脑的机会。现代无创性成像技术终于第一次使这个幻想成为现实。PET 是通过监测发射正电子的分子在脑内的分布，来了解脑内功能活动。这些发射正电子的分子由人为导入，根据需要可以观察血流、也可以观察脑内神经递质等分子。以美国华盛顿大学雷克尔为代表的科学家们，将 PET 应用于脑功能多方面研究，使人们真的得以窥视活体脑的工作。比如，有报道：音乐家和一般人在听音乐时用的脑区是不一样的；也有发现，同一词汇，人把它作为动词思考时和作为名词思考时用的脑区不一样。

脑微透析是最常用的微透析技术，目前已可进行皮质、海马、脑干的某些区域、中脑导水管周围灰质，甚至某些核团的微透析。神经系统内各不同区域是相互联系的有机整体。采用在体微透析多探头在同一动物进行多部位微透析可以研究不同脑区的功能联系。采用多探头进行脑和脊髓的微透析可研究脑和脊髓的功能关系。脑和脊髓微透析技术作为神经化学的重要研究手段之一愈来愈受人们的青睐。微透析技术和电刺激的结合也可研究脑区之间的功能联系。实验时将电极插入神经细胞核团，将微透析探头插入研究的靶脑区，可研究核团的电刺激和靶脑区神经递质释放之间的关系。近来的一个改进是将微透析探头和氯化银电极整合在一起，能够同时测量同一脑区的细胞外电流和神经递质的释放。随着认识的深入和材料科学的进步，人们在推挽灌流基础上发展了微透析技术，再加上微量递质检测技术的飞速发展，使得活体动物神经递质的在线测量成为可能，从而使行为学的研究与中枢神经系统相应区域的神经递质的释放联系起来，有利于更深层次地揭示整体动物神经活动过程中的化学调控规律。目前，此技术已成为研究全麻下神经化学特别是神经递质和神经肽的重要手段，并开始应用于疼痛的脑和脊髓机制研究，临床上亦有使用该技术监测脑代谢的报道。

2.3 心经、心包经与膀胱经的心俞和厥阴俞穴　治疗缺血性脑卒中，均表明心经和心包经穴位不仅可治心也可治脑，拓展了心经、心包经的主治内容。从众多文献中整理出能反映"心主二经"

"心主神明"的科学理论体系，重新认识心经、心包经的主治特点和主治范围的分野，总结规律，并在此基础上研究它们的作用机制，中医之"心"不完全等同于西医之心脏，而应包含脑的部分功能。据此提出了"心主二经""心脑同病""心脑同治"的假说。既往研究表明，各脏腑背俞穴均分布在膀胱经上，在 20 世纪 70 年代通过尸体解剖发现膀胱经内侧线（背俞）与交感干和交脊联系点体表投影关系十分密切，据此在 20 世纪 80 年代就提出了"膀胱经是十二经脉的核心，背俞穴是联系十二经脉的枢纽"。现代生理学认为背部是躯体神经和自主神经分布与体表及脏腑的主要通道和枢纽。因此，深入研究膀胱经背俞与相应脏腑联系和相对特异性联系途径，以及与交感神经系统的关系，可为经脉脏腑与脑相关提供实验基础，对提高针灸治疗脏腑疾病疗效也有重要意义。

中西医学都是以维持稳态为人体（机体）自由和独立生存的首要条件。19 世纪法国生理学家贝尔纳（Claud Bernard）提出内环境恒定概念，认为"内环境恒定是（机体）自由和独立生存的首要条件"。美国生理学家坎农（W. B. Cannon）在此基础上提出"稳态"的概念。内环境理化因素之所以能够在狭小范围内波动而始终保持相对稳定状态，主要有赖于自主神经系统和有关内分泌激素的经常性调节。自主神经系统的相对独立性维护了机体的内环境稳定和稳态。稳态是一种动态平衡，一旦稳态遭到破坏，就导致机体死亡。稳态不仅是生理学，也是当今生命科学的一大基本概念。随着控制论和其他生命科学的发展，稳态已不仅指内环境的稳定状态，也扩展到有机体内极多地保持协调、稳定的生理过程，也用于机体的不同层次或水平（细胞、组织、器官、系统、整体）的稳定状态。机体在受到各种内外环境因素刺激时所出现的非特异性全身反应通常称为应激，是一切生命为了生存和发展所必需的，它是机体整个调节、反馈、适应、保护、防病、抗病机制的一个重要组成部分。应激均会出现以交感-肾上腺髓质和下丘脑-垂体-肾上腺皮质轴兴奋为主的神经、内分泌、免疫反应及一系列的呼吸、循环、运动、消化、泌尿、生殖系统之功能代谢的改变。大脑边缘-下丘脑系统是自主神经系统控制内脏活动的最高脑区。边缘系统包括扣带回、眶回、胼胝体下回、梨状区、海马回、杏仁核、隔区、下丘脑、乳头体等大脑部分和神经核团。从功能上看，下丘脑被认为是边缘系统的一个中心成分。大脑的边缘系统活动与内脏的功能调节的关系至为密切。自主神经系统许多功能活动的高级中枢位于边缘系统内。下丘脑包括许多重要神经核团，并与大脑皮质、海马、杏仁核、垂体后叶以及中脑被盖的"中脑边缘区"具有密切和广泛的组织学和功能联系。现在认为，下丘脑不是单纯的交感或副交感中枢，而是较高级的调节内脏活动的中枢，下丘脑对血压、体温、摄食、水平衡、内分泌等的调节都具有重要影响。喜、怒、哀、乐、恶、好、忧、惧等情绪反应，属于中枢神经系统高级功能。此类反应既包括躯体神经系统的活动，又包括自主神经系统的活动。中国古代就认识到不良的环境或精神刺激会对机体产生一定的影响，当刺激过大或过久，超过一定限度时，就会导致疾病的发生。《灵枢·口问》有这样的论述："夫百病之始生也，皆生于风雨寒暑，阴阳喜怒，饮食居处，大惊卒恐，则血气分离，阴阳破败，经络厥绝，脉道不通，阴阳相逆，卫气稽留，经脉虚空，血气不次，乃失其常。"古人认为人体内环境的异常变化与疾病的发生有着密切的联系。而发病机制主要与机体气血运行失常和阴阳平衡失调有关，这与现代应激理论和内环境稳态说有许多相似之处。

动物体功能的各种调节机构都属于自动控制系统，其基本特点是控制部分（如反射中枢、内分泌腺）与受控部分（如效应器、靶细胞）之间存在着双向联系。由受控部分发送反馈信息来调整控制部分活动的过程，称为反馈，机体内环境的稳态通常都是在负反馈的调节下得到维持的，因此，负反馈是体内的一种重要而又普遍的调节机制。因此，针刺双向调节作用的发挥也依赖于机体内反馈系统的传递。通过对机体异常信号进行识别，针灸相应的穴位（效应点、线），再将调整信息负反馈给中枢系统，由中枢进行整合所有机体信息以后下达指令到靶器官，从而达到治疗疾病的目的。

中医强调"和谐",认为"阴平阳秘"是健康的基础,在微观概念中则体现在了内环境稳态上。针灸学是应用信息进行调控,并将其作为主要医疗手段的医学,通过对机体的良性刺激,双向调节,通过对机体异常信号进行识别,针灸相应的穴位(效应点、线),再将调整信息负反馈给中枢系统,由中枢进行整合所有机体信息以后下达指令到靶器官,使内环境趋于稳定,协调阴阳,扶正祛邪。

3 展望

为了进一步研究经脉脏腑与脑相关,应加强应用分子生物学方法和脑成像动态技术以及中枢神经电生理与脑微透析相结合的活体动物的研究方法,并应用系统生物学,围绕"心与小肠""肺与大肠"经脉脏腑表里相关,"膀胱经是十二经脉的核心,背俞穴是联系十二经脉的枢纽""膀胱经内侧线(背俞)与交感干和交脊联系点体表投影关系密切""心主二经""心主神明""心脑同病""心脑同治"以及现代医学有关"稳态""应激反应"等整合医学课题,进行多学科、多层次的广泛深入研究。躯体脏腑之间,脏腑与脏腑之间,以及躯体与躯体之间的联系途径,是通过气血运行,使人体内外上下保持协调统一,形成一个有机的统一整体,对其机制的阐释,有助于揭示大脑边缘-下丘脑-自主神经系统与经脉脏腑间的多种联系途径。大脑边缘-下丘脑-自主神经系统联络和调节机体各系统和器官的功能,对内外环境变化做出反应,使机体形成统一的整体。

经脉脏腑相关可能包括多个层次的联系:一是通过神经系统的硬线联系;二是神经-内分泌-免疫系统的软线联系,即针刺效应通过神经-内分泌-免疫调节网络,产生一系列的小分子物质,再通过内分泌或旁分泌的作用,调节局部或远隔器官和组织的功能。虽然一直未能证实经络的物质基础,但在细胞和分子水平,经络可能是由细胞间的通讯、细胞内信号转导网络联系构成的细胞的整体功能和组织水平的"整体"。我们目前的研究以这种思想为主,认为神经系统中传出的交感神经可能是经脉脏腑相关的一个最后"公路"。即在硬线的联系中,交感神经可能是针刺效应的最后传出通道。针灸可能通过激发交感神经电活动和诱导神经肽等小分子产生,对内脏功能起到调节作用,其机制可能是针刺→中枢电兴奋→自主神经系统→内脏,这是第 1 级过程;神经冲动又激发神经组织内肽类物质释放和内分泌免疫系统活动,从而引起针刺后效应和对神经冲动的调制,是第 2 级过程。2003 年,韩济生院士在著名的神经科学杂志 *Trends in Neuro Science* 也撰文认为神经肽是针刺效应的基础之一。两个过程相辅相成,共同调节神经系统的活动功能。这个环路关键部分如下:经脉-交感神经和神经肽等分子网络-内脏。因此对交感神经及相关肽类物质的研究是经脉脏腑相关的机制研究的一个重要方面。交感神经的放电形式与内脏的关系,以及交感神经及其神经节中相关神经肽物质的作用等都是过去和今后的工作重点。同时,应立足于细胞和分子水平的微观联系,采用分子生物学手段,研究细胞对针刺的应答反应机制,揭示分子、细胞水平的整体性,以及针刺的分子机制。

人们将创立一系列新方法,包括基于若干原理的全新方法,把离子通道、突触、神经细胞的兴奋和抑制等概念与脑的高级功能沟通起来。现有的脑成像技术的时间、空间分辨能力将大幅度提高,新的无创伤检测脑活动的技术将进一步发展起来,在清醒动物上,多电极同时记录不同脑区神经细胞的技术将出现突破,从而更紧密地把神经细胞群体活动和高级功能研究结合起来。计算神经科学的发展将进一步揭示脑执行各种高级功能的算法。基于分子生物学和神经生物学的实验资料及数学和物理方法分析的脑高级功能模型,有可能在脑科学中产生重大突破。因此,经脉脏腑相关与脑联系的研究是中西医学理论的结合点和突破口。

[安徽中医药大学学报,2008,27(1):1-7]

再论"经脉脏腑与脑相关"是中西医理论结合的突破口

周逸平，崔　帅，吴子建，蔡荣林，吴生兵，胡　玲，周美启

经络理论是贯穿整个中医基础理论的一条主线，是中医基本理论最主要的纲领。由于它与建立在解剖和分析研究方法基础上的现代医学有着较大的分歧，这可能为研究医学与现代生命科学的发展开辟了一个新的领域。自 20 世纪 50 年代，随着对经络理论研究的不断发展，我们提出了一系列重点研究的方向，包括"以'经'统率的纵向研究""以'脏'统率的横向研究""经脉脏腑表里相关的研究"和"膀胱经背俞穴与相应脏腑联系的途径"等。21 世纪以来，在脑科学兴起的时代，实验新技术的应用下，将体表、躯体内脏和大脑作为一个整体，有机地联系在一起，特别是以"心经与心脏相对特异性联系"为突破口，较为系统地探讨了针刺心经经脉（穴）通过"边缘系统-下丘脑-自主神经系统"抗心肌缺血损伤和保护心肌的作用，进一步提出了"经脉脏腑脑相关是中西医理论结合的突破口"，从而深化了"经脉-脏腑相关"理论。因此，本文通过介绍近几年经脉脏腑与脑相关研究的现状，并结合现代脑科学研究的新方法与新技术，提出相应的研究思路，以期对今后的针灸基础与临床研究具有一定的指导意义。

1　经脉与脏腑相关的特点

经脉与脏腑相关，又称为体表脏腑相关，即脏腑病理或生理改变可以反映于体表相应经脉或穴位上，从而表现出特定的症状与体征；当通过刺激体表一定的经脉或穴位时，又可对相应脏腑的生理功能和病理改变起到一定的调节作用。经脉与五脏的联系建立较早，阴经由四肢内侧入行胸腹腔，与五脏相联系；五脏的病证表现与其相联系的经脉病候表现较为一致；五脏有疾多选取本经原穴治疗；经脉与六腑的联系建立较晚，联系紧密性不及五脏；六腑病症表现与经脉病候联系不紧密；六腑疾病多选取下合穴治疗。因此，经脉脏腑相关的不同特点与脏腑经脉融合程度、哲学文化因素、古人对脏腑的认识有关，应在充分厘清经脉脏腑相关特点基础上展开研究。

2　"大脑边缘系统-下丘脑-自主神经系统"与经脉脏腑相关

在长期从事心经经脉（穴）效应与心脏、脑联系的生物学机制研究中，我们通过观察急性心肌缺血、急性心肌缺血再灌注损伤后大脑损伤的研究发现，海马与边缘系统其他核团、下丘脑和脑干有着复杂的相互关系[刘明巍等. 生理科学进展. 2007，38（2）：168-171]并通过以大脑边缘系统为切入点，联系中枢与外周。首先，我们阐明了海马在心肌缺血中的潜在作用，并且电针心经对外周

自主神经也发挥了抑制交感神经放电和促进迷走神经放电的作用，二者协同改善心脏功能；其次，通过"边缘系统-下丘脑/脑干-自主神经系统"进一步验证了针刺信号经外周神经传入中枢后，在边缘系统海马进行整合，通过海马与下丘脑室旁核（PVN）、孤束核（NTS）之间的神经纤维联系，调控 PVN 和 NTS 内相关中间神经元的兴奋性，再通过下行纤维将信号传至交感神经和迷走神经，发挥针刺抗急性心肌缺血的作用，形成了"海马-下丘脑室旁核-交感神经"和"海马-孤束核-迷走神经"这两条神经通路，共同参与针刺心经调节急性心肌缺血的心脏功能；最后，再次回到作为"内脏脑"的边缘系统，观察到作为边缘系统中对针刺效应和心肌缺血均受影响的主要核团——海马，又能通过去甲肾上腺素能神经元和乙酰胆碱能神经元与蓝斑核和内侧隔核发生纤维联系，参与针刺心经的调控，发挥改善急性心肌缺血的作用。

3 "下丘脑-小脑"与经脉脏腑相关

小脑作为熟知的运动调控中心，除了发挥调节躯体平衡、肌张力和随意运动作用外，还参与非躯体功能调节。神经解剖学发现下丘脑与小脑间存在着直接双向纤维联系，小脑中的顶核、间位核和齿状核可发出纤维投射到下丘脑的外侧区（lateral hypothalamic area，LHA）、背侧区（dorsal area，DA）和室旁核，而下丘脑的核团也发出相应的神经纤维投射至小脑皮质和三个核团，共同构成了下丘脑-小脑神经环路[陆健花等. 南通医学院学报. 2009，9（6）：417-419]。这为探索经脉脏腑与脑相关提供了另一途径。邵雪芳等用电针预处理干预急性心肌缺血再灌注损伤（MIRI）大鼠，通过微透析、高效液相-电化学、免疫组化的方法分析大鼠小脑顶核（FN）、下丘脑外侧区细胞间液中 DA、5-HT 含量以及检测两个脑区的 c-fos 蛋白表达，发现小脑顶核-下丘脑外侧区通路是针刺心经改善急性 MIRI 效应的机制之一；张娅婷等也观察到电针预处理心经经穴可显著提高 LHA 锥体神经元放电次数并降低局部场电位（local field potential，LFP）频谱能量，是其参与抗 MIRI 效应的机制之一，且这一中枢整合机制可能是通过 LHA-FN 神经环路实现的。这些研究结果也说明小脑的特殊神经调控机制，并联系下丘脑，在心血管功能活动的调节上发挥重要作用。

4 病毒示踪在经脉脏腑与脑相关的应用

中枢-外周器官交互作用与机体健康密切相关，心脏、肝脏、脾脏、肺脏、肾脏、肠道等内脏与大脑中枢神经系统之间存在紧密的解剖学和功能学连接，大量研究表明，自主神经系统，包括交感神经系统和迷走神经，是介导中枢与外周交互作用的重要桥梁。《心-脑-肾神经网络通过激活组织中巨噬细胞调控心脏负荷强度适应能力》研究结果表明心脏-大脑-肾脏轴存在，心脏压力负荷过大，会通过激活大脑和外周的交感神经系统从而激活肾脏 CD 细胞，并进一步促进心脏中巨噬细胞激活从而产生保护作用。

《不同迷走感觉神经元亚型可差异化控制呼吸运动》研究发现了 P2ry1 和 Npy2 两种类型的迷走感觉传入神经元，阐述了自主神经系统调控呼吸运动的特殊神经机制，强调了不同类型神经元可能在不同的器官功能调控中具有不同的作用。

2021 年 3 月 8 日，张智课题组与中国科学技术大学附属第一医院（安徽省立医院）麻醉科李娟团队联合在 *Nature Neuroscience* 上发表了文章"Distinct Thalamocortical Circuits Underlie Allodynia

Induced by Tissue Injury and by Depression-like States",发现抑郁情绪产生的躯体疼痛与组织损伤产生的疼痛存在不一样的丘脑-皮质神经环路基础。

病毒是近年来比较流行的研究示踪的工具。目前所用到的病毒大多都是嗜神经病毒,包括:腺病毒、慢病毒、伪狂犬病毒和疱疹病毒。根据其不同的结构和特性,又分为顺行示踪和逆行示踪两种方式,这种技术为经脉脏腑与脑相关的研究提供了机会。我们通过在动物的常用穴位上(心经:神门穴)和脏器(心脏)上注射可以逆向示踪的工具病毒 PRV,观察心经原穴"神门"与心脏在海马和下丘脑中具有共标神经元的同时,也发现了在下段脊髓中存在部分共标神经元,这一发现也为今后研究"心经与小肠经"相表里的神经生物学机制研究提供了一定的实验基础。

5 展望

十二经脉阴阳相接,交汇任督二脉共同到达脑,而脑是机体接收与整合信息的中枢,脑生理学的创始者 Flourence 提出脑是一个整体,不同功能位于不同脑区的"脑功能整体论"。通过先进的科学技术,多学科交叉融合探索外周与中枢,经脉脏腑与脑的联系,经络学说和脑神经科学的结合是中国针灸走向现代化的必然趋势。

脑科学是 21 世纪最重要的科学前沿之一。在过去二十多年,神经环路研究已发展成为国际神经科学/脑科学研究的核心方向之一。神经标记和神经环路示踪技术是脑科学研究中的首要且关键的核心技术之一。发展满足现代神经科学研究的示踪技术,是现代神经科学研究的迫切需求。神经标记和神经环路示踪技术是美国脑计划九个优先资助方面的第一和第二,也是欧洲脑计划实施的基础和韩国脑计划的核心。人类大脑由近 100 亿个神经细胞组成,可粗略地分为感觉、运动和整合系统,每个系统又可分为若干子系统。如感觉中的视觉、听觉、嗅觉、躯体感觉等等,其功能的实施依赖于不同类型、处于神经系统不同部位的细胞之间形成的精确联系。这种具有明确功能意义的、神经细胞之间的纤维联系就是神经环路或神经网络。以神经科学研究中的重点和难点为目标,推动神经环路示踪新技术、新方法、新策略和新应用。中国科学院的"中国脑计划"之"百人计划"、战略先导(B 类)"脑功能联结图谱"和脑科学卓越中心"重大突破项目"神经标记和神经环路示踪技术和其他相关新技术,包括光遗传学、药物遗传学、光纤记录、脑组织透明化、荧光显微光学切片断层成像技术(fMOST)、活体双光子显微光学成像和常用的经典手段,包括磁共振成像、核磁共振波谱以及微透析,利用这些经典和新兴技术,可以对大脑内部的神经环路实现从宏观到微观,从突触水平到脑区的研究。

未来脑科学的第一个关键点就是在介观层面上弄清大脑的网络结构,即如何观测电信号以及电信号在网络中的处理模式等问题,脑的活动图谱问题。而在针灸机制研究方面,大量研究以神经生物学为核心,发现针灸效应的产生依赖于腧穴、经脉和靶器官之间神经功能的完整[陈四芳等. 中国针灸. 2018,38(9):913-917],随着现代脑神经科学技术的不断发展,先进的技术手段逐渐应用到针灸研究中,切实解决了过去由于技术难题无法观察、解释针刺作用在整体层面上如何发挥作用的难题,特别是利用病毒工具所呈现的跨多级示踪技术、多通道在体电生理结合光/化学遗传学调控技术,以及无创性脑功能检测技术等等,将"经脉-脏腑-脑"相关研究推向了更深层次的探索,经脉脏腑与脑相关的科学机制将在中国脑计划的应用中,越来越受到关注。而多种技术并用,也将为在体层面研究针灸经络效应机制提供必要的技术支持,从而推动针灸学和脑神经科学的共同发展,促进了中医针灸的现代化[林秀瑶等. 中国中医药信息杂志. 2018,25(7):30-33],也为经脉脏腑与脑相关研究提供了新思路。

实证研究

内关穴位特异性的研究
——针刺对犬心外膜心电图的影响

周逸平，余新欣，李人民，侯正光，赵树勤

为了进一步开展中西医结合治疗冠心病、急性心肌梗死的研究，本实验应用心外膜心电图 ST 升高均数（ST）和导联数（NST）作为急性心肌缺血的指标，在结扎犬的冠状动脉左前降支（LAD）造成急性心肌梗死的实验模型上，观察针刺的疗效和穴位的相对特异性。

1 方法

选健康犬 20 只，10～18 kg，性别不拘。静脉注射戊巴比妥钠（30 mg/kg）麻醉。气管插管用 SC-1 型电动呼吸机维持呼吸。经左第四至第五肋间进胸，剪开心包。将心脏悬在心包床上。小心分离 LAD 第二、第三分支根部 1～2 cm 作为分结扎部位。应用自制的三点棉芯电极，各点间距 0.5～0.7 cm，棉芯内插入银丝作为记录心外膜心电图的引导电极，按胸前导联连接方法与 RM-86 多导记录仪连接，每次可同时记录 3 个标测点的电位。先后移动 8 次，1～2 min 内可记录 24 个标测点的电位。同时描记标准 II 导联心电图。灵敏度为 1 mV/mm，走纸速度为 25 mm/s。

实验程序，首先记录正常心外膜心电图。标准 II 导联心电图和动脉血压，作为对照。然后结扎 LAD，记录结扎后 2 min、5 min、10 min、15 min 和松扎恢复灌流后 2 min、5 min、10 min、15 min、30 min 时的心外膜心电图的动态变化，作为针刺组的对照组。针刺组除结扎前电针 15～20 min 和结扎及恢复灌流全过程均电针外，所有记录程序同上。电针参数是选用 G-6805 治疗仪，频率 5 Hz，强度以肢体轻微颤动为准。

实验分结扎对照组和针刺"内关"穴、"足三里"穴三组。全部实验均在同一动物不同时间内完成，各组次序随机安排。

手术和实验过程，经股静脉输入生理盐水每分钟 12～16 滴，为了预防室颤。在结扎 LAD 前和松扎恢复灌流前常规给 2%利多卡因 2 mL。

ST 段的测量是从 QRS 开始后 100 ms 相应点或 S 波最低点后 60 ms 位置的 TP 间隔等电位线偏移的毫米数计算 ST 段升高值，大于 2 mV 者异常，为导联升高数。

2 结果与讨论

2.1 急性心肌梗死前后心外膜心电图的动态变化 在 20 只犬的实验中，其中 6 只因结扎 LAD 和松扎冠状动脉灌流过程中，室颤死亡，未予统计。现将 14 只结扎前后心外膜心电图的动态变化和差数均数相比。

冠状动脉结扎后 NST 和 ST 均较结扎前增加和升高，而以结扎后 5 min、10 min 时变化最为明显。在松扎恢复冠状动脉灌流后，10～15 min 后逐渐恢复到结扎前水平。但 ST 恢复较慢。

2.2 针刺对急性心肌梗死的心外膜心电图的影响 通过 14 只犬，针刺"内关"和"足三里"穴的观察发现，针刺"内关"穴对急性心肌梗死心外膜心电图变化有较明显的影响。而针刺"足三里"穴和对照组相似。本实验结扎对照组和针刺"内关"与"足三里"组在结扎 LAD 15 min 时，ST 值分别为 4.55 mV、3.86 mV、4.22 mV，NST 值分别为 15.72 min/次、13.07 min/次和 14.78 min/次，经统计学处理均无明显差异，表明三组在结扎后造成的急性心肌缺血性损伤程度和范围基本一致。现将针刺"内关"穴与对照组在结扎后 15 min 和松扎灌流后，各时程的 ST 与结扎前的差数均数进行统计学比较。在结扎后 15 min 和松扎灌流后两组相比 $P<0.05$，可见针刺"内关"穴对心外膜心电图的影响，主要表现在松扎恢复冠状动脉灌流的阶段，提示针刺"内关"穴有助于松扎后增加冠状动脉流量改善心肌的供氧，从而使心肌损伤程度减轻。

针刺"内关"穴和"足三里"穴，对 NST 的变化和 ST 变化相平行，针刺"内关"穴对急性心肌梗死范围有明显缩小。和结扎对照组相比，在松扎恢复灌流后 2 min、5 min、10 min 和 15 min 时，P 值分别存在着显著差异，而针刺"足三里"穴与结扎对照组相比，无统计学意义。

2.3 "内关"穴与"足三里"穴对急性心肌梗死的心外膜心电图变化影响 为了比较"内关"穴与"足三里"穴是否存在差异，现将两组对心外膜心电图 ST 变化的影响比较，其 $P<0.05$，说明针刺"内关"穴较"足三里"穴在减轻心肌细胞缺血性损伤程度方面，存在着穴位相对特异性。

针刺"内关"穴和"足三里"穴对 NST 变化的影响和 ST 的变化相平行，两组相比，在松扎后 2 min、5 min、10 min、15 min、30 min 时，P 值均<0.01，说明针刺"内关"穴对缩小急性心肌梗死范围较"足三里"存在着非常显著的差异。这和针刺内关穴，对临床冠心病、心绞痛及急性心肌梗死早期有一定的疗效，对实验性急性心肌缺血，应用心电图、血流动力学、心外膜心电图和形态学等指标，证实有一定疗效是基本相一致的。

针刺双侧"内关"穴，对犬实验性急性心肌缺血损伤的早期，对心肌细胞的损伤程度和范围，都有明显减轻和缩小，这种效应主要表现在松扎后冠状动脉重新灌流的过程中，这可能是针刺"内关"穴，对改善松扎后冠状动脉灌流量较结扎对照组和"足三里"穴组有明显的增加，从而改善了对心肌细胞氧的供应结果。由于结扎前可能在分离冠状动脉过程中对心肌细胞造成了一定的损伤，因而本实验结扎前 ST 和 NST 值均略偏高。而针刺"内关"穴不仅在松扎冠状动脉灌流后，ST 和 NST 很快恢复到结扎前水平，并可进一步使结扎前心肌细胞出现的一定损伤，有所减轻和缩小，说明针刺"内关"穴对心肌缺血性损伤有加速恢复的效应。针刺"内关"穴，通过神经-体液和经络系统等各种途径的调节，改善和增加冠状动脉流量，是针刺治疗冠心病、心绞痛和早期急性心肌梗死的主要原因之一。

3 小结

本实验应用可以定量而准确地反映心肌缺血损伤的程度（ST）和范围（NST）的心外膜心电图方法，通过 14 只犬结扎 LAD 造成急性心肌梗死的实验模型，观察了结扎 LAD 和松扎重新灌流后，各时程与结扎前的动态变化，发现针刺"内关"穴较结扎对照组，"足三里"穴组，在松扎灌流 2 min 以后，对早期急性心肌缺血性损伤程度和范围就有明显减轻和缩小的效应。同时发现可使结扎前由于某种原因引起的心肌细胞的缺血性损伤有加速恢复的效应。"内关"穴和"足三里"穴相比，存在着相对特异性。

［针刺研究，1984（1）：34-39］

手厥阴心包经内关穴相对特异性研究
——针刺治疗急性心肌缺血的观察

周逸平，侯正光，赵树琴，余新欣，姜　辉

关于穴位有无特异性问题，目前认识未完全一致，有必要进一步研究。多数单位研究认为针刺对机体异常的机能状态的调整作用最明显。为了进一步观察针刺治疗急性心肌缺血的疗效，便于今后广泛试用于临床，有助于冠心病的诊断与治疗，本研究应用静脉滴注垂体后叶素造成家兔急性心肌缺血的实验性病理模型，进一步观察针刺心包经内关穴对急性心肌缺血的治疗和其相对特异性。

1　实验方法

选择健康家兔 30 只，体质量为 1.34～3.2 kg，性别不拘。在清醒状态下，背位固定在实验台上。待家兔静卧适应 15～20 min 后，将针灸针刺入心尖搏动较明显部位的皮下，记录以 R 波为主的心电图，全部实验均用 RM-86 型多导记录仪记录，每次同时记录 2～3 只家兔的心电图波形，走纸速度为 60 mm/s，灵敏度为 25 mm/mV。每 1～2 min 记录一次，每次记录 5～10 个心电图波形。随时记录。遇有明显的心肌缺血型心电图改变，测 RR 间期计算心率。室温 18～25℃。

经耳静脉滴入垂体后叶素葡萄糖溶液（20 U 加入 5%葡萄糖溶液 100 mL 内），静脉滴注速度为 12～16 滴/min。通过 RM-86 型多导记录仪监视心电图波形，当心电图波形出现因垂体后叶素引起冠状动脉收缩形成典型的急性心肌缺血型心电图改变或心率明显减慢到静脉滴注前正常心率的 25%左右为心动过缓标准时，即被认为急性心肌缺血的实验性病理模型建立成功。

针刺取穴按照人体取穴标准的方法，用 1～1.5 寸毫针针刺相应穴位，经捻转多次后加用电针。电针仪为 G6805 型，频率为 2～5 次/min 疏密断续波，强度以家兔肢体和电针仪频率相一致的轻微颤动为宜。

实验程序在家兔静卧适应后：①记录正常心电图。②记录静脉滴注垂体后叶素 5 min 和停药 30 min，共 35 min 心电图，观察心动过缓后和急性心肌缺血型心电图出现后心率。心电图波形恢复正常的时间作为对照。③记录静脉滴注垂体后叶素 5 min 和出现缺血型心电图波形后针刺 20 min 共 35 min 心电图，观察针刺穴位对心动过缓和急性心肌缺血心电图出现后心率和心电图波形恢复正常的时间。

实验分对照组和针刺双侧手厥阴心包经内关穴、双侧手少阴心经神门穴、双侧足阳明胃经足三里穴 4 组。全部实验均在同一家兔不同时间内进行，但每一组均待心电图恢复正常后再进行。各组次序均为随机安排。

2　实验结果

2.1　家兔急性心肌缺血的实验性病理模型的建立　应用经兔耳静脉滴注垂体后叶素造成家兔急性心肌缺血，静脉滴注过程中，当出现急性心肌缺血心电图改变时，立即测量所需剂量，通过 30 只家兔的实验和统计，测得引起家兔急性心肌缺血的垂体后叶素的剂量平均为（2.85 ± 0.67）U/kg。

2.2　家兔急性心肌缺血的心电图主要表现　本实验静脉滴注垂体后叶素后，出现的心电图主要表现有：①心动过缓。②T 波高耸，以高而尖基底增宽为多。③T 波低平、双向或倒置。④ST段缺血型压低或抬高。⑤U 波倒置。⑥一过性梗死波形。⑦心律失常：如期前收缩（房早、室早）、二联律、三联律、结性逸搏心律，阵发性心动过速（室上性和室性），心律不齐等。

2.3　针刺对急性心肌缺血引起心动过缓恢复的影响　通过 30 例实验观察，对照组和针刺内关穴、神门穴和足三里在心动过缓后心率恢复正常的平均最早时间是：对照组时间最长，为（23.13 ± 1.48）min；内关组时间最短，为（13.43 ± 1.05）min；神门组为（16.79 ± 1.73）min；足三里组为（16.90 ± 0.59）min。现对各组静脉滴注垂体后叶素 5 min 后心率恢复的最早时间均数比较：针刺内关、神门、足三里穴对家兔急性心肌缺血引起心动过缓的治疗作用和对照组相比，均有显著差异，针刺确有在心率缓慢时使心率加快，促进心率恢复正常的良性调整作用。在穴位与穴位之间相比，说明手厥阴心包经内关穴在调整异常心率——心动过缓的效应比足三里穴作用要强，存在着相对特异性的疗效。

2.4　针刺对急性心肌缺血型心电图波形恢复的影响　对照组和针刺组心电图波形恢复时间的比较：为了观察、比较对照组和针刺内关、神门、足三里穴对缺血型心电图改变的差异，选用本实验中最多见的缺血型心电图波形的改变，即心动过缓（30 例），T 波高耸 20 例，T 波低平和倒置 5例，其恢复的最早时间作为疗效指标进行比较，结果对照组恢复时间最迟，为（24.18 ± 1.78）min；内关组恢复时间最早，为（12.11 ± 1.22）min；神门穴是（15.81 ± 1.95）min；足三里穴是（19.22 ± 1.94）min。

上述结果说明针刺内关、神门、足三里穴较对照组对急性心肌缺血型心电图波形的恢复具有明显的治疗作用。而针刺内关穴几乎对各种心肌缺血型心电图改变的恢复均有一定的疗效，说明手厥阴心包经内关穴对急性心肌缺血型的心电图波形的恢复较手少阴心经神门穴及足阳明胃经足三里的疗效均好，存在着穴位的相对特异性。

3　讨论

关于动物心肌缺血的实验性模型的研究，国内外有一些报道。单纯结扎和阻断冠状动脉的某一分支，造成区域性心肌缺血，是实验性心肌缺血中最古老的方法。到目前为止不论何种动物模型都还不能全面地复制人体心肌缺血时所发生的代谢、形态和生理变化。天津市和平医院报道应用垂体后叶素 4 U/kg 可使家兔造成急性心肌缺氧实验模型。本研究应用静脉滴注垂体后叶素平均（2.85 ± 0.67）U/kg 即可造成家兔急性心肌缺血性病理模型。

文献报道，当冠状动脉流量下降 70%以上可引起冠状动脉功能不全的缺血型心电图改变。山东医学院提出急性冠状动脉供血不足的心电图主要表现是：①出现一过性的 ST 段缺血型移位。②出现一过性 T 波变化，常先变高大而后转为倒置。③出现一过性期前收缩、阵发性心动过速、房颤、房室传导阻滞、束支传导阻滞或其他心律失常。④出现一过性心肌梗死波形。⑤出现一过性左室面导联 U 波倒置，QT 间期延长。⑥出现一过性心动过速或过缓。天津市和平医院应用垂体后叶素造成的急性心肌缺血模型的心电图主要表现有：①T 波显著高耸；②ST 段抬高，有时出现单向曲线；③心率较慢；④心律不齐；⑤T 波低平及 ST 段下降。

本研究应用静脉滴注垂体后叶素造成的几种心电图改变和作为临床诊断急性冠状动脉供血不足的心电图是相一致的。因此认为这种模型可以作为临床急性冠状动脉供血不足即急性心肌缺血的实验模型。由于心肌缺血部位和损伤程度不同，心电图改变也不同。一般认为心内膜下缺血早期 T 波向上变尖，ST 段向下移位，缺血持续发展并波及心外膜时，ST 段与 T 波融合构成凹陷下移的 RS-T 波，以及 T 波低平、双向及倒置。本实验出现的心电图是以心率缓慢伴有 T 波高耸为主，这就提示静脉滴注垂体后叶素引起的心肌缺血的程度和部位，大多数家兔可能是以早期心内膜下缺血为主，少数家兔波及心外膜下以至造成全心缺血。

通过针刺治疗急性心肌缺血的实验性观察发现，针刺手厥阴心包经内关穴、手少阴心经神门穴、足阳明胃经足三里穴较对照组治疗急性心肌缺血确有一定的疗效。其疗效表现在：①各组在静脉滴注垂体后叶素引起的心动过缓的平均最早恢复时间的差数比较上，内关与对照 $P<0.001$，神门与对照 $P<0.01$，足三里与对照 $P<0.05$。②各组在静脉滴注垂体后叶素所引起的心肌缺血的心电图波形恢复正常的平均时间的差数上，内关与对照 $P<0.001$，神门与对照 $P<0.05$，足三里与对照 $P>0.05$。且针刺内关穴几乎对各种心肌缺血型心电图改变的恢复均有一定的疗效，在针刺过程中从未出现缺血型强度加重和心律失常的心电图改变，而针刺神门穴曾发现 5 例家兔的心律失常（室早），针刺足三里穴亦有 2 例发生室早。由此可见针刺手厥阴心包经内关穴对家兔急性心肌缺血的心电图波形改变确有较好的疗效，并提示穴位的相对特异性。它们和对照组相比，存在着显著差异。

由于冠状动脉功能不全的心电图改变主要是因冠状动脉收缩、冠状动脉供血不足而引起的。垂体后叶素其主要作用就是引起全身小动脉包括冠状动脉在内的收缩，因此针刺内关穴对急性心肌缺血具有相对的特异性的疗效，可能是由于针刺内关穴起到了扩张以冠状动脉、改善冠状动脉流量、达到改善心脏功能和心电图波形的疗效。本实验也证实了手厥阴心包经内关穴对治疗家兔急性心肌缺血同样存在着相对特异性，这些结论和多数单位的临床治疗是一致的。

4　小结

本研究讨论了用静脉滴注垂体后叶素，引起冠状动脉收缩后造成家兔的急性心肌缺血的实验性病理模型和急性心肌缺血的心电图的主要改变，其改变与临床诊断急性冠状动脉供血不足的心电图波形基本一致。

本研究观察了针刺对 30 例家兔急性心肌缺血的疗效，分析了针刺组和对照组及针刺内关穴、神门穴和足三里穴之间疗效差异，说明针刺组较对照组，手厥阴心包经内关穴较手少阴心经神门穴、足阳明胃经足三里穴在治疗家兔急性心肌缺血损伤时有显著疗效，且无加重心肌缺血及心律失常的表现，证明经脉、穴位的效应是有其相对特异性的。

[皖南医学，1980（12）：16-20]

心经经脉与相应脏腑相关的研究
——针刺对冠心病患者血液 5-HT、NE 和 TXB$_2$、6-Keto-PGF$_{1\alpha}$ 含量的影响及相关的研究

周逸平，王月兰，方志斌，汪克明，章福清，毛喜荣

"夫十二经脉者，内属于腑脏，外络于肢节"。经脉脏腑的属络和经脉所过脏腑器官之间的联系规律，是针灸、推拿、中药治疗疾病的理论依据，是经络理论的核心和实质。长期以来，笔者观察了心与小肠，肺与大肠，肾与膀胱以及内关、足三里穴与心脏、胃肠功能的经穴脏腑的属络关系，本研究着重观察针刺心经经脉对相应脏腑、心脏、冠心病患者心绞痛、心电图的疗效，以及对血液与 5-羟色胺（5-HT），去甲肾上腺素（NE）和血栓素 B$_2$（TXB$_2$），6-酮-前列腺素 F$_{1\alpha}$（6-Keto-PGF$_{1\alpha}$）的影响和相关的研究，进而探讨针刺治疗冠心病的机制。

1 病例选择和方法

根据缺血性心脏病的命名及诊断标准，选择住院患者 60 例，随访分为针刺组和西药组各 30 例。针刺组 30 例，其中心绞痛 26 例，陈旧性心肌梗死 2 例，亚急性心肌梗死 2 例，合并心律失常者 3 例；男 21 例，女 9 例；年龄 45～75 岁，平均年龄（57.53±8.19）岁；西药组 30 例，其中心绞痛 28 例，陈旧性心肌梗死 2 例，合并心律失常 2 例；男 21 例，女 9 例；年龄 47～74 岁，平均年龄（54.92±9.24）岁。参照 1979 年全国中西医结合防治冠心病座谈会修订的《冠心病心绞痛症状疗效评定标准》《心电图疗效评定标准》，观察治疗前后心绞痛症状，心电图 ST-T 段变化，作为针刺疗效的判断指标。

应用日立 MPF-4 型荧光分光光度计，测定 5-HT、NE 含量。早晨 7～7 时 30 分空腹抽肘静脉血 2 mL。应用放射免疫法测定 TXB$_2$、6-Keto-PGF$_{1\alpha}$ 的含量，与 5-HT、NE 测定同步取血，采血前一天禁服阿司匹林。TXB$_2$、6-Keto-PGF$_{1\alpha}$ 的即时效应是在针刺后 15 min 抽肘静脉血测定。药盒由苏州医学院血栓止血研究室提供，用酶标仪（南京分析仪器厂）测定光密度（OD）值，按下列公式算出化合百分率。结合力（B）/空白结合力（BO）=ODST 或（SMP–ODNSB）/（ODBO–ODNSB）×100%。以标准品含量为横坐标，相应的 B/BO 为纵坐标，从标准曲线上推算其 TXB$_2$、6-Keto-PGF$_{1\alpha}$ 的浓度。

治疗方法：针刺组与西药组每天常规口服阿司匹林、硝酸酯类和钙拮抗剂，针刺组每日上午 8～10 时进行治疗，根据经脉脏腑相关理论和辨证取穴原则，选取主穴神门、内关、间使、支正、足三里（双侧），辅穴根据辨证加减取太冲、照海、三阴交、丰隆穴等。主穴每日必针，快速进针，捻转得气后，留针 20～30 min，10 次为 1 个疗程，针刺组和西药组均在治疗 1 个疗程后复查心绞

痛，心电图变化以及 5-HT、TXB_2、6-Keto-$PGF_{1\alpha}$ 的含量变化。

本研究计量检测用 t 检验，百分率比较用卡方检验，相关检验用直线回归与相关。

2 结果

2.1 针刺对心绞痛、心电图的疗效 针刺组心绞痛总有效率为 85.71%，ST-T 变化总有效率为 66.87%；西药组心绞痛总有效率为 57.14%，ST-T 变化总有效率为 37.93%，两组总有效率比较，差异有统计学意义（$P<0.05$）。

2.2 针刺对冠心病患者血液 5-HT、NE 含量的影响 选择健康献血员 30 人作为空白对照组，男 11 例，女 19 例，平均年龄（44.57±2.46）岁。针刺组和西药组各指标之间无显著差异，治疗前两组冠心病患者血液 5-HT、NE 含量均显著高于健康献血员空白对照组。针刺组治疗后血液 5-HT、NE 含量显著降低，西药组用药治疗前后各项指标无显著差异，针刺组治疗后与西药组治疗后相比，针刺组血液 5-HT、NE 含量显著降低（$P<0.05$），提示针刺组可调节 5-HT、NE 含量。

2.3 针刺对 TXB_2、6-Keto-$PGF_{1\alpha}$ 及 TXB_2/6-Keto-$PGF_{1\alpha}$ 影响 针刺组和西药组各项指标之间无显著差异。冠心病患者 TXB_2 含量及 TXB_2/6Keto-$PGF_{1\alpha}$ 值显著高于健康献血员空白对照组（$P<0.05$），而 6-Keto-$PGF_{1\alpha}$ 与健康献血员空白对照组相比，无显著差异。结果表明针刺组治疗前后比较，TXB_2 含量及 T/P 值显著降低（$P<0.05$）；西药组治疗前后比较，TXB_2 含量及 T/P 值显著降低（$P<0.05$）。针刺治疗后与西药治疗后相比有显著性差异（$P<0.05$）。6-Keto-$PGF_{1\alpha}$ 两组治疗前后相比均无显著差异，提示针刺可降低 TXB_2 含量及 T/P 值，比单纯用西药作用更好。

2.4 针刺对 TXB_2、6-Keto-$PGF_{1\alpha}$ 及 T/P 及时效应的影响 针刺 15 min 后 TXB_2 及 T/P 显著降低（$P<0.05$），6-Keto-$PGF_{1\alpha}$ 针刺前后无差异，提示针刺可缓解心绞痛症状。

2.5 冠心病患者 TXB_2、6-Keto-$PGF_{1\alpha}$ 与 5-HT、NE 含量相关分析 TXB_2 与 5-HT、NE 呈明显正相关，表明冠心病患者血中 TXB_2 增高，5-HT、NE 含量也增高。此外，结果表明冠心病患者血中 6-Keto-$PGF_{1\alpha}$ 与 5-HT、NE 含量不相关。

3 讨论

冠心病是冠状动脉粥样硬化引起的冠状动脉痉挛、管腔狭窄或闭塞所致的心肌缺血、缺氧的心脏病。心肌缺血和受损程度及其临床表现的程度，决定于冠状动脉血液供应障碍的程度。冠心病的临床表现以心绞痛、心肌梗死、心律不齐、心力衰竭、猝死等为主。《灵枢·经脉》认为，"手少阴气绝，则脉不通，脉不通则血不流"，由于血脉瘀阻、心脉不通，不通则痛，故冠心病患者心绞痛发作。心绞痛、心肌梗死是属于中医心经病变中的"厥心痛""真心痛"和"胸痹"等范畴。因此，治疗本病应用养心益气为主法，温阳通窍、活络宣痹为辅，达到通调心脉、活血化瘀的效果，使气血调和。根据经脉脏腑相关理论，选择心经、心包经等经脉穴位。本实验选用心经原穴神门，是因为"心手少阴之脉，起于心中，出属心系""五脏有疾，当取十二原"，而原穴是脏腑原气经过和留止的部位，具有调整脏腑之气的功能。选用心经经内关、间使等穴，是因为"心主手厥阴心包络之脉，起于胸中，出属心包络，诸邪之在于心者，皆在于心之包络"。选用小肠经络穴支正，是因为"心手少阴之脉……下膈络小肠"和"小肠手太阳之脉……络心"，二经互通脉气，支正穴是联络心经和小肠经的穴位。选用胃经足三里穴，是因为"足阳明之正……上通于心"，足三里又为全身强壮要穴之一。本实验通过针刺心经、心包经等经脉穴位，经过一个疗程治疗后，心绞痛发作次数减少，持续时间缩短，症状减轻，总有效率为 85.71%；改善心电图 ST-T 的异常，总有效率为 66.87%；其针刺治疗冠心病的疗效，均显著优于西药组疗效（$P < 0.05$），表明经脉脏腑相关理论的实验依据。一般认为，针刺对冠心病疗效是通过神经体液调节，加大冠状动脉流量，改善心肌缺血，调整 cAMP 和 cGMP 的关系，增加心肌供氧，减少心肌耗氧所致。

5-HT 和 NE 均属单胺类神经递质。近年来研究发现，5-HT 对心血管功能的调节有不可忽视的影响。5-HT 能引起冠状动脉收缩，实验证明 5-HT 对冠状动脉强烈收缩作用比苯肾上腺素还要强。5-HT 能增强血栓烷 A$_2$ 对冠状动脉的剧烈收缩作用，在冠状动脉硬化，血管壁前列腺素合成不足时，两者协同作用更为突出；5-HT 能增强 NE、血管紧张素Ⅱ、前列腺素 F$_2$ 等血管活性物质的缩血管作用。5-HT 可作为心肌缺血的指标，尤其对心肌梗死的预后估计更有意义，因为 5-HT 的增高在死亡的患者中尤为显著。NE 是交感神经活动的神经递质，NE 主要来自肾上腺髓质和交感神经末梢。NE 主要与 α 受体结合，也可与心肌 β$_1$ 受体结合。大量临床及实验结果证明，体内儿茶酚胺水平增高（特别是 NE 水平）可能导致心肌缺血以致坏死，尤其容易发生在严重冠状动脉硬化的患者中，现已证明，心肌缺血时血浆 CA 浓度显著升高。TXA$_2$ 和 PGI$_2$ 是两种作用完全相反的生物活性物质，其性质极不稳定，最后转化为稳定的 TXB$_2$、6-Keto-PGF$_{1\alpha}$，故测定 TXB$_2$、6-Keto-PGF$_{1\alpha}$ 含量可代表 TXA$_2$ 和 PGI$_2$ 的水平。PGI$_2$ 是强烈血管扩张剂和血小板聚集抑制剂，TXA$_2$ 是强烈血管收缩剂和血小板聚集剂。TXA$_2$ 和 PGI$_2$ 之间的平衡失调是冠心病发病的重要因素之一。动物实验发现，TXA$_2$ 引起的冠状动脉收缩与临床冠状动脉造影观察到的心绞痛患者冠状动脉弥漫性收缩相似。冠心病患者，TXA$_2$ 的代谢产物 TXB$_2$ 水平明显增加，PGI$_2$ 的代谢产物 6-Keto-PGF$_{1\alpha}$ 水平则下降，TXB$_2$/6-Keto-PGF$_{1\alpha}$ 值增高。本实验结果表明，冠心病患者血清 5-HT、NE、TXB$_2$ 含量和 T/P 值显著高于健康献血员对照组，血清 6-Keto-PGF$_{1\alpha}$ 与健康献血员对照组相比无显著差异。针刺心经、心包经等穴位治疗一个疗程后，5-HT、NE、TXB$_2$ 含量和 T/P 值较针刺前显著降低。针刺组治疗后和西药组治疗后相比，针刺组疗效大于西药组疗效。针刺治疗 15 min 的即时效应也观察到，血清 TXB$_2$ 含量和 T/P 值均较针刺前显著降低，表明针刺可即时缓解心绞痛症状。本实验结果还表明，冠心病患者血清 TXB$_2$ 和 6-Keto-PGF$_{1\alpha}$ 含量呈明显正相关，血清 6-Keto-PGF$_{1\alpha}$ 与 5-HT、NE 含量不相关。综上所述，根据经脉脏腑相关理论，选择心经、心包经脉等穴位，无论是针 15 min 的即时效应或针刺治疗一个疗程后，与针刺前相比，对改善、缓解心绞痛症状，改善心电图 ST-T 段缺血性变化均有较好的疗效，均比西药组疗效要好。针刺对冠心病的疗效，是由于针刺相应脏腑的经脉，即与心脏相应的心经、心包经、小肠经等经脉的穴位，通调心脉，活血化瘀，调和气血运行，平衡阴阳。针刺对自主神经系统功能的调节，是对 5-HT、NE 神经递质含量和 TXA$_2$ 和 PGI$_2$ 含量及比值的调节，是针刺治疗和预防冠心病的基础。

[针灸临床杂志，1997，13（3）：20-24]

针刺对冠心病患者 5-羟色胺的影响

周逸平，李雪苓

5-羟色胺（5-HT）是在 1948 年 Rapport 首次从人体血清中分离出来的，当时认识到它能增加血管壁的张力，故又名血清素（serotonin）。近来 5-HT 对心血管疾病的影响已受到重视，针刺对冠心病患者 5-HT 的调整报道很少见，为此笔者测定冠心病患者针刺前后 5-HT、5-羟吲哚乙酸（5-HIAA）含量变化，报道如下。

1 对象和方法

1.1 病例选择 55 例冠心病患者均符合国际心脏病学会及世界卫生组织临床命名标准化联合专题组提出的《缺血性心脏病的命名及诊断标准》，随机分为针刺组 30 例，对照组 25 例。其中针刺组，男 21 例，女 9 例，平均年龄 58 岁（47～75 岁）。对照组男 16 例，女 9 例，平均年龄 55 岁（47～74 岁）；另设健康对照组 30 例，为健康献血员，男 11 例，女 19 例，平均年龄 45 岁（40～50 岁）。

1.2 治疗方法 针刺组和对照组每日常规口服西药（阿司匹林、硝酸异山梨酯和硝苯地平）。针刺组每日上午 8～10 时针刺治疗 1 次，针法采用单手快速进针法，均直刺，行捻转，待得气后，留针 20～30 min，中间行针 1 次，手法用平补平泻法，10 次为 1 个疗程，1 个疗程后针刺组和对照组复查。

取穴：主穴取内关、间使、神门、足三里、支正；辅穴：痰浊加丰隆，气滞加太冲，阴虚加照海，气虚加三阴交。主穴每日必针，辅穴随证加减。

1.3 观察方法 所有受检者在相同的时间抽肘静脉血 2 mL，分离血清，经酸化后置于–20℃冰箱待测，按 Shellenberger 方法做适当修改，用日立 MPF-4 型荧光分光光度计测定 5-HT、5-HIAA含量。

2 结果

2.1 冠心病患者 5-HT、5-HIAA 与健康对照组比较 针刺组和对照组各项指标之间无显著性差异。针刺组 5-HT 为（0.5015±0.24）μg/mL，对照组为（0.5162±0.21）μg/mL，健康对照组为（0.3161±0.12）μg/mL；针刺组 5-HIAA 为（0.5435±0.24）μg/mL，对照组为（0.5448±0.16）μg/mL，健康对照组为（0.4262±0.08）μg/mL，说明冠心病患者 5-HT、5-HIAA 显著高于健康对照组。

2.2 针刺对冠心病患者 5-HT、5-HIAA 的影响 针刺组针刺治疗后 5-HT、5-HIAA 显著降低

（$P<0.05$），对照组用药治疗后各项指标无显著性差异（$P>0.05$），两组治疗后 5-HT 有显著性差异（$P<0.05$），提示针刺可影响 5-HT 的释放。

3 讨论

5-HT 在生物体内广泛分布，具有很强的生物活性，人体中的 5-HT 主要由色氨酸经酶的作用羟化脱羧而成，色氨酸与 5-HT 的代谢在中枢和外周是两个系统，外周 5-HT 主要在肠黏膜嗜铬细胞（chromaffin cell）中生成，进入循环血中，被血小板摄取，呈无活性状态，5-HT 以储存部分或从血小板释放出来具有很强烈的生理活性。5-HT 代谢产物为 5-HIAA，从尿中排出。5-HT 能引起冠状动脉收缩，尤其是传导血管，同时 5-HT 还能增强血栓烷 A_2 对冠状动脉的剧烈收缩作用，在冠状动脉硬化，血管壁前列腺素合成不足时，两者间的协同作用更为突出，引起严重冠状动脉痉挛和心绞痛发作。本研究结果表明，冠心病患者血清 5-HT 显著高于健康对照组，说明冠状动脉痉挛和闭塞与血清 5-HT 浓度有关，本研究针刺组针刺治疗后 5-HT、5-HIAA 均显著降低，表明针刺具有调整 5-HT 的含量，改善冠状动脉痉挛和闭塞的作用。

冠心病属祖国医学"真心痛""胸痹"等范畴。冠心病以心气虚为本，血瘀为标，因此治疗本病在于通调心脉，活血化瘀，使气血调和。《灵枢·官能》："审于调气，明于经隧"，就是说运用针灸等治法要讲究调气，要明于经络的通路。所谓调气，就是调节经脉、脏腑之气，使其从偏盛偏衰状态回转到平衡协调。"气"与自主神经系统的机能有密切关系。本研究针刺经络穴位，发生治疗作用，可能主要与自主神经系统中交感神经和副交感神经的对立统一活动和有关体液因子的作用有关。

［中国针灸，1993（1）：38-39］

针刺内关穴对中枢性心血管功能异常的调整效应及机理探讨

周逸平，侯正明

针刺体表穴位能治相应脏腑疾病，并存在穴位相对特异性，已为大量的临床实践所证实。为了进一步分析针刺效应的机制，本实验通过电刺激家兔丘脑下部引起中枢性心血管功能异常，以观察针刺内关穴是否对其也有调整作用并分析其作用的可能途径。

1 方法

选健康家兔 20 只，性别不拘，体质量 2.2～3.5 kg，用氨基甲酸乙酯（1 g/kg）行静脉麻醉，按常规气管插管，分离颈总动脉、股动脉。经 MPU-0.5 型压力换能器和 RP-5 型载波放大器，通过充满 0.1%的肝素生理盐水导管分别记录股动脉血压和经颈总动脉插管至左心室记录左心室内压（LVP），再经 RPD-5 型微分放大器记录左心室内压上升速率（LVdp/dt），并常规记录标准肢体导联心电图，各项指标均同步记录在 RM-86 型多导记录仪上，然后，借助定向仪，按 Sawyer 氏图谱，将自制的同心针双芯电极插入丘脑下部（$P_{1\sim3}$、$P_{0.5\sim2}$、$H_{-2\sim4}$ 范围内），用 SEN-7103 型电子刺激器和 SS-102J 型隔离器给予方波刺激，强度 0.5～1.3 mA，频率 50 次/s，波宽 1 ms，串长 15～30 s。在动物基本清醒状态下，每隔 5～10 min 给丘脑下部同样强度电刺激一次，连续 2～3 次获得心动过缓、室性早搏、ST 段移位、T 波高耸或低平等心肌缺血性心电图改变和动脉血压、心室内压上升速率增加等心血管功能异常的恒定变化后，参照人体取穴标准，用 1～1.5 寸毫针刺双侧内关穴，捻转后再加电针（G-6805 型电针仪），频率 2.5 次/min，疏密断续波，强度以肢体的轻微颤动与针麻仪频率相一致为准。另外静脉注射肾上腺素能 α 受体阻断剂酚妥拉明、β 受体阻断剂普萘洛尔、胆碱能 M 型受体阻断剂阿托品，从而分析针刺内关穴对中枢性心血管功能异常的调整效应及其作用途径。实验结束后，常规运用 1%亚铁氰化钾溶液灌流脑组织并固定在 10%甲醛溶液中作粗切片检查，鉴定丘脑受刺激部位。

2 结果

2.1 电刺激家兔丘脑下部引起的心血管功能异常变化 电刺激丘脑下部，一般在几秒钟内可引起动脉血压、LVP、LVdp/dt 等明显增高和心率（HR）减慢。

电刺激后，多数家兔出现心动过缓、室性早搏及 ST 段移位，T 波高耸、倒置等缺血性心电波形。少数心率变化不明显，动脉血压轻度上升，LVP 明显上升，左心室终末舒张压下降，LVdp/dt 呈双相明显增加。还有少数血压变化不大，LVP 下降，LVdp/dt 呈双相减少，心肌收缩力减弱，出现典型的缺血性心电图波形。

2.2　电针家兔内关穴对其实验性中枢性心血管功能异常变化的影响　在实验性家兔中枢性心血管功能异常变化达到恒定的情况下，这时持续电针双侧内关穴 20～30 min，然后观察针刺内关穴产生的调整效应。结果表明，针刺对动脉血压、LVP、LVdp/dt 有明显调整作用，室性早搏基本消失，心肌缺血明显减轻。

2.3　静脉注射药物对家兔实验性中枢性心血管功能异常变化的影响　在部分家兔中枢性血管功能异常变化达到恒定的情况下，此时经耳静脉分别注射肾上腺素能 α 受体阻断剂酚妥拉明、β 受体阻断剂普萘洛尔和胆碱能 M 型受体阻断剂阿托品，以观察其调整效应，借以探讨针刺内关穴作用产生的可能途径。

静脉注射普萘洛尔（1 mg/kg）后，室性早搏部分消失，心肌缺血有一定好转，动脉血压（尤其收缩压）、LVP、LVdp/dt 均较注射前引起的迅速升压效应明显减弱。注射酚妥拉明（1 mg/kg）后，HR 变化不大，血压下降，室性早搏大部分消失，心肌缺血有明显改善；但动脉血压、LVP、LVdp/dt 和注射前无明显差异。注射阿托品后，动脉血压、LVP、LVdp/dt 均较注射前的升压效应明显减弱，再刺激丘脑下部，HR 减慢基本消失。

3　讨论

本实验通过电刺激家兔丘脑下部引起中枢性心血管功能异常的实验模型是进一步研究和分析针刺治疗中枢性高血压病、冠心病的一种试探。通过 20 例家兔的实验观察，电刺激丘脑下部多数可引起动脉血压升高、LVP 升高、LVdp/dt 增加，同时还可引起心率减慢、室性早搏、心电图呈缺血型等异常变化。而针刺内关穴对电刺激丘脑下部引起的心血管功能异常确有一定的调整作用。

本研究发现，注射普萘洛尔后可部分对抗刺激丘脑下部引起的动脉血压迅速升高和心肌收缩力加强。注射阿托品后，可对抗刺激丘脑下部引起的心率减慢和动脉血压迅速升高及心肌收缩力加强。而静脉注射酚妥拉明后可对抗刺激丘脑下部引起的室性早搏，心肌缺血有明显好转。因此刺激丘脑下部所引起的血压升高、心肌收缩力加强可能主要是通过激动丘脑下部受体，使交感中枢紧张性增加，交感肾上腺素活动加强所致，至于刺激丘脑下部引起的心率减慢可能是 M 受体对心脏的作用。而阿托品对抗动脉血压升高和心肌收缩力加强，可能一方面阻断了中枢 M 受体兴奋所致的升压反应，另一方面由于阻断了血管平滑肌的 α 受体而致。酚妥拉明可能由于阻断了冠状动脉交感缩血管神经的作用，从而使刺激丘脑下部引起的室性早搏消失，心肌缺血有明显好转。

综上所述，刺激丘脑下部引起的心血管功能异常是通过交感肾上腺素能和胆碱能两类植物性神经（即自主神经）而产生。而电针内关穴对刺激丘脑下部引起的心血管异常效应的调整作用可能是由于电针部分抑制了丘脑下 β 受体和 M 受体的兴奋性，使交感神经中枢紧张性降低，交感肾上腺系统兴奋减弱，动脉血压、LVP、LVdp/dt 等升压反应明显减弱，冠状动脉血管舒张，心肌缺血得到改善，同时由于迷走神经紧张性减弱，心率减慢效应减弱，其途径同样也是通过交感肾上腺素能和胆碱能两类植物性神经而实现的。

［安徽中医学院学报，1986，5（2）：47-49］

针刺对中枢性心血管功能异常的影响及其途径分析

周逸平，侯正明

为了进一步分析针刺效应的机制，本实验应用电刺激丘脑下部引起的中枢性心血管功能异常，观察针刺是否也有调整作用并分析其可能途径。

1 方法

选健康家兔 20 只，性别不拘，体质量 2.2～3.5 kg。用氨基甲酸乙酯（1 g/kg）静脉麻醉。常规气管插管，分离颈总动脉、股动脉。经 MPU-0.5 型压力换能器和 RP-5 型载波放大器，通过充满 0.1%的肝素生理盐水导管记录股动脉血压，另一导管经颈总动脉插管至左心室内记录左心室内压（LVP），再经 RPD-5 型微分放大器记录左心室内压上升速率（LVdp/pt），常规记录标准肢体 I 导联心电图。各指标均同步记录在 RM-86 型多导记录仪上，借助定向仪，按 Sawyer 氏图谱，将自制同心针双芯电极插入丘脑下部（$P_{1～3}$、$P_{0.5～2}$、$P_{-2～-4}$ 范围内），用 SEN-7103 型电子刺激器和 SS-102J 型隔离器给予方波刺激，强度 0.5～1.3 mA，频率 50 次/s，波宽 1 ms，波长 15～30 s。在动物基本清醒状态下，每隔 5～10 min 给丘脑下部同样强度电刺激 1 次，连续重复 2～3 次获得心动过缓、室性早搏、ST 段移位、T 波高耸或低平等心肌缺血性心电图改变和动脉血压、心室内压、心室内压上升速率增加等心血管功能异常的恒定变化后，电针双侧"内关"穴和静脉注射肾上腺素能 α 受体阻断剂酚妥拉明、β 受体阻断剂普萘洛尔，胆碱能 M 型受体阻断剂阿托品，分析针刺对中枢性心血管功能异常的调整效应及其可能途径。实验结束后，常规运用 1%亚铁氰化钾溶液灌流脑组织并固定在 10%甲醛溶液中作粗切片检查，鉴定刺激部位。针刺取穴参照人体取穴标准，用 1～1.5 寸毫针，针刺双侧"内关"穴，经捻转后加电针。电针仪为 G-6805 型，频率 2.5 次/min，疏密断续波，强度以肢体出现与电针仪频率相一致的轻微颤动为准。

2 结果

2.1 刺激丘脑下部引起的心血管功能异常变化 电刺激丘脑下部，一般在几秒钟内可引起动脉血压、左心室内压上升速率明显增加。动脉血压收缩压平均由（112.67±6.73）mmHg*上升到（200±9.37）mmHg；舒张压平均由（76±1.96）mmHg 上升到（106±5.9）mmHg；左心室内压平均由（148.85±8.76）mmHg 上升到（206.5±10.78）mmHg；左心室内压上升速率平均由（1495.83±121.76）mmHg/s 增加到（2129.17±135.9）mmHg/s；心率多数减慢，平均由（258.53

---

* 1mmHg=0.133kPa，后同。

±9.1）次/分减少到（190±6.54）次/分。除此，多数动物出现心动过缓、室性早搏及 ST 段移位、T 波高耸、倒置等缺血性心电波形。电刺激丘脑下部少数动物心率变化不明显，动脉血压轻度上升，左心室内压明显上升，左心室终末舒张压下降，左心室内压上升速率呈双相明显增加。还有少数动物出现血压变化不大，左心室内压下降，左心室内压上升速率呈双相减少，心肌收缩力减弱，出现典型的缺血性心电图波形。

2.2 电针"内关"穴对中枢性心血管功能变化的影响 在连续重复刺激丘脑下部，使心血管功能异常变为稳定，电针双侧"内关"穴 20～30 min 后，结果见到此电针前动脉血压收缩压平均增加（20±6.24）mmHg；舒张压平均增加（18.75±4.79）mmHg；左心室内压平均增加（20±10.88）mmHg；左心室内压上升速率平均增加（168.34±60.58）mmHg/s；心率平均减慢（30.67±7.54）次/分；其室性早搏基本消失，心肌缺血得到明显减轻。经统计学处理，有显著差异（$P < 0.01 \sim 0.05$）。结果说明电针双侧"内关"穴对中枢性心血管功能有明显的调整作用。

2.3 静脉注射普萘洛尔、酚妥拉明和阿托品对中枢性心血管功能的影响 在部分家兔刺激丘脑下部引起的心血管功能变化和针刺有明显调整作用的基础上，经耳静脉分别注射肾上腺素能 α 受体阻断剂酚妥拉明，β 受体阻断剂普萘洛尔和胆碱能 M 型受体阻断剂阿托品后，分析刺激丘脑下部引起的心血管功能异常变化的机制和针刺效应的可能途径，结果表明，与注射前比较，静脉注射普萘洛尔后再刺激丘脑下部，其心率减慢，室性早搏部分消失，心肌缺血有一定好转。动脉血压（尤其收缩压）、左心室内压、左心室内压上升速率均较注射前引起的迅速升压效应明显减弱。在静脉注射酚妥拉明（1 mg/kg）后，心率变化不大，血压下降，室性早搏大部分消失，心肌缺血有明显改善，但动脉血压、左心室内压、左心室内压上升速率和注射前刺激丘脑下部引起的变化无明显差异。在静脉注射阿托品后刺激丘脑下部心率减慢基本消失，而动脉血压、左心室内压、左心室内压上升速率虽有升高但较注射前明显减弱。

3 讨论

本实验通过 20 例家兔的观察，电刺激丘脑下部多数可引起动脉血压升高、左心室内压升高、左心室内压上升速率增加，同时还可引起心率减慢、室性早搏、心电图呈缺血型等异常变化。而针刺内关穴对刺激丘脑下部引起的心血管功能异常确有一定的调整作用。

本研究分别静脉注射酚妥拉明、普萘洛尔和阿托品，结果发现注射普萘洛尔后可部分对抗刺激丘脑下部引起的动脉血压迅速升高和心肌收缩力加强，注射阿托品后，可对抗刺激丘脑下部引起的心率减慢、动脉血压迅速升高和心肌收缩力加强，而静脉注射酚妥拉明后可对抗刺激丘脑下部引起的室性早搏，心肌缺血有明显好转。

综上所述，刺激丘脑下部引起的心血管功能异常是通过交感肾上腺素能和胆碱能两类植物性神经而产生，而电针"内关"穴对刺激丘脑下部引起的心血管功能的调整作用可能是由于电针部分抑制了丘脑下部 β 受体和 M 受体的兴奋性，使交感神经中枢紧张性降低，交感肾上腺系统兴奋减弱；而使动脉血压、左心室内压、左心室内压上升速率等升压反应明显减弱，冠状动脉血管舒张，心肌缺血得到改善；同时由于迷走神经紧张性减弱，心率减弱效应减弱，其途径也是通过交感肾上腺素能和胆碱能两类植物性神经而实现。

[针刺研究，1985（2）：143-147]

心经经脉与心脏相关的差异表达基因的研究

周逸平，汪克明，胡　玲，吴子建，周美启，王月兰，杨黄恬，张发宝，孙　露

本研究所于 1999 年提出了从"以经统率的纵向研究、以脏统率的横向研究、经脉脏腑表里相关研究、膀胱经背俞穴与相应脏腑联系的途径"等四个方面进行重点研究，阐明经络调节人体机能的实质，得到了国内外同行的广泛关注和支持，许多学者也从不同角度对其进行了阐释。笔者在以往研究的基础上，又进一步利用基因芯片技术探索经脉脏腑相关的特异性差异表达基因，目的是从分子水平对经脉脏腑相关进行更加深入的研究和寻找科学的依据。

本研究分析了心肌缺血后心脏基因表达谱及电针手少阴心经与手太阳小肠经对其的干预作用，并与手太阴肺经对比观察，进而对它们的表达谱特征进行对比分析，寻找共同的差异表达基因，从基因组学水平验证心经、小肠经与心脏的相对特异性联系，心经与小肠经之间的表里相合关系等，并间接阐明针灸作用的调节机制。

1　材料与方法

1.1　实验动物分组　取同窝、同笼、同等条件下饲养的健康雄性成年 SD 大鼠 35 只（由中国科学院上海分院实验动物中心提供），体质量（200±20）g，3～4 月龄，依照随机数字表，随机分为正常对照组、模型组、电针肺经组、电针心经组和电针小肠经组。

1.2　急性心肌缺血模型复制　模型复制前先记录正常时心电图，心电图异常者去除。除正常对照组外，各组动物均采用结扎冠状动脉前降支法复制急性心肌梗死动物模型，略做改进：用 3% 戊巴比妥钠（40 mg/kg）麻醉，剪毛，常规无菌操作皮肤。从左侧第 4、5 肋间打开胸腔，按压胸廓使心脏暴露于胸腔外。在肺动脉圆锥左缘，左心耳根部下缘 1～2 mm 处的冠状动脉左前降支下穿零号无损伤缝合线，结扎。然后，将心脏放回胸腔内，关胸，缝合，局部无菌操作。以心电图和血清酶学指标（CK、LDH）的改变为模型成功依据，因结扎后符合标准最小组例数为 3 例，故各组均筛选 3 例动物。

1.3　经脉和电针参数选择　电针心经组选取"神门"至"通里"段，电针小肠经组选取"养老"至"支正"段，电针肺经组选取"太渊"至"列缺"段（穴位选取依据现行教材《实验针灸学》）。采用电针刺激，刺激电压 5 V（可使针体微微抖动），频率为 2 Hz，波宽 300 μs，正负向交替方波，每次刺激时间 20 min，1 次/d，第 3 d 电针后活体取材，约距第 1 次电针时间 48～50 h。

1.4　取材和提取 RNA 进行芯片实验　取每组 3 只动物的左心室组织，分别采用 Trizol 一步法提取组织的总 RNA，进行纯化，去除其中有可能干扰实验的血红素等杂质。纯化后的 RNA 进行定量，定量以后，从每只动物中取出 100 μL RNA 进行混合，然后进行芯片实验。采用 Affymetrix 提供的大鼠全基因 230 系列基因芯片，每张芯片上包含 15 000 个基因，其中 10 000 个为已知的 Uigene，

5000 个为表达序列标志（expressed sequence tag，EST）片段。通过检测芯片（test chip）严格控制杂交的质量，并进一步用 Hybridization Oven 640 专用芯片杂交箱（Affymetrix 公司提供）进行杂交，后经 Fluidics Station 400 全自动芯片洗涤站洗脱，再用 Genechip Scanner 3000 高分辨率芯片扫描仪（Affymetrix 公司提供）检测，最后用 Micro Array Suite 信号处理系统分析基因芯片的杂交信号，分析不同样品中的基因表达。芯片杂交扫描结果表明，各组样本具有较好的一致性，芯片结果比较稳定，Test chip 的背景完全符合芯片分析要求。

2 结果

初步分析发现，与模型组比较，电针心经组左心室心肌有 329 个基因表达上调，455 个基因表达下调，其中变化幅度大于 2 倍的分别有 20 个和 70 个，涉及细胞凋亡相关基因、原癌基因和抑癌基因、细胞信号和传递蛋白、代谢酶类等多种基因；电针小肠经组变化幅度大于 2 倍的基因与电针心经组在数目及分类上较为贴近，而电针肺经组则在数目及分类上均与电针心经组有较大差异。

2.1 电针心经组与模型组比较 2 倍以上差异表达基因 20 个上调，70 个下调，合计差异表达基因 90 个。在 20 个上调基因中，属于免疫相关基因的有 6 种，其中 S100A8、S100A9，以及类似 S100A9 的转录序列为钙离子结合蛋白，另 3 种为抗体成分；属于细胞周期蛋白相关基因的有 2 种：酪蛋白激酶 Ⅱ、亲核蛋白 α1；属于代谢相关基因的有磷脂酶 A2、与 ref：NP_071357.1 相似的转录序列 2 种；属于细胞分化基因的有 GERp95 1 种；属于细胞骨架相关基因的有 tau 蛋白 1 种；属于 DNA 修饰有关的有与 pdb：1 LBG 蛋白相似的转录序列 1 种；功能和结构未知的 7 种。

在下调的 70 个基因中，属于代谢相关基因的有肝细胞源性生长因子、金属蛋白酶 3 组织抑制剂、内皮细胞 gp91-phox 基因、核酶 5、V 型胶原、3 磷酸肌醇依赖蛋白酶、ATP 结合区、脂肪酸结合蛋白 3、与肝细胞源性生长因子相关的转录序列、与核酶 5 相关及与丝氨酸蛋白酶相似的转录序列等 11 种；属于免疫相关基因的有淋巴抗原 68、白介素 9 受体、与肿瘤坏死因子（凋亡因子抗原配体）相关的转录序列、肿瘤坏死因子超家族 6、CUG 重复 RNA 结合蛋白等 5 种；属于离子通道和运输蛋白相关基因的有与谷氨酸代谢向性相关的转录序列，代谢向性、囊泡相关钙调合蛋白相关的转录序列，谷氨酸代谢向性受体 1，囊泡相关钙调合蛋白，氯离子通道 5，电压依赖式钙离子通道，类似于半囊泡蛋白 7 前体（SVS Ⅶ）等 7 种；属于细胞信号和传递蛋白相关基因的有蛋白激酶 C λ 相关的细胞色素 p450、果蝇大同源体、突触结合蛋白 11、缝隙结合膜通道蛋白、细胞结合丝复合物蛋白 SC65、蛋白激酶 C、鸟嘌呤核苷酸结合蛋白 αq 亚基等 7 种；属于细胞凋亡和应激反应蛋白相关基因的有胱蛋白相关蛋白 2、与应激蛋白 70 微粒体相关的 chorein 异构体 A、微粒体相关热休克蛋白 70（HSP 70）分子伴侣等 3 种；属于细胞受体相关基因的有嗅觉受体基因、Ⅰ型 3 号味觉受体、ADP 核糖化因子 9：白介素 9 受体等 3 种；属于 DNA 结合、转录和转录因子类基因的有 Paraox-onase、ETS 结构域转录因子 Pet-1 等 2 种；属于细胞骨架和运动蛋白相关基因的有结合素 31 种；属于细胞分化相关基因的有类似于 ref：NP_277071.1 蛋白的转录序列 1 种；属于未知结构和功能的基因有 30 种。

本研究观察到，在电针心经以后，与心肌损伤修复相关的一些基因，如微管相关 tau 蛋白明显上升，可能是电针心肌促进心肌细胞启动修复损伤的重要机制之一。S100 是细胞内强大的钙离子缓冲蛋白，表明电针心经以后，促进心肌内 S100 表达上升，从而缓冲心肌损伤后的钙超载反应，减轻心肌的损伤程度。而 kary opherin α1 蛋白表达上升，可能是因为心肌修复过程中，核孔运输功能增强，对损伤修复具有一定的作用。

通过促进下调的基因发现，电针心经以后，抑制了心肌梗死后进一步的损伤。如通过抑制半胱天冬酶家族的激酶，从而抑制心肌细胞凋亡过程；通过抑制胶原蛋白形成，以及应用金属蛋白酶 3 组织抑制剂，可以防止心肌的进一步损伤；抑制了某些离子通道的活动，尤其是钙离子通道的活动，对减轻钙超载、防止损伤加重具有一定的作用。同时，在心肌损伤过程中，某些信号激酶被明显激活，如 PKC λ 信号，它们活化下游更多分子，从而诱发损伤后一系列效应。抑制某些信号的传导，也有助于损伤后的修复。当然也有一些与常规认识相反的情况，如 HSP 70 的下降，有待进一步研究。

2.2 电针小肠经组与模型组比较 2 倍以上差异表达基因 18 个上调，26 个下调，共计差异表达基因 44 个。

在上调 2 倍以上的 18 个基因中，属于代谢相关基因的有磷脂酶 A2 和氨基肽酶 2 种；属于 DNA 结合、转录和转录因子类基因的有早期生长反应因子和 USF2 等 2 种；其余为未知功能或名称的基因。

在下调 2 倍以上的 26 个基因中，属于代谢相关基因的有溶质运输家族 2、13 号，天冬酰胺酶，磷酸腺苷脱氨酶 1 等 3 种；属于 DNA 结合、转录和转录因子类基因的有 ETS 结构域转录因子 Pet-1，POU 结构域 3 区、转录因子 3，短臂同源异形盒 2，paraoxonase 1 等 4 种；属于细胞信号和传递相关基因的有 axin2、类似于 cAMP 依赖性蛋白激酶 I 型 β 链 2 种；属于细胞受体相关基因的有自然杀伤细胞受体 1c7、谷氨酸受体 metabo tropic 1 等 2 种；属于离子通道和运输蛋白相关基因的为钾离子电压门控通道 Q 亚族 3 号 1 种；未知结构和功能的基因共计 14 种。

通过小肠经与模型组的比较可以看到，针刺小肠经对于减轻心肌损伤也有重要的意义。

2.3 电针肺经组与模型组比较 2 倍以上差异表达基因 14 个上调，20 个下调，共计差异表达基因 34 个。

在差异表达基因中，属于免疫相关基因的有淋巴细胞抗原 68、补体 3、S100 钙结合蛋白 A8、趋化因子配体 3、非主要组织相容性复合物杀伤相关因子等 5 个；属于代谢相关基因的有内皮型 gp91-pho x 基因、胶 V、3 磷酸肌醇依赖式蛋白激酶 1、金属蛋白酶 3 组织抑制剂相关的转录序列等 4 个；属于细胞信号和传递蛋白相关基因的有蛋白激酶 C 1 个；属于细胞受体相关基因的有 ADP 核糖化因子 9、S100 钙结合蛋白 A9 2 个；属于离子通道和运输蛋白相关基因的有钙离子电压依赖式通道 1 个；结构和功能未知的有 21 个。

通过对肺经组的研究表明，电针对减轻心肌损伤也具有一定的效应，这与心肺相关等是相似的，但与电针心经相比，其特异性以及临床效果均有明显的差距。

2.4 电针心经组与电针小肠经组差异表达基因的比较 与电针小肠经组比较，电针心经组差异表达基因远多于电针小肠经组且仅有与代谢相关的磷脂酶 A2 和与 DNA 结合、转录相关的 paraoxonase 基因相同，其余均为不同基因。由此可见，电针心经与电针小肠经的分子生物学机制不同，具有相对特异性。以往的研究表明，电针心经可显著改善心肌缺血，提示电针心经的差异表达基因与改善心肌缺血、提高心脏功能密切相关。

2.5 电针心经组与电针肺经组差异表达基因的比较 与电针肺经组比较，电针心经组差异表达基因远多于电针肺经组。电针肺经组中的下调基因多数与电针心经组相同，但数量上及下调倍数上远不及电针心经组的表达明显；在上调基因中，仅磷脂酶 A2 是电针两条经所共有的，其余均不同。

2.6 电针心经变化规律 从正常动物到急性心肌缺血模型复制成功，再电针心经，差异基因表达有如下 6 种变化趋势：①正常到模型无明显差异基因，电针后差异表达基因显著上调；②正常到模型差异表达基因显著下调，电针后差异表达基因显著上调；③正常到模型差异表达基因显著上调，电针心经后差异表达基因略有下调；④正常到模型差异表达基因显著下调，电针心经后差异表达基因略有上调；⑤正常到模型差异表达基因显著上调，电针心经后差异表达基因显著下调；⑥正常到模型差异表达基因显著下调，电针心经后更为显著下调。

3 讨论

在心肌组织中，电针心经组的差异表达基因与电针小肠经组相比较，两者均有上调和下调基因，但上、下调基因的本质完全不同。电针心经组显著促进无氧代谢的相关基因上调（尤其是脂质分解代谢相关基因上调最为明显）以及有氧代谢相关基因下调，以利于改善心肌细胞的耐缺氧能力；同时有大量与心肌损伤修复和保护有关的基因表达上调，从而抑制了加重损伤的一些信号或因子。电针小肠经组的作用与电针心经组的促进基因表达的分布明显不同，而电针肺经组的作用明显减弱。

电针心经组显著促进免疫相关基因的表达，而电针小肠经组无免疫相关基因的表达；电针心经组显著促进细胞凋亡和应激反应蛋白的相关基因的下调以及离子通道和运输蛋白相关基因的下调，这可能与抗心肌缺血有关，电针小肠经组仅有 1 个与钾离子通道相关的基因下调。电针心经组使缝隙连接膜通道蛋白的表达明显下调，该基因的下调直接调节心率，其下调性表达与改善心脏功能相关，电针小肠经组则无此类相关基因表达。

电针肺经组的差异表达基因显著少于电针心经组，其下调基因 20 个，上调基因 14 个，部分基因与电针心经组基本相同，但其表达信号绝对值不相同，即表达量不同，表明电针肺经与电针心经作用机制不同。电针心经组对离子通道和运输蛋白基因的作用显著优于电针肺经组；电针心经组具有改善细胞骨架、细胞分化、DNA 结合、转录和转录因子类基因表达以及细胞凋亡和应激反应蛋白相关基因的表达的作用，而电针肺经组没有此类基因表达，两者差异显著，这种差异可能与改善心肌细胞的功能密切相关。电针心经与电针肺经具有相对特异性。

本研究通过从差异表达基因方面研究经脉脏腑相关，初步验证了心经经脉与心脏和肺经、小肠经存在相对特异性的基因分子水平基础。

［针刺研究，2007，32（1）：3-8］

针刺对人胃电图的影响

周逸平，王兴族，诸凤鸣，侯正明，吕　荧

针刺治疗消化系统疾病有良好的疗效。大量临床和动物实验证实针刺对胃运动功能有调整作用。自从 Alverez 首先从胃记录到电活动以后，许多学者应用胃电为胃的功能指标研究胃的生理病理规律和胃疾患临床诊断和疗效观察的指标。本文应用体表导联无创伤性记录人胃电活动的方法，观察针刺足阳明胃经足三里等穴对急慢性胃肠炎患者的胃电图变化的影响，及穴位的相对特异性。

1　对象和方法

选门诊急慢性胃肠炎患者 60 例，男性 52 名，女性 8 名，年龄 17～61 岁。受试者在仰卧 15～20 min 后，用酒精和盐水棉球清洁皮肤，将直径 7 mm 的银-氯化银碟状电极分别放在右乳头与脐连线的中点即胃体部和右乳头与脐连线的下 1/3 处即幽门部，用橡皮胶布牢固固定，将 3 cm×4 cm 的电极板置于右小腿内侧作为参考电极。采用双极引导记录。为了避免呼吸和心电干扰，在两个引导电极之间即放大器输入端并联一只 16～20 微法的电容器。胃电信号经 RB-5 型生物物理放大器输入，放大器时间常数 2 s，高频截至 15 Hz，灵敏度 10 mm/50 μV～10 mm/100 μV，放大后胃电信号直接描记在 RJG-3004 型四导记录器上，走低速度为 50 mm/min。

实验随机分针刺足阳明胃经足三里穴、上巨虚穴、天枢穴，足太阳脾经三阴交穴，足少阳胆经足临泣穴和手少阳三焦经中渚穴六组。每次观察 1 个穴位，少数观察 2 个穴位。每个穴位的针刺效应观察 20 例次。整个实验由一位有经验的针灸医生进行手针。实验多在进食后 3～5 h 内进行。

实验程序，在静卧 15～20 min 后，描记 5～6 min 作为针刺治疗前胃电正常对照，然后针刺捻转"得气"留针记录 5～6 min 后给予加强刺激，再描记 5～6 min 后起针，观察后效应 5～6 min，直至基本恢复到针刺前的水平。

2　结果与讨论

通过对 60 名急慢性胃肠炎患者的 120 例次的实验观察，发现针刺对胃电图的影响以即刻反应为明显，因此本文着重分析和比较针刺前后 5 min 胃电的频率和波幅幅值的变化。

2.1　针刺对胃电频率的影响　通过对 60 名急慢性胃肠炎患者的 120 例次的观察，经统计针刺前胃电的基本节律（basic electrical rhythm）为 1.1～4.5 次/min，平均为（2.83±0.53）次/min，这和其他作者报道人的胃电节律每分钟三次基本一致，由于患者所处的机能状态不同，为了比较各穴对胃电频率的影响，因此根据针刺各穴前后胃电频率次数变化的差数百分数和胃电频率变化的例数百分数比较各穴的效应。

各穴针刺后对胃电频率的影响均有双相的调整作用,在某些情况下是增加,在另一些情况是减少。这和许多单位研究的结果是一致的。这种双相调整作用有利于疾病的治疗和生理功能的恢复。然而由实验结果还可见,足三里、上巨虚和天枢穴在增加胃电频率方面较足临泣等穴为明显,而足临泣、中渚穴在减少胃电频率方面较足三里、天枢穴为明显。如果不以增加和减少相比而以针刺前、后总频率变化的差数均数相比,结果是针刺足三里时胃电频率变化次数占总变化次数的 3%、针刺天枢时占 1%、针刺三阴交时占 3%、针刺上巨虚时占 6%、针刺中渚时占 8%、针刺足临泣时占 10%,提示针刺对胃电频率变化影响不大,足三里、天枢穴使频率变化轻度增加或变化不大而足临泣、中渚穴使频率变化较明显减少。可见经脉和穴位之间还是存在着一定差异。

2.2 针刺对胃电波幅的影响 60 名患者的 120 例次的统计,针刺前胃电的波幅值为 22～286 μV,平均为(104.46±63.59)μV。和频率一样,针刺各穴对胃电波幅均有不同程度的影响,有的增加,有的减少,有的变化不大。为了比较针刺各组间和患者之间的波幅变化的差异,将针刺前后 5 min 内波幅峰-峰值变化差数均数进行方差分析,求得各组差数均数。

根据穴位组间的自由度 $n'_1=5$,误差自由度 $n'_2=95$,查表得 $F_{0.01}(5.95)=3.26$,本例 $F=13.8>F_{0.01}(5.95)$,故 $P<0.01$,可见各穴位组间,针刺对胃电波幅的差数变化的差别有高度显著性差异。

可见,针刺对胃电波幅的影响存在着经脉与经脉、穴位与穴位之间的相对特异性。针刺对胃电波幅的影响:足阳明胃经天枢、足三里和上巨虚穴均有使波幅增强的效应,而胆经足临泣穴、脾经三阴交穴均有使波幅减弱的效应。在一些使波幅增强的效应中常可发现在胃电基本节律——慢波基础上有小的快波出现。事实上各穴位间、各患者之间在不同条件下均有使波幅升高或减低两种调节胃的生理病理功能的效应,这种双相的调整功能有利于临床疾患的治疗,也是针刺效应和治疗疾病多方面作用的理论依据。

本实验通过针刺对胃电频率和波幅峰-峰值变化的观察,说明足阳明胃经足三里、天枢穴倾向于使波幅增加,频率轻微增加,而足少阳胆经足临泣穴则使波幅和频率均为减弱减慢。这和我们在治疗肠炎过程中,应用记录肠鸣音变化作为肠运动功能的指标研究中,发现足阳明胃经足三里穴较足临泣、中渚、三阴交穴对肠管运动机能异常的调整作用具有相对的特异性,并以促进肠管运动机能达到疗效相一致。

通过我们应用胃电图和肠鸣音作为胃肠运动功能的指标,在针刺治疗急慢性胃肠炎患者过程中,发现足阳明胃经足三里、天枢、上巨虚等穴在调整胃肠运动功能异常方面存在着相对特异性,以增强为主;而足临泣穴、中渚穴以抑制胃肠运动功能为主。

根据文献报道,电针足三里穴对胃电基本节律——慢波影响较小,而对胃电快波影响较大,绝大多数电针足三里穴使胃电快波增多。一般认为慢波来源于纵行肌,快波则为环形肌和纵行肌的动作电位。所以快波与胃的收缩强度有关,与我们的实验针刺足三里等穴对频率影响不大,主要对波幅影响较大是一致的。

[针刺研究,1983(2):125-129]

内关穴相对特异性的研究
——针刺对家兔急性心肌缺血的影响

侯正光，赵树勤，周逸平，余新欣，姜　辉

在针刺对冠心病患者左心功能的影响、针刺治疗心动过速的实验性研究中，我们证实手厥阴心包经内关穴、手少阴心经神门穴和足太阳膀胱经心俞穴的相对特异性疗效。一些单位临床和动物实验证实，针刺内关穴不仅对心律失常有相对特异性疗效，对冠心病的诊断和治疗也都有相对特异性，一般认为针刺对心脏功能及对心电图的影响和对心率影响一样，在异常情况下，针刺效果最为明显。为了进一步证实针刺内关穴的相对特异性和疗效，我们观察了针刺对家兔急性心肌缺血的影响，现报道如下。

1　材料与方法

选择健康家兔 38 只，体质量为 1.34～3.2 kg，性别不拘。在清醒状态下，背位固定在实验台上。按人体胸前导联的连接方法，以针灸针作为电极，刺入心尖搏动较明显部位的皮下，记录以 R 波为主的心电图。全部实验均用 RM-86 型多导记录仪记录，走纸速度为 60 mm/s，灵敏度为 25 mm/mV。每 1～2 min 记录 1 次，每次记录 5～10 个心电图波形。遇有明显的心肌缺血型心电图改变，随时记录。测定 RR 间期计算心率。室温 18～25℃。

家兔经耳静脉滴入垂体后叶素葡萄糖溶液（20 U 加在 5%葡萄糖溶液 100 mL 中），静脉滴注速度为 12～16 滴/min。家兔出现因滴垂体后叶素引起冠状动脉收缩，形成典型的急性心肌缺血型心电图改变，或心率明显减慢至静脉滴注前正常心率的 25%左右，即被认为急性心肌缺血的实验性病理模型建立成功。多数家兔静脉滴注 1～5 min，模型即可建立。

针刺取穴按照人体取穴标准的方法，用 1.0～1.5 寸毫针针刺家兔相应穴位，经捻转后，加用电针。选 G6805 型治疗仪，频率为 2～5 次/min，疏密断续波，所需强度以家兔肢体轻微颤动和针麻仪频率相一致为宜。

实验分为四组，对照组、针刺双侧内关组、针刺双侧神门组和针刺双侧足三里组。全部实验均在同一家兔不同时间内进行。各组次序均为随机安排。

实验程序为在家兔静卧适应 15～20 min 后，记录正常心电图，记录静脉滴注垂体后叶素 5 min和停药 30 min 共 35 min 的心电图，观察心动过缓和急性心肌缺血型心电图的出现和停药后心率、心电图波形恢复正常的时间，作为对照。针刺组的记录方法同上，于停药后给予电针 20 min。

实验过程中有 6 只家兔因未能造成心动过缓和急性心肌缺血、2 只因室颤死亡，均未予统计在内。

2 实验结果

2.1 实验家兔心电图改变的主要表现 在静脉滴注垂体后叶素过程中，当出现急性心肌缺血心电图改变时，立即测定所需剂量。通过 30 只家兔的实验，测得此时剂量平均为（2.85±0.67）U/kg。多数家兔静脉滴注 1～5 min，实验模型就可建立。

本实验静脉滴注垂体后叶素后，出现的心电图主要表现有：心动过缓，T 波高耸，以高而尖基底加宽为多，T 波低平，双向或倒置；ST 段缺血型压低或抬高，u 波倒置，一过性梗死波形，心律失常，为期前收缩（室性早搏）、结性逸搏、二联律、阵发性心动过速（室上性或室性）、心律不齐等。

2.2 针刺对急性心肌缺血引起的心动过缓恢复的影响 通过 30 只家兔的实验观察，实验性心动过缓恢复正常的时间，对照组为（23.13±1.48）min，针刺内关、神门和足三里穴组分别为（13.43±1.05）min、（16.79±1.73）min、（16.90±0.59）min。针刺内关、神门、足三里组和对照组相比，经统计学处理，F 值分别为<0.001，<0.01 和<0.001，针刺组间相比，除内关组和足三里组有显著性差异（P<0.01）外，其他均无显著性差异（P>0.05）。

可以看出心率缓慢时针刺确能使心率加快，并有促进心率恢复正常的良性调整作用。在穴位间相比，对调整异常心率心动过缓的效应，内关穴比足三里穴作用要强，存在着相对特异性的疗效。

2.3 针刺对急性心肌缺血型心电图波形恢复时间的影响 为了观察和比较对照组和针刺内关、神门、足三里穴对缺血型心电图改变的差异，选用本实验中最多见的缺血型心电图波形的改变即心动过缓、T 波高耸及 T 波低平和倒置恢复的最早时间作为疗效指标进行比较，结果对照组恢复时间最长，为（24.18±1.78）min，内关、神门、足三里穴组恢复时间分别为（12.11±1.22）min、（15.81±1.95）min、（19.22±1.94）min。内关、神门组和对照组相比，均有显著性差异，P 值分别为<0.001、<0.01。针刺组间相比，除内关组和足三里组有显著性差异外，其他无显著性差异（P>0.05）。

上述结果说明，对急性心肌缺血型心电图波形的恢复，针刺内关穴、神门穴较对照组具有明显的治疗作用，同时说明对急性心肌缺血心电图波形的恢复，内关穴比足三里穴好，存在着相对特异性的疗效。

2.4 针刺对急性心肌缺血型心电图波形的疗效 通过实验观察到 30 只动物均出现心动过缓，最慢心率为 40 次/min 左右。T 波高而尖，伴有基底部增宽的 20 只，ST 段移位 8 只，T 波低平、双向或倒置 6 只；一过性梗死波形 3 只；少数动物出现了各种类型的心律失常。实验发现，对照组出现各种心肌缺血型心电图改变程度严重，自然恢复时间长；针刺组出现的缺血型心电图改变程度没有对照组严重，恢复时间较短。以上说明针刺对家兔急性心肌缺血的心电图波形确有一定疗效。此外，在针刺内关穴过程中未出现急性心肌缺血型程度加重的心电图波形和心律失常，而针刺神门穴过程中曾发现有 5 只动物出现室性早搏，针刺足三里穴过程中也有室性早搏出现。由上可见，针刺内关穴对家兔急性心肌缺血的心电图波形改变确有较好的疗效。同样提示了穴位存在着相对特异性。

3 讨论

一般认为针刺对缓解心绞痛、改善心肌功能及心电图等均有一定的疗效。全国针刺治疗冠心病协作组应用统一方法观察了 631 例，心绞痛显效率 43.3%，总有效率 91.1%，心电图显效率 25%，总显效率 66.9%。

为了深入研究针刺冠心病原理和穴位相对特异性，建立一种心肌缺血的动物实验模型是必须解决的课题。关于动物心肌缺血的实验性模型的研究国内外有一些报道。我们应用静脉滴注垂体后叶素平均（2.85±0.67）U/kg 即可造成家兔急性心肌缺血性病理模型，较天津市和平医院报告的 4U/kg 为低。

本研究应用静脉滴注垂体后叶素出现的 6 种心电图改变是和作为临床诊断急性冠状动脉供血不足的心电图相一致的。因此我们认为这种模型可以模拟临床急性冠状动脉供血不足即急性心肌缺血的实验模型。

通过针刺治疗急性心肌缺血的实验性观察，发现针刺内关穴、神门穴、足三里穴在治疗家兔急性心肌缺血方面确有一定的疗效，它们和对照组相比，存在着显著差异，表现在针刺各组静脉滴注垂体后叶素引起的心动过缓的平均最早恢复时间，和心肌缺血的心电图波形恢复正常的平均时间，均比对照组为短。针刺各组在静脉滴注垂体后叶素引起的心肌缺血心电图波形的疗效，在穴位与穴位之间也有不同，实验表明内关穴对治疗急性心肌缺血，较足三里穴有显著的疗效，存在着相对特异性。

冠状动脉循环功能不全的心电图改变，主要是因冠状动脉收缩，冠状动脉供血不足而引起的。垂体后叶素的主要作用，就是引起全身小动脉包括冠状动脉在内的收缩，因此针刺内关穴对急性心肌缺血具有相对特异性的疗效，可能是由于针刺内关穴起到了扩张冠状动脉，改善冠状动脉流量，达到改善心脏功能和心电图波形的疗效。

[中医杂志，1980（7）：67-68]

针刺对家兔心动过速的影响

侯正光，赵树勤，周逸平，余新欣，姜　辉

针刺治疗，针刺麻醉（以下简称针麻）是根据经络学说，循经辨证选取一定经脉上的穴位，运用一定的手法，通调营卫气血，调整经络脏腑功能达到其治疗疾病和止痛的目的。

然而，随着针麻原理的研究，国内外一些单位从临床和动物实验中，对穴位的选择、穴位的作用等进行了大量的研究，但结果很不一致。因此，为了研究手厥阴心包经内关穴位对心血管系统作用是否有特异性，本实验应用异丙肾上腺素造成家兔心动过速的实验性病理模型，观察针刺心包经内关穴对心动过速的疗效和相对特异性。

1　实验方法

选择健康家兔38只，体质量为1.65～3.2 kg，性别不拘。在清醒状态下，背位固定实验台上，部分悬吊在实验架上。待家兔静卧适应15～20 min后，用针灸针刺入皮下，按人体标准导联第 I 导联连接方法记录心电图。全部实验均用 RM-86 型多导记录仪记录，纸速为 60 mm/s，灵敏度为 25 mm/mV。每1～2 min记录1次，每次记录5～10个心电图波形，测量 RR 间期计算心率，室温在18～25℃。

家兔经耳静脉滴入异丙肾上腺素葡萄糖溶液（4 mg 稀释于5%葡萄糖溶液100 mL中），静脉滴注速度16滴/min，参照临床心动过速的标准，当家兔心率超过正常心率的30%或300次/min时，即作为家兔心动过速的标准。

针刺取穴参照人体取穴标志和方法，用1.0～1.5寸30号毫针针刺相应穴位，经捻转"得气"后加用电针。电针麻仪为 G-6805 型，频率为2～5次/min，疏密波，强度以家兔肢体和针麻仪频率相一致的轻微颤动为宜。

实验程序为在家兔静卧适应15～20 min后。①记录30 min时程的正常心电图，观察静卧时心率的自然变异。②记录滴异丙肾上腺素10 min和停药30 min的心电图，观察心动过速后心率恢复正常的时间，作为本实验对照组。③针刺组记录方法同上，于停药后予以电针20 min。

实验分对照组和针刺双侧内关、天泉、神门和足三里穴共五组。全部实验均在同一家兔不同时间内进行，各组次序为随机安排。

实验过程中由于8只家兔未能造成心动过速，故未予统计。现就30只家兔实验结果进行分析讨论如下。

2 实验结果

2.1 健康家兔心率和心电图各波形的生理常数 本研究统计了 38 只健康家兔心率和心电图的生理常数，测得家兔正常心率是（242±28.88）次/分，最低值为 179 次/分，最高值为 294 次/分。测得标准导联第 Ⅱ 导联的心电图各波的时限、电压的均数和标准差分别是：时限（s），P 波（0.034±0.004）；PR（0.06±0.019）；QRS（0.034±0.05）；QT（0.15±0.014）；T 波（0.08±0.026），电压（10 mm/mV），P 波（0.6±0.19）；R 波（1.7±0.9）；T 波（1.1±0.46）。测得胸前导联相当于 V_5 导联的心电图各波的时限、电压的均数和标准差是：时限（s），P 波（0.034±0.008）；PR（0.05±0.014）；QRS（0.04±0.007）；QT（0.15±0.014）；T 波（0.09±0.01）。电压（10 mm/mV），P 波（0.6±0.3）；R 波（3.8±1.8）；T 波（2.9±1.0）。

2.2 针刺对心动过速恢复过程的影响 现将 30 只家兔各组停药后或针刺 5 min、10 min、15 min、20 min、25 min、30 min 的平均心率列图（图 1）；并将静脉滴注 10 min 时心率作为静脉滴注前心率上升的 100%，观察停药后或针刺 5 min、10 min、15 min、20 min、25 min、30 min 时心率恢复的百分率，绘图（图 2）比较如下。

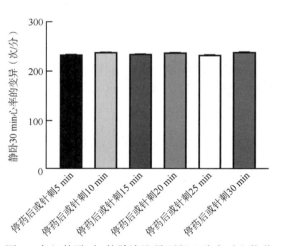

图 1 各组静卧时，静脉滴注异丙肾上腺素时和停药后或针刺时程心率均数的比较（次/分）

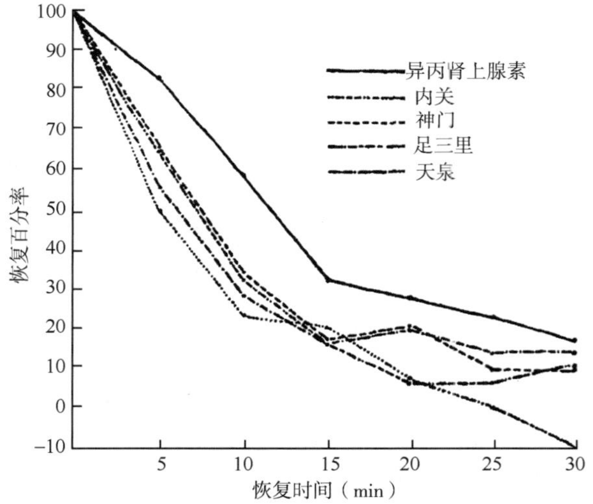

图 2 对照组和电针各组对静脉滴注异丙肾上腺素 10 min 后造成的心动过速恢复过程的比较

由图 1 和图 2 可见，针刺内关、天泉、神门、足三里穴较对照组对心动过速恢复有明显地使心率减慢和促进心率恢复正常的效应，尤以停药后 5 min、10min 的心率恢复百分率和均数相差最明显。各组在静脉滴注异丙肾上腺素 10 min 和停药后 5 min 时测得心率恢复、心率减慢的均数是：对照组平均心率减慢为（15.07±5.75）次/分，而针刺内关、天泉、神门和足三里穴的平均心率减慢分别为（35.41±4.2）次/分，（33.74±3.75）次/分，（27.14±3.47）次/分和（24.46±2.99）次/分，经统计学处理，针刺内关、天泉、神门、足三里穴和对照组相比，P 值分别为＜0.05，＜0.05，＞0.05、＞0.05，针刺组间相比，除内关、天泉和足三里穴相比有显著差异外（$P<0.05$），其他均无显著差异（$P>0.05$）。

2.3　针刺对心动过速最早恢复时间的影响　通过 30 只家兔的实验观察，测得各组实验性心动过速的最早恢复的平均时间是：对照组为（2.39±2.09）min，针刺内关、天泉、神门和足三里分别为（12.1±1.77）min、（14.1±2.02）min、（11.3±1.5）min 和（20.5±2.47）min；针刺内关、天泉、神门、足三里和对照组相比，P 值分别为＜0.001，＜0.01，＜0.001，＞0.05。针刺各组间相比，内关、神门、天泉和足三里相比有显著差异（P 值分别为＜0.05、＜0.01、＜0.05），其他组间均无显著差异（P＞0.05）。

3　讨论

有关家兔心率和心电图的生理常数，国内外有一些报道，为了提供对心血管系统疾病实验研究的正常心电图生理学常数，本研究观察和统计了 30 只健康家兔心率和心电图的生理学常数，测得的正常心率是（242±28.88）次/分，这和 Altma 测得家兔心率 251 次/分，Prosser 测得家兔心率 250 次/分相近似。现将测得的心率与有关文献资料报告对照组列图（图 3）进行比较，结果与文献报道基本相似。

图 3　30 只健康家兔的心率和心电图与文献报告对照组的比较

根据一般临床和药理学报道，异丙肾上腺素是典型的肾上腺素能 β 受体兴奋剂，对心脏有强有力的兴奋作用，可增强心肌收缩力，增加心排出量，提高窦房结、房室结和心室肌的自动节律性，增快心率。尤以加快心率和加速传导较肾上腺素强。应用后可出现心动过速，窦性心律不齐等，可引起冠状动脉供血不足造成急性心肌缺血，使心绞痛加重和诱发心肌梗死等。本实验静脉滴注异丙肾上腺素后较易引起心动过速，并伴有急性心肌缺血的心电图改变，因此临床上如疑有冠状动脉供血不足的患者，要特别注意慎用或禁用异丙肾上腺素。

临床实践证明，在心率异常的情况下，针刺对心率的调整作用最为明显。通过 30 例家兔针刺治疗心动过速的实验观察，发现针刺双侧心包经内关、天泉，心经神门，胃经足三里对实验性心动过速的治疗较对照组有明显地减慢心率和促进异常心率恢复正常的效应。这种针刺效应在穴位之间也有差异。由于内关、天泉、神门三者之间无明显差异，说明内关、天泉、神门对调整异常心率效应是一种相对的特异性效应。针刺内关有使心动过速时减慢心率和心动过缓时增加心率以促进心率恢复正常的效应，说明针刺内关的效应是一种良性的双向调整作用，并与机体原有心率水平有密切关系。

　　手厥阴心包经、手少阴心经和足阳明胃经中内关、天泉、神门和足三里之间存在着显著差异，说明经络学说中，关于"夫十二经脉者，内属于腑脏，外络于肢节"以及临床治疗遵循"经络所过，主治所及"和标本，根结与气街等基本理论是有其科学根据的。同样从现代解剖学，生理学也可找到这种相对特异性的依据。现代解剖学证实支配心脏的交感神经是发自脊髓的颈胸段，而手厥阴心包经和手少阴心经的沿经部分受前臂内侧皮神经、正中神经和尺神经支配，均发自脊髓 $C_6 \sim T_1$ 节段，特别是心脏和手少阴心经（从腋窝到小指端）的尺神经支配区域就是属于同一神经节段，这种节段性联系，一般已被认为是心绞痛的躯体放射痛的解剖学基础，同样这种节段性联系也可被认为是经脉、经穴相对特异性的解剖学基础。现代对躯体内脏的躯体交感反射的心血管系统生理的电生理研究中，发现刺激肢体引起Ⅱ、Ⅲ类传入纤维兴奋时，所出现躯体交感反射各取不同道路的三种主要成分，即早脊髓、迟延髓、甚迟桥脑以上部分，而认为早脊髓反射成分的节段性结构的发现可能是局部交感反射活动的基础，这种躯体交感反射的早脊髓反射也可能就是针刺心包经内关穴、心经神门穴对心脏活动调整作用相对特异性的生理学反射基础。

[针刺研究，1982（4）：280-284]

心经经脉与相应脏腑相关的研究
——电针心经对家兔心功能、小肠及脑电活动的影响

方志斌，王月兰，周逸平

经络学说认为，十二经脉内属脏腑，外络肢节，行气血，通阴阳，是人体功能的联络调节系统。《灵枢·经脉》："心手少阴之脉，起于心中，出属心系，下膈，络小肠。其支者：从心系，上挟咽，系目系。"（目系指眼与脑相连的组织）。手少阴心经与心功能调节有密切关系，这在动物实验以及临床对针刺穴位的观察中已有大量的报道。但是穴不等于经，心经作为一条经脉，它对心功能有何影响，则报道甚少。心经作为一条经脉，它对小肠及脑电活动有何影响，尚未见报道。探讨经脉与脏腑之间的关系是经络研究的一个中心问题。本研究分别选择了心经、肺经循行路线上的 3 个测试点，并设不进行电针的对照组，比较它们对心功能、小肠及脑电活动的影响，试图逐步从机能分析的角度，弄清作为一条经脉（而不是单个穴位），心经与心功能、小肠及脑电活动有无联系，心经对心功能、小肠及脑电活动的影响与肺经相比有无特异性。

1 材料与方法

1.1 药品 垂体后叶素注射液，每支 1 mL 含 10 U，中国上海天丰药厂生产。

1.2 仪器 日本光电公司（NIHON KOHDEN）生产的 RM-86 型多导生理记录仪；华佗牌 ZYZ-1 型多功能针灸治疗仪（中国中医研究院针灸研究所监制）；COMPAQ486 电子计算机（美国制造）；SMUP-PC 生物信号微处理系统（上海医科大学生理教研室和上海嘉龙教学仪器厂研制）。

1.3 动物 青紫兰家兔，体质量为 2～3 kg，5 个月龄，雌雄不拘（雌性未孕），由安徽中医学院针灸经络研究所动物室提供。

1.4 方法 将家兔用乌拉坦（1 g/kg）麻醉，作气管插管，背位固定在实验台上。用充满 1% 肝素生理盐水的塑料管从左颈总动脉插入 7～8 cm 至左心室内，心功能指标经计算机采样，SMUP-PC 生物信号微处理系统分析处理。在剑突与耻骨联合连线的中点两侧旁开 2 cm，用两个盘形电极分别埋入皮下，引导小肠电变化，将小肠电图记录于 RM-86 型多导生理记录仪上。切开兔头皮，用盘形电极埋于左大脑半球相当额部头皮下，另外于额前端同样埋入电极作地线电极，脑电图经计算机采样，SMUP-PC 生物信号微处理系统分析处理。室温在 18～25℃。

实验分对照组和电针心经组、电针肺经组共三组。①对照组：家兔经耳缘静脉滴注垂体后叶素葡萄糖溶液（40 U 稀释于 5% 葡萄糖溶液 500 mL 中），静脉滴注速度为 60 滴/min，给药时间为 2 min，造成急性心肌缺血动物模型。记录给药前（正常值）及给药后 0 min、5 min、10 min、15 min、20 min、25 min、30 min 时即刻的 LVP、LVPdp/dt$_{max}$、ACFL、V$_{max}$ 及脑电图，给药后 0 min、3 min、

6 min、10 min、15 min、20 min、30 min 时即刻的小肠电图。②电针心经组：家兔同对照组给药，同时用 3 根 1～1.5 寸毫针组成排针针刺双侧手少阴心经"神门"至"灵道"穴间（参照人体经脉走行位置），经捻转后加电脉冲刺激 10 min，频率 2.5 次/s，疏密断续波，强度以肢体出现与针灸仪频率一致的轻微颤动为准。记录项目及方法同对照组。③电针肺经组：家兔同对照组给药，同时用 3 根 1～1.5 寸毫针组成排针针刺双侧手太阴肺经"太渊"至"列缺"穴间 10 min（方法同电针心经组）。记录项目及方法同对照组。

1.5　统计学处理　用 t 检验，所有数据均用均数加减标准差（$\bar{x} \pm s$）表示。

2　结果

2.1　单纯复制模型对 LVP、LVPdp/dt$_{max}$、ACFL、V$_{max}$、小肠电图及脑电图的影响　对照组给药后记录到的各项数值与给药前对照值相比较，结果可见给药后 0 min、5 min、10 min、15 min、20 min、25 min、30 min 时即刻的 LVP、LVPdp/dt$_{max}$ 与给药前对照值相比明显降低，经统计学处理有显著差异（$P < 0.001 \sim 0.05$）；给药后 0 min、5 min、10 min、15 min、20 min、25 min 时即刻的 ACFL、V$_{max}$ 与给药前对照值相比明显降低，经统计学处理有显著差异（$P < 0.01 \sim 0.05$）。给药后 0 min、3 min、6 min、10 min、15 min、20 min、30 min 时的小肠电幅值，给药后 0 min、3 min、6 min、10 min、15 min 时的小肠电频率与给药前对照值相比明显降低，经统计学处理有显著差异（$P < 0.001 \sim 0.05$）。给药后 0 min、5 min、10 min、15 min、20 min、30 min 时脑电频率与给药前相比明显增加，经统计学处理有显著性差异（$P < 0.001 \sim 0.01$）；给药后 0 min、5 min、10 min、15 min 时脑电幅值与给药前相比明显降低，经统计学处理有显著性差异（$P < 0.01 \sim 0.05$）。

2.2　复制模型同时电针手太阴肺经对 LVP、LVPdp/dt$_{max}$、ACFL、V$_{max}$、小肠电图及脑电图的影响　电针肺经组给药后记录到的各项数值与给药前对照值相比较，结果可见给药后 0 min、5 min、10 min、15 min、20 min、25 min 时即刻的 LVP、LVPdp/dt$_{max}$ 与给药前对照值相比明显降低，经统计学处理有显著差异（$P < 0.001 \sim 0.05$）；给药后 30 min LVP、LVPdp/dt$_{max}$ 开始逐渐恢复，与给药前对照值相比无显著差异（$P > 0.05$）。给药后 0 min、5 min、10 min、15 min、20 min 时即刻的 V$_{max}$ 与给药前对照值相比明显降低，经统计学处理有显著差异（$P < 0.01 \sim 0.05$）。给药后 25 min V$_{max}$ 开始逐渐恢复，与给药前对照值相比无显著差异（$P > 0.05$）。电针肺经组 LVP、LVPdp/dtmax、V$_{max}$ 与对照组相比均无显著差异（$P > 0.05$）。给药后 0 min、5 min、10 min、15 min 即刻的 ACFL 与给药前对照值相比明显降低，经统计学处理有显著差异（$P < 0.01 \sim 0.05$），给药后 20 min ACFL 开始逐渐恢复，与给药前对照值相比无显著差异（$P > 0.05$）。电针肺经组 ACFL 与对照组相比有显著差异（$P < 0.01 \sim 0.05$）。给药后 0 min、3 min、6 min、10 min、15 min、20 min、30 min 时的小肠电幅值，给药后 0 min、3 min、6 min、10 min 时的小肠电频率与给药前对照值相比明显降低，经统计学处理有显著差异（$P < 0.001 \sim 0.05$），给药后 15 min 小肠电频率开始逐渐恢复，与给药前对照值相比无显著差异（$P > 0.05$）。电针肺经组小肠电图与对照组比无显著差异（$P > 0.05$）。给药后 0 min、5 min、10 min、15 min、20 min 时脑电频率与给药前相比明显增加，经统计学处理有显著性差异（$P < 0.001 \sim 0.01$）；给药后 25 min 脑电频率开始逐渐恢复，与对照值相比无显著差异（$P > 0.05$）。给药后 0 min、5 min 时脑电幅值与给药前相比明显降低，经统计学处理有显著性差异（$P < 0.01$）；给药后 10 min 脑电幅值开始逐渐恢复，与对照值相比无显著性差异（$P > 0.05$）。

2.3 复制模型同时电针手少阴心经对 LVP、LVPdp/dt$_{max}$、ACFL、V$_{max}$、小肠电图及脑电图的影响 电针心经组给药后记录到的各项数值与给药前对照值相比较，结果可见给药后 0、5 min 时即刻的 LVP、LVPdp/dt$_{max}$ 与给药前对照值相比明显降低，经统计学处理有显著差异（$P<0.001\sim0.05$），给药后 10 min LVP、LVPdp/dt$_{max}$ 开始逐渐恢复，与给药前对照值相比无显著差异（$P>0.05$）；给药后 0 min、5 min、10 min、15 min、20 min、25 min、30 min 时即刻的 ACFL、V$_{max}$ 与给药前对照值相比均无明显变化（$P>0.05$）。电针心经组 LVP、LVPdp/dt$_{max}$、ACFL、V$_{max}$ 与电针肺经组、对照组相比均有显著差异（$P<0.001\sim0.05$）。给药后 0 min、3 min、6 min、10 min、15 min、20 min、30 min 时的小肠电幅值与对照值相比无明显变化，小肠电频率与对照值相比有所增加，但经统计学处理无显著差异（$P>0.05$）。电针心经组小肠电图与电针肺经组、对照组相比有显著差异（$P<0.01\sim0.05$）。给药后 0 min 时脑电频率与给药前对照值相比明显增加，经统计学处理有显著性差异（$P<0.01$）；给药后 5 min 开始逐渐恢复，与给药前对照值相比无显著性差异。给药后 0 min、5 min、10 min、15 min、20 min、25 min、30 min 时脑电幅值与给药前对照值相比无明显变化（$P>0.05$）。电针心经组脑电图与电针肺经组、对照组相比有显著差异（$P<0.001\sim0.05$）。

3 讨论

近年来许多实验结果表明，针刺经穴对脏腑的功能调节有一定的相对特异性，这些结果证明了经穴与脏腑之间确有某种特异性联系。穴属于经，但不等于经。为了了解心经对心功能、小肠及脑电活动的调节作用，本实验采用排针电针心经，观察其对急性心肌缺血性家兔 LVP、LVPdp/dt$_{max}$、ACFL、V$_{max}$、小肠电活动及脑电活动的影响。

中医藏象学理论认为，心与小肠相表里，心与小肠之间有经脉沟通，手少阴心经属心络小肠。其内在联系主要表现在病理方面，如心火盛，可通过经脉下移小肠，影响小肠泌别清浊、主液的功能，引起尿少、尿热赤、尿道灼热疼痛等症。有实验表明半结扎小肠可引起心脏的病理变化。本实验结果表明，电针心经组家兔给药后 LVP、LVP dp/dt$_{max}$、ACFL、V$_{max}$ 也明显降低，小肠电及脑电的频率增加，幅值无明显降低，且恢复较对照组和电针肺经组快得多，经统计学处理有显著差异（$P<0.001\sim0.05$）。可能是由于电针心经对家兔冠状循环及心肌缺血有明显的改善作用，对心功能、小肠及脑电活动有明显的调整作用。对照组和电针肺经组家兔给药后，LVP、LVP dp/dt$_{max}$、ACFL、V$_{max}$、小肠电的频率和幅值、脑电幅值均明显降低，脑电频率明显增加，可能是由于垂体后叶素引起冠状动脉收缩，冠状动脉供血不足造成严重的急性心肌缺血，导致心功能明显降低，小肠及脑供血不足所致，但对照组恢复很慢，电针肺经组恢复较对照组快。可能电针肺经对家兔心肌缺血有一定的改善作用，对心功能、小肠及脑电活动也有一定的调整作用。

［针刺研究，2003，28（1）：48-54］

电针心经对心肌缺血家兔心肌收缩功能、心电及小肠电活动的影响

方志斌，王月兰，周逸平

本研究选择了心经循行路线上的 3 个测试点和肺经循行路线上的 3 个测试点，以及不电针对照组，比较各组心肌收缩功能、心电及小肠电活动的变化。试图逐步从机能分析的角度，探讨作为一条经脉（而不是单个穴位）的心经与心肌收缩功能、心电及小肠电活动有无联系；心经对心肌收缩功能、心电及小肠电活动的影响与肺经相比有无特异性。现将观察结果报告如下。

1 材料与方法

1.1 动物 青紫蓝兔，体质量 2～3 kg，5 个月龄，雌雄不拘（雌性未孕）。由安徽中医学院针灸经络研究所动物室提供。

1.2 药物及试剂 垂体后叶素注射液，每支 1 mL 含 10 U，上海天丰药厂生产。

1.3 仪器 日本光电公司（NIHON KOHDEN）生产的 RM-86 型多导生理记录仪；华佗牌，ZYZ-1 型多功能针灸治疗仪，中国中医研究院针灸研究所监制；COMPAQ 486 电子计算机（美国制造）；SMUP-PC 生物信号微处理系统（上海医科大学生理教研室和上海嘉龙教学仪器厂研制）。

1.4 实验方法及观察指标 青紫蓝兔乌拉坦（1 g/kg）麻醉，背位固定在实验台上。用充满 1%肝素生理盐水的塑料管从左颈总动脉插入 7～8 cm 至左心室内，心肌收缩功能指标经计算机采样，SMUP-PC 生物信号微处理系统分析处理。以针灸针作为电极，刺入皮下，按人体标准导联第 II 导联连接方法记录心电图，走纸速度为 25 mm/s，灵敏度为 25 mm/mV，测量 RR 间期计算心率。在剑突与耻骨联合连线的中点两侧旁开 2 cm，用两个盘形电极分别埋入皮下，引导小肠电变化，将小肠电图与心电图同步记录于 RM-86 型多导生理记录仪上。室温在 18～25℃。

将全部动物随机分对照组和电针心经组、电针肺经组共 3 组。对照组家兔经耳缘静脉滴注垂体后叶素葡萄糖溶液（40 U 稀释于 5%葡萄糖溶液 500 mL 中），静脉滴注速度为 60 滴/min，给药时间为 2 min，造成急性心肌缺血动物模型。记录给药前（正常值）以及给药后 0 min、5 min、10 min、15 min、20 min、25 min、30 min 时的 LVP、LVPdp/dt$_{max}$、ACFL、V$_{max}$；给药后 0 min、3 min、6 min、10 min、15 min、20 min、30 min 时的心电图及小肠电图。电针心经组家兔于造模同时用 1～1.5 寸毫针 3 根组成排针针刺双侧手少阴心经"神门"至"灵道"穴间，针刺经脉参照人体经脉走行位置，加电脉冲刺激 10 min，频率 2.5 次/s，疏密断续波，强度以肢体出现与针灸仪频率一致的轻微颤动为准。记录 LVP、LVP dp/dt$_{max}$、ACFL、V$_{max}$、心电图、小肠电图（同对照组）。电针肺经组按上述方法针刺双侧手太阴肺经"太渊"至"列缺"穴间记录 LVP、LVPdp/dt$_{max}$、ACFL、V$_{max}$、心电图、小肠电图（同对照组）。

1.5 统计学处理 采用 t 检验，所有数据均用均数加减标准差（$\bar{x} \pm s$）表示。

2 结果

2.1 实验家兔心电图改变的主要表现 本实验静脉滴注垂体后叶素后，出现的心电图主要表现为：心动过缓；T 波高耸，以高而尖基底加宽为多；T 波低平，双向或倒置；ST 段缺血型压低或抬高；U 波倒置，一过性梗死波形；心律失常，为期前收缩（室性早搏）、二联律、心律不齐等。

2.2 电针对家兔急性心肌缺血引起的心动过缓恢复的影响 结果见图 1。由图 1 可见，对照组和电针肺经组给药后 0 min、3 min、6 min、10 min、20 min 时心率与对照值相比明显减慢，经统计学处理有显著差异（$P<0.0001\sim0.05$），给药后 30 min 心率开始逐渐恢复，与给药前对照值相比无显著差异（$P>0.05$）。电针心经组给药后 0 min、3 min、6 min 时心率与对照值相比明显减慢，经统计学处理有显著差异（$P<0.0001\sim0.05$），给药后 10 min 心率开始逐渐恢复，给药前对照值相比无显著差异（$P>0.05$）。电针心经组与电针肺经组、对照组相比有显著差异（$P<0.05$）。

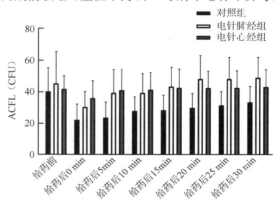

图 1 电针对家兔急性心肌缺血引起的心动过缓恢复的影响

2.3 电针对家兔急性心肌缺血型心电图波形恢复时间的影响 为了观察和比较对照组、电针肺经组和电针心经组对缺血型心电图改变的影响，选用本实验中最多见的缺血型心电图波形的改变即心动过缓、T 波高耸及 T 波低平和倒置恢复的最早时间作为指标进行比较，结果对照组恢复时间最迟，为（25 ± 6.06）min；电针肺经组次之，为（22.5 ± 5.48）min；电针心经组最早，为（7.56 ± 3.56）min。电针心经组与电针肺经组、对照组相比，均有显著性差异（$P<0.0001$、$P<0.01$）。电针肺经组与对照组相比无显著性差异（$P>0.05$）。实验发现，对照组出现各种心肌缺血型心电图改变程度严重，自然恢复时间长；电针肺经组次之；电针心经组出现的缺血型心电图改变程度较对照组和电针肺经组轻，恢复时间短。

2.4 静脉滴入垂体后叶素葡萄糖溶液对各组 LVP、LVPdp/dt$_{max}$、ACFL、V$_{max}$ 及小肠电图的影响（图 2）

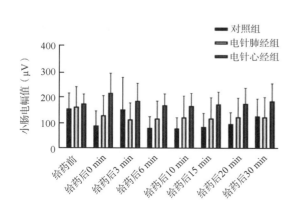

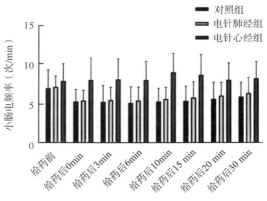

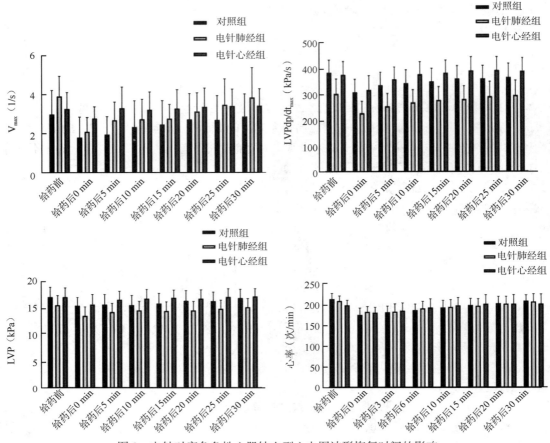

图 2　电针对家兔急性心肌缺血型心电图波形恢复时间的影响

3　讨论

经络学说认为十二经脉内属脏腑，外络肢节，行气血，通阴阳，是人体功能联络调节系统。《灵枢·经脉》："心手少阴之脉，起于心中，出属心系，下膈，络小肠。"手少阴心经与心脏功能调节有密切关系。动物实验以及临床观察对针刺心经穴位的疗效已做了大量的报道。本实验观察心经对心肌收缩功能、心电图、小肠电活动的影响。

中医藏象学理论认为，"心与小肠相表里"，有实验表明半结扎小肠可引起心脏的病理变化，为了了解心经对心脏及小肠功能的调节作用以及心脏病变对小肠功能的影响，本实验采用排针电针心经，观察其对急性心肌缺血性家兔心肌收缩功能、心电图及小肠电图的影响。实验结果表明，对照组和电针肺经组家兔给药后 LVP、LVPdp/dt$_{max}$、ACFL、V$_{max}$、小肠电频率和幅值均明显降低，出现急性心肌缺血型心电图波形，与临床诊断急性冠状动脉供血不足的心电图相一致，可能是由于垂体后叶素引起冠状动脉收缩，冠状动脉供血不足造成严重的急性心肌缺血，导致心肌收缩功能明显降低，小肠供血不足，小肠电活动受抑制，但对照组恢复很慢，电针肺经组恢复较对照组快。电针心经组家兔给药后 LVP、LVPdp/dt$_{max}$、ACFL、V$_{max}$ 也明显降低，出现急性心肌缺血型心电图波形，但恢复较对照组和电针肺经组快得多，经统计学处理有显著差异（$P < 0.001 \sim 0.05$）。电针心经组

家兔给药后小肠电的频率增加、幅值无明显降低。

如上所述，电针心经时家兔 LVP、LVPdp/dt$_{max}$、ACFL、V$_{max}$ 和缺血型心电图恢复很快，小肠电频率增加、幅值没有明显降低，可能是由于电针心经起到了扩张冠状动脉，改善冠状动脉流量，达到改善心肌收缩功能、心电图波形以及小肠的血供和小肠电活动的作用。电针肺经时家兔 LVP、LVPdp/dt$_{max}$、ACFL、V$_{max}$、缺血型心电图波形及小肠电的频率和幅值较对照组恢复快，可能电针肺经对家兔心肌收缩功能、缺血性心电图波形及小肠电活动也有一定的改善作用。但电针心经组与电针肺经组相比，电针心经对心肌收缩功能、心电及小肠电活动的调整作用比电针肺经显著，有相对特异性（$P < 0.001 \sim 0.05$）。同时，本实验在一定程度上证明了祖国医学"心与小肠相表里"的学说。

［中国中医药科技，2003，10（1）：1-3］

电针心经、小肠经对急性心肌缺血大鼠心功能的影响

汪克明，周逸平，周美启，王月兰，陈业农

心肌缺血是临床常见的心血管疾病，本研究观察电排针刺激心经"神门至通里"段或小肠经"养老至支正"段对急性心肌缺血大鼠心功能的影响。

1 材料

实验选用体质量为 180～220 g 的 Wistar 大鼠 36 只（由安徽医科大学实验动物中心提供），雌雄各半，随机分成心经组、小肠经组和对照组，每组 12 只。

2 方法

200 g/L 乌拉坦按腹腔注射（5 mL/kg）麻醉，仰卧位固定。用直径 0.1 mm 和直径 0.25 mm 乳胶管两根，内充 10.0 g/L 的肝素钠溶液，一根经左颈总动脉向心插至左心室，另一根逆向插入股动脉，两导管均由 TMI 型（日本产）压力换能器压电转换，信号同步经 RM-86 型多导生理记录仪（日本 NIHON 公司产）的 Carrier 放大器，通过 COM-PAQ 计算机内置 SMUP（上海第一医科大学生理教研室制）的 Cardio 微软处理系统，各组分别于给药前、给药后 5 min 即刻采样，分析心功能各指标。参照朱愉等的方法，3 组动物均经股静脉一次性注射 2 U/kg 的脑垂体后叶素（上海天丰制药厂，批号 940501），复制急性心肌缺血大鼠模型。模型复制后，分别在心经"神门至通里"段和小肠经组"养老至支正"段各刺入 3 根 1 寸毫针，间距 2 mm，并连至 PCE-A 型程控电针治疗仪（安徽天恒有限公司）。两组参数一致：2～20 Hz 疏密波，电压 5～15 V，以针下肌肉颤动为宜，连续定时电针 5 min。对照组不电针。所有数据均用（$\bar{x} \pm s$）表示，用 t 检验。

3 结果

3.1 电针经脉对心率的影响 对照组、小肠经组和心经组给药后心率均下降，其中对照组为（125.62±34.25）次/min，小肠经组为（96.94±32.88）次/min，心经组为（63.75±28.09）次/min。心经组、小肠经组与对照组比较，经统计学处理，差异有显著性（$P<0.05$ 或 $P<0.01$）；心经组与小肠经组比较，差异也有显著性（$P<0.05$），表明电针心经、小肠经能拮抗心率延缓作用，且以电针心经的作用为强。

3.2　电针经脉对心功能的影响　对照组、小肠经组和心经组各组给药前左心室收缩压（LVSP）、左心室终末舒张压（LVEDP）、左心室内压上升速率正峰值（+dp/dt$_{max}$）、左心室内压上升速度负峰值（–dp/dt$_{max}$）、心肌纤维缩短速度（Vce40），经统计学处理，差异无显著性（P>0.05）。给药后 5min，心经组 LVSP、LVEDP、+dp/dt$_{max}$、–dp/dt$_{max}$、Vce40 与对照组比较，差异有显著性（P<0.05 或 P<0.01）；小肠经组 LVSP、–dp/dt$_{max}$、Vce40 与对照组比较，差异有显著性（P<0.01）；而心经组 LVSP、LVEDP、–dp/dt$_{max}$ 与小肠经组比较，差异也有显著性（P<0.05 或 P<0.01）。结果提示电针心经或小肠经均可显著改善心功能，尤以电针心经的作用明显（图 1）。

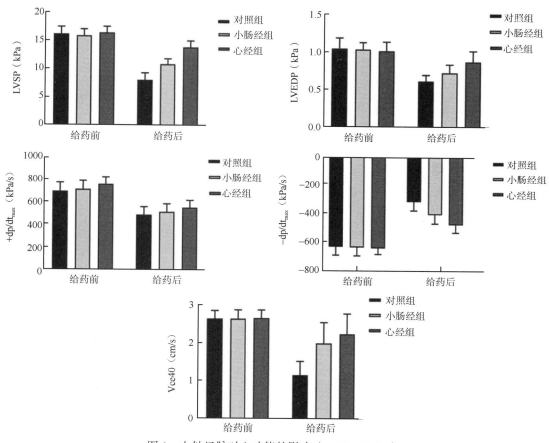

图 1　电针经脉对心功能的影响（n=12，$\bar{x} \pm s$）

4　讨论

经络学说认为，经络"内属于腑脏，外络于肢节"。由于心经穴位排列的特征，心经"神门至通里"段涉及神门、阴郄、通里三穴，神门是心经原穴，"五脏六腑之有疾者，皆取其原也。"阴郄是心经郄穴，郄穴多治本经所属脏腑的急性病证。通里是心经络穴，手少阴脉"循经入于心中"。刺激"神门至通里"段后，除通过心经经脉达到调节心功能外，还可发挥心经络穴的功能。手太阳小肠经与手少阴心经互为表里，"络心""属小肠"。"手太阳之别，曰支正。上腕五寸，内注少阴……""手太阳之正……入腋走心，系小肠也。""养老至支正"段涉及养老、支正两穴，支正为小肠经络穴，具有主治表里两经有关病症的作用。本实验观察到，电针心经或小肠经均可显著拮抗脑垂体后叶素所致的急性心肌缺血性心率延缓作用，并可改善心功能，对急性心肌缺血具有保护作用。心经通过本经而发挥作用，而小肠经则发挥了表里经的功能，从侧面验证了"表里相合"的理论，亦为针灸临床积累了实验资料。

［安徽中医学院学报，2003，22（4）：24-25］

电针对家兔室颤阈影响的实验观察

唐照亮，宋小鸽，周逸平

冠心病猝死是心脏性猝死的最常见原因。因此，对冠心病猝死的防治已引起医学界的广泛重视。针刺治疗冠心病有一定疗效，但针刺有无抗室颤作用、能否用以预防冠心病猝死？国内尚未见有报道。现已明确，室颤是心脏性猝死的主要原因。室颤阈（VFT）的高低与室颤发生的倾向性密切相关，是反映心肌电稳定性的可靠指标。为此，本实验采用电刺激法测定家兔左心室 VFT，观察电针"内关""悬钟"穴对 VFT 的影响，并做了利多卡因的对照，以及切断颈交感、迷走神经对 VFT 和电针效应影响的实验分析，以便为针刺治疗冠心病的基础研究以及为临床应用针刺防治冠心病猝死提供实验依据。

1　方法

实验用家兔 40 只，雌雄不拘。体质量 2 kg 左右。戊巴比妥钠 30 mg/kg 静脉麻醉。背位固定后沿胸骨前正中线开胸，不破胸膜保持动物自主呼吸。剪开心包暴露心脏。刺激电极分别置于心尖部（正极）和左心室（负极），两极间距 1 cm。采用连续方波电刺激，频率 50 Hz，波宽 0.35 ms。以 2 V 电压起始，3 min 刺激 1 次，每次刺激 10 s，逐次增压并直接观察心肌收缩变化，以能引起室颤的最小刺激强度为 VFT。心电图指标由示波器监视，四导生理仪记录。

实验分 5 组进行：对照组（10 只）、内关组（10 只）、悬钟组（10 只）、利多卡因组（6 只）和切神经组（4 只）。电针组在麻醉后接通北航 57-6 型电针仪。取双侧穴位，针 30 min。刺激强度以局部肢体轻度抖动为限。各组 VFT 测定时间基本上在麻醉半小时后进行。为免于多次重复电刺激引起 VFT 变动，实验采取分组比较，少数作了同体对照。

2　结果

2.1　对照组　随机选择 10 只家兔测定 VFT 作空白对照。测定结果 VFT 在 6～10 V 间。其中 8/10 只均为 8 V 引起室颤，平均为（8±0.94）V。在本实验条件下电刺激诱发的室颤，一般为几秒到半分钟内即翻转，均为可逆性的无须电击去颤。动物间个体差异不大，测定结果稳定。

2.2　内关组　电针"内关"后，VFT 测定结果为（14±2.83）V，较对照组高，两组比较差异非常显著（$P<0.001$）。其中有 4 只家兔作了电针对 VFT 作用的同体观察。基础 VFT 平均为 8 V，针后升为 12.5 V。实验还观察到电针"内关"后，对电刺激引起的室性早搏及 ST 段抬高比对照组动物出现得晚。电针前后心率分析：针前（283±32.5）次/分，针后为（254±30.6）次/分，差异非常显著（$P<0.005$）。

2.3　悬钟组　观察电针胆经穴位对 VFT 的影响。电针"悬钟"穴后 VFT 为（3.1±0.6）V，较对照组和内关组都低。差异非常显著（$P<0.001$）。其中有 2 只家兔作了电针前后 VFT 的同体比较，VFT 均由原 8 V 针后降至 2 V 和 4 V。电针"悬钟"对家兔心率影响不明显。针前为（261 ± 23.4）次/分，针后为（257 ± 29.7）次/分，差异不显著（$P>0.05$）。

2.4 利多卡因组 该药能提高 VFT，有较好的抗室颤作用，做已知对照。耳静脉注入利多卡因（10 mg/kg）后即行测定，VFT 为（14.5 ± 1.5）V。其结果比对照组和悬钟组高，差异非常显著（$P<0.001$），与内关组比较 VFT 值相近，差异不显著（$P>0.05$）。

2.5 切神经组 观察自主神经对 VFT 的影响。细心分离并切断双侧颈交感、迷走神经。每 5 min 记心电图 1 次，待心率稳定，在切断神经 20 min 后测定 VFT，结果为（2.5 ± 1.0）V，明显低于对照组，差异非常显著（$P<0.001$）。随后电针"内关"30 min 再测定 VFT，其阈值基本无变化。

3 讨论

心脏性猝死严重威胁人类的生命，是当代心脏病学面临的重大课题。临床和实验研究表明，室颤是心脏性猝死的主要原因，而室颤的发生并非心肌结构的严重损害，而是由于心肌电活动不稳定所引起。

针刺内关等穴治疗冠心病，能舒通经络，调理气血，宁心安神，缓解临床症状，改善心功能，对某些心律失常和实验性心肌缺血动物有治疗和促进恢复作用。本实验用方波电刺激家兔心室肌，引起心肌损伤。在易损期内造成心肌各部分电活动不稳定而诱发室颤。实验测得 VFT 结果与国内一些文献报道基本相同。在针刺组观察到电针"内关"穴后有明显地提高 VFT 的作用，并与抗心律失常药利多卡因效果相当。针后对电刺激引起的室性早搏和 ST 段抬高有保护作用，显示电针"内关"有一定的抗室颤作用。因此，本实验为针刺治疗冠心病的电生理学研究，以及临床应用针刺防治冠心病猝死提供了实验资料。对某些冠心病及心肌梗死后属于"电不稳定期"的患者，针刺作为一项防治措施，可能有预防或减少室颤的作用而挽救冠心病猝死的潜在受害者。

实验观察到电针"内关"能提高家兔左心室 VFT，而电针"悬钟"却降低 VFT。手厥阴心包经内关穴及足少阳胆经悬钟穴所在部位和主治性能的不同，对心血管的影响不一样，反映不同经穴之间存在的相对特异性，也提示临床选穴辨证论治的重要性。"内关""悬钟"间的这种电针效应差异，可能与其对自主神经影响不同有关。推测电针"内关"可能抑制了交感神经活动，而电针"悬钟"无抑制或兴奋交感活动。

自主神经对心脏电生理有明显影响。心脏接受交感与副交感神经双重支配，二者分别通过其末梢释放去甲肾上腺素（NE）和乙酰胆碱（ACh）等神经递质，并由它们作用于细胞膜上的 β、M 受体起作用。有资料表明，NE 促进室颤发生，ACh 能提高 VFT 而对抗室颤。交感神经兴奋时 VFT 下降，去除交感张力影响或 β 阻滞剂能提高 VFT。迷走神经兴奋能增进心肌电稳定性提高 VFT。

一般认为迷走神经是通过抑制交感神经张力性活动而发挥作用的。本实验亦观察到自主神经对 VFT 有明显影响。切断家兔颈交感、迷走神经后 VFT 下降，电针"内关"对 VFT 无作用，说明针刺作用与自主神经的完整性有关。

据本实验结果分析，电针"内关"提高 VFT 其作用途径可能是多方面的。电针"内关"减慢心率，有可能使邻近心肌间的不应期差异缩小，有利于消除折返对抗期前兴奋。针刺通过改善心肌缺血，降低了心肌应激性，使细胞膜的反应性趋于稳定。通过抑制交感神经活动，降低了儿茶酚胺，增进心肌电活动的稳定性等提高了 VFT，起到抗室颤的作用，其电生理学机制尚待深入研究。

［上海针灸杂志，1984（1）：25-27］

针刺对严重烫伤大鼠早期心功能的影响

胡德林，周逸平，王月兰，汪克明，李守生，汪昌荣，陈侠英，王永杰

心功能变化是严重烧伤最常见的病理生理变化之一，继发于烧伤休克，同时也是烧伤休克发病机制的重要组成部分。改善严重烧伤后心脏功能，是抗休克治疗的重要方面。本研究通过对心肌力学参数及血清心肌肌钙蛋白 T（cTnT）的测定，观察针刺心经经脉"神门"至"通里"段对烫伤早期心脏功能的作用。

1 材料与方法

1.1 实验动物与分组 健康成年 Wistar 大鼠（安徽医科大学实验动物中心提供）63 只，体质量（240±20）g，雌雄不拘，随机分成对照组（C）、烫伤组（B）、烫伤针刺组（BA），并于烫伤后 1 h、3 h、6 h、12 h 测定有关指标，各时相点 7 只动物。

1.2 针刺方法及烫伤模型复制 大鼠实验前禁食过夜 8 h，腹腔内注射 20% 乌拉坦（上海试剂二厂生产，剂量为 5 mL/kg）麻醉，背部脱毛，C 组不予烫伤，B 和 BA 组置脱毛区于 100℃水中 12 s，造成 30% 体表总面积（TBSA）Ⅲ°烫伤（病理证实），烫伤后 30 min 腹腔内注射生理盐水 6 mL。烫伤针刺组于烫伤后 5 min 开始在心经经脉"神门"至"通里"段利用 3 根排针，连续针刺 20 min。

1.3 检测指标

1.3.1 左心室力学参数测定 动物仰卧固定于鼠台，剪开颈部正中皮肤，分离出右颈总动脉，远心端结扎，从近心端将自制充满 100 U/mL 肝素生理盐水的聚乙烯导管插入至左心室，导管远心端与三通管、压力换能器、载波放大器（微分放大器）联接八导生理记录仪（RM-86 型，日本光电公司生产），并经计算机接口连接 SMUP 生物信号处理软件（上海医科大学生理教研室研制），信号稳定后记录左心室收缩峰压（LVSP）、左心室舒张末压（LVEDP）、左心室内压上升与下降最大变化速率（±dp/dt$_{max}$）。

1.3.2 血清 cTnT 测定 记录完每时相点心肌力学参数，经右颈总动脉插管取血 3 mL，静置 30 min，3000 r/min 离心 5 min 后分离出血清测定 cTnT，ELISA 法 cTnT 测定试剂盒由德国宝录曼公司提供，测定仪器为英国产 Bio-Rad-550 全自动生化分析仪。

1.4 统计学处理 所有数据在 586 计算机上用 Epi Info 软件处理，结果用（$\bar{x} \pm s$）表示，相关组间作 t 检验。

2 结果

2.1 心肌力学参数变化 B 组烫伤后 12 h 内 LVSP、±dp/dt$_{max}$ 均显著低于烫伤前，LVEDP 显

著高于烫伤前；但 BA 组各参数变化幅度明显低于 B 组（图 1）。

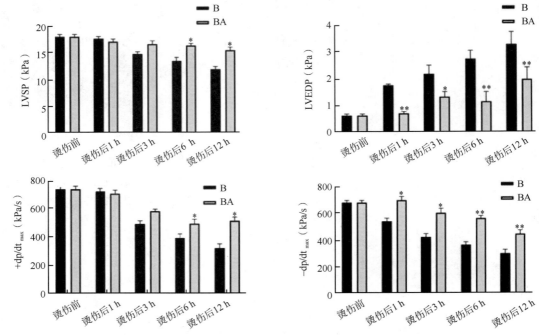

图 1 大鼠心肌力学参数变化检测指标

注：与 B 组比较，*$P<0.05$，**$P<0.01$

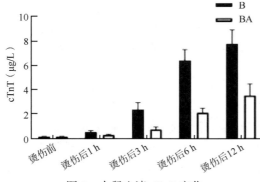

图 2 大鼠血清 cTnT 变化

2.2 血清 cTnT 浓度变化 B 组烫伤后 12 h 内血清 cTnT 明显升高，而 BA 组烫伤后虽也上升，但其幅度明显低于 B 组，差异有显著性（图 2）。

3 讨论

心肌力学是研究心肌的张力、长度和收缩及延长速度等力学特性，并用这三个力学参数的相互关系来表达心肌舒缩性能。cTnT 是心肌特异性抗原，正常血清中 cTnT 一般小于 $0.2\ \mu g/L$，血清中 cTnT 大于 $0.5\ \mu g/L$ 即可认为有心肌细胞损伤。从本实验烫伤后心肌力学参数和血清 cTnT 变化可以看出心肌本身舒缩功能下降是严重烧伤心功能减退的重要原因，与血容量、回心血量、外周阻力等因素共同作用，从而增加了防治烧伤休克的难度和烧伤早期的死亡率。针刺心经"神门"至"通里"段减轻严重烫伤后大鼠心肌细胞损伤程度，对心脏舒缩功能下降也有明显改善作用，从而有利于烧伤休克的防治。

［针刺研究，1999，24（4）：288-290］

电针心经、小肠经对心肌缺血损伤大鼠心电图和心肌酶学的影响

周美启，周逸平，汪克明，胡　玲，王月兰，陈业农

经脉脏腑相关是经络理论的核心，是针灸治疗的理论基础。其中，"表里相合"关系是经络理论中的一项重要内容。笔者采用冠状动脉左降支结扎复制心肌缺血动物模型，观察电针心经、小肠经对心肌缺血大鼠心电图（ECG）和心肌酶学如心肌肌酸激酶（CK）、乳酸脱氢酶（LDH）的影响，旨在通过实验手段验证电针心经、小肠经对心肌缺血损伤的预防和治疗作用，以阐明心经、小肠经与心，心经与小肠经的表里关系，从而丰富和发展中医针灸学基础与临床内容。

1　材料与方法

1.1　动物选择与分组　SD 大鼠 25 只，体质量为（180±15）g，均分为 5 组，即伪手术组、模型组、肺经组、心经组和小肠经组，每组 5 只。

1.2　主要仪器与试剂　XD-7100 型心电图仪（由上海医疗器械高技术公司生产），全自动生化分析仪，PCE-A 型程控电针治疗仪（由安徽天恒科技实业有限公司生产），呼吸机。CK 试剂盒（由南京建成生物工程研究所提供），LDH 试剂盒（由南京建成生物工程研究所提供），乌拉坦。

1.3　动物模型复制　制备大鼠心肌缺血模型（冠状动脉左降支结扎法），略作改进。用乌拉坦（0.65 g/kg）腹腔注射麻醉大鼠，背位固定，剪毛，常规皮肤无菌操作，分离气管并连接呼吸机。从大鼠胸部左侧 4～5 肋间开胸，剪开心包膜，按压胸廓使心脏暴露于胸腔外。在肺动脉圆锥左缘，左心耳根部下缘 1～2 mm 处冠状动脉左前降支下，穿"5-0"无损伤缝合线结扎。然后将心脏放回胸腔内，缝合胸腔，局部无菌操作。缝合胸壁后停用人工呼吸机，恢复自主呼吸。

1.4　经脉选择与电针参数　心经组选取手少阴心经"神门（HT7）至通里（HT5）"段，小肠经组选取手太阳小肠经"养老（SI5）至支正（SI7）"段，肺经组选取手太阴肺经"太渊（LU9）至列缺（LU7）"段。分别于上述经脉段各刺入 3 根 1 寸毫针，间距 2 mm，并连至 PCE-A 型程控电针治疗仪。电针参数：电流（IP-P）为 1.5 mA，频率为 2 Hz，连续电针 20 min。约 24 h 1 次，共 3 次。对照组、伪手术组和模型组不予电针。

1.5　观察指标

1.5.1　心电图　将针形电极插入大鼠四肢皮下，常规连接心电图仪，记录标准 II 导联 ECG，标准电压 20 mm/mV，纸速 50 mm/s。测量 PR 间期、QT 间期及 R 波、T 波电压等指标，观察倒置 T 波、冠状 T 波的出现。将 PR 间期、QT 间期及 R 波、T 波电压等指标居于正常范围之外者记为异常。同样记录倒置 T 波、冠状 T 波的出现频数，实验前后出现异常的动物数进行统计分析。

1.5.2　心肌酶谱　48 h 于大鼠眶静脉取血 2 mL，3000 r/min 离心 15 min，提取血清，采用黄

嘌呤及黄嘌呤氧化酶反应系统，利用比色法测定吸光度，严格按说明书要求分别测定 CK 和 LDH。

1.6 统计学处理 所有数据均用（$\bar{x} \pm s$）表示，用 SPSS 10.0 软件进行 t 检验。

2 结果

2.1 电针心经、小肠经对心肌缺血损伤大鼠心电图的影响 与伪手术组相比，模型组、肺经组、心经组和小肠经组大鼠 ECG 异常率均有显著性差异（$P<0.01$），而模型组、肺经组、心经组和小肠经组组间两两比较，差异均无显著性（$P>0.05$）；与伪手术组相比，模型组、肺经组大鼠心率下降明显（$P<0.05$）；与肺经组相比，心经组和小肠经组大鼠心率恢复也较明显（$P<0.05$）。

2.2 电针心经、小肠经对心肌缺血损伤大鼠心肌酶学的影响 大鼠冠状动脉结扎 48 h，进行血清酶学指标测定，与伪手术组比较，模型组、肺经组 CK 和 LDH 值差异有显著性（$P<0.01$）；与模型组比较，心经组和小肠经组 CK 和 LDH 值差异有显著性（$P<0.01$ 或 0.05）；与肺经组比较，心经组和小肠经组 CK 和 LDH 值差异有显著性（$P<0.01$ 或 0.05）。

3 讨论

本研究结果发现，与伪手术组相比，模型组、肺经组、心经组和小肠经组大鼠 ECG 异常率均有显著性差异（$P<0.01$），而模型组、肺经组、心经组和小肠经组组间比较，差异无显著性（$P>0.05$）。与伪手术组相比，模型组大鼠心率下降明显（$P<0.05$），心经组和小肠经组大鼠心率恢复也较明显（$P<0.05$）。

CK、LDH 等酶广泛存在于心肌组织细胞中，因而血清 CK 和 LDH 活性可反映心肌缺血损害范围和严重程度。本研究观察到，模型组与伪手术组比较，CK 和 LDH 值差异有显著性（$P<0.01$）；心经组和小肠经组分别与模型组比较，CK 和 LDH 值差异有显著性（$P<0.01$ 或 0.05）；心经组和小肠经组分别与肺经组比较，CK 和 LDH 值差异有显著性（$P<0.01$ 或 0.05）。

综上所述，电针心经、小肠经可明显改善急性心肌缺血损伤大鼠心电图，可调节机体内各种酶活性，从而证实其具有保护缺血心肌损伤的作用。结合针灸经络理论以及笔者先前有关电针心经或小肠经可明显改善心功能的研究成果可推导出，心经是通过本经而发挥作用，而小肠经则发挥了表里经的功能，从侧面验证了"表里相合"的理论。

经络形态方面的研究表明，在经络系统中表里两经在生理、病理和临床等方面均有密切关系，其所在部位神经之间的关系也很密切。手少阴经和手太阳经互为表里，两经都有尺神经和前臂内侧皮神经分布，手少阴经从青灵穴到神门穴有前臂内侧皮神经主干；从极泉到少冲穴，除了少海穴以外皆有尺神经主干经过。手太阳经的小海穴有来自臂内侧皮神经的分支，于深部又有尺神经干分布；手少阴经和手太阳经互以通里、支正两穴沟通，手少阴经上的尺神经于通里穴上方分出手背支，直赴手太阳阳谷穴，并由阳谷穴处再绕至养老穴；此外，分布于手少阴和手太阳两经的前臂内侧皮神经属颈 8、胸 1 节段，而尺神经也属颈 7~8、胸 1 节段，两者所属节段相同。然而，手少阴心经与手太阳小肠经的表里经关系决非仅仅发生在脊髓层面上的神经节段相同或一致，有待进一步从神经-体液-免疫网络角度加以整体认识和研究，从而揭示两经"表里相合"关系的实质。

［中医药临床杂志，2005，17（6）：572-573］

电针心经不同经脉段对急性心肌缺血家兔心功能的影响

周美启，周逸平，汪克明，王月兰，陈业农

本研究观察了电针心经经脉不同经脉段（心经腕段、心经肘段和心经肩段）对急性心肌缺血家兔心功能的影响，以期寻求能代表手少阴心经的最佳经脉段，现整理报道如下。

1　材料与方法

1.1　药品及仪器　脑垂体后叶素注射液（上海天丰药厂生产），每支 1 mL 含 10 U。RM-86 型多导生理记录仪（日本光电公司生产）；华佗牌 ZYZ-1 型多功能针灸治疗仪（中国中医研究院针灸研究所监制）；COMPAQ 计算机（美国制造）；SMUP-PC 生物信号微处理系统（上海医科大学生理教研室和上海嘉龙教学仪器厂研制）。

1.2　动物　青紫兰家兔，体质量为 2～3 kg，5 个月龄，雌雄不拘，由安徽医科大学实验动物中心提供。

1.3　方法　将家兔用乌拉坦（1 g/kg）麻醉，背位固定于实验台上。颈部净毛、消毒，行气管插管，接通人工呼吸机。将充满 10.0 g/L 肝素钠生理盐水经 TMI 型压力换能器的导管分别插入左侧颈总动脉 7～8 cm 至左心室腔内和股动脉内，经载波 CARRIER 放大器和 RM-86 型多导生理记录仪连接，通过 SMUP-PC 生物信号处理系统采样，记录分析 LVP、LVPdp/dt$_{max}$、ACFL、V$_{max}$ 等心功能参数。在整个实验过程中，动物肛温维持在（39±0.5）℃。

50 只家兔随机分为对照组、模型组和心经腕段组、心经肘段组、心经肩段组，每组 10 只。①模型组：参照朱愉等的方法，家兔经耳缘静脉一次性注射脑垂体后叶素（2 U/kg，稀释于 9.0 g/L 生理盐水溶液至 2 mL），给药时间为 30 s，复制家兔急性心肌缺血模型。分别记录给药后 0、10、20 min 时的 LVP、LVPdp/dt$_{max}$、ACFL、V$_{max}$。②对照组：只做手术插管，不给药，不电针。记录项目及方法同模型组。③心经腕段组：家兔给药同模型组，给药后同时用 3 根 1 寸毫针组成排针针刺双侧手少阴心经"神门"至"通里"段（经脉走行位置参照人体），经捻转后加电脉冲，共刺激 10 min，频率为 2～20 Hz，疏密断续波，强度为 5 V，以肢体出现与针灸仪频率一致的轻微颤动为准。记录项目及方法同模型组。④心经肘段组：家兔给药同模型组，给药后同时用 3 根 1 寸毫针组成排针针刺双侧手少阴心经"少海"穴为中心的特定经脉段（经脉走行位置参照人体），其长度约为"神门"至"通里"段。刺激方法、时间及强度同心经腕段组，记录项目及方法同模型。⑤心经肩段组：家兔给药同模型组，给药后同时用 3 根 1 寸毫针组成排针针刺双侧手少阴心经"极泉"穴为中心的特定经脉段（经脉走行位置参照人体），其长度约为"神门"至"通里"段。刺激方法、时间及强度同心经腕段组，记录项目及方法同模型组。

1.4　统计学处理　所有数据均用均数±标准差（$\bar{x}\pm s$）表示，采用 t 检验。

2 结果

对照组、模型组和心经腕段组、心经肘段组、心经肩段组均记录到给药后 0、10、20 min 时 LVP、LVPdp/dt$_{max}$、ACFL、V$_{max}$ 数值，其中模型组给药后 0、20 min 时 LVP、LVPdp/dt$_{max}$、ACFL、V$_{max}$ 数值下降较其他各组略明显，但各组之间差异均无统计学意义。给药后 10 min 各组 LVP、LVPdp/dt$_{max}$、ACFL、V$_{max}$ 数值结果显示：①模型组给药后 10 min 时即刻 LVP、LVPdp/dt$_{max}$、ACFL、V$_{max}$ 与对照组相比明显降低，经统计学处理有显著差异（$P<0.01$），反映急性心肌缺血模型复制成功。②心经肩段组、心经肘段组和心经腕段组给药后 10 min 时 LVP、LVPdp/dt$_{max}$、ACFL、V$_{max}$ 与模型组相比明显升高，经统计学处理有显著差异（$P<0.01\sim0.05$），提示电针心经肩段、心经肘段和心经腕段均能有效地防治家兔急性心肌缺血的发生与发展。③心经腕段给药后 10 min 时 LVP、LVPdp/dt$_{max}$、ACFL、V$_{max}$ 与心经肩段组、心经肘段组相比明显升高，经统计学处理有显著差异（$P<0.05$）；心经肩段组给药后 10 min 时 LVP、LVPdp/dt$_{max}$、ACFL、V$_{max}$ 与心经肘段组相比无显著性差异（$P>0.05$）（图 1）。结果表明心经腕段在防治家兔急性心肌缺血发生与发展中有更显著的作用。

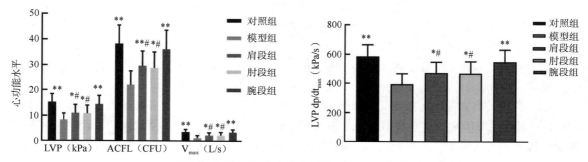

图 1 各组家兔心功能水平与 LVPdp/dt$_{max}$ 值

注：与模型组比较，*$P<0.05$，**$P<0.001$ 与心经腕段比较，#$P<0.05$

3 讨论

经络学说认为，人体机能内外相通，内可以应于外，外可以应于内，表现为内脏有疾，在外部的有关部位上有所反映；在外部的有关部位上进行针灸、按摩等疗法，能治疗内部脏器的疾病。《灵枢·经脉》曰："心手少阴之脉，起于心中，出属心系。……复从心系，却上肺，下出腋下，下循臑内后廉，行太阴、心主之后，下肘内，循臂内后廉，抵掌后锐骨之端，入掌内后廉，循小指之内，出其端。"表明上肢内侧后缘与心脏通过手少阴心经内外连接，表现为心脏有疾可反映于体表心经循行部位，反之，刺激体表心经可治疗心脏疾病。以往的大量研究工作多从心经上的腧穴进行研究，穴虽属于经，但并不等于经，古人有"宁失其穴，勿失其经"（《甲乙经》），"取之其经"（《灵枢·终始》），"以经取之"（《灵枢·经脉》）等论述，均强调经脉在治疗上的重要地位。本实验在明确提出"经脉段"概念的基础上，选择腕、肘、肩三个关节区具有代表性的心经经脉段，观察其对急性心肌缺血家兔心功能的影响。结果表明，心经腕段、心经肘段和心经肩段均能显著性地调节心功能，从而佐证了"经脉所过，主治所及"的理论。

本实验还观察到，电针心经腕段调节心功能作用与电针心经肘段、心经肩段比较有显著性差异，电针心经肩段似较电针心经肘段调整心功能作用要强，但两者比较无统计学意义。其可能与以下几方面有关：①由于心经穴位排列的特征，心经腕段涉及神门、阴郄、通里三穴，而心经肘段和心经肩段分别只涉及少海、极泉，可能前三穴具有协同作用，大于单穴的作用。②心经腕段包括神门、阴郄、通里三穴，神门是心经原穴，"五脏六腑之有疾者，皆取其原也"。阴郄是心经郄穴，郄穴多治本经所属脏腑的急性病证。通里是心经络穴，手少阴络脉"循经入于心中"，刺激心经腕段后，除通过心经经脉达到调节心功能作用外，还可发挥心经络穴的功能。③手少阴经别"别入于渊腋两经之间，属于心"，且心经肩段相对于心经肘段距心脏要近，从而使心经肩段比心经肘段在调节心功能作用上要略强。然就其详细机制，有待今后进一步研究。

[针刺研究，2004，29（3）：179-182]

电针"神门""太溪"穴对急性心肌缺血家兔的效应比较

蔡荣林，胡 玲，吴子建，汪克明，周逸平

《灵枢·九针十二原》云："五脏有疾，当取之十二原。"针刺原穴对脏腑疾病有着重要的治疗作用。有关心经原穴神门对心脏功能调整作用的研究已有较多报道，同时《备急千金要方·卷十三心脏方心腹痛第六·针灸法》言："……心痛如针锥刺，然谷及太溪主之。……"，认为太溪穴亦可治疗心痛等症。但是近现代研究中却鲜见太溪穴对心脏功能调节作用的研究。在前期的研究中我们已经发现心包经的络穴"内关"对心脏功能的调节作用优于其同名经的原穴"太冲"。为进一步揭示同名经原穴间的效应差异，本研究拟观察针刺手少阴经原穴神门与足少阴经原穴太溪对急性心肌缺血家兔心功能的影响，比较同名经原穴间效应的差异。

1 材料与方法

1.1 实验动物 选取健康青紫蓝家兔 40 只，雌雄各半，体质量（250±30）g，南京安立默实验动物有限公司提供，许可证号：SCXK（苏）2009—0005。同等条件下饲养于室温（24±1）℃，相对湿度（55%±5%），12 h 明暗交替的环境中，适应性喂养 2 周。

1.2 动物分组 按照随机数字表在健康家兔中选取 8 只作为正常对照组（简称正常组），其余家兔进行急性心肌缺血模型复制。将模型复制成功的家兔随机分为模型对照组（简称模型组）、电针"神门"组（简称"神门"组）、电针"太溪"组（简称"太溪"组）和电针非经穴组（简称非经穴组），每组 8 只。

1.3 模型复制 采用 20%乌拉坦（5 mL/kg）经家兔耳缘静脉缓慢推注麻醉，麻醉后将家兔仰卧位固定，模型复制过程中采用标准 Ⅱ 导联检测心电图，行股静脉插管术，经股静脉一次性推注垂体后叶素 3 U/kg，复制急性心肌缺血家兔模型。根据文献拟定心电图急性心肌缺血判定标准，模型复制前家兔心电图异常者剔除。

1.4 实验方法 根据分组，分别剔除家兔双侧"神门""太溪"穴区体毛，非经穴点选取家兔双侧肩部三角肌隆起处，用不锈钢 28 号 0.5 寸毫针（天津亿朋医疗器械有限公司生产）直刺入穴位，深度 3～5 mm，针柄接 PCE-A 型程控电针治疗仪输出端，在穴区沿经脉或肢体纵向近端约 3～5 mm 处固定生理盐水棉球，接电针仪的另一输出端。电针参数均采用刺激电流 1.1 mA，频率 2 Hz，10 min/次。对照组不电针。模型复制后 10 min 左右，选择各项生理指标平稳的时间点，开始电针并作为 0 min 标记，观察并记录各组家兔电针开始后 0～10 min 期间心电图、血压、心室内压及心交感神经电活动的变化。穴位定位依据林文注主编的《实验针灸学》常用实验动物的针灸穴位定位方法并参照人体腧穴定位法。

1.5 观察指标的记录与分析 各组家兔心功能变化采用 BIOPAC 生物信号采集系统（MP100-CE，

Santa Barara，California，America）实时记录。用 TSD104A 液压换能器（设置 GAIN：200、LP：5kHz，HP：DC）分别经家兔右侧股动脉、颈总动脉记录股动脉血压和左心室内压，并导入 SKY-A8 生物信号处理系统（复旦大学上海医学院研制）进行信号后处理，以获取+dp/dt$_{max}$、−dp/dt$_{max}$、LVSP 等心功能指标动态变化情况。

1.6　统计学处理　实验信号接入 SKY-A8 生物信号处理系统，用功能学科实验软件包 MFlab 3.01 进行血压、心室内压的信号分析，统计结果均用（$\bar{x} \pm s$）表示，用 SPSS 13.0 统计软件进行数据分析。各组间均数比较采用单因素方差分析，组间均数的两两比较采用最小显著法（LSD）法。其中，$P < 0.05$ 为组间有显著性差异，$P < 0.01$ 为组间有非常显著性差异。

2　结果

在停针即刻，"神门"组家兔的+dp/dt$_{max}$、−dp/dt$_{max}$ 及 LVSP 与"太溪"组及非经穴组家兔有显著性差异（$P < 0.05$）。表明电针"神门"穴可明显改善急性心肌缺血家兔的心功能，且作用优于"太溪"及非经穴。同时，"太溪"组及非经穴组家兔的+dp/dt$_{max}$、−dp/dt$_{max}$ 及 LVSP 与模型组比较差异无统计学意义（$P > 0.05$）。各组间的 LVSP 差异性不显著。提示"太溪"及非经穴对家兔的心功能无明显改善作用。在 20 min、30 min 时刻，电针"神门"穴对家兔的+dp/dt$_{max}$、−dp/dt$_{max}$ 的改善作用与电针"太溪"及非经穴家兔有显著性差异（$P < 0.05$），对 LVSP 的改善作用仅在 20 min 时刻优于电针"太溪"组及非经穴组。同时可见电针"神门"穴对+dp/dt$_{max}$、−dp/dt$_{max}$ 的效应明显优于"太溪"穴。

3　讨论

神门穴为手少阴心经原穴，对于冠心病及高血压病患者具有较好的临床疗效，电针神门穴能改善左心功能，增强心肌收缩力和顺应性，对心肌缺血再灌注损伤有明显的防治作用。太溪穴为足少阴肾经原穴，《黄帝内经太素》有言："厥心痛，痛如锥针刺其心，心痛甚者，脾心痛也，取之然谷、太溪。"但是两同名经原穴间在治疗心脏疾患时是否具有类似作用还有待于进一步研究和探讨。现代研究表明，正常人和冠心病患者太溪穴光谱形态一致，心肌缺血缺氧的病理状态并没有引起太溪穴红外辐射光谱的显著变化。而冠心病患者的神门穴在多个波长上的红外辐射强度与正常人的相比有显著差异。

本文研究发现，电针"神门"组家兔的+dp/dt$_{max}$、−dp/dt$_{max}$、LVSP 与模型组、电针非经穴组及电针"太溪"组比较差异有统计学意义（$P < 0.05$）。电针"太溪"穴及电针非经穴组的+dp/dt$_{max}$、−dp/dt$_{max}$ 及 LVSP 与正常组比较有显著性差异（$P < 0.05$），与模型比较差异亦无统计学意义（$P > 0.05$）。提示电针"神门"对急性心肌缺血家兔的心功能有较好的改善作用，且心经的原穴"神门"对心脏功能的调节作用优于其同名经的原穴"太溪"。

由此可见，足少阴经原穴与手少阴经原穴间的效应差异明显。有关《黄帝内经太素》中所言太溪穴治疗心痛，后世认为脾心痛是因散膏体用俱病而引起的以上腹部剧烈疼痛，痛引肩背，恶心，呕吐，腹泻等为特征的疾病，属现代医学急性胰腺炎范畴，其与本文研究的相关内容并不一致。因此，其与本文研究结果之间并无矛盾之处。本文研究虽表明神门、太溪两穴对心脏功能的调整作用存在较大差异，但是两同名经原穴间在其他效应方面是否具有类似的作用，仍需进一步深入研究。

［云南中医学院学报，2012，35（6）：38-40，45］

电针"内关""太冲"穴对急性心肌缺血家兔心功能的影响

蔡荣林，胡　玲，汪克明，吴子建，陈业农，龙迪和，何　璐，刘　婧，周逸平

　　原穴是脏腑原气经过和留止的腧穴，可以治疗脏腑的病变。络穴是络脉从经脉分出部位的腧穴，络穴对表里经脉虚实病证具有调整作用。在前期研究中也发现，针刺"内关"穴对动物急性心肌缺血状态有明显改善作用。但是，有关其同名经足厥阴肝经原穴"太冲"对心脏功能的影响观察较少。为进一步探讨同名经穴间的效应规律，观察手厥阴心包经络穴"内关"与足厥阴肝经原穴"太冲"对急性心肌缺血家兔心功能的影响，研究同名经穴间的主治规律，为进一步研究针刺对急性心肌缺血治疗作用机制提供实验依据。

1　材料与方法

　　1.1　实验动物　健康青紫蓝家兔 50 只，雌雄各半，体质量（2.5±0.3）kg，由南京安立默实验动物有限公司提供[许可证号：SCXK（苏）2006—0005]。同等条件下饲养于室温（24±1）℃、相对湿度55%±5%的环境中，12 h 明暗交替，适应性喂养 2 周。

　　1.2　动物分组　按照随机数字表随机选择 8 只家兔作为正常组，余家兔进行造模，将模型复制成功的家兔随机分为模型组、"内关"组、"太冲"组和非经穴组，每组 8 只。其余家兔因心电图异常、血压异常、实验手术或记录失败、麻醉过量死亡、机能状态不良或术中死亡等原因未列为实验对象。

　　1.3　造模方法　家兔用 20%乌拉坦（5 mL/kg）经耳缘静脉缓慢推注麻醉，仰卧位固定于兔台上，模型复制前记录正常状态下心电图，心电图异常者剔除。参照朱愉等的方法，经股静脉一次性注射垂体后叶素 3U/kg，复制急性心肌缺血家兔模型。标准Ⅱ导联检测心电图，按文献拟定心电图心肌缺血判定标准：①ST 段水平偏移，向上或向下偏移≥0.1 mV；②T 波高耸，超过同导联 R 波1/2；③T 波高耸伴有 ST 段移位。符合上述标准者为急性心肌缺血模型复制成功。

　　1.4　实验方法　将各电针组家兔双侧"内关""太冲"穴区体毛除去，穴位定位依据现行教材《实验针灸学》中家兔针灸穴位定位方法并参照人体腧穴定位法，非经穴点定位于家兔双侧肩部三角肌隆起处。用 28 号 15 mm 毫针直刺各穴约 3 mm，针柄接 PCE-A 型程控电针治疗仪输出端，在穴区沿经脉或肢体纵向近端约 3 mm 处放置生理盐水棉球，接电针仪的另一输出端，电流强度为1 mA，频率 2 Hz，刺激 10 min。正常组不针刺。模型复制成功后 10 min，观察各项生理指标平稳后开始电针并作为 0 min 标记，观察并记录各组家兔电针开始后 0～10 min 的心电图、血压、心室内压及心交感神经电活动的变化。

1.5 观察指标的记录与分析 采用 BIOPAC 生物信号采集系统（MP 100-CE，Santa Barara）实时观察记录各组家兔心功能变化。用 TSD104A 液压换能器（设置 GAIN：200，LP：5 kHz，HP：DC）分别经家兔右侧股动脉、颈总动脉记录股动脉血压和左心室内压，并导入 SKY-A8 生物信号处理系统进行信号后处理，以获取室内压上升段最大变化（+dp/dt$_{max}$）、室内压下降段最大变化率（–dp/dt$_{max}$）、左心室收缩压力峰值（LVSP）等心功能指标动态变化情况。

1.6 统计学处理 统计数据均用均数±标准差（$\bar{x} \pm s$）表示，用 SPSS13.0 统计软件进行数据分析。各组间均数比较采用单因素方差分析，组间均数的两两比较采用 LSD 法，以 $P < 0.05$ 为差异有统计学意义。

2 结果

各组家兔+dp/dt$_{max}$、–dp/dt$_{max}$ 比较结果示，模型复制成功后，急性心肌缺血模型家兔+dp/dt$_{max}$、–dp/dt$_{max}$ 较正常家兔明显下降（$P < 0.01$）；停针即刻，"内关"组、"太冲"组+dp/dt$_{max}$、–dp/dt$_{max}$ 较模型组均升高（$P < 0.01$）；非经穴组与模型组比较，差异无统计学意义（$P > 0.05$），低于"内关"组（$P < 0.01$）；"太冲"组+dp/dt$_{max}$ 与"内关"组比较，差异无统计学意义（$P > 0.05$），"太冲"组 –dp/dt$_{max}$ 低于"内关"组（$P < 0.05$）；各治疗组+dp/dt$_{max}$、–dp/dt$_{max}$ 仍明显低于正常组（均 $P < 0.01$）。

结果示，模型复制成功后，急性心肌缺血模型家兔 LVSP 较正常组均显著降低（均 $P < 0.01$）；停针即刻，"内关"组 LVSP 较模型组显著升高（$P < 0.05$）；"太冲"组及非经穴组与模型组比较，差异无统计学意义（$P > 0.05$），低于"内关"组（$P < 0.05$）。

3 讨论

心肌缺血属祖国医学"胸痹""心痛"范畴。《黄帝内经》中就有运用针灸疗法治疗"胸痹""心痛"的详细论述。现代临床中针灸疗法也广泛应用于"胸痹""心痛"等。

内关为手厥阴心包经之络穴，又通于阴维脉。心包经与心脏关系密切，而"阴维为病，苦心痛"，故《针灸甲乙经》云："实则暴心痛，内关主之。"内关一直被历代医家推崇为治疗心痛之要穴。近年来有研究发现针刺内关穴可以改善心脏病患者的窦房结功能，对室上性心动过速患者也有很好的疗效。

近年来有研究表明，冠心病患者与正常人左侧太冲穴在许多波长处红外辐射强度有明显差异。冠心病患者足厥阴肝经原穴太冲红外辐射光谱和某些原穴一样，在某些波段处的红外辐射强度亦有变化。可见太冲穴对心脏病患者有一定诊断和治疗的价值，但是有关太冲穴对心脏功能的效应却鲜有考证和研究。

本研究结果发现，电针"内关"及"太冲"均可改善急性心肌缺血家兔的+dp/dt$_{max}$、–dp/dt$_{max}$，"内关"可改善心肌缺血家兔的 LVSP；电针"太冲"穴对 LVSP 的调节作用不显著；非经穴组的 LVSP、+dp/dt$_{max}$、–dp/dt$_{max}$ 与模型组比较差异均无统计学意义。表明电针"内关""太冲"穴均可在一定程度上改善急性心肌缺血家兔的心肌收缩力，促进其心脏功能的恢复，且电针"内关"穴的效应优于"太冲"穴。电针非经穴对心肌缺血家兔的心功能改善作用较弱，与其他相关研究结果类似，验证了经穴效应的相对特异性。

由此可见，电针心包经同名经足厥阴肝经的原穴太冲，对心脏有一定的调整作用，可以增强心肌收缩力，促进缺血状态下心脏功能的恢复。但是其效应不及其同名经心包经的络穴内关穴，同时优于非经穴的效应。这种效应可能是通过同名经间的生理病理联系而发挥作用的，但是其内在机制尚需进一步研究。

［针刺研究，2010，35（2）：104-107，123］

电针内关、心俞改善急性心肌缺血大鼠心率变异性的协同作用

李　梦，胡　玲，蔡荣林，吴子建，汪克明，周逸平

心率变异性（heart rate variability）作为一种无创的自主神经功能检测方法，目前已得到广泛运用。前期的研究已证实电针内关、心俞对急性心肌缺血家兔的心电图有协同保护作用。本实验旨在进一步探讨内关、心俞两穴相配伍后对急性心肌缺血大鼠的心率变异性是否存在协同作用，为针灸临床配穴提供参考依据。

1　材料与方法

1.1　动物　健康 SD 大鼠 40 只，体质量 250～280 g，雌雄不拘，中国科学技术大学实验动物中心提供，许可证号：SCXK（沪）2003—0008。

1.2　仪器与设备　G6850 电针仪，上海医用电子仪器厂生产；RM-86 型八导生理记录仪，日本 Nikon Kohden 公司产；SKY-A4 生物信号处理系统，复旦大学上海医学院研制。

1.3　药品　垂体后叶素（上海第一生化药业有限公司提供，批号：060401）；乙醚（上海化学试剂有限公司提供，批号：20050506）。

1.4　实验动物分组及处理　随机分 5 组，每组 8 只：正常组、模型组、内关组、心俞组、内关+心俞组。其中对照组注射 9.0 g/L 氯化钠（生理盐水）注射液，不复制模型和针刺；模型组模型复制成功后，不予针刺；内关组、心俞组、内关+心俞组模型复制成功后，分别给予针刺内关（双）、心俞（双）、内关（双）+心俞（双）。

1.5　模型复制　将大鼠在乙醚麻醉状态下俯位或仰位固定，记录 II 导联心电图，选用正常心电图大鼠供实验用。经大鼠舌下静脉注射垂体后叶素（1.5 U/kg），5 s 内注射完毕。正常对照组给予等容量生理盐水。记录并观察大鼠的心电图变化。一般在 20 s 内即出现明显的缺血性心电图改变，如 T 波高耸，ST 段上移，窦性心律过缓，期前收缩等，其中以 T 波高耸，窦性心律过缓为最多见，且以心电图 T 波高耸，ST 段上移等作为急性心肌缺血指标，即模型复制成功评定标准。

1.6　实验方法　在大鼠乙醚麻醉状态下，背位固定在实验台上，按人体标准导联的连接方法，以毫针作为电极，刺入大鼠的皮下，用 Model7303050 心电装置，通过 RM-86 型八导生理记录仪及 SKY-A4 生物信号处理系统，记录给予垂体后叶素后 10 min 内（停针即刻）的心电图波形。大鼠的穴位参照林文注等的取穴方法。各针刺组在给药后即刻针刺接 G6850 电针仪，选用疏密波，

频率为 15~20 Hz 强度以动物肌肉轻微抖动为度，时间为 10 min，观察并记录各组大鼠的心电图变化，并输入功能学科实验软件包，分析计算各组大鼠停针即刻心率变异性的情况。

1.7 统计学处理 所有数据均以均数±标准差（$\bar{x} \pm s$）表示，用 SPSS for Windows 12.0 统计软件分析，各组间均数的比较采用单因素方差分析，组间均数的两两比较采用 LSD 法。

2 结果

模型复制后，大鼠心率（HR）变异性发生显著变化，表现为 R-R 间期（RRI）延长、总心率变异性（TV）增大、自主神经动态平衡比值（LF/HF）减小（$P<0.05$）。停针即刻，内关组、心俞组和内关+心俞组的 HR、RRI、TV 和 LF/HF 与模型组比较均有显著性差异（$P<0.01$），表明电针内关、心俞对家兔的心率变异有较大的改善作用。同时，内关+心俞组与内关组、心俞组比较差异亦有统计学意义（$P<0.05$ 或 $P<0.01$），表明电针内关配伍心俞穴对家兔心率变异的改善优于任一单穴的效应。所以电针"内关"和电针"心俞"均能显著对抗脑垂体后叶素所致的 RRI 延长、TV 增大和 LF/HF 减小的作用，且两穴配伍应用有协同作用。

3 讨论

心肌缺血属中医学"胸痹""心痛"范畴。临床实践表明，针刺内关穴可使心绞痛患者的临床症状缓解、缺血性心电图改善，促进急性心肌缺血恢复。同时，大量的临床和动物实验研究表明，针刺手厥阴心包经内关穴和足太阳膀胱经心俞穴对治疗心血管疾病有相对特异性疗效。不同穴位间对同一病理状态还可能存在着相互加强或相互抑制的关系。

经络遍布周身，《内经》以根结、标本理论阐述了四肢与头身部的关系。根、本部（四肢）取穴多指头身脏腑病症取用四肢肘膝以下的腧穴治疗。临床上内关穴经常治疗胸闷、心悸、胃脘不适等疾患。尤其心包代心受邪，内关穴治疗心功能性疾患确有独到之处。本部穴位治疗本经标部疾患不言而喻。标、结部（头身躯干）取穴多指身脏腑的病证取用临近部位的腧穴来治疗的方法，其中以俞募穴的应用较为多见。而心俞与内关相配伍正是标本根结理论的很好体现。所以我们选择心俞与内关穴，观察其间是否存在类似的协同作用。

心率变异的频域分析是从频谱分析的角度来分析心率的变化，其生理学基础是自主神经系统活动及其心血管系统的影响。实验和临床研究表明，HF 反映心脏迷走神经活性，与呼吸对迷走神经的调制有关，LF 反映心交感神经的活性或迷走神经调制的交感神经活性，与心血管中枢节律活动和外周血管的舒缩状态有关。有研究表明，针心经、小肠经具有显著对抗脑垂体后叶素所致的 RRI 延长、TV 增大和 LF/HF 减少的作用。

本结果表明，急性心肌缺血时大鼠 HR、RRI、TV 和 LF/HF 均发生较大变化，表明急性心肌缺血时交感神经和迷走神经平衡失调，心功能受损。而电针"内关""心俞"均能显著改善大鼠的心率变异性，表明电针"内关""心俞"均能调整急性心肌缺血大鼠的自主神经功能，尤其是调整交感神经和迷走神经兴奋的适当比例，有益于心功能的恢复，改善心肌缺血的状态。同时，由实验结果可知电针"内关"配"心俞"穴的调整效应明显优于单独电针"内关"或电针"心俞"穴，说明"内关"和"心俞"穴对大鼠自主神经系统的调整有协同作用。

组方配穴是针灸临床治疗的重要环节,是针灸取得疗效的关键所在。因此,开展腧穴间协同与拮抗作用的研究,寻找配方组穴的内在规律性,将有利于针灸临床疗效的提高,对针灸学科的深入发展也具有深远的意义。

[甘肃中医学院学报,2008,25(1):12-15]

针刺防治冠心病猝死的初步研究

唐照亮，宋小鸽，周逸平

冠心病猝死严重威胁人类的生命，其防治研究具有重要意义。临床报道针刺治疗冠心病有一定疗效，但针刺能否防治冠心病猝死还不清楚，现对针刺防治猝死的可行性和前途作了初步探讨。

1　临床观察

1.1　针刺治疗冠心病临床观察　选择 25 例冠心病患者住院作针灸治疗，重点观察针刺对冠心病心绞痛的疗效和针刺宁心安神的作用。

1.1.1　病例选择　根据全国冠心病会议诊断修定标准，选择 25 例冠心患者作观察对象。其中男 22 例，女 3 例。年龄为 35～60 岁，病程 1～8 年。

1.1.2　治疗方法　按经络理论制定二组穴位处方，并随症加减交替使用。1 组：内关、心俞、华佗夹脊、足三里。2 组：厥阴俞、间使、华佗夹脊、三阴交。失眠多梦者加神门，有高血压病者头晕，头痛者加曲池、太冲。手针，中等刺激以得气为主，留针 30 min。10 d 为 1 个疗程，共治 3 个疗程。全部病例治疗前后作常规化验、胸透和心电图检查。

1.1.3　疗效分析　治疗后，患者一般症状基本消失，胸闷，气短，心悸等明显改善。睡眠和食欲增加，情绪安定。心绞痛次数减少，有的全部消失。其中仅 1 例变异性心绞痛患者效果不明显，其他均有疗效。本组有缺血性心电图改变者 18 例，治疗后有 10 例患者心电图有不同程度的好转与恢复。治疗期间，患者全部停用扩冠降脂药。

1.2　针刺对冠心病患者左心功能的影响　在临床观察的基础上，以无创性心血管指标观察了针刺对冠心病患者左心功能的影响。

1.2.1　对象　选择临床确诊冠心病患者 32 例，男 22 例，女 10 例。平均年龄 51 岁，病程 2～17 年。

1.2.2　方法　四导生理仪同步记录 II 导联心电、心音、颈动脉波和阻抗心排血量微分波。分析指标为心率（HR）、收缩时间间期（STI）、每搏量（SV）、每分量（CO）和心指数（CI）。SV 计算式依据 Kubicek 式。实验分 2 d 进行，分别观察针刺内关和心俞穴的作用。检查均在上午进行，穴位取双侧，手针。

1.2.3　结果分析　内关组和心俞组中，针后 HR，PEP，PEP/LVET，SV，CI，比针前减少，$P<0.05$，差异有统计学意义；两组针后 LVET，QS_2 比针前增加，$P<0.05$，差异有统计学意义。说明针刺内关、心俞穴，均能减慢心率，使 QS_2、LVET 延长，PEP 缩短，PEP/LVET 比值下降，表明针刺能减少心脏做功，降低前负荷，减少耗氧量，改善左室顺应性和心功能，有保护缺血心肌的作用，且两穴效果相近。本组病例心排出量尚在正常范围内，针刺对其影响不明显。结果提示，针

刺对冠心病患者心功能有良性调整作用，针刺效应与机体的机能状态密切相关。

2　实验观察

2.1　针刺抗心律失常的实验观察

2.1.1　方法　家兔 5 只，雌雄不拘，体质量在 1.8～2.5 kg，20%乌拉坦（5 mg/kg）静脉麻醉。心电图为指标。用 0.2%氯化钡静脉注射引起室性心律失常。观察电针双侧内关（30 min）的作用，作针刺同体比较。

2.1.2　结果分析　选择（1.5±0.5）mg/mg 氯化钡静脉注射，在 1 min 内即可引起稳定的室性早搏、二联律。心律失常持续时间以 5～12 min 为主，后自行恢复。12 只家兔作了电针观察。停针后，再次给药，有 2 例未出现室性早搏，1 例仅出现 2 次早搏，另 7 例室性早搏，持续时间较针前缩短，2 例无纠正作用。结果表明，10 只家兔电针内关有抗室性早搏作用，有效率达 83.3%，支持临床观察结果。

2.2　电针对家兔左室电致颤阈的影响

2.2.1　方法　家兔 30 只。随机分为对照组（10 只）、针刺组（10 只）、利多卡因组（6 只）和切神经组（4 只）。戊巴比妥钠 30 mg/kg 静脉麻醉。背位固定，开胸不破胸膜，以保持动物自主呼吸。以频率 50 Hz、波宽 0.35 ms 的连续方波刺激心室肌，每次 10 s，2 V 起始，以能引起室颤的最小强度为 VFT。部分动物做了加压致颤的耐受性观察。电针 30 min，取双侧穴位。

2.2.2　结果分析　针刺组 VFT 较对照组明显升高。利多卡因组（10 mg/kg 静脉注射）VFT 与针刺组相近。切神经组 VFT 低于上述各组。切神经后再电针"内关"VFT 基本无变化。

加压致颤的耐受性观察：对照组 3 只动物在电压增至 10～14 V 时即室颤死亡，电刺激时间计 1 min 左右。针刺组 4 只家兔耐压量和电刺激时间高于对照组 1 倍以上，两组差异非常显著。实验结果表明，电针家兔"内关"能提高左心室 VFT，有一定的抗颤作用，针刺效应与自主神经的完整性有关。

3　讨论

冠心病猝死发生率很高，可占心脏性猝死（SCD）的 60%。据报道，在大多数欧美国家，SCD 占人口死因的第一位。仅在美国，每年就有近 70 万人死于冠心病，其中猝死超过 40 万。国内冠心病发生猝死的报道也很多。因此，对冠心病猝死的防治研究已引起医学界广泛重视。

现已清楚，SCD 并不是晚期冠状动脉硬化发展的必然结果，而是由于心肌电不稳发生室颤所致。冠心病患者由于心肌缺血，缺血区与正常区的舒张期应激性有明显差异。其结果一部分心肌的自律性增强，各部位心室肌的传导速率和不应期不一致，心肌细胞电生理活动发生变化，引起心肌电不稳。

临床和实验研究表明，室颤是可以逆转的，及时抢救能够复苏。SCD 的急救现已趋标准化，有一定成效，但其预防目前还缺乏积极有效的措施，需要探索多种方法来提高临床防治效果。

祖国医学对冠心病和猝死的一些主要症候早就有所认识。该病与一些经典著作中所描述的"心痹""真心痛"等十分类似，采用针灸治疗行之有效，历代医家均有记载。

　　研究表明，针刺治疗冠心病确有疗效。针刺能减轻冠心病患者一般症状，缓解心绞痛，改善心功能，保护缺血性心肌，使心电图好转。动物实验也观察到，电针有一定的抗心律失常作用，能使实验性心肌梗死范围缩小，心肌坏死程度减轻。而且，针刺能宁心安神、理气镇痛、能消除猝死的某些诱因等，均表明针刺对冠心病及猝死的危险因素有积极防治作用。

［针刺研究，1985（2）：147，148-151］

针刺对冠心病患者血脂、血糖的影响

毛喜荣，王月冬，周逸平

冠心病是冠状动脉硬化引起的冠状动脉痉挛，管腔狭窄或闭塞所致的心肌缺血缺氧的心脏病。冠心病的临床表现以心绞痛、心肌梗死、心律不齐、心力衰竭、猝死等为主。根据冠心病的主要临床表现，"心绞痛""心肌梗死"属于中医心经病中的"厥心痛""真心痛""胸痹"等范畴。一般认为高血脂、高血糖是发生冠心病的危险因子，本实验根据经脉、脏腑相关理论，选用心经、心包经、小肠经有关穴位，观察针刺对冠心病患者血液、胆固醇（TC）、甘油三酯（TG）、高密度脂蛋白（HDL-C）、低密度脂蛋白（LDL-C）、高密度脂蛋白的主要载脂蛋白（$APOA_1$）、低密度脂蛋白的主要载脂蛋白（$APOB_{100}$）、$APOA_1/APOB_{100}$ 及血糖（BS）的影响。

1 病例选择的方法

根据"缺血性心脏病的命名及诊断标准"，选择住院患者 60 例，随机分为针刺组和西药组各 30 例。针刺组心绞痛 26 例，陈旧性心肌梗死 2 例，亚急性心肌梗死 2 例，合并心律失常 3 例；男 21 例，女 9 例；平均年龄（57.53±8.19）岁（45～75 岁）。西药组心绞痛 28 例，陈旧性心肌梗死 2 例，合并心律失常 2 例；男 21 例，女 9 例；平均年龄（54.92±9.24）（47～74 岁）。

观察治疗前后心绞痛、心电图 ST-T 段的变化，参照"心绞痛症状疗效评定标准""心电图疗效评定标准"作为针刺疗效判断标准。

观察疗程前后血脂、血糖含量的变化，用酶法测定血总胆固醇（TC）、甘油三酯（TG），试剂盒为温州东瓯生物工程试剂仪器厂产品；用磷钨酸钠和氢化镁作沉淀剂分离脂蛋白，用酶法同时测定法，测定高密度脂蛋白（HDL-C），低密度脂蛋白（LDL-C），试剂盒为温州东瓯生物工程试剂仪器厂产品；用火箭免疫电泳法，用武进县新乐生化试剂厂联合免疫电泳极测定 $APOA_1$、$APOB_{100}$；用葡萄糖氧化酶—过氧化物酶终点比色法测定血糖，试剂盒为卫生部临床诊断试剂实验中心提供。

治疗方法：针刺组与西药组每天常规口服阿司匹林、硝酸酯类和钙抗剂，针刺组每日上午 8～10 时进行针刺治疗，根据经脉脏腑相关理论和辨证取穴原则，选取主穴是神门、内关、间使、支正、足三里（双侧），辅穴根据辨证加太冲、照海、三阴交、丰隆等穴。主穴每日必针，采用单手快速进针，捻转得气后，留针 20～30 min，10 次为 1 个疗程。针刺组和西药组均在治疗 1 个疗程后对血脂、血糖含量及心绞痛、心电图变化进行复查。

2 结果

2.1 冠心病患者有关年龄的比较 统计学分析表明针刺组与西药组年龄比较无差异，有可比性。

2.2 针刺对心绞痛、心电图的影响 经针刺和西药治疗 1 个疗程后，针刺对心绞痛心电图 ST-T 波变化的疗效明显优于西药组。

2.3 针刺对血脂、血糖的影响 针刺治疗 1 个疗程后，血清 TC、TG、LDL-C、$APOB_{100}$、BS 均较针刺前显著降低（$P<0.05$，0.001，0.01），血清 HDL-C、$APOA_1$ 均较针刺前显著增高（$P<0.025$，0.001）；西药组用药后与用药前比较，TC、LDL-C 用药后显著减低（$P<0.05$），针刺组治疗后与西药组用药后比较，各指标均有显著性差异，表明针刺治疗 1 个疗程后，针刺疗效优于西药疗效。

3 讨论

冠心病属本虚标实，心气虚为本，血瘀为标，气为血帅，血为气之母，血赖气而行，血脉由心所主，心气亏虚无力推动，血必因之而瘀阻。因此治疗本病在于通调心脉，活血化瘀，使气血调和。

本实验选用心经原穴神门，是因为"心手少阴之脉，起于心中，出属心系"（《灵枢·经脉》），而原穴是脏腑原气经过的留止的部位，它具有调整脏腑之气的功能，"五脏有疾，当取十二原"；本实验选用心包经穴内关、间使，是因为"心主手厥阴心包络之脉，起于胸中，出属心包络""诸邪之在于心者，皆在于心之包络"；选用小肠经络穴支正，是因为"心手少阴之脉……下膈，络小肠"和"小肠手太阳之脉……络心"，二经在脏腑内部，互通脉气，支正穴是联络心经与小肠经的穴位。胃经合穴足三里穴，是因为"足阳明之正……上通于心"，足三里又为全身强壮要穴之一。本实验通过针刺心经、心包经等经脉穴位，经过 1 个疗程治疗后，使心脏心绞痛发作次数减少，持续时间缩短，症状减轻，总有效率为 85.71%，改善心电图 ST-T 段异常，总有效率为 68.97%，疗效均显著高于西药组疗效（$P<0.01\sim0.05$）。

高血脂、高血糖是发生冠心病的危险因子，血脂尤其是血清胆固醇增高可加速动脉粥样硬化的进程，流行病学和实验资料提示，HDL-C 与冠心病发病率呈负相关，是抗冠心病的保护因子；LDL-C 与冠心病发病率呈正相关，被认为是致动脉粥样硬化性脂蛋白。HDL-C 作为一种载体，有调节组织胆固醇库的作用，它能将外周组织动脉壁的胆固醇运至肝脏进行分解或转化成胆酸排入肠道。血清 HDL-C 含量减低，就可导致动脉壁胆固醇清除障碍，使胆固醇沉积，促进动脉粥样硬化的发展。$APOA_1$ 是 HDL-C 的主要载脂蛋白，是脂蛋白代谢过程中关键酶——卵磷脂胆固醇酰基转移酶的活化因子，$APOA_1$ 缺乏时，就会导致脂蛋白代谢障碍，促发高脂血症。$APOB_{100}$ 是 LDL-C 的主要载脂蛋白，是致动脉粥样硬化性脂蛋白的主要载脂蛋白，是 LDL-C 受体的识别标志。冠心病患者许多研究提示，血浆 $APOA_1$ 水平下降，$APOB_{100}$ 水平增高，经冠状动脉造影证明有冠状动脉硬化，因此 $APOB_{100}$ 升高及 $APOA_1$ 降低作为预测动脉硬化的指标，比测 HDL-C 和 LDL-C 为更好。多数学者认为，用各胆固醇值互相组合预测冠心病的价值较单一指标意义更大。糖尿病患者中脂蛋白酶活性减少，血浆 LDL-C 增加，HDL-C 降低，促进动脉粥样硬化。本实验表明，针刺治疗后，血清

TC、TG、LDL-C、APOA$_1$、APOB$_{100}$、BS 较针刺前显著降低（$P<0.001\sim0.05$），HDL-C、APOA$_1$ 均显著增高（$P<0.001\sim0.025$），另外本研究还发现针刺治疗前后相比，APOA$_1$/APOB$_{100}$ 显著增高（$P<0.05$），针刺治疗后与用药后相比各指标均有显著的差异，说明针刺有调节脂代谢紊乱，预防冠状动脉粥样硬化的作用，针刺调整脂代谢紊乱可能是增加脂蛋白酶活性，影响肝和肠道中胆固醇的合成，吸收和排泄。针刺对血脂血糖的调节明显优于西药的疗效。

［针灸临床杂志，1994，10（2）：26-29］

基因芯片技术在经脉脏腑相关研究中的应用思考

周美启，周逸平，汪克明

生物芯片包括基因芯片（gene chip）、蛋白质芯片（protein chip）、组织芯片（tissue chip）3 种。目前最完善的是基因芯片，其具有高通量、简便、缩微、多参数、集约化、平行化等特点，正成为目前基因表达分析最有力的工具。现就基因芯片在经脉脏腑相关研究中应用思路及前景作一探讨。

1 基因芯片技术及其应用特点

基因芯片技术是一项融分子生物学、半导体微电子、激光、化学染料、生物住处学等领域各项技术的高新技术。一次微排列实验可对上千种基因的表达水平、突变和多态性进行快速、准确地检测。基因芯片，简单地说就是在一块指甲大小（1 cm²）的多聚赖氨酸包被的硅片或其他固相支持物（如玻璃片、聚丙烯膜、硝酸纤维膜、尼龙膜等）上将寡核苷酸或 cDNA 在芯片上做成点阵，采用机器人或点样头以大规模阵列的形式排布，形成可与目的分子（如基因）相互作用，并进行反应的固相表面，在激光的顺序激发下标记荧光，根据实际反映情况，分别呈现不同的荧光发谱征，数码相机（CCD）或激光共聚焦显微镜根据其波长及波幅特征收集信号，进行比较和检测，从而迅速得出所要的信息。

基因芯片技术基本过程可包括：①DNA 分子阵列集成，包括基因芯片的制作和探针（probe）的设计 2 部分。这是基因芯片的关键技术之一。②芯片的样品制备与分子杂交。与常规方法类似，将纯化后的 RNA 或 DNA，或人工合成的寡核苷酸进行荧光、生物素或地高辛标记，标记好的样品与基因芯片进行杂交，使杂交效率极大提高。③杂交信号的检测与分析。通过杂交，与探针互补的样品与之结合，从而呈阳性荧光信号或生物素阳性信号，进而通过激光共聚集显微镜、CCD 相机等技术对杂交信号进行采集，并将信号传至计算机系统进行处理，鉴定其中的可能生物信息。

基因芯片用途广泛，可应用于高通量基因表平行分析、大规模基因发现及基因分析、基因多态性分析和基因组研究等，特别在表达谱中有重大应用价值。在生物学和医学领域中目前多用于：①基因表达分析，分析基因表达时空特征和基因差异表达检测，发现新基因和进行大规模 DNA 测序；②基因组分型、基因突变研究和多态性分析；③疾病的诊断与治疗；④药物研究中的应用等等。

以基因芯片为基础的基因分析在获得生物全基因的信息方面，具备了传统的、相对简单的生物学方法所不能比拟的优点。它可以将生命科学研究中所涉及的许多不连续的分析过程集成到一起，使之连续化并微型化，能完成从生物样品制备到生物活性物质分离、浓缩、扩增，最终到生物信息检测所有步骤的集成化、一体化；可以组成几百、几千乃至上万种生物探针对个体样本进行平行采集和分析，从而可以形成生命科学领域中重要的信息采集和处理平台；具有多种生化分析功能，结果的可行性及准确度高，且使用样品及试剂量小，成本低廉。此外，因为芯片为一次性使用，可以避免样品间的污染。

2 经脉脏腑相关研究现状

经脉脏腑相关又称体表内脏相关，是经脉穴位与脏腑之间一种双向联系，即脏腑病理或生理改变可反映到体表相应的经脉或穴位，表现出特定的症状和体征；刺激体表一定的经脉或穴位，又可对相应脏腑的生理功能和病理改变起到调节作用。

经脉脏腑相关的研究无论在推动针灸的发展，乃至中西医结合及相关学科发展上都具有深远的意义。通过对其研究，有望找到经络理论研究的突破口，阐明经络调节人体机能的实质。经络研究一直被列为国家重大科研计划中，如"七五""八五""九五"攀登计划、973 计划等，而经脉脏腑相关研究是其重要内容之一，已取得了一些阶段性研究成果。概括起来有以下 4 个方面：①以"经"统率的"纵向"研究：主要依据《灵枢·经脉》观察了每一条经脉与相应脏腑、五官的联系，通过对一穴或一经与某一脏联系的观察，证实了经脉与相关脏腑间存在相对特异性。②以"脏"统率的横向研究：即一脏多经研究，研究某一脏腑与十二经脉相关性。通过定性把握和定量精确分析，明确了脏腑与不同经脉间的具体相关度，从而把握经脉脏腑相关的实质。③经脉脏腑表里相合的研究：根据《灵枢·经脉》确立的阴经属脏络腑、阳经属腑络脏的理论，探讨了阴经与阳经、脏与腑之间表里相合关系，如心与小肠、肺与大肠、脾与胃、肾与膀胱等经脉脏腑表里相合。④膀胱经背俞穴与相应脏腑联系途径的研究：研究了膀胱经背俞穴与相应脏腑的联系及相对特异性联系途径，认为交感神经系统的关系可能是经脉脏腑相关研究的核心，揭示了经络与神经系统的相关性。总之，不论是以"经"统率的"纵向"研究，还是以"脏"统率的"横向"研究，经脉脏腑表里相合，以及膀胱经俞穴与相应脏腑的联系等，都是研究经脉是如何实现躯体与脏腑、脏腑与脏腑以及躯体与躯体之间的联系途径，这种联系途径的机制是经络理论研究的核心问题。它可能是躯体神经，自主神经系统，弥漫性神经内分泌系统（DNES）和体液、免疫系统在躯体、内脏、器官之间的网络联系，而这种联系在中枢神经系统的精确支配下达到协调和统一。

然而，经脉脏腑相关理论是源于古人长期的临床观察和总结，不可否认，由于受到阴阳五行、天人相应等古代哲学思想的影响，其中不可避免地存在一定的臆测和推衍成分，如从《帛书》十一脉到《内经》十二经脉等，这些都有必要进行证实或证伪。

3 经脉脏腑相关研究中的基因芯片技术应用思路

近年来，经脉脏腑相关研究虽取得了一定的进展，但仍存在许多不足，如研究思路相对固定、呆板和局限，实验设计欠严密，实验技术偏于落后，大多研究仍处于零散状态等，甚至于有些研究结果之间尚存在一定矛盾之处，从而影响了实验结果的可靠性和可重复性。鉴于此，经脉脏腑相关研究应从多学科、多系统、多方位、多环节、多水平进行立体交叉研究，使之更具系统化、序贯化。

目前基因技术的研究和发展，已取得了长足的进步；它将为 21 世纪的医学生命科学研究创造出无穷的活力。基因组科学能同时获取数以千计的经脉脏腑相关基因，通过部分基因或全基因组测序，建立经脉脏腑相关基因数据库，并根据标准蛋白产物的开放读窗（ORF），分析同源性基因，且利用同源性基因，有效进行基因调节，控制其合成与降解或激活与灭活、细胞的信号转导；同时应用基因芯片杂交技术可进一步提高检测方法的灵敏度和特异性，从而发现许多新的未知基因、与疾病相关的突变基因及其变异位点，全面识别基因组所表达的蛋白种类、三维结构和生物学功能，鉴定明确的作用靶点，并利用克隆、剪接和修饰技术，研究经脉脏腑相关的联系途径及细胞分子机制，亦为经脉脏腑相关蛋白质组学研究打下基础。

随着科技部重大基础前期研究项目（No.2002CCD02500）及国家自然科学基金（No. 30371810）连续资助，开辟了经脉脏腑相关研究新领域、新途径和新篇章。通过利用基因芯片技术，分析心肌缺血后心脏和下丘脑基因表达谱及针刺手少阴心经与手太阳小肠经对其的干预作用，并与手太阴肺经对比观察，进而对它们的表达谱特征进行对比分析，寻找共同的差异表达基因，从基因组学水平验证心经、小肠经与心脏的相对特异性联系，心经与小肠经之间的表里相合关系等，并间接阐明针灸作用调节机制；通过基因芯片的研究，可能建立起不同针刺条件下，对不同疾病的基因表达图谱，有助于从基因组水平分析和筛选不同经脉相对特异性的基因，优化临床选穴标准，从分子水平初步规范针灸临床治疗学标准，为针刺的基础和临床研究提供必要的、科学的规范，使针刺研究同国际接轨，以指导临床，提高疗效；利用基因芯片技术，不仅可能发现一些针刺特异性基因，甚至新基因，而且随着表达序列标签（EST）、SNP 等数据库的不断扩大，通过生物信息学的分析，能够发现大量可利用的信息，寻找或揭示一组与经脉脏腑相关特异性基因群，了解经脉脏腑相关和脑联系的相对特异性的物质基础。从现有的研究资料中，笔者初步分析发现，与心肌缺血模型组比较，心肌缺血模型+电针心经组左心室心肌有 329 个基因表达上调，455 个基因表达下调，其中变化幅度大于 2 倍的分别有 20 个和 71 个，涉及细胞凋亡相关基因、原癌基因和抑癌基因、细胞信号和传递蛋白、代谢酶类等多种基因；心肌缺血模型+电针小肠经组变化幅度大于 2 倍的基因与心肌缺血模型+电针心经组变化幅度大于 2 倍的基因在数目及分类上较为贴近，而心肌缺血模型+电针肺经组变化幅度大于 2 倍的基因与心肌缺血模型+电针心经组变化幅度大于 2 倍的基因在数目及分类上则差异很大，其结果目前正在分析整理中。如此类推，手太阴肺经、手阳明大肠经与肺、大肠，足太阴脾经、足阳明胃经与脾、胃，足少阴肾经、足太阳膀胱经与肾、膀胱，足厥阴肝经、足少阳胆经与肝、胆等，相信也将成为热门研究课题而获立项资助，以全面推动经脉脏腑相关研究工作的深入。

针灸的作用机制涉及全身各个系统，如何判定针灸不同方法，不同穴位、经络是否与相应的内脏间存在相对特异性联系，即经脉与脏腑间相关的相对特异性？通过基因芯片技术检测不同组织基因表达的差异，判断基因表达是否具有特异性，有望解决这一长期争论不休的问题。如果心经与心脏具有相对特异性，那么针刺心经后，心脏内可能会出现某些与针刺心经相关的特异性基因表达，这些基因是否不在其他器官（如肝脏）中表达？且这种表达是否只在针刺心经时出现？针刺肺经时会怎样表达？针刺小肠经呢？如此等等。正是由于基因芯片技术具有平行化的特点，从而较好地解决了"一经多脏"的研究问题。此外，足太阳膀胱经背俞穴的功能基因组学研究亦可按上述思路与方法进行整理与发挥。

总之，芯片技术的出现是生物信息分析领域的一个革命性的里程碑，随着研究的不断深入和完善，相信该技术将会在中医药研究领域取得更广泛的应用，特别是在经脉脏腑相关研究领域。通过经脉脏腑相关与脑联系的研究，阐明其实质，会极大推动中医、针灸和中西医结合事业的发展，甚至会带来一场医学革命。

［中国针灸，2005，25（3）：197-200］

针刺心经干预急性心肌缺血大鼠心脏基因表达谱研究

周美启，周逸平，汪克明，胡　玲，王月兰，陈业农

　　针灸治疗缺血性心脏病一直是针灸临床研究中一项热门课题，国内外文献报道较多。然而，在众多研究成果中，对于针灸作用规律的探索稍显不足。

　　本研究在以往研究工作基础上，突破传统的以单一基因研究中医基础理论的模式，采用基因芯片技术，旨在观察针刺心经对心肌缺血大鼠的心脏基因表达谱的影响，以阐明心经干预作用的分子心脏学机制，进而从基因学水平验证心经与心脏的关系。

1　材料与方法

　　1.1　动物选择与分组　SD 大鼠 15 只，体质量为（180±15）g，由中国科学院上海生命科学研究院实验动物中心提供。随机分为 3 组，即模型组、肺经组和心经组，每组 5 只。

　　1.2　动物模型的建立　制备大鼠心肌缺血模型（冠状动脉左降支结扎法），略作改进。用乌拉坦（0.65 g/kg）腹腔注射麻醉大鼠，背位固定，剪毛，常规皮肤无菌操作，分离气管并连接呼吸机。从大鼠胸部左侧 4/5 肋间开胸，剪开心包膜，按压胸廓使心脏暴露于胸腔外。在肺动脉圆锥左缘，左心耳根部下缘 1~2 mm 处冠状动脉左前降支下，穿"5-0"无损伤缝合线，结扎。然后将心脏放回胸腔内，缝合胸腔，局部无菌操作。缝合胸壁后停用人工呼吸机，恢复自主呼吸。各组动物均采用结扎冠状动脉前降支法造成急性心肌梗死动物模型，并通过心电图和血清酶学指标（CK、LDH）的改变为模型成功依据。

　　1.3　经脉选择与电针参数　心经组选取手少阴心经"神门（HT7）至通里（HT5）"段，肺经组选取手太阴肺经"太渊（LU9）至列缺（LU7）"段。模型成功后立即分别于上述两个经脉段各刺入 3 根 1 寸毫针，间距 2 mm，并联连至 PCE-A 型程控电针治疗仪。电针参数：电流（IP-P）为 1.5 mA，频率为 2 Hz，连续电针 20 min。约 24 h 1 次，共 3 次。模型组不予电针。

　　1.4　标本取材　根据心电图和心肌酶谱结果分析，于实验完毕每组筛选出 3 只大鼠，在无菌、无 RNA 酶条件下取大鼠缺血心肌左心室。

　　1.5　心肌组织总 RNA 提取与纯化　将每组 3 只大鼠的心肌标本提取与纯化后汇合形成一个总标本。利用 QIAGEN 公司生产的 Rneasy Mini Kit 抽提总 RNA，按 Invitrogen Life Technologies 公司的 Super Script Ⅱ试剂盒进行逆转录，并以 Affymetrix 公司的 RNA Transcript Labeling Kit 进行体外转录（同时进行生物素标记）合成 cRNA 探针。

　　1.6　基因芯片和芯片杂交、洗脱、染色及检测　合成好的 cRNA 探针经片段化处理后用于与基因芯片杂交。基因芯片为 Affymetrix 公司生产的 Rat Expression SET 230A，其上有对应于 15 923 个大鼠已知基因和表达序列标签（EST）的原位合成的寡核苷酸群。芯片的杂交、洗脱、染色及检

测利用 Affymetrix 公司生产的专用设备"基因芯片检测工作站"（workstation）进行，过程的一切操作均按 Affymetrix 公司推荐的条件进行。为了确保芯片检测质量，每次制备好的 cRNA 探针先与一张质量检测芯片进行杂交，经扫描和数据处理，确认所用 cRNA 探针没有问题后再用其与大鼠 Rat Expression SET 230A 芯片进行杂交。

1.7 芯片检测数据的处理 芯片扫描所得数据利用 Affymetrix® Microarray Suite（Version 5.0）进行计算和处理。其过程是先对每张芯片的数据进行统一处理，然后分别对肺经组与模型组、心经组与模型组进行比较分析。

2 结果

2.1 芯片检测质量判断 从模型组、肺经组和心经组的 test chip 扫描图可以看到，在图的上方有一清晰的"Gene chip test3"字样，图的 4 周点线比较均匀，4 角的点及中间的"十"字均清晰明显。Real chip 扫描图有关质量控制方面的数据检测报告也表明，整张芯片的背景值（background）、噪音值（noise）都很均匀；持家基因对照（house keeping controls）中的 β-actin 和 GAPDH 的 5′端和 3′端均被检测到，3′端和 5′端的信号比值均明显低于 30 这个标准；外加的阳性对照 BIOC、BIOB、BIODN 也都能检测到。表明基因芯片的质量、样品 RNA 的质量均良好，杂交及检测体系没有任何问题，芯片检测的结果完全可靠。

2.2 样品芯片检测结果 利用基因芯片 Rat Expression SET 230 对来自模型组、肺经组、心经组的 cRNA 进行检测，结果在总共 15 923 个大鼠已知基因和 EST 中，模型组检测到 9049 个，占总基因和 EST 数的 56.83%；针刺肺经组检测到 9519 个，占总基因和 EST 数的 59.78%；针刺心经组检测到 10 164 个，占总基因和 EST 数的 63.83%。进一步运用 Affymetrix 公司的分析软件"Affymetrix® Microarray Suite，Version 5.0"对上述 3 个样品的芯片检测所得数据进行处理。结果发现，与模型组比较，肺经组共有 439 个差异表达基因（包括 EST），其中 164 个表达下调，275 个表达上调，差异表达大于 2 倍的分别有 20 个和 14 个；心经组共有 784 个差异表达基因，其中 455 个表达下调，329 个表达上调，表达差异大于 2 倍的分别有 70 个和 20 个（表 1、表 2）。

表 1 肺经组与模型组比较心脏表达下调或上调 2 倍以上的基因 EST

探针号	基因库登录号	信号比值	基因名称	描述
1368393_at	BI395698	−4.4	Ly68	RT1 类 I b 基因
1369181_at	BI395698	−2.7	Cybb	RT1 类 I b 基因
1369649_at	AA866443	−2	Cacna2d1	表达序列标签
1369955_at	AJ243338.1	−1.9	Col5a1	MHC 类 I b 分子 RT1-Eg mRNA
1370052_at	AJ243338.1	−1.8	Pdpk1	MHC 类 I b 分子 RT1-Eg mRNA
1371033_at	NM_031081.1	−1.6	RT1-Bb	3-磷酸肌醇依赖的蛋白激酶 1 m RNA
1371209_at	AA800192	−1.5	RT1-Aw2	表达序列标签
1375138_at	M24026.1	−1.4		I 类 MHC RT1 mRN A
1375230_at	AW434782	−1.4		表达序列标签
1375369_at	AI715202	−1.3		MHC 类 II 抗原 RT1 mRN A

续表

探针号	基因库登录号	信号比值	基因名称	描述
1375552_at	BG372976	−1.3	Ar19	表达序列标签，高度类似于信号识别粒子 72 kDa
1375769_at	NM_134452.1	−1.2		Ⅴ型胶原 α1 mRNA
1377532_at	BM 383411	−1.2		表达序列标签
1379747_at	NM_053383.1	−1.1		淋巴细胞抗原 68 mRNA
1383564_at	Z83035	−1.1		表达序列标签
1388202_at	NM_023965.1	−1	RT1-Aw2	内皮型 gp91-phox 基因
1388203_x_at	AF400662.1	−1	RT1-Aw2	L 型钙离子 α2δ 亚单位 mRNA
1388236_x_at	AA893169	−1	RT1-Aw2	金属蛋白酶 3 组织抑制剂
1388255_x_at	BI283106	−1	RT1-Aw2	表达序列标签，中度类似于 T46303 假拟蛋白 DKFZp434N1710.1
1390471_at	BF411036	−1		表达序列标签，中度类似于 IRF7
1368000_at	AA 892854	3.3	C3	表达序列标签，低度类似于 BLC
1368494_at	NM_053822.1	3	S100a8	S100 钙离子结合蛋白 A8 mRNA
1369815_at	NM_053587.1	2	Ccl3	S100 钙离子结合蛋白 A9 mRNA
1370483_at	NM_016994.1	1.4	Nmrk	补体 C3，mRNA
1370585_a_at	BE107208	1.4	Prkcb1	表达序列标签，低度类似于 MLH3
1375655_at	AI599250	1.4		表达序列标签
1375714_at	U22414.1	1.3		巨噬细胞炎性反应蛋白 1αmRNA
1377029_at	AF209406.1	1.1		NK 细胞受体 2B4 mRNA
1377114_at	X04440.1	1.1		Ⅱ 型蛋白激酶 C mRNA
1377451_at	BI289124	1.1		表达序列标签，低度类似于 T31434 densin-180
1385871_at	AI235414	1.1		表达序列标签
1387125_at	AI410861	1.1	S100a9	表达序列标签
1390722_at	AW531272	1.1		表达序列标签
1398390_at	AA 859982	1		表达序列标签

表 2　心经组与模型组比较心脏表达下调或上调 2 倍以上的基因和 EST

探针号	基因库登录号	信号比值	基因名称	描述
1367817_at	NM_023965.1	−2.1	Hdgf	内皮型 gp91-phox 基因
1368393_at	NM_031081.1	−2.1	Ly68	3-磷酸肌醇依赖的蛋白激酶 1 mRNA
1368844_at	AA866443	−2	Stch	表达序列标签
1368846_at	NM_053383.1	−1.8	1G5	淋巴细胞抗体 68 mRNA
1368989_at	AW524433	−1.8	Timp3	表达序列标签
1369135_at	U91679.1	−1.7	Syt11	ETS 领域转录因子 Pet-1 mRNA
1369181_at	BM386808	−1.6	Cybb	表达序列标签
1369239_at	AF400662.1	−1.5	Clcn5	L 型钙离子 α2δ 亚单位 mRNA
1369351_at	NM_134452.1	−1.5	Cntn3	Ⅴ型胶原 α1 mRNA
1369359_at	Z83035	−1.5	I19r	表达序列标签
1369397_at	BG372976	−1.5	Tas1r3	表达序列标签，高度类似于信号识别粒子 72 kDa

续表

探针号	基因库登录号	信号比值	基因名称	描述
1369639_at	BF393567	−1.5	Gja1	表达序列标签
1369649_at	NM_130818.1	−1.4	Cacna2d1	Ⅰ型味觉受体 3 mRNA
1369805_at	AF159245.2	−1.3	Sc65	细胞色素 P450CYP2B21 mRNA
1369955_at	AA893169	−1.3	Col5a1	金属蛋白酶 3 组织抑制剂
1370052_at	AI228240	−1.3	Pdpk1	表达序列标签
1370707_at	AI406747	−1.3	Pet1	表达序列标签
1371005_at	AA799465	−1.3	Abcc1	表达序列标签
1371203_at	NM_019329.1	−1.2	Pkcl	浆细胞瘤关联的神经元糖蛋白 mRNA
1371315_at	BF417211	−1.2		表达序列标签
1372993_at	BE095963	−1.2		表达序列标签，高度类似于类驱动蛋白 KIF2
1373808_at	BE109274	−1.2		表达序列标签
1374122_at	BF416276	−1.2		表达序列标签
1375098_at	BF390552	−1.2		表达序列标签
1375138_at	AI715284	−1.2		表达序列标签，中度类似于 PON 1
1375140_at	AA892173	−1.2		表达序列标签
1375196_at	BF544149	−1.2		表达序列标签
1375369_at	NM_012886.1	−1.1		金属蛋白酶 3 组织抑制剂 mRNA
1375460_at	NM_031667.1	−1.1		突触结合蛋白 11 mRNA
1375508_at	NM_017106.1	−1.1		氯离子通道 5 mRNA
1375508_at	NM_017106.1	−1.1		氯离子通道 5 mRNA
1375552_at	NM_017021.	−1.1	Ar19	白细胞介素 9 受体 mRNA
1375745_at	NM_012567.1	−1.1	Gnaq	间隙连接膜通道蛋白 α1 mRNA
1375769_at	M64391.1	−1.1		嗅觉蛋白 mRNA
1375931_at	AI059506	−1.1		ATP 结合盒 C 亚家族成员 1
1376515_at	AA891242	−1.1		表达序列标签，低度类似于 MLRV
1376522_at	BI299621	−1.1	Fabp3	表达序列标签，低度类似于 E-选择蛋白配体 1 蛋白
1376531_at	BI280571	−1.1		表达序列标签
1376692_at	BG378319	−1.1		表达序列标签，低度类似于酵母 YAE2 假拟蛋白
1376865_at	BE117491	−1.1		表达序列标签
1376942_at	BE109649	−1.1		表达序列标签，低度类似于 C3HC4 型锌指蛋白
1376980_at	BI291288	−1.1		表达序列标签
1377001_at	BM392321	−1.1	Nrcam	表达序列标签，低度类似于同源异型结构域相互作用的蛋白激酶 3
1377056_at	BF416413	−1.1		表达序列标签
1377165_at	BG375163	−1.1		表达序列标签
1377391_at	NM_053707.1	−1		肝癌衍生增长因子，mRNA
1379747_at	NM_017011.1	−1		Ⅰ型代谢性谷氨酸受体 mRNA
1380038_at	NM_019271.1	−1		应激蛋白 70 分子伴侣 mRNA
1387587_at	AW140475	−1	Tnfsf6	CUG 三联体重复 RNA 结合蛋白 2

续表

探针号	基因库登录号	信号比值	基因名称	描述
1383225_at	AI412410	−1		小泡关联的钙调素结合蛋白
1386376_at	NM_021576.1	−1		5′核苷酸酶 mRNA
1386744_x_at	NM_012908.1	−1		肿瘤坏死因子6（配体）亚族6
1387286_at	NM_021581.1	−1	Grm1	SC65 结合丝复合物蛋白 mRNA
1387993_at	AB020615.1	−1	LOC292728	PKCλ mRNA
1388091_at	AI406502	−1	Olr1504	表达序列标签
1388195_at	BG378636	−1	Cugbp2	表达序列标签
1389600_at	AA818999	−1		表达序列标签，中度类似于 MBNL
1389751_at	AW253933	−1		表达序列标签
1389901_at	BI298083	−1	Dlgh4	表达序列标签，高度类似于突触前密度蛋白95
1389947_at	BE113248	−1		表达序列标签，高度类似于丝氨酸蛋白酶
1389970_at	AI028927	−1		表达序列标签
1390136_at	BI283106	−1		表达序列标签，中度类似于 T46303 假拟蛋白 DKFZp434N1710.1
1390471_at	AI137236	−1		表达序列标签
1390633_at	BF394140	−1	P22k15	表达序列标签
1390693_at	BF285539	−1		表达序列标签
1390735_at	BF393907	−1		表达序列标签
1393870_at	BF420664	−1		表达序列标签
1368128_at	NM_053822.1	−1	Pla2g2a	S100 钙离子结合蛋白 A8mRNA
1393941_at	BI284943	−1	Pon1	表达序列标签
1394175_at	BF396682	−1		表达序列标签
1398368_at	AI639194	−1		表达序列标签
1368494_at	BF420311	3.4	S100a8	表达序列标签
1368867_at	BF568007	3.1	Gerp95	表达序列标签，中度类似于 2211333A 膜周边蛋白 p230
1370463_x_at	NM_053587.1	3	RT1-Aw2	S100 钙离子结合蛋白 A9mRNA
1371970_at	NM_031598.1	2		磷脂酶 A2ⅡA 组 mRNA
1372120_at	AI408025	1.4		表达序列标签，低度类似于 T03F1.1.p
1372183_at	AI235414	1.4	Kpna1	表达序列标签
1374263_at	AW531272	1.2		表达序列标签
1375655_at	BF393884	1.2		表达序列标签
1376129_at	AA859982	1.2		表达序列标签
1377029_at	NM_134350.1	1.1		黏液病毒抗性 3mRNA
1378038_at	BF281131	1.1		GE Rp95
1385871_at	U50449.1	1.1		克隆109Ⅰ类 MHC 重链 RT1.A（n）抗原前体 mRNA
1387071_a_at	BE108174	1.1	Mapt	微管结合蛋白 tau
1387125_at	BE107978	1	S100a9	表达序列标签
1387283_at	AA799328	1	Mx2	表达序列标签
1389974_at	AI230596	1	Csnk2a1	表达序列标签

续表

探针号	基因库登录号	信号比值	基因名称	描述
1393941_at	BI284943	1	Pon1	表达序列标签
1369200_at	BM383411	1	Nt5	表达序列标签
1394347_at	BF555171	1		表达序列标签，低度类似于 0806162N 蛋白 URFA6L
1398445_at	BE107208	1		表达序列标签，低度类似于 MLH3

3 讨论

3.1 基因芯片的选择 本研究选用 Affymetrix 公司生产的 Rat Expression SET230A，其上有对应于约 15 923 个大鼠已知基因和 EST 的原位合成的寡核苷酸群。从实验设计到实验结果看，全达到了本实验预期的要求和目标。

3.2 基因芯片检测结果分析 就心脏差异表达基因和 EST 数目而言，与模型组比较，肺经组共有 439 个差异表达基因（包括 EST），其中 164 个表达下调，275 个表达上调，表达差异大于 2 倍的分别有 20 个和 14 个；心经组共有 784 个差异表达基因，其中 455 个表达下调，329 个表达上调，表达差异大于 2 倍的分别有 70 个和 20 个。就心脏差异表达大于 2 倍的基因类型而言，与模型组比较，肺经组差异表达大于 2 倍的基因主要是免疫和炎性反应相关基因，细胞信号和传递蛋白相关基因等；心经组差异表达大于 2 倍的基因主要是离子通道和运输蛋白相关基因，细胞凋亡和应激反应蛋白相关基因，代谢相关基因，细胞信号和传递蛋白相关基因，DNA 结合、转录和转录因子类基因，免疫和炎性反应相关基因等。因此，在心脏差异基因数目上，无论差异表达基因，还是差异表达大于 2 倍的基因，均显示心经组的变化与肺经组差异较大。肺经组、心经组与模型组比较差异表达大于 2 倍的基因各有其自身特点，但两者差异较大。

S100 钙离子结合蛋白 A8（S100 calcium-binding protein A8，S100a8）是一种 Ca^{2+} 结合蛋白，可以由中性粒细胞、单核细胞、巨噬细胞以及某些上皮细胞合成，在炎性组织中表达上调，具有抗病原微生物功能和趋化活性，而且在炎性反应时 S100a8 的活性同源二聚体可以被次氯酸盐氧化成非活性的同源二聚体，一方面可限制白细胞的进一步浸润，另一方面可保护细胞免受过度氧化损伤。S100 钙离子结合蛋白 A9（S100 calcium-binding protein A9，S100a9）可形成同源二聚体或与 S100a8 结合形成异源二聚体而发挥抗氧化作用。电针肺经、心经时，S100a9 和或 S100a8 表达明显增加可能同样发挥调控炎性反应和抗氧化作用，从而减轻心肌损伤。可见，心经与肺经影响上述两个基因变化无差异性。

本研究发现，电针心经可明显上调或下调氯离子通道 5（chloride channel 5，Clcn 5），间隙连接膜通道蛋白 α1（gap junction protein，alpha 1，Gja1），金属蛋白酶 3 组织抑制剂（tissue inhibitor of metalloproteinase 3，Timp3），肿瘤坏死因子 6（配体）亚族 6（tumor necrosis factor（ligand）superfamily，member 6，Tnfsf6），异三体鸟嘌呤核酸结合蛋白 αQ 亚单位（heterotrimeric guanine nucleotide binding protein alpha q subunit，Gnaq），CUG 三联体重复 RNA 结合蛋白 2（CUG triplet repeat，RNA binding protein 2，Cugbp2），微管结合蛋白 tau（microtubule-associated protein tau，M apt），脂肪酸结合蛋白 3（fatty acid binding protein 3，Fabp3），应激蛋白 70 分子伴侣（stress 70 protein chaperone，stch），果蝇盘大同族体 4（discs，large homolog 4，Dlgh4），5′核苷酸酶（5-nucleotidase，Nt5），ETS 领域转录因子 Pet-1（ETS domain transcription factor Pet-1，Pet1），屏氧酶 1（paraoxonase

1，PON1），磷脂酶 A2 Ⅱ A 组［phospholipase A2，group Ⅱ A（platelets，snovial fluid），Pla2g2a］，Ⅰ 型代谢性谷氨酸受体（glutamate receptor，metabotropic 1，Grm1），GERP95 等基因表达，而电针肺经则无上述效应。从基因水平提示心经干预心肌缺血作用的相对特异性。

　　细胞外阴离子氯的浓度比细胞内高 4～20 倍。尽管单一氯离子电流在正常动作电位时作为不大，然而当细胞肿胀或受交感神经刺激时，就有可能有多种氯通道参与起作用。推测氯通道可能是抗心律失常药物作用的一个新靶点，尤其在细胞肿胀或受交感神经张力明显提高和组胺能 H2 的激活时。电针心经时，Clcn5 的表达明显下调，从而发挥抗心肌缺血和抗心律失常作用。

　　Gja1 是突触基因家族之一和间隙连接的组成成分，间隙连接由许多细胞内通道和提供细胞间小分子物质扩散路径，是心脏传导重要的决定子。在心脏，连接蛋白 43（connexin 43，Cx43）是间隙连接的主要蛋白，而间隙连接被认为在心脏同步收缩和胚胎发育中起关键作用。几种蛋白激酶作用于 Cx43 而调节心肌细胞间耦联。有资料表明，这些间隙连接分布改变以及他们组成成分连接蛋白表达的变化可能会导致不正常的细胞间的耦联，从而导致心律失常的发生。电针心经可明显下调 Gja1 基因的表达，以对抗由于心肌缺血所致的心律失常。

　　Timp3 和 Tnfsf6 均具有诱导细胞凋亡作用，电针心经能明显下调上述两个基因表达，可能在抑制细胞凋亡中发挥作用。此外，Timp3 还是降解胶原的关键酶之一，如大量胶原沉积在心肌间质，可使心肌僵硬度增大，顺应性下降，影响心肌收缩。电针心经能明显下调 Timp3 的表达，减少胶原的合成，从而避免大量胶原沉积在心肌间质，增加心肌顺应性。

　　Gnaq 的过表达可通过抑制 PI3K、磷酸肌醇依赖性激酶 1 或 Akt 细胞生存信号转导通路去促进细胞凋亡。电针心经能明显下调 Gnaq 基因表达，从而发挥抑制细胞凋亡的作用。此外，Gnaq 基因有类 Gju1 基因的作用，以对抗由于心肌缺血所致的心律失常。

　　Cugbp2 是一种基因毒素（DNA 损伤剂）损伤引起细胞凋亡的关键调节基因。电针心经能明显下调 Cugbp2 基因表达，可能在抑制细胞凋亡中发挥作用。

　　Mapt 具有抗细胞凋亡作用，同时 Mapt 是辅助蛋白，在微管蛋白装配成微管之后，结合在微管表面上，参与细胞骨架作用。电针心经能明显上调 Mapt 基因表达，一方面发挥抑制细胞凋亡作用，另一方面维持细胞运动、细胞内细胞器的定位或迁移、细胞内的物质运输以及保持细胞形状。

　　Fabp3 可促进线粒体脂肪酸 β-氧化。心肌缺血后，心肌组织可从代谢方式上进行代偿，即心肌从以脂肪酸 β-氧化为主的供能方式转变为以葡萄糖无氧酵解为主的供能方式。电针心经可明显下调 Fabp3 表达，一方面表明此时的心肌能量代谢处于低水平，另一方面表明此时的心肌能量代谢已实现了上述代谢方式的转变。

　　HSP70 是缺血性心脏损伤中作为一种心肌细胞缺血低氧及其程度的较为敏感的指标。在正常情况下，HSP70 mRNA 在细胞内有稳定的表达，但含量很低，且很快被降解。stch 是真核细胞中受热或其他危害刺激因素诱导的基因，其编码的蛋白是热休克蛋白家族成员之一，其被发现与微粒体结合。这些蛋白家族成员对于胞浆分泌蛋白以及清除变性或错误折叠的蛋白而发挥作用。与此同时，其编码的蛋白含有一个 ATP 酶结构域，并与类遍在蛋白结合。这些作用受 ATP 以及多种调节ATP 酶周期的协同分子伴侣而控制。电针心经可明显下调 stch，一方面可能通过抑制心肌缺血后stch 基因过度表达，参与减轻心肌缺血低氧损伤过程，另一方面说明此时的心脏心肌能耗处于低水平，从而对心脏发挥一定的保护作用。

　　Dlgh4 类 PSD-95 基因，可编码一组膜结合鸟苷酸激酶（MAGUK）家族。MAGUK 蛋白可影响突触后位点形成一个多聚体支架以供受体、离子通道、结合信号蛋白聚集。兴奋型和抑制型突触之间的平衡受 PSD-95 调控。此外，作为糖运输载体活性，参与磷酸烯醇丙酮酸依赖糖磷酸转移酶系统。电针心经可明显下调 Dlgh4 基因表达，抑制糖运输载体活性，说明此时的心肌能量代谢处于低水平。同时还协调兴奋型和抑制型突触之间的平衡，从而保护缺血的心肌。

Nt5 可以控制腺苷代谢，水解细胞外核苷变成细胞膜能透过的核苷。有资料表明，Nt5 对催化氧化修饰的 Fe^{2+}离子敏感，并与脂质过氧化水平呈相反关系。电针心经可明显上调 Nt5 基因表达，推测此时的脂质过氧化作用因电针心经而被抑制，从而减轻或避免因脂质过氧化作用引起心肌细胞的损伤。

Pet1 直接调控基因转录，编码 5-HT 的生物合成酶——色氨酸羟化酶（tryptophan hydroxylase，TPH）和 5-HT 浆膜转运体。电针心经能明显下调 Pet1 基因表达，减少 5-HT 生物合成量，减轻其与 $5-HT_2$ 受体结合导致的血管收缩，从而发挥对心肌缺血性损伤的保护作用。同时也减少与心室肌细胞膜上 5-HT 受体结合，抑制心肌细胞蛋白质和 DNA 合成及成纤维细胞增殖。

对氧磷酶（paraoxonase，PON）是一类与高密度脂蛋白（HDL）密切相关的酶。PON 基因家族及其酶活性参与脂质过氧化物的降解、高密度脂蛋白的抗氧化作用和免疫炎性反应。PON1 基因十分常见，而这种基因与一种被称为芳香烷基磷酸酯酶的酶类的产生有关。芳香烷基磷酸酯酶有助于 HDL 胆固醇的产生能够预防 LDL 损伤心脏和血管系统。电针心经能明显上调 PON1 基因的表达，从而对缺血性心肌损伤起保护作用。

花生四烯酸（arachidonic acid，AA）是占据细胞膜磷脂 2-酰基位置的主要脂肪酸。当膜受到刺激时，通过磷脂酶 A_2 释放 AA。在血小板中 AA 通过环氧化酶代谢为血栓素 TXA_2。TXA_2 具有很强的收缩血管和诱导血小板聚集的作用。电针心经能明显下调 Pla2g2a 基因的表达，抑制磷脂酶 A_2 释放 AA 过程，使得 TXA_2 生成量减少，从而缓解血管收缩和血小板聚集的作用。

氨基酸类主要存在于中枢神经系统，现已明确主要有谷氨酸（glutamic acid，Glu）、冬氨酸（aspartate）、γ-氨基丁酸（GABA）和甘氨基酸（glycine），前两种为兴奋性氨基酸，后两种为抑制性氨基酸。Grm1 谷氨酸（Glu）是一种典型的兴奋性氨基酸（EAA），也是典型的兴奋性神经递质，脑损伤后早期细胞外 Glu 浓度明显升高，并具有神经毒性。其兴奋毒性作用主要是通过其受体介导参与脑继发性损伤。谷氨酸在人的脑和脊髓中，分布极为广泛，但在大脑皮质和脊髓背侧部分含量相对较高。Grm1 类 GABA-B 受体作用，参与 G 蛋白耦联受体蛋白信号通路和突触传递。电针心经能明显下调 Grm1 基因表达，以减轻神经毒性作用。

GERP95 是膜结合蛋白，其编码的蛋白对 RNA 干预起作用，从而参与了干细胞的分裂。电针心经能明显上调 GERP95 基因表达，促进细胞分裂和增殖。

3.3 本研究结果的再分析 本实验所筛选到的差异表达基因中有一些是笔者首次发现与电针干预心肌缺血作用的已知基因，已初步建立经脉脏腑相关基因数据库。另外还有相当一部分为可能代表新基因的 EST，可通过获取其 cDNA 全长，并对其功能进行进一步的分析，将有助于进一步阐明电针诱导的心肌内源性保护的分子机制。

［中国针灸，2006，26（8）：587-594］

针刺小肠经干预急性心肌缺血大鼠心脏基因表达谱研究

周美启，周逸平，汪克明，胡　玲，王月兰，陈业农

"表里相合"关系是经络理论中的一项重要内容。本研究采用基因芯片技术，旨在观察针刺小肠经对心肌缺血大鼠的心脏基因表达谱的影响，从基因学水平阐明小肠经干预作用的分子心脏学机制，进而验证心经与小肠经表里相合关系。

1　材料与方法

1.1　动物与分组　SD 大鼠 10 只，体质量（180±15）g，由中国科学院上海生命科学研究院实验动物中心提供。随机分为模型组和小肠经组，每组 5 只。

1.2　造模　制备大鼠心肌缺血模型（冠状动脉左降支结扎法），略作改进。用乌拉坦（0.65 g/kg）腹腔注射麻醉大鼠，背位固定，剪毛，常规皮肤无菌操作，分离气管并连接呼吸机。从大鼠胸部左侧 4、5 肋间开胸，剪开心包膜，按压胸廓使心脏暴露于胸腔外。在肺动脉圆锥左缘，左心耳根部下缘 1～2 mm 处冠状动脉左前降支下，穿"5-0"无损伤缝合线，结扎。然后将心脏放回胸腔内，缝合胸腔，局部无菌操作。缝合胸壁后停用人工呼吸机，恢复自主呼吸。两组动物均采用结扎冠状动脉前降支法造成急性心肌梗死动物模型，并通过心电图和血清酶学指标（CK、LDH）的改变为模型成功依据。

1.3　经脉选择与电针参数　参照人体经脉循行路线，小肠经组选取手太阳小肠经"养老至支正"段，于该经脉段刺入 3 根 1 寸毫针，间距 2 mm，并联连至 PCE-A 型程控电针治疗仪。电针参数：电流（IP-P）为 1.5 mA，频率为 2 Hz，连续电针 20 min。每 24 小时 1 次。共 3 次。模型组不予电针。

1.4　标本取材　根据心电图和心肌酶谱结果分析，于实验完毕每组筛选出 3 只大鼠，在无菌、无 RNA 酶条件下取大鼠缺血心肌左心室。

1.5　心肌组织总 RNA 提取与纯化　每组将 3 只大鼠的心肌标本提取与纯化后汇合形成一个总标本，利用 QIAGEN 公司生产的 Rneasy Mini Kit 抽提总 RNA，按 Invitrogen Life Technologies 公司的 Super Script Ⅱ 试剂盒进行逆转录，并以 Affymetrix 公司的 RNA Transcript Labeling Kit 进行体外转录（同时进行生物素标记）合成 cRNA 探针。

1.6　基因芯片和芯片杂交、洗脱、染色及检测　将合成好的 cRNA 探针经片段化处理后用于与基因芯片杂交。基因芯片为 Affymetrix 公司生产的 Rat Expression SET 230A，其上有对应于 15 923 个大鼠已知基因和 EST 的原位合成的寡核苷酸群。芯片的杂交、洗脱、染色及检测利用 Affymetrix 公司生产的专用设备"基因芯片检测工作站"（workstation）进行，过程的一切操作均按 Affymetrix 公司推荐的条件进行。为了确保芯片检测质量，每次制备好的 cRNA 探针先与一张质量检测芯片

test chip 进行杂交，经扫描和数据处理，确认所有 cRNA 探针没有问题后再与 Rat Expression SET 230A 芯片进行杂交。

1.7 芯片检测数据的处理 芯片扫描所得数据利用 Affymetrix® Microarray Suite（Version 5.0）进行计算和处理。其过程是先对每张芯片的数据进行统一规划，然后分别对心脏的小肠经组与模型组进行比较分析。

2 结果

2.1 两组芯片检测质量判断 从模型组和小肠经组的 test chip 扫描图可以看到，在图的上方有一清晰的"Gene chip test3"字样，图的四周点线比较均匀，四角的点及中间的"十"字均清晰明显。Real chip 扫描图有关质量控制方面的数据检测报告也表明，整张芯片的背景值（background）、噪音值（noise）都很均匀；持家基因对照（house keeping controls）中的 β-actin 和 GAPDH 的 5′端和 3′端均被检测到，3′端和 5′端的信号比值均明显低于 30 这个标准；外加的阳性对照 BIOC、BIOB、BIODN 也都能检测到。这表明基因芯片的质量、样品 RNA 的质量均良好，杂交及检测体系没有问题，芯片检测的结果完全可靠。

2.2 两组样品芯片检测结果 在总共 15 923 个大鼠已知基因和 EST 中，模型组检测到 9049 个，占总基因和 EST 数的 56.83%；小肠经组检测到 10 379 个，占总基因和 EST 数的 65.18%。进一步对上述两个样品的芯片检测所得数据进行处理。结果发现，与模型组比较，小肠经组共有 848 个差异表达基因，其中 347 个表达下调，501 个表达上调，表达差异大于 2 倍的分别有 26 个和 18 个（表 1）。

表 1　小肠经组与模型组比较心脏表达下调或上调 2 倍以上的基因和 EST

探针号	基因库登录号	信号比值	基因名称	描述
1368738at	NM013028.1	−1.6	smr2	短臂同源异形盒 2mRNA
1369680at	BF403469	−1.6	slc2al3	表达序列标签
1370707at	BC378249	−1.5	Petl	表达序列标签，中度类似于 I544llMHCRTl-BA-a 链
1371043aat	AA860039	−1.5	Pou3f3	表达序列标签
1372809at	AI7l5284	−1.4		表达序列标签，中度类似于 P0Nl
1374l22at	AI228240	−1.3		表达序列标签
1375458at	J028ll.1	−1.2	L0C246307	肌腺苷酸脱氨酶 mRNA
137605lat	BM386808	−1.2	Cryll	表达序列标签
1376865at	AI232205	−1.2		天冬酰胺样精液自体抗原 mRNA
1377334at	AF09l247.1	−1.1	RT1-Ba	钾离子通道 mRNA
1378285at	BEl07327	−1.1	lC7	3 类 P0U 结构域转录因子 2
1384l9lat	Aw253423	−1.1		表达序列标签
1385786at	BI293393	−1.1		表达序列标签
1386376at	BF387765	−1.1		表达序列标签

续表

探针号	基因库登录号	信号比值	基因名称	描述
1387286at	AI177513	−1	Crml	表达序列标签，低度类似于 CLK33
1387348at	NM017011.1	−1	shox2	Ⅰ型代谢性谷氨酸受体 mRNA
1388052aat	NM022709.1	−1	Kcnq3	sMR2mRNA
1389463at	NM133611.1	−1		溶质载体家庭 2，成员 13mRNA
1389751at	U91679.1	−1		ETS 结构域转录因子 Pet-1mRNA
1389842at	AI716200	−1		表达序列标签，低度类似于 ABD4
1390429at	BC375376	−1	Axin2	表达序列标签
1390686at	BF414412	−1		表达序列标签
1398306at	BF398114	−1	Ampdl	表达序列标签
1398393at	AA894045	−1		表达序列标签
1368128at	U15425.1	−1	Pla2g2a	膜和微丝结合蛋白 p58mRNA
1368321at	AI715202	−1	Egrl	Ⅱ组 MHC 抗原 RT1.B-lβ 链 mRNA
1368512aat	NM053587.1	1.4	Enpep	s100 钙离子结构蛋白 A9mRNA
1370696at	AA799328	1.3	L0C207121	表达序列标签
1371033at	BF393884	1.3	RT1-Bb	表达序列标签
1371919at	BF398414	1.2		表达序列标签，高度类似于 DDx9
1371970at	Aw531272	1.2		表达序列标签
1374299at	BF386742	1.2		表达序列标签，中度类似于 s33477 假想蛋白 1
1375714at	NM031598.1	1.1		Ⅱ A 组磷脂酶 A2mRNA
1377029at	NM012551.1	1.1		早期生长反应 1mRNA
1378038at	BF414021	1.1		表达序列标签，中度类似于 RP2
1387125at	BM391364	1.1	sl00a9	表达序列标签，高度类似于 T13078KIAA0992 蛋白
1388088aat	AI235414	1.1	Usf2	表达序列标签
1389918at	AI059216	1.1		表达序列标签
1389986at	AF214568.1	1		氨（基）肽酶 AmRNA
1393941at	BC378636	1	Ponl	表达序列标签
1399022at	AA892173	1		表达序列标签
1390722at	AB035650.1	1		USF2 剪接变异 3mRNA
1390723at	AI008409	1		未知二肽（Clu-Pro）复制蛋白
1393860at	BI289124	1		表达序列标签，低度类似于 T31434densin-180

3 讨论

3.1 基因芯片的选择 本研究选用 Affymetrix 公司生产的 Rat Expression SET 230 A，其上有对应于约 15 923 个大鼠已知基因和 EST 的原位合成的寡核苷酸群。从实验的设计到实验的结果来看，完全达到本实验预期的要求和目标。

3.2 基因芯片检测结果分析 与模型组比较小，小肠经组共有 848 个差异表达基因，其中 347

个表达下调，501 个表达上调，表达差异大于 2 倍的分别有 26 个和 18 个；小肠经组差异表达大于 2 倍的基因主要是离子通道和运动蛋白相关基因，代谢相关基因，细胞信号和传递蛋白相关基因，DNA 结合、转录和转录因子类基因，免疫和炎性反应相关基因等。

S100 钙离子结合蛋白 A8（S100a8）是一种 Ca^{2+} 结合蛋白，可以由中性粒细胞、单核细胞、巨噬细胞以及某些上皮细胞合成，在炎性组织中表达上调，具有抗病原微生物功能和趋化活性，而且在炎性反应时 S100a8 的活性同源二聚体可以被次氯酸盐氧化成非活性的同源二聚体，一方面可限制白细胞的进一步浸润，另一方面可保护细胞免受过度氧化损伤。S100 钙离子结合蛋白 A9（S100a9）可形成同源二聚体或与 s100a8 结合形成异源二聚体而发挥抗氧化作用。电针小肠经时，S100a9 表达明显增加，可能同样发挥调控炎性反应和抗氧化作用，从而减轻心肌损伤。

冠状动脉堵塞后，在不到 1 min 内即有 K^+ 从缺血细胞外移，细胞外 K^+ 浓度升高。同时冠状静脉血内有 H^+、乳酸和无机 PO_4^{3-} 增多。正是细胞内 K^+ 的丢失导致心肌细胞膜极化的改变和心电图 ST 段的异常，并成为心肌缺血早期室性心律失常的基础。电针小肠经时，K^+ 电压门控通道 Q 亚族 3（kcnq3）的表达明显下调，从而发挥抗心肌缺血和抗心律失常作用。ETS 领域转录因子 Pet-1 直接调控基因转录，编码 5-HT 的生物合成酶——色氨酸（TPH）和 5-HT 浆膜转运体。电针小肠经能明显下调 Pet1 基因表达，减少 5-HT 生物合成量，减轻其与 5-HT$_2$ 受体结合导致的血管收缩，从而发挥对心肌缺血性损伤的保护作用。同时也减少与心室肌细胞上 5-HT 受体结合，抑制心肌细胞蛋白质和 DNA 合成及成纤维细胞增殖。

屏氧酶（PON）是一类与高密度脂蛋白（HDL）密切相关的酶。PON 基因家族及其酶活性参与脂质过氧化物的降解、高密度脂蛋白的抗氧化作用和免疫炎性反应。屏氧酶 1（PON1）基因十分常见，而这种基因与一种被称为芳香烷基磷酸酯酶的酶类的产生有关。芳香烷基磷酸酯酶有助于 HDL 胆固醇的产生，能够预防 LDL 损伤心脏和血管系统。电针小肠经能明显上调 PON1 基因的表达，从而对缺血性心肌损伤起保护作用。

花生四烯酸（AA）是占据细胞膜磷脂 2-酰基位置的主要脂肪酸。当膜受到刺激时，通过磷脂酶 A_2 释放 AA。在血小板中 AA 通过环氧化酶代谢为血栓素（TXA$_2$）。TXA$_2$ 具有很强的收缩血管和诱导血小板聚集的作用。电针小肠经能明显下调磷脂酶 A_2 Ⅱ A 组（Pla2g2a）基因的表达，抑制磷脂酶 A_2 释放 AA 过程，使得 TXA$_2$ 生成量减少，从而缓解血管收缩和血小板聚集的作用。

氨基酸类主要存在于中枢神经系统，现已明确主要有谷氨酸（Glu）、冬氨酸（aspartate）、γ-氨基丁酸（GABA）和甘氨基酸（glycine），前两种为兴奋性氨基酸（EAA），后两种为抑制性氨基酸。Grm1 谷氨酸（Glu）是一种典型的 EAA，也是典型的兴奋性神经递质，脑损伤后早期细胞外 Glu 浓度明显升高，并具有神经毒性。其兴奋毒性作用主要是通过其受体介导参与继发性损伤。Glu 在脑和脊髓，人分布极为广泛，但大脑皮质和脊髓背侧部分含量相对较高。Ⅰ 型代谢性谷氨酸受体（Grm1）类 GABA-B 受体作用，参与 G 蛋白耦联受体蛋白信号通路和突触传递。电针小肠经能明显下调 Grm1 基因表达，以减轻神经毒性作用。由此推测 Glu 参与了心肌缺血损伤过程，但未见相关文献报道。

腺苷磷酸脱氢酶 1（Ampd1）在能量代谢中起催化 AMP 转变成 IMP 的作用，即 AMP+H2I =IMP+NH$_3$。一般而言，AMP 含量下降，可反馈性增加 ATP 转化成 AMP。电针小肠经能上调 Ampd1 基因表达，即抑制 AMP 转化成 IMP，使得 AMP 含量增加，反馈性使 ATP 转化为 AMP 速度下降或减慢，心肌细胞 ATP 储存增加，有利于供能。

早期生长反应 1（Egr1）是一个与血管病理相关的关键转录因子。在急性细胞应激状态下可调节致炎和促凝血基因的表达。有资料表明，Egr1 促进血管炎症和动脉粥样硬化形成。电针小肠经可明显下调 Egr1 基因表达，从而减轻血管炎性损伤。

本实验观察到，电针小肠经可明显改善心肌缺血基因表达水平，对心肌缺血具有一定的保护作用。可见小肠经则发挥了表里经的功能，从基因水平初步验证了"表里相合"的理论，亦为针灸临床积累了实验资料。

3.3　本研究结果的再分析　本实验所筛选到的差异表达基因中有一些为首次发现与电针小肠经干预心肌缺血作用有关的已知基因，已初步建立经脉脏腑相关基因数据库，另外还有相当一部分为可能代表新基因的 EST，通过获取其 cDNA 全长，并对其功能进行进一步的分析，将有助于进一步阐明电针诱导的心肌内源性保护的分子机制，为临床防治缺血性心脏疾病提供新的线索和思路。

〔中国中医急症，2006，15（5）：513-516〕

电针对大鼠急性缺血心肌细胞 caspase 基因的调控

汪克明，吴子建，胡　玲，王月兰，周逸平，李晓民

心肌缺血导致的心肌细胞死亡，以往一直认为是坏死，近年来的研究提示尚有细胞凋亡的参与。细胞凋亡（apoptosis）是细胞生命的基本特征之一，是多细胞有机体维持体内平衡和发育过程的一个重要机制，其发生是一个复杂的由蛋白酶介导的级联反应过程，许多因素可以影响细胞的凋亡，但都需要通过不同的信号转导途径才能实现。

在细胞凋亡过程中处于核心位置，并与凋亡的形态学特征密切相关，由 caspase 所介导的级联反应是细胞凋亡过程的中心环节。本实验利用基因芯片技术进行高通量、大规模筛选大鼠缺血心肌细胞差异表达基因，分析 caspase 基因及其相关序列在缺血心肌细胞中的表达情况，研究电针对大鼠急性缺血心肌细胞 caspase 基因表达的影响，以及电针心经对心脏细胞凋亡的重要保护机制。

1　实验对象和方法

1.1　实验动物与模型复制　健康 SD 雄性大鼠 20 只，体质量（200±20）g（由中国科学院上海分院实验动物中心提供）。依据现行教材《卫生统计学》随机数字表将大鼠分为：正常组（N）、模型组（M）、电针正常心经组（EN）和电针模型心经组（EM），每组 5 只。采用结扎冠状动脉前降支法、距心尖处约 3 mm 处结扎冠状动脉左旋前降支，复制急性心肌缺血动物模型。通过心电图 J 点（波）抬高评定动物模型，按同一标准，各组选定评定结果相近的 3 例为芯片实验对象。

1.2　主要试剂　Trizol Reagent，Invitrogen Life Technologies，P/N 15596-018；RNeasy Mini Kit，QIAGEN，P/N 74104；Super Script Ⅱ，Invitrogen Life Technologies，PN/18064-014；T7-Oligo（dT）24Primer，Operon，HPLC purified DNA。

1.3　穴位与电针　依据现行教材《实验针灸学》，选取心经"神门"区段；采用 PCE-A 型程控电针治疗仪（安徽天恒科技实业有限公司），予以刺激电流 1.3 mA（峰-峰值），频率 2 Hz，波宽 300 ms，正负向交替方波刺激，强度以针体微动为宜，每次刺激时间 20 min，1 次/日，每次每组各选 1 只动物同步实验。

1.4　芯片材料　大鼠全基因 U230A 系列基因芯片（美国 Affymetrix 公司提供）。

1.5　取材　第 3 日停针后即刻（约距第 1 次针刺时间 48～50 h）取血、缺血中心区（2 min 内）活体取材。采用高速电动匀浆器迅速进行匀浆，Trizol 一步法提取心肌组织的总 RNA，RNeasy 的 RNA 纯化试剂盒（Invitrogen 公司提供）纯化、定量，从每只动物中取出等量 RNA 进行混合，制备芯片。

1.6　数据处理　用 Affymetrix Microarray Suite（Version 5.0）；Affymetrix Micro DB（Version 2.0）；Affymetrix Data Mining Tool（Version 2.0）；NetAffy™ Analysis Center 软件（均由 Affymetrix 公司

提供），筛选 caspase 相关基因进行分析。

2 结果

2.1 电针心经对模型大鼠心电图的影响 根据模型复制前后心电图变化情况判断、评价心肌缺血大鼠模型复制成功与否。大鼠在复制急性心肌缺血模型前后及电针后的心电图，结扎前为窦性心律（心率分别平均为 454.36 brt/min），结扎后明显出现了心电图改变，模型组中出现 T 波高耸；J 点平均抬高 245 μV；电针模型心经组后，T 波波幅下降，结扎前平均 360 μV，结扎后 680 μV，电针后 570 μV，R 波波幅显著升高，J 点抬高略有改善。

2.2 Affymetrix Rat U230A 芯片中 caspase 相关及在各组表达情况（表 1） 在 Affymetrix 公司提供的大鼠 U230A 全基因芯片中，与 caspase 相关的基因共 17 条，包括了 caspase1，2，3，6，7，8，9，11，12 以及 3 个 caspase 募集域及其相似序列。在这 17 个基因中，共检测到各组完全表达基因 6 条；差异表达基因 7 条；未表达基因 4 条。

表 1 不同组中的 caspase 相关基因表达情况

基因库号	基因名称	缩写	N	EN	M	EM
NM_022522.2	caspase 2	Casp2	P	P	P	P
AF136232.1	caspase 2	Casp2	M	A	P	P
NM_031775.1	caspase 6	Casp6	A	A	A	A
NM_022303.1	caspase recruitment domain protein 9	RGD：708370	P	A	A	A
AF262319.1	caspase 9	Casp9	P	P	P	P
D85899.1	caspase 1	Casp1	P	P	P	P
NM_022277.1	caspase 8	RGD：620945	P	A	P	P
NM_022260.1	caspase 7	RGD：620944	P	P	P	P
NM_130422.1	caspase 12	Casp12	P	P	P	P
U84410.1	caspase 3	Casp3	A	A	A	A
NM_053736.1	caspase 11	Casp11	P	P	P	P
AF293333.1	caspase 9	Casp9	M	A	A	A
AY008275.1	caspase 9	Casp9	A	A	A	A
BI279079	Transcribed locus，strongly similar to NP_766317.1caspase recruitment domain4［M us m usculu s］		A	A	A	P
BI281230	similar to death effector filament forming ced-4-like apoptosis protein is of omr2；caspase recruitment domain protein7；NAC-alpha/beta/gamma/delta	LOC360556	A	A	A	A
BF283754	caspase 7	RGD：620944	P	P	P	P
BM387008	caspase 3	Casp3	A	A	A	M

注：P. 完全检测到的表达基因；A. 完全未检测到的基因；M. 介于 P 和 A 之间的表达基因。

由表 1 可以看出，在各组中均有表达的主要有 D85899.1（Casp1）、NM_022522.2（Casp2）、NM_022260.1、BF283754（Casp7）、AF262319.1（Casp9）、NM_130422.1（Casp12）等 6 个基因；未检测到 U84410.1（Casp3）、NM-031775.1（Casp6）、AY008275.1（Casp9）、BI281230（LOC360556，Casp7 募集域相似基因）等 4 个基因；差异表达的为 AF136232.1（Casp2）、BM387008（Casp3）、NM_022277.1（Casp8-RGD：620945）、AF293333.1（Casp9）、NM_053736.1（Casp11）、BI279079（与 Casp 募集域 4 极相似的基因序列）和 NM_022303.1（Casp 募集域 9）等 7 个基因。

3 讨论

经穴脏腑相关体现在两个方面：脏腑病变可以在体表经脉上有所表现；通过针灸经络腧穴，也可以调节相应脏腑的机能，使机体达到"阴平阳秘"的平衡状态。细胞的生长和死亡是生命活动的内在根本，因此，对细胞凋亡的保护，可能是电针经络腧穴，调理阴阳的重要体现。本研究所利用基因芯片技术筛选出相对于模型组而言的电针心经组差异表达基因 784 条，涉及能量代谢、细胞凋亡等许多功能，其中很重要的一类基因是在细胞凋亡过程中起关键性作用的 caspase。

本实验表明，电针可以显著影响 caspase 基因及其相似序列的表达，进而影响细胞凋亡的进程，保护缺血心肌细胞。Casp2（AF136232.1），在正常组中不确定，电针正常组中未检测到，而在模型组、电针模型组中有表达；另一个 Casp2（NM_022522.2），则在四组中均有表达，可以认为是实验中炎症形成造成的。Casp3 在本实验中包括了 U84410.1 和 BM 387008 两个序列，多为未检测到，仅后者在电针模型心经组中有弱信号表达，Casp6 也为未检测到的信号，表明电针心经与 Casp3 和 Casp6 关系不大。Casp8 和 Casp11，在正常组、模型组和电针模型组中有表达，而在电针正常组中没有表达，说明电针抑制了该基因的表达，进而阻碍了细胞凋亡过程的发展，而电针模型组中存在表达，可能是因为模型复制过程中表达过量引起的。caspase 募集域 4 相似序列在正常组、电针正常组、模型组中均未检测到，电针模型组中有表达，说明该基因序列与电针心经抗急性心肌缺血密切相关。Casp7 在四组中均有表达，倒是一个 Casp7（LOC360556）的序列，完全未表达。Casp9 是所有基因中比较特别的一类基因，其完全结构的表达既有完全表达的，也有完全未表达的，更有差异表达的，尤其是 caspase 募集域 9 仅在正常组中有表达，模型组和电针组均无表达，说明电针心经可以调节该基因表达，延缓细胞的凋亡进程。至于 Casp1 和 Casp12 则在四组中均有表达，很难说有统计学意义。

本实验通过利用基因芯片技术，筛选大鼠心肌细胞差异表达基因，得到了 3 条可能与电针相关的 caspase 基因，初步证实了电针可以调节细胞内凋亡调控因子 caspase 的表达。而 NM_022303.1、NM_022277.1 和 NM_053736.1 三个基因序列可能是电针保护缺血心肌细胞凋亡的基础。至于 Casp8，Casp11 和 caspase 募集域 9 是否是心经与心脏特异性联系的分子基础，还有待进一步验证。

［上海针灸杂志，2006，25（11）：40-42］

电针对心肌缺血细胞 G 蛋白信号通路的影响

吴子建，汪克明，王月兰，胡　玲，周逸平

本研究所利用基因芯片技术筛选出相对于模型组而言的电针心经经脉组差异表达基因 784 条，涉及能量代谢、细胞凋亡等许多功能。其中，很重要的一类是 G 蛋白，是由 α、β、γ 亚基形成的一类重要的信号转导分子，可以通过直接调制离子通道、激活第二信使等方式参与到细胞信号的转导过程中，影响细胞基因表达。在急性心肌缺血过程中，G 蛋白也发挥着极其重要的作用。本实验采用基因芯片技术筛选正常组、模型组和电针正常"神门"组、电针模型"神门"组的 G 蛋白基因表达，分析电针对心肌缺血保护的分子作用机制。

1　材料与方法

1.1　实验动物与模型复制　健康 SD 雄性大鼠 20 只，体质量（200±20）g（由中国科学院上海分院实验动物中心提供）。将大鼠分为正常组、模型组、电针正常"神门"组、电针模型"神门"组，每组 5 只。10%水合氯醛（0.36 mL/100 g 体质量）腹腔注射麻醉，剪毛，常规无菌操作。从左侧第 4、5 肋间打开胸腔，按压胸廓使心脏暴露于胸腔外。在肺动脉圆锥左缘、左心耳根部下缘 1～2 mm 处的冠状动脉左前降支下，穿零号无损伤缝合线，结扎，将心脏放回胸腔，关胸，缝合，局部无菌操作。通过心电图和血清酶学指标（CK、LDH）评定动物模型，按同一标准，各组选定评定结果相近的 3 例为芯片实验对象。

1.2　主要试剂　Trizol Reagent（Invitrogen Life Technologies，P/N15596-018）；RNeasy Mini Kit（QIAGEN，P/N74104）；Super Script Ⅱ（Invitrogen Life Technologies，P/N18064-014）；T7-Oligo（dT）24Primer，Operon，HPLC purified DNA。

1.3　穴位与电针　选取心经原穴"神门"，直刺 1 mm，采用 PCE-A 型程控电针治疗仪（安徽天恒科技实业有限公司）进行电针刺激，刺激为 1.3 mA 电流、2 Hz、波宽 300 μs 的正负向交替方波，强度以针体微动为宜。每次电针 20 min，每日 1 次，每次每组各选 1 只动物同步实验。

1.4　芯片材料　大鼠全基因 U230A 系列基因芯片（Affymetrix 公司提供）。

1.5　取材　第 3 d 停针后，10%水合氯醛（0.36 mL/100 g 体质量）腹腔注射麻醉大鼠，此时距第 1 次针刺时间 48～50 h，针刺记录、采血完毕，于无菌、无 RNA 酶条件下取大鼠左心室心尖部缺血区心肌，每只动物取材时间不超过 2 min，取材后立即标记置于液氮冷藏保存；对照组取材范围和方法相同。

1.6　芯片制备　心肌组织采用高速电动匀浆器迅速进行匀浆，利用 RNeasy Mini Kit 抽提总 RNA，按 Super Script Ⅱ 试剂盒说明进行逆转录，并以 Affymetrix 公司的 RNA Transcript Labeling Kit 进行体外转录（同时进行生物素标记）合成 cRNA 探针，经片段化处理后用于与基因芯片杂交。

用 Gene Array 扫描杂交芯片，该步骤严格按照 Affymetrix 公司 Protocol 进行。

1.7 数据处理 用 Affymetrix Microarray Suite（5.0 版），Affymetrix Micro DB（2.0 版），Affymetrix Data Mining Tool（2.0 版），NetAffy™ Analysis Center 软件（均由美国 Affymetrix 公司提供），进行数据整理分析。

2 结果

2.1 基因芯片 共得到电针模型"神门"组差异表达基因 782 个，其中 328 个表达上调，454 个表达下调，差异表达 2 倍以上的分别 7 个和 30 个。与正常组比较，电针正常"神门"组差异表达基因 426 个，其中 217 个表达上调，209 个表达下调，差异表达 2 倍以上的分别为 7 个和 4 个。通过对这些差异表达基因的筛选和比较分析，可以得到电针"神门"对大鼠缺血心肌细胞保护作用的相关基因。

2.2 各组 G 蛋白相关基因表达情况 在 Affymetrix 公司提供的大鼠 U230A 全基因芯片中，有 21 个基因与 G 蛋白信号通路相关。本实验中，有 15 个基因（L01115.1、Gng11、Adcy2、Calm3、Ppp3ca、Adcy5、Gnao、Prkcc、Arhgef1、RGD：619921、Pccb、Prkcd、Ppp3cb、Gng5、Gnai1、Itpr1）在 4 组中均有表达，4 个基因（Gnaz、Prkcb1、Adcy3、Adcy8）未表达，另有 2 个基因（Gng8、Prkar2b）在 4 组中有差异表达。显然，从表 1 可以看出，鸟苷酸结合蛋白 γ8（Gng8）在正常组和模型组中为未表达信号，而在电针正常"神门"组中弱表达，在电针模型"神门"组中明显表达，提示该基因与电针心经"神门"相关，电针"神门"可以诱导该基因的表达；cAMP 依赖性蛋白激酶 Aβ2（Prkar2b）在正常组和电针正常"神门"组中未表达，而在模型组和电针模型"神门"组中有表达，但其表达量存在差异，提示了该基因与心肌缺血相关，电针"神门"可以通过调节其表达改善心肌细胞缺血。因此，Gng8 和 Prkar2b 在电针抗心肌缺血中可能具有重要的作用（表 1）。

表 1 各组大鼠 G 蛋白信号通路基因表达情况

基因库号	基因中文名称	英文缩写	正常组	电针正常"神门"组	模型组	电针模型"神门"组
L01115.1			P	P	P	P
NM022396.1	鸟嘌呤核苷酸结合蛋白 γ11	Gng11	P	P	P	P
NM031007.1	腺嘌呤核苷酸环化酶 2	Adcy2	P	P	P	P
NM012518.1	钙调蛋白 3	Calm3	P	P	P	P
NM013189.1	鸟嘌呤核苷酸结合蛋白，αz 亚基 t	Gnaz	A	A	A	A
M13706.1	蛋白激酶 Cβ1	Prkcb1	A	A	A	A
NM017041.1	蛋白磷酸酶 3，催化亚基 α 异构体	Ppp3ca	P	P	P	P
NM022600.1	腺嘌呤核苷酸环化酶 5	Adcy5	P	P	P	P
AF413212.1	鸟嘌呤核苷酸结合蛋白，alpha o	Gnao	P	P	P	P
NM012628.1	蛋白激酶 Cγ	Prkcc	P	P	P	P
NM021694.1	Rho 鸟嘌呤核苷酸交换因子（GEF）1	Arhgef1	P	P	P	P
NM057132.1	Ras 同源基因家族 A	RGD：619921	P	P	P	P
AI502661	丙酰辅酶 A 羧化酶 β 多肽	Pccb	P	P	P	P

续表

基因库号	基因中文名称	英文缩写	正常组	电针正常"神门"组	模型组	电针-模型"神门"组
BM391912	鸟嘌呤核苷酸结合蛋白 γ8	Gng8	A	M	A	P
M12492.1	cAMP 依赖性蛋白激酶 Aβ2	Prkar2b	A	A	P	P
NM133307.1	蛋白激酶 Cδ	Prkcd	P	P	P	P
NM130779.1	腺嘌呤核苷酸环化酶 3	Adcy3	A	A	A	A
NM017142.1	腺嘌呤核苷酸环化酶 8	Adcy8	A	A	A	A
NM017042.1	蛋白磷酸酶 3，β 亚基异构体	Ppp3cb	P	P	P	P
BM389548	鸟嘌呤核苷酸结合蛋白 γ5	Gng5	P	P	P	P
NM013145.1	鸟嘌呤核苷酸结合蛋白	Gnai1	P	P	P	P
J05510.1	肌醇 1，4，5-三磷酸受体 1	Itpr1	P	P	P	P

注：P 代表与芯片上 mRNA 完全配对的基因，能够标记、检测到信号，即标本细胞中表达了的基因；A 代表未与芯片上 mRNA 配对的基因，无法标记、检测，即标本细胞中未表达的基因；M 代表检测信号介于 A 和 P 之间，即基因有表达，但信号强度较弱。

2.3 G 蛋白分布情况 作为抑制性腺苷酸环化酶 Gi 的 Gnαo、Gnαz 和 Gnαi1 的激活，参与了抑制缺血心肌细胞内腺苷酸环化酶，进而结合 Adcy2、3、5、6、8 等基因，影响下游的 cAMP 的表达，而 cAMP 又可以直接影响到蛋白激酶 A 的表达，调节转录。

另一方面，Gq 蛋白影响到 Itpr1 的表达，后者可以调节细胞内 Ca^{2+} 的活性，而 Ca^{2+} 又可以通过三条途径发挥作用：通过蛋白磷酸酶 3α 和蛋白磷酸酶 3β 影响转录过程；通过钙调蛋白 3 调节细胞应答；通过蛋白激酶 C（主要有 β1、γ 和 δ 亚基）调控细胞应答。

尚有一类靶蛋白未明确的 G 蛋白 G 12/13。在电针模型"神门"组中，发现 Rho 鸟嘌呤核苷酸交换因子 1 和 Ras 同源基因家族 A 两类 G12/13 蛋白，相互影响，并通过 NHE-1 基因使细胞骨架基因发生改变。

本实验所筛选到的鸟苷酸结合蛋白 γ8 和 cAMP 依赖性蛋白激酶 Aβ2 属于 Gβ&γ 类调节细胞转录的上、下游基因，电针"神门"使 Gng8 得到了明显的上调表达，后者又通过 cAMP 调节下游的 PKAβ2 表达，从而发挥对缺血心肌细胞的保护作用，这两个基因可能与电针"神门"的保护心肌作用密切相关。

3 讨论

G 蛋白，由 α、β、γ 亚基组成，每个亚基又有多种形式，提供了复杂的组合方式。根据 α 亚基的结构和作用靶，G 蛋白主要可以分为 4 种：Gs 激活腺苷酸环化酶、Gi 抑制腺苷酸环化酶、Gq 与磷脂酶耦联和未知靶蛋白 G12。一个特定的 G 蛋白可以耦联多个效应器，而不同的 G 蛋白也可以调制同一离子通道的活动。

以往研究表明，Gsα 和 Giα 所调控的腺苷酸环化酶活性是正常心肌抗心律失常的重要机制。急性心肌缺血初期，应激导致交感神经兴奋，血浆中儿茶酚胺浓度急剧升高，细胞膜 β2 受体密度增加，腺苷酸环化酶活性暂时增加，在缺血 20 min 后又迅速降低。研究表明，急性缺血时 G 蛋白含量或活性的改变与受体后信号转导异常和腺苷酸环化酶失活有关。

　　本实验表明，Gng8、Gng11 等多种 G 蛋白协同参与了心肌缺血反应，在大鼠心肌缺血细胞中发生了改变，而电针"神门"对缺血心肌细胞的保护则可能通过对这些基因的调节发挥作用。通过对 4 组表达 G 蛋白的比较分析可以发现，电针"神门"对 G 蛋白信号传递通路的调节主要涉及了 Gi 蛋白，影响细胞 cAMP 代谢，激活蛋白激酶 Aβ2，调节细胞转录过程，保护心肌；Gq 蛋白，通过 Ca^{2+} 调节蛋白激酶 C、磷脂酶的表达，影响细胞应答和转录，发挥电针抗心肌缺血的保护作用。

　　而与电针相关的相对特异性差异表达基因鸟苷酸结合蛋白 γ8 和 cAMP 依赖性蛋白激酶 Aβ2，则可能是电针心经"神门"抗心肌缺血的重要分子基础，尚需要基因组学和蛋白质组学的实验验证。同时本实验也提示了心经与心脏之间具有相对特异性的分子联系途径。

［针刺研究，2006，31（5）：264-267，321］

针刺心经、小肠经干预急性心肌缺血下丘脑基因表达

周美启，周逸平，汪克明，胡　玲，沈晓明，王月兰，陈业农

针灸治疗缺血性心脏病一直是针灸临床研究中的一项热门课题。本研究旨在上述研究工作基础之上，采用基因芯片技术观察针刺心经和小肠经对心肌缺血大鼠的下丘脑基因表达谱的影响，从基因水平揭示出下丘脑在针刺心经、小肠经干预急性心肌缺血中的作用。

1　材料与方法

1.1　动物选择与分组　SD 大鼠 20 只，体质量为（180±15）g，由中国科学院上海生命科学研究院实验动物中心提供。随机分为 4 组，即模型组、肺经组、心经组和小肠经组，每组 5 只。

1.2　动物模型的复制　制备大鼠心肌缺血模型（冠状动脉左降支结扎法），略作改进。用乌拉坦（0.65 g/kg）腹腔注射麻醉大鼠，背位固定，剪毛，常规皮肤无菌操作，分离气管并连接呼吸机。从大鼠胸部左侧 4、5 肋间开胸，剪开心包膜，按压胸廓使心脏暴露于胸腔外。在肺动脉圆锥左缘，左心耳根部下缘 1～2 mm 处冠状动脉左前降支下，穿"5-0"无损伤缝合线，结扎。然后将心脏放回胸腔内，缝合胸腔，局部无菌操作。缝合胸壁后停用人工呼吸机，恢复自主呼吸。各组动物均采用结扎冠状动脉前降支法复制急性心肌梗死动物模型，并以心电图和血清酶学指标（CK、LDH）的改变为模型复制成功依据。

1.3　经脉选择与电针参数　心经组选取手少阴心经"神门（HT7）至通里（HT5）"段，小肠经组选取手太阳小肠经"养老（SI5）至支正（SI7）"段，肺经组选取手太阴肺经"太渊（LU9）至列缺（LU7）"段。分别于上述 3 条经脉段各刺入 3 根 1 寸毫针，间距 2 mm，并联连至 PCE-A 型程控电针治疗仪。电针参数：电流（IP-P）为 1.5 mA，频率为 2 Hz，连续电针 20 min。约 24 h 1 次，共 3 次。模型组不予电针。

1.4　标本取材　根据心电图和心肌酶谱结果分析，于实验完毕每组筛选出 3 只大鼠，在无菌、无 RNA 酶条件下取大鼠下丘脑。

1.5　下丘脑组织总 RNA 提取与纯化　将每组 3 只大鼠的下丘脑标本提取与纯化后汇合形成一个总标本。利用 QIAGEN 公司生产的 Rneasy Mini Kit 抽提总 RNA，按 Invitrogen Life Technologies 公司的 Super Script Ⅱ 试剂盒进行逆转录，并以 Affymetrix 公司的 RNA Transcript Labeling Kit 进行体外转录（同时进行生物素标记）合成 cRNA 探针。

1.6　基因芯片和芯片杂交、洗脱、染色及检测　合成好的 cRNA 探针经片段化处理后用于与基因芯片杂交。基因芯片为 Affymetrix 公司生产的 Ratexpresion SET230A，其上有对应于 15 923 个大鼠已知基因和 EST 的原位合成的寡核苷酸群。芯片的杂交、洗脱、染色及检测利用 Affymetrix 公司生产的专用设备"基因芯片检测工作站"（workstation）进行，过程的一切操作均按 Affymetrix

公司推荐的条件进行。为了确保芯片检测质量，每次制备好的 cRNA 探针先与一张质量 test chip 进行杂交，经扫描和数据处理，确认所用 cRNA 探针没有问题后再用它与大鼠 Rat Expresion SET230A 芯片进行杂交。

1.7　芯片检测数据的处理　芯片扫描所得数据利用 Affymetrix Microaray Suite（Version5.0）进行计算和处理。其过程是先对每张芯片的数据进行统一处理，然后分别对肺经组与模型组、心经组与模型组以及小肠经组与模型组进行比较分析。

2　结果

2.1　芯片检测质量判断　从模型组、肺经组、心经组和小肠经组的 test chip 扫描图可以看到，在图的上方有一清晰的 "Gene chip test3" 字样，图的四周点线比较均匀，四角的点及中间的 "十"字均清晰明显。Real chip 扫描图有关质量控制方面的数据检测报告也表明，整张芯片的背景值（background）、噪声值（noise）都很均匀；持家基因对照中的 β-actin 和 GAPDH 的 5′端和 3′端均被检测到，3′端和 5′端的信号比值均明显低于 30 这个标准；外加的阳性对照 BIOC、BIOB、BIODN 也都能检测到。表明基因芯片的质量、样品 RNA 的质量均良好，杂交及检测体系没有任何问题，芯片检测的结果完全可靠。

2.2　样品芯片检测结果　利用基因芯片 Rat Expresion SET230 对来自模型组、肺经组、心经组和小肠组的 cRNA 进行检测的总结果：在总共 15 923 个大鼠已知基因和 EST 中，模型组检测到 10 167个，占总基因和 EST 数的 63.85%；肺经组检测到 10 045 个，占总基因和 EST 数的 63.08%；心经组检测到 10 489 个，占总基因和 EST 数的 65.87%；小肠经组检测到 10 299 个，占总基因和 EST数的 64.68%。

2.2.1　下丘脑差异表达基因和 EST 数目　结果发现，与模型组比较，肺经组共有 921 个差异表达基因，包括表达序列标签（EST），其中 368 个表达下调，553 个表达上调，表达差异大于 2倍的分别有 26 个和 57 个。与模型组比较，心经组共有 2250 个差异表达基因，其中 933 个表达下调，1317 个表达上调，表达差异大于 2 倍的分别有 34 个和 190 个。与模型组比较，小肠经组共有2219 个差异表达基因，其中 855 个表达下调，1364 个表达上调，表达差异大于 2 倍的分别有 97个和 122 个。

2.2.2　下丘脑差异表达基因和 EST 类型　与模型组比较，肺经组、心经组和小肠经组差异表达大于 2 倍的基因类型各具有自身特点，内容复杂，但三者之间也有规律可循。例如，心经组、小肠经组均出现促甲状腺激素释放激素（thyrotropin releasing hormone，Trh）基因表达明显上调（Signal Log Ratio 分别为 1 和 1.4），促肾上腺皮质激素释放激素（corticotropin releasing hormone，Crh）基因表达明显下调（Signal Log Ratio 分别为–1.4 和–2.3），而肺经组则未见上述两种基因的明显变化（Signal Log Ratio<1 或>–1）。

3　讨论

本研究选用 Affymetrix 公司生产的 Rat Expresion SET230A，其上有对应于约 15 923 个大鼠已知基因和 EST 的原位合成的寡核苷酸群。从实验的设计到实验的结果来看，完全达到本实验预期的要求和目标。

甲状腺激素（thyroid hormone，TH）对心血管系统的作用是使心率增快，心肌收缩力增强，心排血量与心功能增加，对外周血管具有扩张作用，可降低外周血管阻力，从而降低心脏后负荷，增加心搏出量。三碘甲（状）腺原氨酸（triiodothyronine，T_3）是 TH 的主要活性成分，对心脏功能的影响是通过直接作用和间接作用两种方式进行的。T_3 对心脏的间接作用可通过影响前负荷、后负荷、心率及心脏对儿茶酚胺等物质的敏感性而增强心脏功能。T_3 可改变外周动脉平滑肌细胞 Na^+ 与 K^+ 的分布，使血管平滑肌细胞收缩力下降。血管张力减低、血管阻力下降，使心脏后负荷降低，心排血量增加。T_3 也可以增加心肌细胞膜上肾上腺素能受体的数目、亲合力、腺苷酸环化酶的活性，增强心血管系统对儿茶酚胺的敏感性，从而使心率增快、心搏出量增加。T_3 对心肌的直接作用是引起的心肌收缩力增强不是依赖于前后负荷和心率的改变，而是由于直接影响心肌收缩机制所发挥的正性变力作用。T_3 作用于心肌细胞的第一步是跨越心肌细胞膜进入胞浆内，T_3 进入胞浆内后有两种作用途径：第一种途径是与核膜上的 T_3 核受体特异性结合，通过"核内机制"刺激蛋白质的合成，使心肌收缩蛋白合成增加，从而提高心肌的收缩力。T_3 直接作用于心肌的另一种途径是通过所谓的"核外机制"，直接作用于心肌细胞的"非核作用位点"快速增强心肌的收缩力。

肾上腺皮质激素（adrenocortical hormone）可收缩小血管，提高血管平滑肌对儿茶酚胺的敏感性，增加小血管的张力；阻止参与去甲肾上腺素生物合成酶（如多巴胺 β-羟化酶和苯乙醇胺甲基转移酶）的失活，有利于交感神经冲动的传递和肾上腺素的释放；也可能抑制了激肽释放酶原转化为活性激肽释放酶，减少缓激肽的生成，减轻血管舒张。

电针心经和小肠经均能明显上调 Trh 基因表达水平和下调 Crh 基因表达水平，通过促进垂体释放促甲状腺激素和抑制垂体促肾上腺皮质激素，继而分别刺激甲状腺和抑制肾上腺释放甲状腺激素及肾上腺皮质激素，使体内甲状腺激素升高，肾上腺皮质激素降低，直接或间接地增快心率，增强心肌收缩力，扩张外周血管，降低外周血管阻力，从而降低心脏后负荷，增加心搏出量，从而改善由缺血心肌引起的心功能障碍，对心肌缺血具有保护作用。

经脉脏腑相关和躯体内脏相关以及和脑之间的联系是神经科学研究的重要方面之一，也是经络理论研究者希望的突破口。下丘脑作为大脑皮质下重要的神经内分泌调节中枢，通过内脏神经系统和内分泌系统调控包括心血管系统在内的机体多种功能。本研究结果显示，电针心经和小肠经除影响 Trh 和 Crh 基因表达水平外，还影响了下丘脑其他基因表达水平，这些基因表达的明显上调或下调有可能直接或间接地作用于心脏，参与电针干预心肌缺血作用过程，有待今后进一步分析、挖掘和整理。

［安徽中医学院学报，2007，26（2）：18-21］

心经经脉与下丘脑相关的差异表达基因的研究

李 梦，龙迪和，何 璐，胡 玲，汪克明，吴子建，蔡荣林，周逸平

本研究利用基因芯片技术探索电针心经经脉、肺经经脉与下丘脑相关的特异性差异表达基因，目的是从分子水平对经脉脏腑相关与脑联系以及心经与心脏相对特异性联系途径进行深入研究和寻找科学的依据。

1 材料与方法

1.1 实验动物分组 普通级健康雄性成年 SD 大鼠 28 只（由中国科学院上海分院实验动物中心提供），体质量（200±20）g，3～4 个月龄，随机分为正常对照组、模型组、电针肺经组和电针心经组。

1.2 急性心肌缺血模型复制 除正常组外，各组动物均采用结扎冠状动脉前降支法复制急性心肌梗死动物模型，略做改进：用 3%戊巴比妥钠（40 mg/kg）麻醉，从左侧第 4、5 肋间打开胸腔，按压胸廓使心脏暴露于胸腔外。在肺动脉圆锥左缘、左心耳根部下缘处的冠状动脉左前降支下穿零号缝合线，结扎。然后将心脏放回胸腔内，关胸，缝合，局部消毒。以心电图和血清酶学指标肌酸激酶（CK）、乳酸脱氢酶（LDH）的改变为模型成功依据。因结扎后符合标准最小组例数为 3 例，故各组均筛选 3 例动物。

1.3 经脉和电针参数选择 电针心经组选取双侧"神门"至"通里"段，电针肺经组选取双侧"太渊"至"列缺"段（穴位选取依据现行教材《实验针灸学》）。采用电针刺激，刺激电压 5 V（可使局部肌肉微微抽动），电流强度 1.1 mA，频率为 2 Hz，波宽 300 μs，正负向交替方波，每次刺激时间 20 min，1 次/d，第 3 d 电针后活体取材，约距第 1 次电针时间 48～50 h。

1.4 取材和提取 RNA 进行芯片实验 每组取 3 只动物的下丘脑组织，采用 Trizol 一步法提取组织的总 RNA，进行纯化，去除其中有可能干扰实验的血红素等杂质。纯化后的 RNA 进行定量，然后，从每只动物中取出 100 μL RNA 混合进行芯片实验。采用 Affymetrix 提供的大鼠全基因 U230 序列基因芯片进行实验。

2 结果

初步分析发现，与模型组比较，电针心经组下丘脑中变化大于或等于 2 倍的差异表达基因分别有 190 个上调，34 个下调，涉及细胞代谢、脂质代谢、免疫反应、G 蛋白偶联受体、离子转运、信号转导等多种因子；而电针肺经组仅有 57 个基因表达上调，26 个基因表达下调。

2.1 电针心经组与模型组比较 在 190 个上调基因中，与钙离子相关的基因有 11 个，如层粘连蛋白 β2、烟胺比林钙结合 2、肾素-血管紧张素系统胼基释放蛋白 1、电压依赖性钙通道 γ-3 亚基等；属于 G 蛋白偶联受体的有以下 4 个：大麻素受体 1、5-羟基色胺（血清素）受体 2C、MAS1 致癌基因、5-羟基色胺（血清素）受体 5B；属于水通道的有 11 个；属于离子通道的有 15 个，如早期生长反应因子 4、花生四烯酸 12-脂（肪）氧化酶、1 号 V 钾通道亚科、凝固因子 5、氯化物途径 2 等；另外有 35 个无名的转录序列。

在下调的 34 个基因中，与钙离子相关的有分泌酸性的富含半胱氨酸糖蛋白 1 个；属于 G 蛋白偶联受体的有以下 3 个：促生长激素神经肽受体 2、内皮素受体 B 型、降钙素受体；属于促激素释放因子类的有前-黑色素-浓缩激素、促甲状腺激素释放因子、促肾上腺皮质素释放激素、精氨酸加压素等 6 个；与信号转导相关的有以下 3 个：LIM 基序包容蛋白激酶 1、依赖于钙-钙调蛋白的蛋白激酶（CaM kinase）Iiγ、蛋白激酶（cAMP 依赖的、催化的）抑制剂 β；另有 9 个无名的转录序列。

2.2 电针肺经组与模型组比较 在 57 个上调的基因中，与钙离子相关的有烟胺比林钙结合 2 和海马钙素 2 个；属于 G 蛋白偶联受体的有以下 3 个：5-羟基色胺（血清素）受体 2A、降钙素受体、5-羟基色胺（血清素）受体 5B；属于离子通道的有血浆铜蓝蛋白、三磷酸腺苷酶 Na^+-K^+ 泵 a1、氯化物途径 2 和 1 号 V 钾通道亚科 4 个；另外有 5 个无名的转录序列。

在 26 个下调的基因中，与钙离子相关的仅细小白蛋白 1 个；与代谢有关的基因有单酸甘油酯脂酶、蛋白质磷酸酶 1 调节亚单位 1C、醛氧化酶、海藻糖酶、细胞毒性 T 淋巴细胞靶抗原、3-甲（基）-3，5-二羟（基）戊酸焦磷酸盐脱羧酶和内皮素受体 B 型 7 个；没有与 G 蛋白偶联受体有关的基因；另有 2 个无名的转录序列。

2.3 电针心经组与电针肺经组差异表达基因比较 电针心经组差异表达基因远多于电针肺经组。在电针心经上调的 190 个基因中，有波形蛋白、甲状腺激素视黄醇转运蛋白、晶体蛋白 n、血浆铜蓝蛋白、烟胺比林钙结合 2、CD24 抗原等 43 个与肺经表达相同，其余 147 个为电针心经特异表达的基因，主要包括了水通道蛋白（促进水分子在细胞和它周围环境间运动，与多种疾病相关）、基质金属蛋白酶、肌钙蛋白、组织蛋白酶 C、脂蛋白脂酶、S100 钙结合蛋白 A9 等因子，另外尚有 27 个为无名的转录序列；在电针心经下调的 34 个基因中，仅蛋白质磷酸酶 1 调节亚单位 1C、类似于骨形态发生蛋白 II 型受体（LOC301443）mRNA、1379747at、内皮素受体 B 型、降钙素受体和与分泌片高度相关的转录序列：P00722（E.coli）BGAL 大肠杆菌 β-半乳糖苷酶 6 个基因与肺经相同，其余 28 个为电针心经特异表达的基因，主要有 caspase7、蛋白激酶抑制剂 β 等促细胞凋亡相关基因，另有 7 个无名的转录序列。而电针肺经仅有 34 个为其特异表达的基因。

可见，电针心经与电针肺经的分子生物学机制不同，具有相对特异性。以往的研究也表明：电针心经可显著改善心肌缺血，提示电针心经的差异表达基因与改善心肌缺血、提高心脏功能密切相关。

3 讨论

自主神经系统，尤其是交感神经在针刺抗急性心肌缺血中具有重要的作用，下丘脑作为调节自主神经的高位中枢，在针灸治疗急性心血管疾病中具有重要的地位。因此，本实验观察了在下丘脑中，当电针不同经脉时以及复制急性心肌缺血模型时的差异表达基因，为经脉脏腑相关与脑联系提供实验依据。

在下丘脑中，电针心经组的差异表达基因有 224 个，电针肺经组仅 83 个，两者不仅表达数量有明显差异，且基因功能亦基本不同。电针心经组与自主神经活动相关的差异表达基因，如 5-羟色胺不同亚型的受体，数量明显高于电针肺经组，提示电针心经抗心肌缺血的作用在下丘脑的差异表达与电针肺经不同。

电针肺经组的部分差异表达基因与电针心经组基本相同，但其表达信号绝对值不相同，即表达量不同，表明电针肺经与电针心经作用机制不同。电针心经组中离子通道和运输蛋白基因表达显著多于电针肺经组；电针心经组具有改善细胞骨架、细胞分化、DNA 结合、转录和转录因子类基因表达以及细胞凋亡和应激反应蛋白相关基因的表达的作用，而电针肺经组没有此类基因表达，两者差异显著，这种差异可能与改善心肌细胞的功能密切相关。因此，电针心经与电针肺经具有相对特异性。

［针刺研究，2008，33（4）：219-222］

电针心经、小肠经干预心肌缺血作用及机制探讨

周美启，周逸平，汪克明，王月兰，陈业农

心肌缺血是临床心血管疾病常见的症候群，本研究观察电针刺激心经"神门至通里"段和小肠经"养老至支正"段对急性心肌缺血大鼠心功能的影响，并进一步探讨其自主神经系统活动孔制。

1 材料与方法

1.1 材料 选用体质量为 180～220 g 的 Wistar 大鼠 48 只，雌雄各半，由安徽医科大学实验动物中心提供。随机分成对照组、模型组、心经组和小肠经组，每组 12 只。

1.2 方法 实验大鼠予 20%乌拉坦腹腔注射（5 mL/kg）麻醉，并仰卧位固定。用直径 0.1 mm 和 0.25 mm 乳胶管 2 根，内充 10 g/L 的肝素钠溶液，一根经左颈总动脉向心插至左心室，另一根逆向插入股动脉，两导管均由 TMI 型压力换能器（日本产）压电转换，信号同步经 RM-86 型多导生理记录仪（日本 NIHON 公司产）的 Carrier 放大器，通过 COMPAO 计算机内置 SMUP（上海第一医科大学生理教研室制）的 Cardio 微软处理系统；将针形电极插入大鼠四肢皮下，常规连接心电图导联，将标准 II 导联信号送 RM-86 型多导生理记录仪的 Biophysical 放大器，由 SMUP 的 HRV 软件处理系统，各组于给药后 5 min 即刻采样，分析心功能和心率变异性（HRV）各指标。三组动物均经股静脉一次性注射 2 U/kg 的脑垂体后叶素（上海天丰制药厂生产），复制急性大鼠心肌缺血模型。模型复制后，分别在心经组"神门至通里"段和小肠经组"养老至支正"段各刺入 3 根 1 寸毫针，间距 2 mm，并连至 PCE-A 型程控电针治疗仪（安徽天恒有限公司生产）。两组参数一致：2～20 Hz 疏密波，电压 5～15 V，以针下肌肉颤动为宜，连续定时电针 5 min。对照组、模型组不予电针。

1.3 统计学处理 数据以（$\bar{x} \pm s$）表示，采用 SPSS 10.0 软件进行方差分析和 t 检验。

2 结果

2.1 电针心经、小肠经对急性心肌缺血大鼠心功能的影响（图 1） ①对照组与模型组比较，左心室收缩压（LVSP）、左心室舒张末期压（LVEDP）、左心室内压上升速率正峰值（+dp/dt$_{max}$）、左心室内压上升速率负峰值（–dp/dt$_{max}$）、心肌纤维缩短速率（Vce40）差异有显著性（$P<0.01$）。②给药 5 min 后，心经组 LVSP、LVEDP、+dp/dt$_{max}$、–dp/dt$_{max}$、Vce40 与模型组比较，差异有显著性（$P<0.05$ 或 0.01）；小肠经组 LVSP、–dp/dt$_{max}$、Vce40 与模型组比较，差异有显著性（$P<0.01$）；而心经组 LVSP、LVEDP、–dp/dt$_{max}$ 与小肠经组比较，差异亦有显著性（$P<0.05$ 或 0.01）。

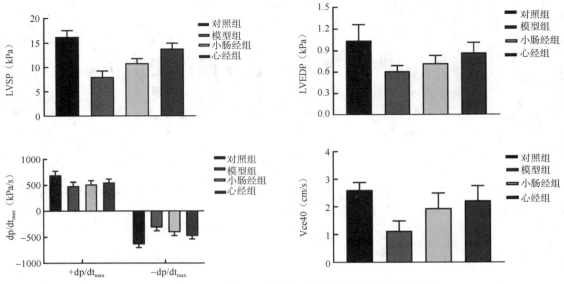

图1　电针心经、小肠经对急性心肌缺血大鼠心功能的影响

2.2　电针心经、小肠经对急性心肌缺血大鼠 HRV 的影响（图2）　①静脉注射脑垂体后叶素后可引起大鼠 HRV 变化，表现为给药后 HRV 的 RR 间期（RRI）延长，总心率变异性（TV）增大，自主神经系统动态平衡比值（LF/HF）减小（$P<0.01$）。②电针心经或小肠经均能显著对抗脑垂体后叶素所致的 RRI 延长、TV 增大和 LF/HF 减小的作用，与对照组比较，差异有显著性（$P<0.01$）。

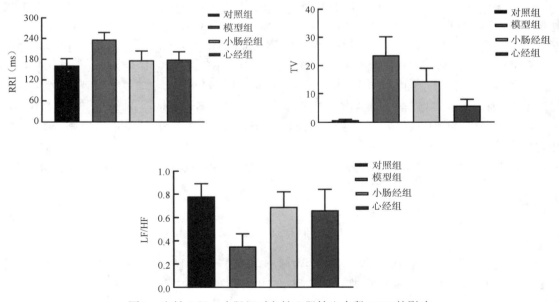

图2　电针心经、小肠经对急性心肌缺血大鼠 HRV 的影响

3　讨论

经络学说认为，经络"内属于腑脏，外络于肢节"。由于心经穴位排列的特征，心经"神门至通里"段涉及"神门""阴郄""通里"三穴，"神门"是心经原穴，"五脏六腑之有疾者，皆取其原也"；"阴郄"是心经郄穴，郄穴多治本经所属脏腑的急性病证；"通里"是心经络穴，手少阴络脉"循经入于心中"。刺激"神门至通里"段后，除通过心经经脉达到调节心功能外，还可发挥心经络穴的功能。手太阳小肠经与手少阴心经互为表里，"络心""属小肠""手太阳之别，名曰支正。上腕五寸，内注少阴……""手太阳之正……入腋走心，系小肠也"。小肠经"养老至支正"段涉及"养老""支正"两穴，"支正"为小肠经络穴，具有主治表里两经有关病症的作用。本实验观察到，电针心经或小肠经均可明显改善心功能，对急性心肌缺血具有保护作用。可见心经是通过本经而发挥作用，而小肠经则发挥了表里经的功能，从侧面验证了"表里相合"的理论，亦为针灸临床积累了实验资料。

本研究还发现，电针心经、小肠经具有显著对抗脑垂体后叶素所致的 RRI 延长、TV 增大和 LF/HF 减小的作用。电针可使 LF/HF 值增大，即 LF 值相对增大。因 LF 值与交感神经的兴奋性呈正比，说明交感神经系统兴奋性明显提高。结合艾灸心经具有改善心肌缺血性大鼠 HRV 的作用的研究成果，提示交感神经系统于针刺心经、小肠经以改善心功能和干预心肌缺血的过程中发挥着重要作用。

［中国中医急症，2004，13（1）：37-38］

电针心经腧穴对急性心肌缺血大鼠自主神经活动的影响

崔 帅，许 静，王 洁，吴生兵，周逸平，周美启

经脉脏腑相关是经络理论体系的核心，是针灸治疗的理论基础。心与心经的联系是经脉脏腑相关的典型体现之一。临床研究表明，针灸治疗缺血性心脏病疗效肯定。既往研究发现，针刺心经具有抗急性心肌缺血的作用，针刺心经改善心肌缺血与交感神经有关；其他学者研究也发现针刺改善心肌缺血与迷走神经系统有关，但未见同步观察交感神经和迷走神经在针刺抗心肌缺血中协同作用的报道。本研究采用大鼠心脏冠状动脉左前降支结扎复制心肌缺血模型，同步记录心电图、交感神经与迷走神经放电，观察电针心经腧穴对交感神经和迷走神经的影响，旨在为电针心经治疗急性心肌缺血提供实验依据。

1 方法

1.1 实验动物与分组 健康清洁级 SD 大鼠，体质量（250±10）g，由安徽医科大学饲养中心提供，许可证号：SCXK（皖）2011—002。在康为 IR60 独立送风隔离笼具中饲养，笼内温度控制在（22±1）℃，相对湿度 60%左右。适应性饲养 1 周后，随机分为伪手术组、模型组和电针心经组，每组 10 只。对实验动物的处置均符合科技部颁布的《关于善待实验动物的指导性意见》。

1.2 主要仪器与试剂 多导生理记录仪（美国 BIOPAC 公司）；华佗牌 SDZ-Ⅳ型电子针疗仪（苏州医疗用品厂有限公司）；10%水合三氯乙醛（国药集团化学试剂有限公司）；0.9%氯化钠注射液（安徽丰原药业股份有限公司）。

1.3 模型复制方法 采用冠状动脉左前降支结扎法复制大鼠急性心肌缺血模型。用乙醚麻醉大鼠，背位固定，胸部去毛，皮肤常规无菌操作。沿左锁骨中线纵行切开皮肤 2 cm，从胸部左侧第 4、5 肋间钝性分离肌层，剪开心包膜，挤压右侧胸廓使心脏暴露于胸腔外。在肺动脉圆锥左缘、左心耳根部下缘 1～2 mm 处找到线状乳白色冠状动脉左前降支，从其下穿“5-0”无损伤缝合线，结扎。伪手术组只穿线不予结扎。然后将心脏放回胸腔内，迅速挤出胸腔内气体，缝合胸腔，局部无菌操作。记录心电图标准 Ⅱ 导联，心肌缺血大鼠心电图判定标准如下：①J 点水平向上或向下偏移≥0.1 mV；②T 波高耸，超过同导联 R 波 1/2；③T 波高耸伴有 J 点移位。

1.4 针刺方法 电针心经组选取手少阴心经“神门至通里”经脉段，于大鼠双前肢各刺入 3 根 0.30 mm×0.25 mm 毫针，间距为 2 mm，用铜线分别缠绕在 3 根毫针针柄上，然后并联成一束连接至电子针疗仪，电流强度为 1 mA，频率为 2 Hz。模型复制成功后予以电针，连续刺激 20 min。伪手术组、模型组不予电针。

1.5 观察指标及检测方法 心电图记录与分析：采用 BIOPAC 多导生理记录仪记录大鼠肢体Ⅱ导联心电信号，将记录到的心电信号通过心电图放大器模块输入到 AcqKnowledge 软件记录，分

别测量各组大鼠心电图上 J 点值。分别记录模型复制前 5 min，结扎后即刻，电针后 1 min、3 min、5 min、15 min 时间点前后 15 s 时间段的心率和心电图 J 点值。

大鼠交感、迷走神经放电记录与分析：用 10%水合氯醛（0.35 mL/100 g）麻醉大鼠，将麻醉后的大鼠放在手术台仰卧位固定，颈部剪毛，碘伏进行局部无菌操作。在大鼠下颌骨下缘至胸骨上窝的正中线切开长 2~3 cm 的切口，用止血钳钝性分离颈部肌肉组织，在左侧胸锁乳突肌下寻找到颈总动脉，然后在颈内动脉、颈总动脉和颈内静脉的后方找到较粗的迷走神经，并用玻璃分针沿血管走行小心分离神经，用细线穿过神经下方引出备用；在左侧胸锁乳突肌下寻找颈总动脉，之后将颈总动脉、颈内静脉一起轻轻牵向外侧，在椎前肌浅面、椎体旁将椎前筋膜用玻璃分针纵向剥离，找出颈交感干，用细线穿过神经下方引出备用。记录过程中，室内温度控制在（26±1）℃ 范围内，大鼠放置在加热垫上，温度保持在（27±2）℃。采用 BIOPAC 多导生理记录仪，通过生理记录仪上的神经电信号放大器同时记录交感神经与迷走神经的放电频率。将神经信号放大器的放大倍数调至 500，低通滤波器调至 100 Hz，高通滤波器调至 1Hz，采用双极铂金丝电极，电极末端分别接在 VIN+ 和 VIN- 上，电极头端分别钩在交感神经和迷走神经上，GND 接地针型电极接在大鼠下肢，参考针型电极扎入大鼠皮下，将沾有液体石蜡的棉花垫在神经下面，待电极勾好后将石蜡棉球包裹电极前段，降低噪音，保持神经湿润和保温。应用 AcqKnowledge 3.8.1 软件进行神经电信号的记录，阈值设定在 ±0.04 V，记录完毕后保存，离线对记录的电信号进行 FFT 的滤波处理，BANSTOP 滤掉 50 Hz 干扰，并将处理过的神经信号用 SPSS 17.0 分别统计模型复制前 5 min，结扎后即刻，电针后 1 min、3 min、5 min、15 min 时间点前后 15 s 时间段的放电频率。

1.6 统计学分析 所有数据均以均数±标准差（$\bar{x}\pm s$）表示，采用 SPSS 17.0 统计软件进行分析处理。组间差异比较采用单因素方差分析，组间两两数据比较前进行方差齐性检验，满足方差齐性则采用 LSD 检验。$P<0.05$ 表示差异有统计学意义。

2 结果

2.1 各组大鼠心率变化比较 模型复制前，3 组大鼠心率比较差异无统计学意义（$P>0.05$）。模型复制后，与伪手术组比较，模型组大鼠各时相心率均显著升高（$P<0.01$）；与模型组比较，电针心经组大鼠各时相心率均显著降低（$P<0.01$），且电针心经组电针后 1~5 min，持续降低（$P<0.01$），至电针后 5 min 开始逐渐升高（$P<0.01$），提示电针心经腧穴对急性心肌缺血大鼠心肌具有一定的保护作用。

2.2 各组大鼠心电图 J 点的变化 模型复制前，3 组大鼠心电图 J 点基本一致（$P>0.05$）；模型复制后，与伪手术组比较，模型组大鼠各时相心电图 J 点显著升高（$P<0.01$）；与模型组比较，电针心经组大鼠各时相心电图 J 点均显著降低（$P<0.01$），且电针心经组电针后 1~5 min 持续降低（$P<0.01$），至电针后 5 min 开始逐渐升高（$P<0.01$），表明针刺心经可明显拮抗急性心肌缺血时心电图 J 点的抬高，具有改善急性心肌缺血的作用。

2.3 各组大鼠自主神经放电活动变化 模型复制前，3 组大鼠交感神经和迷走神经放电频率差异无统计学意义（$P>0.05$）。模型复制后，与伪手术组比较，模型组大鼠各时相交感神经放电频率显著升高（$P<0.01$），迷走神经放电频率显著降低（$P<0.01$）。与模型组比较，电针心经组大鼠各时相交感神经放电频率显著降低（$P<0.01$），且电针后 1~5 min 持续显著降低（$P<0.01$），至电针后 5 min 开始显著上升（$P<0.01$）；与模型组比较，电针心经组各时相迷走神经放电频率显著升

高（$P<0.01$），且电针后 $1\sim5$ min 持续显著上升（$P<0.01$），至电针后 5 min 开始显著降低（$P<0.01$）。结果提示电针心经对急性心肌缺血大鼠交感神经和迷走神经电活动具有一定的调节作用。

2.4 各组大鼠迷走神经与交感神经放电频率比值变化 模型复制前，3 组大鼠迷走神经与交感神经放电频率比值比较差异无统计学意义（$P>0.05$）。模型复制后，模型组大鼠各时相迷走神经与交感神经放电频率比值显著降低（$P<0.01$）。与模型组比较，电针心经组大鼠各时相迷走神经与交感神经放电频率比值显著升高（$P<0.01$），且电针心经组针刺后 $1\sim5$ min 大鼠迷走神经与交感神经放电频率比值持续增大（$P<0.01$，$P<0.05$），至针刺后 5 min 开始显著降低（$P<0.01$），提示电针心经能够促进急性心肌缺血大鼠迷走神经与交感神经的协同作用，协同发挥改善急性心肌缺血作用。

3 讨论

经络学说认为，人体体表与脏腑是互为联系的，内脏部位有疾患，在外部的相关部位上会有所反映；相反，刺激体表心经的经脉段可以治疗心脏的疾病。由于心经穴位排列的特征性，分布在上肢内侧腕部的穴位具有相互协同的作用，加之神门是心经原穴，"五脏六腑之有疾者，皆取其原也"，通里是心经络穴，手少阴络脉"循经入心中"，因此，刺激该段经脉除了通过心经经脉对心功能具有调节作用外，还能够发挥心经络穴的功能。

自主神经系统又称植物神经系统，与调节各内脏、器官的活动有关，自主神经功能紊乱与心血管疾病的发生、发展及预后密切相关。急性心肌缺血可导致心率的变化，而心率变化时受到自主神经活动的影响。交感神经与迷走神经的动态平衡是保证心率稳定的关键，其协同作用能够调节急性心肌缺血大鼠的心率变化。心率变异性（HRV）可判断心脏自主神经功能，了解交感神经、迷走神经平衡状况。本研究证实，电针心经、小肠经可显著对抗脑垂体后叶素所致的 RR 间期延长、TV 增大和 LF/HF 减小，从而影响急性心肌缺血模型大鼠 HRV 的变化。

本研究结果表明，电针心经可以显著逆转急性心肌缺血模型大鼠心率加快，提示电针心经对急性心肌缺血大鼠心肌具有一定的保护作用。同步记录大鼠交感神经和迷走神经放电，发现电针心经可使急性心肌缺血大鼠所致的交感神经张力亢奋得到显著抑制，迷走神经张力低下得到显著增强，提示电针心经对急性心肌缺血大鼠交感神经和迷走神经电活动具有一定的调节作用，更加有利于急性心肌缺血的改善。进一步分析迷走神经与交感神经放电频率比值发现，电针心经可使大鼠迷走神经与交感神经放电频率比值显著升高，提示电针心经能够促进急性心肌缺血大鼠迷走神经与交感神经的协同作用，共同发挥改善急性心肌缺血的作用。

电针刺激"神门至通里"经脉段将感觉传入到中枢，再由中枢整合后将信号传导到交感神经和迷走神经，从而调节心脏功能活动，发挥针刺抗心肌缺血作用。经脉脏腑与脑相关研究是中西医理论结合的突破口。从大脑边缘-下丘脑-自主神经系统研究经脉脏腑与脑相关是一个可行的方向。本研究发现，海马参与了针刺心经改善心肌缺血作用。下一步拟运用电生理学、组织化学和形态学、分子生物学等技术，开展中枢相关核团研究，从而揭示针刺抗心肌缺血作用可能存在的神经传导通路，以全面阐释其神经-内分泌机制。

［针刺研究，2016，41（6）：515-520］

电针对急性心肌缺血家兔心功能及心交感神经电活动的影响

蔡荣林，胡　玲，周逸平，吴子建，汪克明，唐晓敏，李　梦，李姿慧

心肌缺血属于中医学"胸痹""心痛"范畴。《灵枢·九针十二原》载："五脏有疾，当取十二原。"《针经指南》载："络穴正在两经中间……，若刺络穴，表里皆治。"可见本经原穴与表里经络穴均可治疗该脏腑的病变。我们知道，神门属手少阴心经输穴、原穴；支正属手太阳小肠经穴，联络心经支脉，所以神门和支正穴都可以用以治疗心系的病证。有研究表明：电针心经和小肠经等穴均可明显改善心肌缺血大鼠的心功能和基因表达水平，对心肌缺血具有一定的保护作用，从多方面验证了"表里相合"的理论。而对神门、支正穴的针刺效应对比研究，文献中却鲜有报道。本研究通过观察电针"神门""支正"穴对急性心肌缺血家兔心功能及心交感神经电活动的影响，探讨心经原穴神门与小肠经络穴支正在抗心肌缺血过程中作用的相对特异性。

1　材料与方法

1.1　实验动物　雄性青紫蓝家兔 50 只，体质量（2.8±0.3）kg，由安徽医科大学实验动物中心提供。

1.2　实验材料与仪器　美国产 BIOPAC 生物信号采集系统（11A2055 系列），SKY-A4 生物信号处理系统（复旦大学上海医学院研制），SXE-1C 型手术显微镜（上海医用光学仪器厂），L734 型冷光立式四孔手术无影灯（上海医疗器械五厂），PCE-A 型程控电针治疗仪（安徽天恒有限公司制），神经束内微电极（美国进口直径为 50 μm 的 95 铂、5 铱合金丝），针灸针（苏州医疗用品厂），脑垂体后叶素（上海第一生化药业有限公司，批号：060301），肝素钠注射液（江苏万邦生化医药股份有限公司，准字 H32020612），生理盐水注射液（安徽丰原药业股份有限公司，批号：06090802）。

1.3　神经电信号的记录　家兔用 20% 乌拉坦（5 mL/kg）经耳缘静脉缓慢推注麻醉，颈部剪毛，消毒铺巾。纵行切开颈部皮肤及皮下组织，行气管插管术，保持气道通畅。分离显露左侧颈交感神经，在 10 倍手术显微镜下向颈下左侧分离至交感神经心上支，用显微镊子剥离神经表面约 2 mm 长的黏膜组织及神经外膜。在 10 倍近端的顶部区域，按 60° 斜角持续、轻柔地用力直至刺破神经束膜后，在与神经长轴平行的位置将微电极埋入神经束。电极近端 1.5 mm 全部埋入神经束，用 10-0 显微带针缝线将电极插入点远端以多点分别固定在神经外膜及周围组织上。将 100 mm 长的微电极近端放置在心交感神经外膜的表面作为参考电极，该电极宜平行束内微电极放置并用显微缝线固定在神经周围组织上。缝合颈部肌肉、皮肤，以保护交感神经的生理环境，保持神经的功能状态。将固定好的电极远端与 BIOPAC 生物信号采集系统的 EMG100C 放大器连接（设置 GAIN：500，LP：

500 Hz，HP：1.0 Hz），同时导入 SKY-A4 生物信号处理系统，记录心交感神经放电情况。

1.4　心功能观察指标　采用 BIOPAC 生物信号采集系统的 ECG100 C 放大器（设置 GAIN：500，LP：35 Hz，HP：0.5 Hz）同步记录家兔 II 导联心电图，并用 TSD104A 液压换能器（设置 GAIN：200，LP：5 kHz，HP：DC）分别经股动脉、颈总动脉记录股动脉血压和左心室内压，并导入 SKY-A4 生物信号处理系统进行信号后处理，以获取心率（HR）、室内压上升段最大上升速率（+dP/dt$_{max}$）、室内压下降段最大下降速率（–dP/dt$_{max}$）、左心室收缩压力峰值（LVSP）等心功能指标变化情况。

1.5　模型复制与动物分组　随机从 50 只家兔中选择 10 只作为正常对照组，其余用于模型复制。参照朱愉等的方法，经股静脉一次性注射脑垂体后叶素 3 U/kg，复制急性心肌缺血家兔模型。将模型复制成功的家兔随机分为模型对照组、电针支正组和电针神门组，每组 10 只。

1.6　实验过程　模型复制后 2～5 min，选择各项生理指标平稳后的时间点作为 0 min 开始标记，同时分别在两侧"神门""支正"穴各刺入 2 根 1 寸毫针，间距 2 mm，并连至 PCE-A 型程控电针治疗仪。两组参数均采用 2 Hz 疏波，电压 5 V，连续定时电针 10 min。对照组不电针。观察并记录各组动物 0 min、10 min、20 min、30 min 时各项指标的变化。穴位定位参照林文注主编的《实验针灸学》。

1.7　统计学处理　所有信号接入 SKY-A4 生物信号处理系统，用功能学科实验软件包 MFlab3.01 进行信号分析。手术显微镜下，用显微持针钳夹持在 90 mm 长电极统计结果均用均数±标准差（$\bar{x}\pm s$）表示，用 SPSS 12.0 统计软件分析，各组间均数比较采用单因素方差分析，组间均数的两两比较采用 LSD 法。

2　结果

2.1　不同组别家兔心功能的变化　模型复制后，家兔 HR 下降，LVSP 下降，+dP/dt$_{max}$ 降低，–dP/dt$_{max}$ 升高，各项心功能指标绝对值均显著降低（$P<0.01$），说明家兔心肌收缩功能急剧下降。随着造模时间的延长，家兔各项心功能指标逐渐恢复，在 10 min、20 min 时与正常组比较仍有显著性差异（$P<0.01$），30 min 时部分指标可接近正常状态。而电针神门组 10 min、20 min 时刻与模型组比较均有显著性差异（$P<0.05$），说明电针"神门"穴可有效改善家兔心肌收缩功能。电针支正组在 10 min、20 min 时刻与模型对照组比较差异性显著（$P<0.05$），部分指标与电针神门组的差异有统计学意义（$P<0.05$），说明电针"支正"穴亦可改善家兔的心肌收缩功能，但电针"神门"穴对家兔心功能状态改善优于"支正"穴。

2.2　不同组别家兔心交感神经放电频率的变化　模型组家兔在模型复制即刻心交感神经放电频率较正常组显著增强（$P<0.01$），而 10 min 后心交感神经放电又显著降低（$P<0.01$）。在停针即刻，电针神门组心交感神经放电频率与模型组比较有显著性差异（$P<0.01$），与正常对照组比较差异亦有统计学意义（$P<0.05$）；电针支正组交感神经放电频率较模型组有所改善（$P<0.05$），与电针神门组存在统计学差异（$P<0.05$）。在 20 min、30 min 时刻，电针神门组家兔心交感神经放电频率高于模型组（$P<0.05$），与正常对照组相当（$P>0.05$）。结果说明电针"神门"穴、"支正"穴都具有提高交感神经的兴奋性的作用，电针"神门"穴的作用更强。

3　讨论

中医学认为，"五脏有疾，当取之十二原。十二原者，五脏之所以禀三百六十五节气味也。……

十二原者，主治五脏六腑之有疾者也。"所以针刺原穴可以通达一身之元气，调节脏腑的各种机能，促使阴阳平衡，治疗脏腑的病变。而络穴可以沟通表里两经，有"一络通两经"之说，所以络穴的主治特点在于治疗表里两经的病变。

神门为手少阴心经输穴、原穴，在临床上广泛用于治疗失眠、健忘、心痛、心悸等心系疾病，也常用于治疗常见精神、神志疾病。近年来的相关报道显示：针刺神门穴对心功能指标具有一定的调整作用，而且可明显改善血管性痴呆、外伤性痴呆的认知功能，治疗失眠的临床痊愈率较高。有人发现：针刺"神门"穴可缩短乌头碱诱发的家兔室性心律失常持续时间。支正穴为小肠经络穴，近年来有研究发现：电针小肠经"支正"等穴对急性心肌缺血具有一定的保护作用，且能拮抗脑垂体后叶素所致的心交感神经放电活动的抑制作用，促进自主神经动态平衡。但是目前关于神门、支正穴的临床疗效观察偏多，而实验研究较少，缺乏对其作用机制和特异性作用的深入研究和比较。

本研究通过实验发现：模型复制后，家兔由于全身性血管收缩，心功能发生急剧变化，心肌收缩力下降，交感神经活动在代偿性增强后出现功能损害，心交感神经活动显著降低；电针"神门""支正"穴后，各项心功能指标、心交感神经放电频率较模型组显著改善（$P<0.05$）。说明针刺"神门""支正"可通过对心脏交感神经活动的调节，提高交感神经的兴奋性，加快心脏交感神经功能的恢复，从而改善家兔的心功能，对抗急性心肌缺血状态。结果还表明：电针"神门"穴对家兔急性心肌缺血状态的改善优于电针"支正"穴。

本研究进一步验证了心经原穴与心脏的特异性联系，而"支正"穴可能因为通过表里经发挥作用，所以对心脏功能的调整作用不及"神门"穴。其内在的调节机制还有待于进一步揭示。

［针刺研究，2007，32（4）：243-246］

电针经脉对急性心肌缺血家兔心交感神经放电活动的影响

汪克明，周逸平，周美启，王月兰，陈业农

既往研究证明，电针刺激心经、小肠经可明显改善心功能。本研究观察电针刺激心经"神门"至"通里"段和小肠经"养老"至"支正"段对急性心肌缺血家兔心交感神经放电活动的影响。

1　材料与方法

1.1　动物及分组　实验选用体质量为 $2.8\sim3.2\,kg$ 的雄性青紫兰家兔 36 只（由安徽医科大学实验动物研究中心提供），随机分成模型对照组、心经组和小肠经组，每组 12 只。

1.2　实验方法　200 g/L 乌拉坦耳缘静脉注射（5 mL/kg）麻醉动物，仰卧位固定，3 组动物各选 1 只同性别、体质量差小于 10% 的同步进行。颈正中线切口，分离交感神经心上支和心中支，分别埋植专用多股不锈钢丝双极电极，美国进口凝胶固定，关闭切口，恢复 2 h。参照朱愉等的方法，3 组动物均经股静脉一次性注射脑垂体后叶素 3 U/kg（上海天丰制药厂，批号 940501），复制急性心肌缺血家兔模型。两神经放电信号同步经 RM-86 型多导生理记录仪（日本 NIHON 公司产）的 Biophysical 放大器，通过 COMPAQ 计算机内置 SMUP（上海第一医科大学研制）的 Histo 微软处理系统处理。各组分别于针刺前（模型复制后即刻）、针刺后即刻、10 min、20 min 采样，分析交感神经心上支、心中支放电活动。模型复制后即刻，分别在左侧心经"神门"至"通里"段和小肠经"养老"至"支正"段各刺入 3 根 1 寸毫针，间距 2 mm，并连至 PCE-A 型程控电针治疗仪（安徽天恒有限公司制），右后肢踝上内侧接地，电排针刺激左上肢经脉，两经脉组参数一致：2 Hz 疏波，电压 5 V，连续定时电针 20 min。对照组不电针。所有数据均用（$\bar{x}\pm s$）表示，进行方差分析。

2　结果

2.1　电针经脉对心率的影响　模型对照组、心经组和小肠经组给药前心率分别为：（243.28±27.62）次/min、（244.75±28.19）次/min、（243.98±28.26）次/min；给药后 20 min（心经和小肠经组停针后即刻），模型对照组心率为：（142.23±18.35）次/min，心经组：（194.47±18.66）次/min，小肠经组：（178.45±19.35）次/min。停针后即刻 3 组心率均下降，但其下降差值不等，心经组最小，小肠经组次之，经统计学处理，差异有显著性（与模型对照组比较，心经组 $P<0.01$，小肠经组 $P<0.05$）；心经组与小肠经组比较，差异也有显著性（$P<0.05$）。结果表明电排针心经、小肠经

均能拮抗脑垂体后叶素所致的家兔心率延缓，且以电针心经的作用为强。

2.2 电针经脉对交感神经心上支放电活动的影响 模型对照组、小肠经组和心经组电针前（模型复制后），交感神经心上支峰形放电活动随呼吸运动间歇性簇状增强，其频率经统计学处理，差异无显著性（$P>0.05$）。停止电针后，与对照组比较，心经组差异显著（$P<0.01$）；小肠经组停针后即刻无统计学意义（$P>0.05$），针后 $10\sim20$ min 差异显著（$P<0.01$）；心经组与小肠经组比较，差异仍有显著性（$P<0.05$）。结果表明电针心经、小肠经均能拮抗脑垂体后叶素所致的家兔交感神经心上支放电活动的抑制作用，且以电针心经作用为强。见图 1。

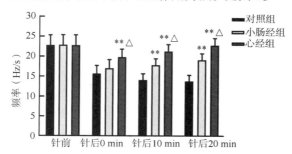

图 1　电针经脉对交感神经心上支放电活动的影响（$\bar{x} \pm s$，单位：Hz/s）

注：与对照组比较，**$P<0.01$；与小肠经组比较，$\triangle P<0.05$

2.3 电针经脉对交感神经心中支放电活动的影响 对照组、小肠经组和心经组电针前，交感神经心中支峰形放电活动不随呼吸运动间歇性增强，其频率经统计学处理，差异无显著性（$P>0.05$）。停止电针后，心经组、小肠经组与对照组比较，心中支放电频率差异有显著性（$P<0.01$ 或 $P<0.05$）；心经组与小肠经组比较，差异也有显著性（$P<0.05$）。结果表明电针心经、小肠经均可提高心交感神经的兴奋性，拮抗脑垂体后叶素所致的心交感神经放电活动的抑制作用，且以电针心经作用为强。见图 2。

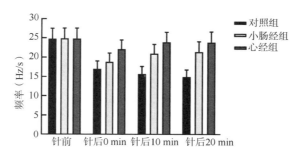

图 2　电针经脉对交感神经心中支放电活动的影响（$\bar{x} \pm s$，单位：Hz/s）

3 讨论

经络内属于腑脏，外络于肢节。心经与小肠经互为表里，两经相关疾病均可累及心脏，心经"神门"至"通里"段涉及神门、阴郄、通里三穴，主要用于治疗本经所属内脏的急慢性疾病。小肠经"养老"至"支正"段涉及养老、支正两穴，主治表里两经相关的病证。心交感神经节前纤维主要是与星状神经节中的节后神经元形成突触，心交感神经节后纤维经由心上、心中和心下神经到达并支配心肌。当交感神经兴奋时，其末梢膨体释放去甲肾上腺素与心肌细胞膜 β-肾上腺能受体结合，使心肌细胞的活动增强。本实验观察到，电针心经或小肠经，均可显著拮抗脑垂体后叶素所致的心肌缺血性心交感神经放电活动的抑制作用，针刺可直接提高交感神经的兴奋性，表明交感神经是针刺抗心肌缺血的外周传出途径，而适当提高交感神经兴奋性对心肌缺血具有保护作用。小肠经与心经具有表里经功能，针刺小肠经亦可提高心交感神经兴奋性，从而验证了"表里相合"的理论，为针灸临床提供了实验依据。

［针刺研究，2005，30（2）：106-107］

降钙素基因相关肽参与电针抗急性心肌缺血损伤的实验研究

朱庆丰，张发宝，汪克明，周逸平

心血管疾病是当今人类死亡率最高的三大疾病之一。急性心肌缺血（AMI）常见于缺血性心脏病、心绞痛发作、急性心肌梗死等；在心脏外科，经皮穿刺腔内冠状动脉成形术、冠状动脉搭桥术过程中也存在急性心肌缺血。有关急性缺血性心肌损伤的机制、预防和治疗措施是当今医学研究的重点之一。

中国传统医学中将缺血性心脏病归入"心痛""胸痹"范畴。近来国内外大量临床观察和实验研究表明，电针刺激对急性心肌缺血具有良好的治疗作用，主要表现为提高心肌耐缺氧能力、抗氧化损伤、促进损伤心肌的恢复，是理想的康复手段。而降钙素基因相关肽（calcitonin gene-related peptide，CGRP）是目前发现的最强大的具有舒血管作用的肽类物质，它具有良好的心脏保护作用，也是重要的初级信号传入性神经递质之一。那么 CGRP 在电针刺激防治急性心肌缺血中扮演什么角色呢？本实验通过观察血浆、心脏组织、脊髓组织内的 CGRP 水平变化，分析 CGRP 参与电针刺激抗心肌缺血作用的可能机制，探讨电针膀胱经穴对心肌缺血损伤的保护作用。进一步阐明膀胱经的"心俞"穴与"厥阴俞"穴与心脏之间的相关性，为临床预防和减轻心肌缺血损伤提供新的防治方法与实验依据，也为经脉脏腑相关理论提供实验数据。

1 材料与方法

1.1 实验动物 雄性 Wistar 大鼠 24 只，由安徽中医学院经络研究所标准动物房提供，体质量（180±20）g。在常温（25℃），自由摄食、饮水，无刺激，自然照明环境条件下饲养 1 周后进行实验。

1.2 主要药品 盐酸异丙肾上腺素（ISO）购自美国 Sigma 化学公司；血清肌酸激酶（CK）试剂盒由南京建成生物工程研究所提供；CGRP 放射免疫试剂盒由北京中国人民解放军总医院提供。

1.3 主要仪器 PCE-A 型程控电针治疗仪由安徽天恒科技实业有限公司生产；multipurpose polygraph 由日本 NIHON KOHDEN 公司生产；γ-放射免疫计数器（FG-2003/50G 型），西安二六二厂生产；上皿电子天平（FA2104 MAX210 型），上海仪器厂生产；电动组织匀浆机（QY-300 型），江苏江阴周庄科研仪器厂生产。

1.4 主要实验软件及硬件 Bioelectric Signal Processing System Model SMUP-PC 由原上海医科大学生理教研室、上海嘉龙教学仪器厂生产；实验软件为相应的 SMUP-PC 软件中 FFT 程序，由原上海医科大学曹银祥等研制。

1.5　动物模型制备和分组　将 24 只大鼠随机分为 3 组，每组 8 只，用水合氯醛 300 mg/kg 腹腔注射麻醉。造模前先记录正常时心电图，心电图异常者去除。模型复制参考文献，稍做改进，将 ISO 配成 2% 浓度，按 100 mg/kg（相当于 5 mL/kg）体重腹腔注射 1 次。①电针治疗组（简称治疗组）：将大鼠麻醉后，注射 2%ISO，同时进行电针治疗。②模型组：同电针治疗组，但不进行电针治疗。③对照组：将大鼠麻醉后，注射生理盐水，38℃，按 5 mL/kg 体质量腹腔注射。

1.6　针刺方法针具　选用 28 号 0.5 寸不锈钢毫针 2 根；选取左侧"心俞"接正极和"厥阴俞"接负极。输出波形为正负向交替脉冲波，脉冲宽度为 300 μs，频率 2～20 Hz，疏密波，输出电压为 3.5～5 V，以针柄轻度抖动为度。治疗组每次电针 30 min，每天电针 2 次，相隔 12 h，共 2 次。

1.7　取材与检测方法　所有动物均于造模 24 h 后处死，快速断头取血大约 4 mL。其中 2 mL 放于冰冷的空白试管内，4℃ 3000 r/min 离心 10 min，取上清液为备测血清，保存于 -28℃ 冰箱待测；另 2 mL 放于预置 40 μL 抑肽酶、10% 乙二胺四乙酸二钠（EDTA-2Na）30 μL 的冰冷（4℃）试管内，迅速于 4℃ 3000 r/min 离心 10 min，分离血浆，移入一次性试管，保存于 -28℃ 冰箱待测。于冰上取心尖组织（约 100 mg）、脊髓（$T_1 \sim T_6$）段（约 100 mg），除去表面的凝血及软脊膜，经冰冷生理盐水洗涤几次，用滤纸吸干水分，分别按 1 g 组织中加入 10 mL 冰盐水的比例作为匀浆介质在匀浆机中稀释，并以 3000 r/min 研磨 2 min，再经 4℃ 3000 r/min 离心 10 min，取上清液备测。比色法测定 CK 值，放射免疫法测定血浆、心脏组织、脊髓（$T_1 \sim T_6$）组织内 CGRP 值，所有操作严格按说明书进行。

1.8　统计学处理　实验数据用均数±标准差（$\bar{x} \pm s$）表示，组间显著性检验用单因素方差分析及 LSD 两两比较，各组织 CGRP 间相关分析采用多元相关分析。以上统计均由 SPSS for Windows 10.0 软件处理。

2　结果

2.1　电针对急性心肌缺血损伤大鼠血清 CK 水平的影响　各组大鼠血清 CK 水平见表 1。治疗组和模型组与对照组比较，均有显著性统计学差异（$P < 0.01$、$P < 0.001$），表明治疗组和模型组均存在不同程度的心肌缺血损伤，而以模型组最为严重。治疗组与模型组比较有显著性统计学差异（$P < 0.05$），表明电针具有改善心肌缺血后损伤的作用。

2.2　电针对急性心肌缺血损伤大鼠血浆 CGRP 含量的影响　各组大鼠血浆 CGRP 的含量见图 1。对照组血浆 CGRP 水平与模型组比较具有极显著性差异（$P = 0.001 < 0.01$）；治疗组与对照组比较（$P = 0.622 > 0.05$）无显著性统计学差异；治疗组与模型组比较（$P = 0.003 < 0.01$）具有极显著性统计学差异。说明 ISO 导致急性心肌缺血后，血浆 CGRP 的含量显著下降，在给予电针治疗后，能明显提高血浆 CGRP 的含量，使 CGRP 含量接近正常水平，这可能是电针有效治疗心肌缺血的机制之一。

2.3　电针对急性心肌缺血损伤大鼠心脏组织和脊髓组织 CGRP 水平的影响　各组大鼠心脏组织和脊髓组织中 CGRP 的含量见图 2。经组间两两比较，从模型组和对照组可以看到，急性心肌缺血对心脏组织内的 CGRP 影响不明显（$P = 0.351 > 0.05$）。治疗组心脏组织内 CGRP 水平具有上升趋势，但经统计学处理，与模型组比较无显著性统计学差异（$P = 0.66 > 0.05$），这可能与样本例数较少、电针刺激量低有关，有待进一步研究。分析大鼠胸段脊髓（$T_1 \sim T_6$）组织内 CGRP 含量，治疗组与模型组比较具有显著性统计学差异（$P = 0.02 < 0.05$）。表明电针刺激可以提高大鼠脊髓内 CGRP 水平。

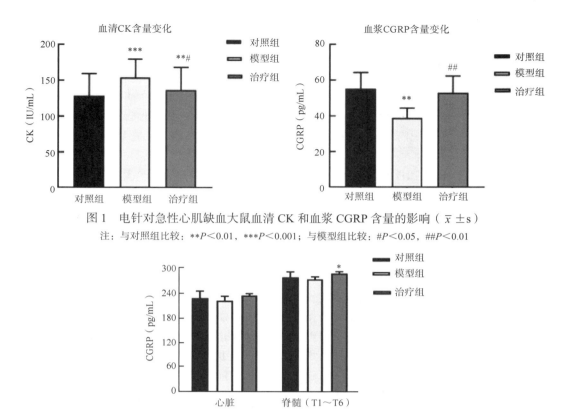

图 1　电针对急性心肌缺血大鼠血清 CK 和血浆 CGRP 含量的影响（$\bar{x} \pm s$）

注：与对照组比较：$**P < 0.01$，$***P < 0.001$；与模型组比较：$\#P < 0.05$，$\#\#P < 0.01$

图 2　电针对急性心肌缺血大鼠心脏及脊髓（$T_1 \sim T_6$）组织内 CGRP 含量的影响（$\bar{x} \pm s$，pg/mL）

注：与模型组比较：$*P < 0.05$

2.4　血浆、心脏组织与脊髓组织内 CGRP 间相关分析　对血浆 CGRP、心脏组织与脊髓组织内的 CGRP 进行相关分析，未发现三者的明显相关性（$P > 0.05$），表明三者 CGRP 可能具有不同的来源。

3　讨论

经脉脏腑相关是经络理论研究的核心，《灵枢·海论》中强调"夫十二经脉者，内属于腑脏，外络于肢节"。膀胱经为人体背俞穴集中的部位，与脏腑功能关系十分密切，其经穴在临床常用于治疗各种内脏疾病，也是本实验的研究重点之一。心肌缺血是临床常见和多发病症，是缺血性心脏病的主要病理结果。大量临床和实验研究表明，电针可以减少冠状动脉血流阻力和氧耗，增加缺血区域的血供和收缩力，对心肌缺血有一定的保护作用，但其作用机制和效应物质还不清楚。

CGRP 是目前发现的最强大的舒血管肽，同时它又是细胞保护因子和初级感觉信息传递的递质。血浆内 CGRP 主要来源是血管内皮细胞，它主要通过旁分泌发挥其生理效应，而不是以循环激素的方式发挥作用。血浆内 CGRP 主要通过开放 ATP 敏感性钾离子通道（KATP），促进细胞复极化，达到舒张血管的作用。

心脏组织内的 CGRP 广泛分布于左右心房和心室、房间隔及室间隔内，在左右心室壁及室间隔中，CGRP 阳性纤维与冠状动脉及其分支走行一致。在腱索及乳头肌内，CGRP 阳性纤维比室壁心肌内明显增多，在血管壁及血管周围组织中分布也比较密集。有研究发现，CGRP 阳性纤维密集分布于冠状动脉，特别是小冠状动脉，而心肌中分布稀疏。有人认为心脏中 CGRP 免疫反应阳性纤维有两个来源，除来源于心脏外（相应脊神经节）的外源性神经纤维外，另一部分来源于心脏内的 CGRP 免疫反应细胞体。由于本实验从开始到取标本仅 24 h，背根神经节（DRG）中合成的 CGRP 可能还来不及运输到心脏，另外循环系统中的 CGRP 浓度（较低）很难使心脏组织中的 CGRP 上升，因而可以认为心脏组织内 CGRP 主要源于自身合成和分泌的结果。心脏组织内的 CGRP 可能更多地参与心脏本身的微血管扩张，维持心肌实质的血供，达到保护心肌功能的作用。

脊髓本身不能合成 CGRP，主要来源于相应神经节段的 DRG 分泌，然后运输到脊髓背角。有研究表明，脊髓 CGRP 主要参与初级感觉信息的传入。我们的研究发现，电针刺激后脊髓 CGRP 含量上升。脊髓中 CGRP 主要作为一种神经调质而发挥其作用，这种轻微的上升可能主要参与电针信息的初级传递，而不是作为心肌缺血的保护性递质。

本实验中模型组心脏组织和脊髓组织内的 CGRP 水平变化不大，可能是由于心脏和脊髓组织内的 CGRP 主要来自 DRG 受刺激后合成和分泌，ISO 腹腔注射引起的急性心肌缺血损伤本身所导致的心肌和脊髓组织内 CGRP 水平的变化并不明显。我们的实验还发现，CGRP 参与电针抗急性心肌缺血损伤的作用，但血浆、心脏、脊髓三个部位的 CGRP 无明显相关性，表明三个部位的 CGRP 可能具有不同的来源，不同部位的 CGRP 可能发挥不同的功能效应。在脊髓，CGRP 主要传递电针刺激感觉信息；在心脏组织内，CGRP 主要参与心肌缺血保护；在血液中，CGRP 可能主要参与舒张血管，改善心肌组织血供。电针刺激"心俞"穴和"厥阴俞"穴可能通过综合三个方面效应或影响血液和脊髓 CGRP 途径，达到改善心肌缺血的作用。

[针刺研究，2007，32（1）：20-23]

电针对大鼠急性心肌缺血的血自由基、内皮素和降钙素基因相关肽的作用

张发宝，周逸平，王月兰，汪克明

急性心肌梗死、缺血性心脏病是威胁人们健康的主要疾病，而且在心脏外科手术过程中也存在急性心肌缺血。因此，有关急性缺血性心肌损伤的机制、预防和治疗措施是当今医学研究的重点之一。

中国传统医学将缺血性心脏病归入"心痛""胸痹"范畴。近来国内外临床观察和实验研究表明，针刺对急性心肌缺血具有良好的治疗作用。而降钙素基因相关肽（CGRP）是目前发现的最强大的具有舒血管作用的小分子多肽，它与内皮素（ET）是心血管系统中一对拮抗因子，且具有良好的心脏保护作用。本实验通过观察血清肌酸激酶（CK）、超氧化物歧化酶（SOD）、丙二醛（MDA）、血浆中 CGRP 和 ET 的含量，探讨电针膀胱经背俞穴对心肌缺血损伤的可能保护作用，为临床治疗心肌缺血损伤提供新的防治方法和实验依据，同时，也进一步阐明膀胱经的心俞与厥阴俞穴与心脏的相关性，为经脉脏腑相关理论提供一定的依据。

1   材料与方法

1.1   实验动物   来源：雄性 Wistar 大鼠，由安徽中医学院经络研究所标准动物房提供，体质量（160±20）g。在正常温控（25℃）、自由摄食、饮水、无刺激、每天保持 12 h 明暗环境条件下饲养 1 周后进行实验。

动物分组：针刺预防组（简称预防组）：将大鼠先麻醉后，采用电针刺激，电针完毕，停止 30 min 再予以盐酸异丙肾上腺素（ISO）100 mg/kg，保持 38℃，腹腔注射。针刺治疗组（简称治疗组）：将大鼠麻醉后，按 100 mg/kg 注射 ISO，腹腔注射，同时进行电针，12 h 后再电针 1 次。模型组：同预防组，但不进行电针。空白组：将大鼠麻醉后，按 5 mL/kg 体质量（相对体积与 ISO 一致）注射生理盐水，38℃，腹腔注射。

1.2   主要药品   盐酸异丙肾上腺素（ISO）购自美国 Sigma 公司；ET、CGRP 放射免疫试剂盒由北京中国人民解放军总医院提供；CK、SOD 和 MDA 试剂盒由南京建成生物工程研究所提供。

1.3   主要仪器   PCE-A 型程控电针治疗仪，由安徽天恒科技实业有限公司生产；multipurpose polygraph（多导生理记录仪），由日本 NIHON KOHDEN 公司生产；γ-放射免疫计数器 FG-2003/50G，由西安二六二厂生产；752 紫外分光光度计，由上海分析仪器三厂生产。

1.4   主要实验软件及硬件   生物电信号处理系统 SMUP-PC，原上海医科大学生理教研室、上海嘉龙教学仪器厂生产；实验软件为相应的 SMUP-PC 软件中 FFT 程序，由原上海医科大学曹银祥等研制。

1.5　动物模型制备　将32只雄性Wistar大鼠随机分为四组,每组8只,动物用水合氯醛300 mg/kg,腹腔注射,麻醉。模型复制前先记录正常时心电图,心电图异常者去除。模型复制参考文献,稍做改进,将ISO配成2%浓度,按100 mg/kg（相当于5 mL/kg）体质量ISO,腹腔注射1次。

1.6　电针参数　输出波形为正负向交替脉冲波,脉冲宽度为300 μs,频率2～20 Hz,疏密波,输出电压为3.5～5 V,以针柄轻度抖动为度,每次电针5 min,暂停电针30 s,记录心电图,再继续电针,共30 min。电针组每天电针2次,相隔12 h。预防组仅在注射ISO前电针1次。

1.7　针具和穴位选择　针具选用28号0.5寸不锈钢毫针2根;穴位选左侧"心俞"和"厥阴俞"。

1.8　取材及检测方法　所有动物均于24 h后处死取血,一半放于冰冷空白试管内,取血清待测;另一半放于预置40 μL抑肽酶、10% EDTA-2Na 30 μL的冰冷（4℃）试管内,迅速于4℃ 3000 r/min离心10 min,分离血浆,移入一次性试管,保存于–28℃待测。比色法测定血清CK和MDA量和SOD活力;放射免疫法测定血浆内CGRP、ET值。所有检测严格按说明书进行。其中SOD活力测定方法:每毫升血清中SOD抑制率达50%时所对应的SOD量为一个亚硝酸盐单位（NU）。

SOD活力（NU/mL）=对照管吸光度–测定管吸光度÷50%×血清稀释倍数×样品测试前稀释倍数。

1.9　统计学处理　实验数据用均数±标准差（$\bar{x} \pm s$）表示,用one-way ANOVA分析,Posthoc用最小显著差异法（LSD）两两比较,统计由SPSS for Windows 10.0软件处理。

2　结果

2.1　针刺对血清CK水平的影响　预防组、治疗组和模型组与空白组比较均有显著性差异,表明各组均存在不同程度的心肌缺血损伤。模型组与预防组比较无显著差异（$P>0.05$）,但与针刺组比较有显著性差异（$P<0.05$）,表明针刺组对改善心肌缺血后的CK水平优于预防组（图1）。

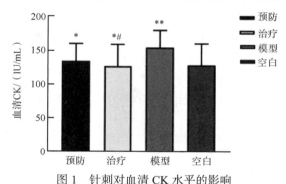

图1　针刺对血清CK水平的影响

注：与空白组比较：*$P<0.01$,**$P<0.001$;与模型组比较：#$P<0.05$

2.2　电针对心肌缺血大鼠血清SOD与MDA水平的影响　从SOD水平来看,模型组水平最低,与预防组、治疗组相比均有极显著差异（$P<0.001$）,但与空白组比较无明显差异。与空白组比较,预防组和治疗组SOD水平均提高,表明电针能提高血清SOD活力。再从MDA水平来看,模型组水平最高,与预防组、治疗组和空白组比较均有显著性差异;治疗组MDA平均值虽高于空白组,但统计学上无显著性差异（$P>0.05$）,表明针刺能显著抑制氧自由基的氧化作用（图2）。

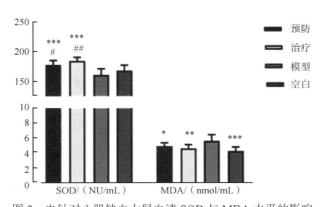

图 2　电针对心肌缺血大鼠血清 SOD 与 MDA 水平的影响

注：与空白组比较：*$P<0.05$，**$P<0.001$，***$P<0.001$；与模型组比较：#$P<0.01$，##$P<0.001$

2.3　电针对大鼠急性心肌缺血损伤血浆 CGRP、ET 和 CGRP/ET 的影响　经 ANOVA 两两比较，发现空白组血浆 CGRP 水平最高，模型组水平最低，两组比较具有极显著性差异（$P<0.001$）；但治疗组与空白组比较无显著性差异（$P>0.05$）。预防组与模型组间比较无显著性差异（$P>0.05$）；治疗组与模型组比较具有极显著性差异（$P<0.01$）。从血浆 ET 来看，模型组血浆 ET 含量最高，但与预防组比较无显著性差异（$P>0.05$）；与治疗组比较具有极显著性差异（$P<0.01$）；与空白组比较具有极显著性差异（$P<0.01$）。治疗组与空白组比较无显著性差异（$P>0.05$）。从 CGRP/ET 来看，治疗组血浆 CGRP/ET 值与空白组比较无明显差异（$P>0.05$），而预防组和模型组均显著低于空白组。

由此可以看到，当 ISO 导致急性心肌缺血后，血浆 CGRP 含量显著下降，而 ET 则显著上升，与模型组比较，针灸预防性治疗，虽然血浆中 CGRP 有所升高，ET 有所下降，但统计学上未见显著性意义，可能与针刺的次数、样本例数较少有关。但在给予 ISO 后进行针刺治疗，能明显提高血浆 CGRP 的含量和降低血浆 ET 水平，明显提高 CGRP/ET 的比值，这可能是针刺能有效治疗急性心肌缺血的机制之一（图 3）。

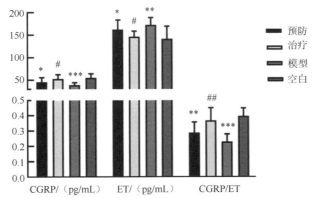

图 3　电针对大鼠急性心肌缺血损伤血浆 CGRP、ET 和 CGRP/ET 的影响

注：与空白组比较：*$P<0.05$，**$P<0.01$，***$P<0.001$；与模型组比较：#$P<0.01$，##$P<0.001$

3　讨论

经脉脏腑相关是经络理论研究的核心，而膀胱经与相应脏腑功能相关是经脉脏腑相关理论中

的重要部分。膀胱经为人体背俞穴集中的部位，与脏腑功能关系十分密切。心肌缺血是临床常见和多发的病症，是缺血性心脏病的主要病理结果。ISO 是非选择性 β 受体激动剂，促使 G 蛋白-AC 耦联，细胞内 cAMP 升高引起正性肌力作用，表现为显著增加心率、提高心肌耗氧量，从而使心肌相对缺血缺氧，心电功能紊乱。同时 cAMP 系统开放钙通道，使细胞内游离钙浓度增加，钙可激活一种催化黄嘌呤脱氢酶转化为黄嘌呤氧化酶蛋白水解酶，使黄嘌呤氧化酶活性升高，加强其生成氧自由基的途径；而氧自由基升高，引起膜脂质过氧化损伤反应，又促使细胞膜对钙离子的通透性增加，进一步加剧细胞内钙的聚集，由此形成恶性循环，加速细胞内一系列病理改变。ISO 造成大鼠急性心肌缺血模型十分稳定，而且其心电图的演变、心肌代谢改变、组织病理学（包括超微结构）的变化均与人类和大鼠动脉粥样硬化后自然发生的急性心肌梗死非常接近，与结扎模型相比，具有一定的优越性。本研究表明 ISO 致心肌缺血后脂质过氧化反应显著增强，而针刺后血清 SOD 水平提高，表明针刺能提高机体的清除自由基能力；同时，针刺后 MDA 减少，可能是由于一方面 SOD 水平升高，自由基减少；另一方面，针刺能减轻心肌缺血损伤程度，减少自由基的生成所致。这表明针刺改善 ISO 致心肌缺血与针刺改善体内抗氧化功能相关。

CGRP 是目前发现的最强大的舒血管肽，它主要通过开放 ATP 敏感性钾离子通道减轻和保护心肌缺血损伤的作用。

因此，针刺对心肌缺血保护作用可能是多靶点、多环节的，其可以通过提高机体清除氧自由基能力和促进保护性效应分子（如 CGRP）、抑制伤害性因子（如 ET），共同达到最终的保护作用。

［针刺研究，2002，27（3）：192-199］

经线-脏腑联系途径与神经肽类物质相关的研究

马勤耘，潘朝宠，汪克明，王月兰，周逸平

经络"内属腑脏，外络肢节"，有关经脉与相应脏腑联系的结构和物质基础的探讨，多数研究认为可能与神经和神经递质有关，然而其中是否有神经肽类物质和结构的参与目前研究尚少。神经肽类物质作为新的神经递质或调质，分布广泛，作用持久，并与血管活动密切相关。从神经肽总的功能和分布特征看，其和经络网络全身、运行气血的作用密切相关，可能是脏腑经线联系的物质和结构基础之一。

1　材料与方法

1.1　材料　动物：Wistar 大鼠 30 只，雌雄不拘，体质量 200～250 g。仪器和药品：RM86 多导生理记录仪、PCE-A 型程控电针治疗仪、OLYMPUS VANOX 型显微镜、脑垂体后叶素，以及 VIP、SP、NPY 免疫组化试剂盒。

1.2　方法　模型复制：10%乌拉坦按 0.6 g/kg 体质量腹腔注射麻醉，将大鼠捆绑于实验板上，脑垂体后叶激素按 4 U/100g 体质量腹腔注射分组及针刺：将动物随机分为 3 组：心经组、小肠经组、模型对照组。心经组模型复制后即电针双侧"神门"，小肠经组模型复制后即电针双侧"阳谷"。用 PCE-A 型程控电针治疗仪，疏密波 5～10 次/s，强度以肢体抖动为度，时间为 15 min。所用穴位定位参照大鼠常用的针灸穴位。模型对照组仅作捆绑对照。

心电图及神经肽的测定：每只动物模型复制前记录 1 次正常心电图，并在针刺后每隔 5 min 记录 1 次至针后 40 min。取心率最低值与正常心率的差值作为心率下降最大差值。实验每天 1 次，连续 3 d。第 3 d 电针实验后，立即用 4℃的冷生理盐水和 0.4%苯醌/磷酸缓冲液（0.1 M，pH 7.2～7.3）溶液由左心经主动脉灌流固定。取右前肢相当于心经经线的组织、心脏、胸髓、颈髓、延髓；0.4%苯醌/磷酸缓冲液后固定 3 h。15%蔗糖磷酸缓冲液换 3 次，4℃过夜。次日分别将各组相同器官的组织并列于同一冷台上，恒冷箱连续切片，片厚 25 μm，分作三套，用免疫组化 ABC 法分别显示 SP、NPY、VIP 三种神经肽。

切片均用 OLYMPUS VANOX 型显微镜观察，并以网格型目测微器计数。计数方法：①颈髓后角：在放大 40 倍光学显微镜下，计数呈棕褐色的免疫阳性反应所占小格数。②胸髓中间外侧核：在放大 400 倍的光学显微镜下，以网格型目测微器的小格长度为单位，计算 400 小格视野中免疫阳性反应的肽能纤维总数。③孤束核（连合亚核）：同上方法，计算 200 小格视野中肽能纤维的总数。④迷走神经背核：同上方法，计算 100 小格视野中肽能纤维的总数。

2 结果

2.1 电针对大鼠心率改变的影响 电针对脑垂体后叶素引起大鼠心率迟缓的作用结果表明，心率下降最大差值均数，心经组<小肠经组<对照组，各组相比，差异显著，而且电针使动物心率恢复开始时间提前，即心经组大约在针后 10～15 min 开始恢复，小肠经组在 15～20 min，对照组在 20～25 min。

2.2 神经肽类物质的分布 免疫组化显示，在心经经线区域、心脏、舌等组织中，普遍存在SP、NPY、VIP 等肽能神经，均呈点、线状（串珠样），主要围绕血管壁分布。另外，SP 样肽能神经还进入表皮及舌黏膜菌状乳头的味蕾内，可能与感觉及味觉有关。在颈髓后角、胸髓中间外侧核及延髓的迷走神经背核和孤束核内，亦有较多的 SP、NPY 样神经肽类物质密集分布，VIP 为数较少。部分切片还可见到神经肽类阳性反应的胞体。

2.3 电针对某些传出核团内肽类物质的影响 在电针对心率改变调整的同时，胸髓中间外侧核和延髓迷走神经背核内的几种神经肽类物质亦发生显著性改变：SP 和 NPY 指数值，在中间外侧核，心经组和小肠经组低于对照组；在迷走神经背核则高于对照组。

3 讨论

文献资料表明，P 物质（SP）既与痛觉传递有关，又是强的舒血管物质；神经肽 Y（NPY）是强的缩血管肽，并常与去甲肾上腺素协同作用；血管活性肠肽（VIP）为强舒血管肽，常与乙酰胆碱共存。本实验免疫组化显示，SP、NPY、VIP 等三种神经肽在分布上具有围绕血管和全身性普遍存在的特点，并有联系经络、网络全身、运行气血的总体分布和功能特征。所以，神经肽类物质有可能作为经脉和脏腑联系的结构和物质基础之一。

电针对大鼠心率影响的实验表明，电针对因药物引起的大鼠心率迟缓有显著的调整作用，使心率恢复的时间提前，心率下降的幅度减小，而且心经组的这种调整作用优于小肠经组。与此同时，免疫组化观察结果显示，胸髓中间外侧核中 SP、NPY 两种神经肽类物质，心经和小肠经组明显少于非针对照组（$P<0.01$），提示肽能神经释放增加，功能活跃；相反，迷走神经背核中，SP 和 NPY 两种神经肽类物质，心经组和小肠经组显著高于对照组，提示肽能神经释放减少，功能处于抑制状态。结果说明在电针作用下，交感和副交感两个支配心脏的节前纤维核团正协同调节，使动物心率加快并提前恢复。另外，与经线、脏腑区域的感觉传入有关的两个核团——颈髓后角和孤束核中，心经和小肠经组与对照组相比，SP、NPY 两种神经肽类物质显著增多（$P<0.01$，其中小肠经组孤束核的 NPY $P<0.05$），提示肽能神经释放减少，且肽类物质在局部积聚，这可能起到减少信息传入的作用。

综上所述，心经及其表里经小肠经具有心率调整作用，而且这种作用可能是通过相应核团神经肽的改变而达到的。神经结构及其递质是经脉脏腑联系的结构和物质基础；肽能神经及神经肽类物质也是其结构和物质基础之一。至于经脉脏腑联系途径过程中的详细神经回路和调节机制，尚待进一步研究。

［针刺研究，2000，25（2）：117-120］

海马参与针刺心经干预急性心肌缺血模型大鼠作用及其机制研究

吴生兵，曹　健，张田宁，周逸平，汪克明，朱国旗，周美启

急性心肌缺血（AMI）是在冠状动脉病变的基础上，发生冠状动脉血供急剧减少或中断，使相应的心肌严重而持久地急性缺血导致心肌坏死。临床表现有持久的胸骨后剧烈疼痛、发热、白细胞计数和血清心肌坏死标记物增高以及心电图进行性改变。

大量临床研究证实，针灸治疗缺血性心脏病疗效肯定。针刺可以通过多种不同机制改善和治疗心肌缺血。针刺对心肌缺血的保护作用与针刺调节脂质过氧化、调节缺血心肌能量代谢、调节心肌酶、影响其超微结构、细胞凋亡等有关。就其中枢调节传出机制研究方面，前期研究证实针刺心经改善心肌缺血与交感神经系统有关；其他学者研究发现针刺改善心肌缺血与迷走神经系统有关。

海马在解剖结构上属于边缘前脑皮质结构。1963 年，Votaw 等发现刺激猴子的海马，可引起血压、脉搏和呼吸的变化。1988 年，Ruit 等电刺激大鼠海马和海马内注射谷氨酸可引起心率、血压明显下降，伴随呼吸加深和规则，此心血管反应由迷走神经和交感神经协同作用引起。可见海马可能通过调控自主神经通路参与针刺干预心肌缺血。

本研究拟以海马为切入点，通过电生理技术、微阵列技术、免疫组化技术等，分别观察心功能、神经元放电及 c-fos 表达等指标，探讨海马在针刺心经改善急性心肌缺血中的作用，初步揭示针刺抗急性心肌缺血作用的中枢机制。

1　材料与方法

1.1　试剂　海人酸（KA：美国 Sigma 公司生产，规格：K0250/10 mg，批号：HF0023002）；水合三氯乙醛（国药集团化学试剂有限公司，批号：20121204）；葡萄糖注射液 5% 250 mL（安徽丰原药业股份有限公司，批号：13015126）；氯化钠注射液 0.9%（安徽丰原药业股份有限公司，批号：13020459）；一抗 c-fos（北京博奥森公司）；通用型二步法二抗（北京中杉试剂公司）。

1.2　模型制备　清洁级健康 SD 大鼠，体质量 200～250 g，由安徽医科大学饲养中心提供，许可证号：SCXK（皖）2011—002。康为 IR60 独立送风隔离笼具饲养，笼内温度控制在（22±1）℃，相对湿度 60%。自然光线，适应性饲养 1 周。随机分为：伪手术组、模型组、损毁+针刺组、模型+针刺组、伪手术+针刺组。采用冠状动脉左前降支结扎法复制急性心肌缺血大鼠模型，并通过心电图（ECG）结合判定标准进行筛选。

1.3　损毁海马　称取 KA1.0 mg，按 1∶1 比例溶于 1.0 mL 生理盐水，配置成 KA 注射液。根

据 Paxinos 和 Watson 大鼠图谱确定双侧海马损毁坐标：Bregma 后 3.4 mm，LR：2.4 mm，H：2～2.7 mm，采用 KA 进行化学损毁，术后 3 d 取脑染色可见海马 CA1 区损椎体细胞散乱、变性。

1.4　经脉选择与电针参数　选取手少阴心经"神门（HT7）至通里（HT5）"段。实验大鼠予 10%水合氯醛，3.5 mL/kg 经腹腔注射麻醉，仰卧位置于反馈型直流加热垫上，调控大鼠中心温度维持在 36～37℃。针刺方法：损毁+针刺组、模型+针刺组、伪手术+针刺组分别于经脉段各刺入 3 根 1 寸毫针，间距约 2 mm，并连接至 SDZ-IV 型电子针疗仪。电针参数：2 组刺激参数一致，电流均为 1.1 mA，频率 2 Hz，连续电针 30 min。于手术后第 1 d 开始电针，约 24 h 1 次，共 3 次。伪手术组、模型组大鼠不予电针，每天抓空刺激 1 次。

1.5　血流动力学记录　大鼠予 10%水合氯醛，3.5 mL/kg 经腹腔注射麻醉。仰卧位固定大鼠，置于反馈型直流加热垫上，调控大鼠中心温度维持在 36～37℃。实验中将针形电极插入大鼠四肢皮下（右上肢及左下肢），常规连接心电图标准 II 导联于 Power Lap 多导生理记录仪的放大器，连续监测大鼠 ECG 和 HR。大鼠颈部备皮，分离出右侧的颈总动脉约 2 cm。插管前将直径 0.1 mm 医用乳胶管导管、三通管和压力换能器内充满 0.3%肝素生理盐水注射液，排出气泡，并调置好 Power Lap 多导生理记录仪。然后将颈总动脉远心端结扎，近心端用动脉夹夹闭，在远心端结扎处的动脉壁上用眼科剪刀剪一"V"形口，将准备好的颈总动脉插管向近心端插入约 1 cm，用近心端的穿线结扎动脉血管和导管，松开动脉夹将导管再送入 1 cm 左右，微型导管另一端与压力换能器及多导生理记录仪相连，再用远心端的结扎线结扎固定插管；看到动脉的血压及心电图波形，观察大鼠呼吸，待大鼠状态及信号稳定后，记录大鼠心率（HR）、平均动脉压（MAP）、收缩压（SBP）。由 AD Instruments 计算机内置 Chart5.0 软件处理分析，并计算各观察点的收缩压和心率乘积（RPP），比较各组大鼠末次针刺后 0 min、10 min、20 min、30 min 时 HR、MAP、RPP 值。

1.6　电生理记录　各组动物相应处理 72 h 后，予 10%水合氯醛，3.5 mL/kg 经腹腔注射麻醉，仰卧位置于直流加热垫上，温度调控在 36～37℃，固定于脑立体定位仪上。大鼠头部备皮，参照 Paxinos 和 Watson 大鼠头部图谱，设定目标脑区（Bregma 后 3.4 mm，LR：2.4 mm，H：2～2.7 mm），用颅骨钻暴露大鼠软脑膜及皮质，并及时用生理盐水棉球擦除出血，维持脑区环境，显微镜下可见脑皮质和清晰的血管走形。通过脑立体定位仪固定 8 通道镍合金电极，缓慢向下移近脑区。打开 Omin Plexon Amp 放大器，将信号输入多通道生理记录软件。设置参数 1000Hz 采样速率，增益 5000，单通道最大峰存值 1000 个，信噪比 4：1。根据定位坐标，逐渐下移电极深度，观察记录相应信号，直至目标脑区。

Omin Plexon 系统采集的数据包括细胞外记录到的锋电位、动作电位和局部场电位，输入 Plexon 系统内置的 Offline Sorter 3.1 版软件，将电信号聚类分析；采用 Standard EM Sorting 自动分类方法，甄别出神经元种类；将有意的发放时间间隔小于不应期的神经元单位进行编程转换，数据保存到 MATLAP，再利用 Neuro Explore 软件对每组神经元发放种类、数量，甄别出的规则性、不规则性、爆发性神经元同时间段 300sec 平均发放频率等相关参数进行统计分析。

1.7　免疫组织化学法检测

1.7.1　动物处理及标本留取　各组大鼠相应处理 72 h 后，经麻醉后打开胸腔，右心耳部剪一小口，由左心室插入导管至主动脉，迅速注入 37℃肝素化生理盐水 200 mL，直至右心耳流出液变清，然后注入 4%多聚甲醛磷酸盐缓冲液 300 mL，灌流固定 30 min 后断头取脑，去脑干和小脑，固定 1 周，常规依次脱水、透明、浸蜡和包埋等，视交叉后连续作脑部冠状切片（5 μm）用于免疫组织化学检测。

主要步骤如下：①切片常规梯度脱蜡至水后，0.01 M PBS 漂洗 2 min×3 次；②0.3% H_2O_2 浸泡，室温 30 min，消除内源性过氧化物酶活性，增加切片渗透性；③加入 0.05 M 柠檬酸盐缓冲液，采用高压修复，当高压锅慢慢喷气时，计时 2 min，自然冷却，蒸馏水水洗，PBS 洗 2 min×3 次；④5%正常山羊血清封闭非特异性抗原，37℃恒温水箱中 30 min；⑤一抗 c-fos 37℃恒温水箱中孵育 1 h，4℃冰箱中过夜；⑥生物素化的兔二步法二抗孵育，37℃恒温水箱中 1 h；⑦DAB 显色，显微镜下观察，出现棕黄色表达，且背景无着色时终止反应。苏木精轻度复染 35 min，自来水浸泡冲洗，盐酸-乙醇分色，梯度乙醇脱水，二甲苯透明，中性树胶封片。每张切片任选 5 个视野，以细胞质、胞核中出现黄色或棕褐色颗粒为阳性反应。

1.7.2　免疫组织化学染色的半定量判定　采用图像分析软件（美国 Image Pro Plus 专业图像分析软件系统，美国 Media Cybernetics 公司）进行图像分析，用平均光密度表示 c-fos 相对表运量，计算公式：平均光密度=积分光密度 IOD/面积，阳性反应平均光密度值越大表示表达越强。

1.8　统计学处理　采用 SPSS 17.0 软件进行统计学分析。连续型变量采用均数±标准差（$\bar{x} \pm s$）进行统计学描述。采用两因素混合设计重复测量数据的方差分析。$P<0.05$ 表示差异具有统计学意义。

2　结果

2.1　针刺对心肌缺血大鼠心功能指标的影响

2.1.1　各组大鼠心率（HR）比较　末次针刺后 0 min、10 min、20 min、30 min 时，与伪手术组比较，模型组、损毁+针刺组心率均显著升高（$P<0.01$）；与模型组比较，针刺组模型+针刺组、损毁+针刺组心率均明显降低，差异具有统计学意义（$P<0.01$ 或 $P<0.05$）；与损毁+针刺组比较，模型+针刺组心率降低明显，差异具有统计学意义（$P<0.01$）；伪手术组与伪手术+针刺组心率比较，差异无统计学意义（$P>0.05$）。结果表明针刺心经可明显逆转急性心肌缺血大鼠心率的异常，具有改善急性心肌缺血的作用；损毁海马影响了针刺心经改善急性心肌缺血心率的效应。

2.1.2　各组大鼠平均动脉压（MAP）、收缩压心率乘积（RPP）比较　末次针刺后 0 min、10 min、20 min、30 min 时，与伪手术组比较，模型组、损毁+针刺组 MAP、RPP 均显著减低（$P<0.01$）；与模型组比较，模型+针刺组、损毁+针刺组大鼠 MAP、RPP 均明显升高，差异具有统计学意义（$P<0.01$ 或 $P<0.05$）；与损毁+针刺组比较，模型+针刺组大鼠 MA、RPP 升高明显，差异具有统计学意义（$P<0.01$）；伪手术组与伪手术+针刺组心率比较，差异无统计学意义（$P>0.05$）。结果表明：针刺心经可明显逆转急性心肌缺血大鼠 MAP、RPP 的异常，损毁海马影响了针刺心经逆转急性心肌缺血大鼠 MAP、RPP 的效应。

2.2　针刺对心肌缺血大鼠 CA1 神经元放电的影响

2.2.1　各组大鼠海马 CA1 区神经元的种类、数量比较　与伪手术组比较，急性心肌缺血模型大鼠海马 CA1 区神经元放电种类、数量增加显著，差异具有统计学意义（$P<0.01$）；与模型组比较，模型+针刺组海马 CA1 区神经元放电种类、数量减少显著，差异具有统计学意义（$P<0.01$）；伪手术组与伪手术+针刺组比较，差异无统计学意义（$P>0.05$）。

模型组的单通道神经元发放种类和数量明显多于伪手术组，模型+针刺组的单通道神经元发放种类和数量种类明显少于伪手术组，接近于伪手术组；伪手术+针刺组类似于伪手术组。

2.2.2　各组大鼠海马 CA1 区不同发放形式神经元的放电频率比较　与伪手术组比较，模型组大鼠海马 CA1 区神经元规则性、不规则性、爆发性放频率均显著增加，差异具有统计学意义（$P<0.01$）；

与模型组比较,模型+针刺组海马 CA1 区神经元规则性、不规则性、爆发性发放频率均显著减少,差异具有统计学意义（$P<0.01$）;伪手术+针刺组与伪手术组心率比较,差异无统计学意义（$P>0.05$）。

2.3　针刺对心肌缺血大鼠海马 CA1 区 c-fos 表达影响　与伪手术组比较,模型组大鼠海马 CA1 区内 c-fos 免疫反应阳性细胞表达水平明显增加,差异具有统计学意义（$P<0.01$）;与模型组比较,模型+针刺组海马 CA1 区内 c-fos 免疫反应阳性细胞表达水平明显减少,差异具有统计学意义（$P<0.01$）,伪手术+针刺组与伪手术组比较,差异无统计学意义（$P>0.05$）。

3　讨论

心脏与心经关系是经脉脏腑相关的典型体现,急性心肌缺血又是临床及实验中研究非常成熟的病理模型。现有大量研究已证实,中医针刺疗法在防治急性心肌缺血方面效应突出,而具体中枢作用机制尚待揭示。本课题组在既往研究工作之上,根据心肌缺血病理、针灸研究成果以及神经解剖学进展等相关基础,明确提出针刺抗心肌缺血效应可能是通过海马调控自主神经系统,发挥抑制交感神经活动和兴奋迷走神经活动的协同作用而实现的。实验分三部分展开:实验一首先探索海马是否参与针刺抗心肌缺血过程;实验二在实验一基础上观察电生理及生化指标,探讨其作用机制;实验三抑制相关指标反向论证海马是否影响针刺抗心肌缺血过程;以期整体揭示海马与针刺心经抗心肌缺血关系。

实验一采用化学试剂 KA 阻断海马 CA1 区功能,探索其对急性心肌缺血模型心功能的影响,选择反映心功能的血流动力学经典指标 HR、MAP、RPP 为观察对象。从实验结果可知,急性心肌缺血模型复制大鼠 HR 增高明显,MAP、RPP 降低显著,支配心肌的交感神经、迷走神经功能紊乱,心功能损伤明显。末次针刺后 0 min、10 min、20 min、30 min 时,与模型组比较,模型+针刺组、损毁+针刺组均能显著降低 HR,提高 MAP、RPP,明显改善急性心肌缺血状态,差异均具有统计学意义（$P<0.01$）;模型+针刺组效应明显优于损毁组+针刺组,差异具有统计学意义（$P<0.01$）;提示损毁海马可能影响了针刺心经抗急性心肌缺血的效应,针刺心经的累加及即刻效应明显;模型+针刺组较损毁+针刺组心功能恢复显著,表明大鼠海马 CA1 区与心脏功能状态存在着一定联系,也再次证实针刺心经具有确切的抗急性心肌缺血的作用。

急性心肌缺血发病与交感神经系统、迷走神经系统均有联系。正常生理情况下,交感和副交感神经的紧张性活动处于一种复杂的动态平衡,共同调节着心脏的功能活动。两者的不平衡与多种心脏疾病密切相关,如心肌缺血可使迷走神经对心室肌的控制作用降低,而使交感神经兴奋性相对增高,表现在实验中模型大鼠 HR 的异常增高,MAP、RPP 的异常降低。针刺心经具有改善急性心肌缺血的特异性作用,效应机制与交感神经系统及迷走神经系统相关,表现在实验中针刺心经后大鼠 HR 的下调,MAP、RPP 的上升。交感神经和迷走神经统属自主神经系统,控制内脏活动及调节内分泌,两者作用相互拮抗,又相互协调,表现在 MAP、RPP 的同步下降和上升。针刺心经对急性心肌缺血的这种特异性作用,体现出针刺对交感神经和迷走神经统的平衡协调效应,而实验结果亦提示损毁海马影响了这一效应。

实验二实验结果发现,与伪手术组比较,急性心肌缺血模型大鼠海马 CA1 区神经元放电种类、数量及不同发放形式的频率均显著增加（$P<0.01$）;与模型组比较,模型+针刺组海马 CA1 区神经元放电种类、数量及不同发放形式的频率均显著减少（$P<0.01$）。提示心脏病理状态能够在海马 CA1 区呈现兴奋状态,而针刺心经可抑制由心脏病理状态所引起的海马 CA1 区兴奋状态。实验中 AMI

模型大鼠海马 CA1 区内 c-fos 免疫反应阳性神经元数目和蛋白表达水平均明显增加（$P<0.01$）；针刺心经后海马 CA1 区内 c-fos 免疫反应阳性神经元数目和表达水平均明显减少（$P<0.01$）。这提示 AMI 可引起大鼠海马 CA1 区 c-fos 表达升高，而针刺心经可下调 c-fos 的表达；伪手术+针刺组与伪手术组比较，则无变化，提示针刺心经的确切效应。

针刺可以通过多种不同机制改善和治疗心肌缺血。针刺对心肌缺血的保护作用与针刺调节脂质过氧化、调节缺血心肌能量代谢、调节心肌酶、影响其超微结构、细胞凋亡等有关。就中枢部分核团参与机制研究方面，涉及的中枢核团：视前区-下丘脑前部、下丘脑后区、杏仁核、下丘脑室旁核（PVN）、孤束核（NTS）、延髓头侧腹外侧区（rVLM）等部位。海马在解剖结构上属于边缘前脑皮质结构，而边缘系统是自主神经系统最高级调节中枢。神经解剖学研究发现，海马与下丘脑、杏仁核、脑干有着极其复杂的相互联系。海马可通过下丘脑和脑干的核团、内分泌系统和神经递质等参与自主神经系统的调控。目前，针刺原理研究中对海马功能的研究主要涉及学习、记忆、认知及情绪等方面，未涉及海马参与自主神经系统调控的研究。

脑内神经元是大脑存储传递信息的基本单元，数量巨大、种类繁多、形态各异样并且排列稠密。神经元放电是神经元细胞活动的基本表现规律，也是神经元与神经网络传递信息及进行其他活动交互的载体。大脑神经元放电信号也是脏腑组织生理病理模式下的神经应答，采用微阵列多通道记录技术全面有效记录神经细胞放电信号，通过分类分析发放信息特征，可以反向推测生理信息表达的意义。海马 CA1 区内不同神经元种类多由其不同中间性细胞类型所决定，随着组织学研究的发展，根据神经元形态和胞体所在位置及轴突与树突的分布特征，科学家们已经描绘了海马 20 多种神经元。大体可分为两大类：主要细胞即锥体神经元和非主要细胞即各种中间神经元。

近年来，c-fos 及其表达已被广泛作为中枢神经系统的标志物，特别是作为中枢神经系统功能联系和定位的一种手段。c-fos 原癌基因通常处于不活动或表达很低的状态，但在受刺激时能作出短暂而迅速的反应，激活后表达 c-fos 蛋白，可成为神经元兴奋水平的客观指标；其特征为静止的细胞受到外界如缺血、缺氧、外伤、癫痫和外周神经刺激时，在特定的脑区内能迅速表达。分子生物学研究已证明海马是体内许多生理反应的基本作用点，其中包括离子平衡、血压调控、免疫反应、疼痛、生殖、应激等许多生理反应。通过脏腑组织病理模型，观察其 c-fos 在海马内有无表达，探索脏腑脑轴机制的联系，进而确立治疗脏腑病变的作用靶点，也得到研究和证实。

边缘系统是自主神经系统最高级调节中枢，而海马是边缘系统的皮质结构。化学方法损毁海马核团具有不损伤核团传入纤维和传出纤维的优点，不影响与其调控内脏功能之间信息的相互表达。相关资料亦表明海马损毁 3 d 后，锥体细胞损伤最大，为损毁最佳时间，即选择在损毁 3 d 后进行急性心肌缺血模型复制。通过损毁海马，观察急性心肌缺血后有无海马对心功能的正负反馈调节，进而分析海马在针刺心经抗急性心肌缺血中的效应。综上实验结果提示：针刺心经具有改善急性心肌缺血的确切效应，损毁海马 CA1 区影响了针刺逆转急性心肌缺血效应，提示海马可能参与了针刺逆转急性心肌缺血作用的过程。

［*Evidence-Based Complementary and Alternative Medicine*，2015，1-8］

尾加压素Ⅱ对针刺预处理I/R损伤大鼠心肌细胞血管VEGF的影响

王月兰，何　璐，龙迪和，李晓民，汪克明，吴子建，蔡荣林，刘　婧，周逸平

尾加压素Ⅱ（urotensin Ⅱ，UⅡ，现称尾升压素Ⅱ）是人体内目前已知的最强的缩血管物质，主要分布于心血管中，中枢神经系统和肾、肺、肠系膜也有少量分布。UⅡ作为机体内强有力的缩血管物质，与心肌细胞收缩功能密切相关，并呈现剂量依赖性，但其对心血管疾病的发生、发展及其在治疗中的作用目前了解仍甚少。UⅡ受体是一种孤立的 G 蛋白偶联受体 GPR14（G-protein coupled recepter），亦主要分布于心血管和神经系统。UⅡ与GPR14结合后，可以引起细胞内 Ca^{2+} 浓度增加，有增强细胞的功能作用。

针刺对心肌缺血不仅具有良好的治疗作用，而且有很好的预防作用。以往的研究证实，电针心经"神门"可以有效改善急性心肌缺血大鼠心功能，保护心肌细胞，抑制细胞凋亡的发生。本研究结合中医针灸理论与现代生物医学技术，针对针刺预处理（APC）和 UⅡ 及其信号转导的机制进行设计，深入探讨 UⅡ 在 APC 中作用机制，初步探索针刺预处理和尾加压素预处理在心肌缺血再灌注损伤中的作用，为阐明经脉脏腑相关实质提供科学的实验依据和基础。

1　材料与方法

1.1　动物　取同等条件下饲养健康 SD 大鼠 120 只，雌雄各半，体质量（200±20）g，安徽全椒实验动物有限公司提供，合格证号：（苏）字 Z0582 号。

1.2　试剂与仪器　Urotensin-Ⅱ（Sigma-Aldrich，LOT：054K4788），血管紧张素Ⅱ特异性受体拮抗剂（氯沙坦）。BIOPAC16 导生理记录仪（美国加州产，MP100A-CE）PCE-A 型程控电针治疗仪（安徽天恒科技实业有限公司）；BL-220H 型电子天平（Shimadzu Corporation JAPAN）；TGL-16 高速离心机（江苏省金坛市荣华仪器制造有限公司）。

1.3　动物分组　健康 SD 大鼠随机分为 6 组，按照《卫生统计学》随机数字表，分别为正常组（A）、I/R 模型组（B）、针刺预处理组（C）、针刺+尾加压素低浓度组（D）（20 pmol/kg）、针刺+尾加压素高浓度组（E）（60 pmol/kg）、血管紧张素Ⅱ特异性受体拮抗剂组（Losartan 氯沙坦）（F），每组 20 只。

1.4　急性心肌缺血再灌注动物模型复制和评定　模型复制前先记录正常标准Ⅱ导联心电图，心电图异常者淘汰不用。大鼠用乙醚麻醉后，固定于鼠台上，沿胸骨左缘剪开皮肤，用止血钳游离大鼠左侧的胸大肌，暴露左侧第 2、第 3、第 4 肋，可以清晰地看到心脏的暗影，用弯头止血钳迅速沿胸骨左缘第 3、第 4 肋间分开肋骨，挤出心脏，充分暴露心脏及其表面的血管，用 4/0 医用缝

合线在冠状动脉前降支挂线，然后迅速将心脏送回胸腔，医用缝合线的两端留置体外备用。用长嘴止血钳把胸部皮肤和肌肉以及心脏挂线夹紧，防止气胸，观察心电图变化，T 波高耸或者倒置为心肌缺血标志，如心电图改变不明显，则稍稍松一点止血钳，拉紧一端线头，这时则可以明显看到心电图改变，30 min 后，再灌注时，则松开止血钳，把挂线放松，形成再灌注损伤模型。从开胸到关闭胸腔，控制在 1 min 以内完成。

心肌缺血和再灌注模型成功指标：心电图表现为 ST 段抬高和（或）T 波高耸或者倒置；再灌注损伤模型成功标志，再灌注后，抬高的 ST 段下降 50% 以上或高耸的 T 波下降。

1.5 电针参数 根据以往的实验方法，选取"神门""内关"，酒精无菌操作所取穴位部位，采用 0.5 寸毫针，直刺 3 mm，连接 PCE-A 电针仪，选择刺激电压 5 V，电流强度 1.1 mA，2 Hz，以针体微微抖动为度，每次 30 min，每日 1 次，电针 3 d。

1.6 标本采集 模型复制成功后 24 h，10% 水合氯醛（3.6 mL/kg 体质量）腹腔注射麻醉大鼠，取大鼠左心室心尖部缺血区心肌组织，称质量，按照 1∶9 的比例加入生理盐水，匀浆，离心，选取上清液，制成 10% 的组织溶液，标记放入液氮冷藏保存待测。

1.7 统计处理 实验数据采用均数±标准差（$\bar{x} \pm s$）表示，各组间均数比较采用单因素方差分析，组间均数的两两比较采用 q 检验法，$P < 0.05$ 有统计学意义。数据的处理采用 SPSS for Windows 11.0 软件分析。

2 结果

结果表明，模型组大鼠缺血区心肌组织 VEGF 含量显著升高，C、D、E 和 F 组均能使心肌缺血再灌注损伤模型心肌组织缺血区的 VEGF 含量显著降低，D 组和 F 组间无显著性差异。

3 讨论

促血管生长因子治疗冠心病是近十年来研究热点，动物实验研究已证实 VEGF 可增加冠状动脉闭塞处心肌的血流供应。VEGF 除了促进新血管生成外还可以减轻心肌局部 I/R 损伤。VEGF 也起着促进内皮细胞增殖和抑制细胞凋亡的作用，因而是一个促进细胞生存的因素。此外，VEGF 已经被证实具有促进一氧化氮（NO）合成酶和刺激释放 NO 的作用。

屈正等研究发现糖尿病早期心脏 VEGF 表达增加，不但可促进细胞的生存，而且促进了冠状动脉血管密度增加。而糖尿病慢性期时刚好相反，刺激血管生长因子水平下降，因而心肌血管密度降低，心肌局部缺血时的灌注能力下降，细胞生存能力下降。低氧是促进 VEGF 分泌的主要因素，VEGF 促进血管形成作用较强，它的过度表达或表达不足很大程度影响体内血管形成。

血管新生即原有的血管又产生新的血管。生理情况下血管生长处于相对平衡状态，当发生缺血、低氧等应激情况时平衡失控，血管新生的过程被激活，导致侧支血管形成。研究发现，心肌缺血、低氧时，冠状动脉侧支的形成可以减少或抵御心肌缺血或坏死，保证血液的正常供给。研究证实，心肌局部缺血的动物模型和患有冠心病的患者中，新血管和新毛细血管网络均增多。MARTIN A 等研究发现，心肌局部 I/R 损伤随氧耗增加或供氧减少而增加。而新血管形成有助于提高心肌组织灌注，增加心肌供氧。足够数量冠状动脉血管网的存在以保证缺血区域足够的血供，是冠状动脉闭塞之后减小梗死面积甚至提供能量保证细胞生存的重要因素。

本实验结果表明，在大鼠心肌缺血 30 min，再灌注 24 h 后，模型组的大鼠心肌 VEGF 表达明显高于正常组，而对模型进行干预治疗时 C、D、E、F 组中的心肌组织中的 VEGF 较 B 组降低，而且以 D 组下降最为明显，从而表明针刺结合尾加压素低剂量预处理可以明显地干预 VEGF 的表达，这可能也是针刺结合尾加压素预处理治疗心肌缺血再灌注损伤的作用途径之一。

［中国医药导报，2008，5（10）：13-14，21］

电针手三阴经原穴对急性心肌缺血家兔心功能的影响

王月兰，蔡荣林，龙迪和，何　璐，吴子建，汪克明，胡　玲，刘　婧，周逸平

心肌缺血属中医学"胸痹""心痛"范畴。早在《黄帝内经》中就有运用针灸疗法治疗"胸痹""心痛"的详细论述。手三阴经循行于前臂掌侧，其原穴分别位于掌侧腕横纹中。《针灸聚英》言："心痛掌中热，须当针太渊。"《医学纲目》谓："心胸痛并气攻，劳宫、大陵、内关。"《素问·刺疟》《针灸甲乙经》中有："心疟者，令人烦心，甚欲得清水，反寒多不甚热，刺手少阴（神门）。"《循经考穴编》中记载神门："主痴呆癫痫，健忘怔悸及心痛心烦，咽干面赤，手臂寒，掌中热"。为探讨手三阴经穴在抗心肌缺血过程中作用的特异性，本研究选取手少阴心经原穴神门、手厥阴心包经原穴大陵和手太阴肺经原穴太渊，观察电针不同原穴对急性心肌缺血家兔心功能的影响。

1　材料与方法

1.1　实验动物　健康青紫蓝家兔 50 只，雄性，体质量（2.5±0.3）kg，由南京安立默实验动物有限公司提供[许可证号：SCXK（苏）2007—0002]。

1.2　实验材料与仪器　美国产 BIOPAC 生物信号采集系统（11A2055 系列），SKY-A8 生物信号处理系统（复旦大学上海医学院研制），PCE-A 型程控电针治疗仪（安徽天恒有限公司），针灸针（苏州医疗用品厂），脑垂体后叶素（上海第一生化药业有限公司，批号：060301），肝素钠注射液（江苏万邦生化医药股份有限公司，准字：H32020612）。

1.3　观察指标的记录　家兔用 20%乌拉坦（5 mL/kg）经耳缘静脉缓慢推注麻醉，颈部剪毛，无菌操作铺巾。纵行切开颈部皮肤及皮下组织，行气管插管术，保持气道通畅。采用 BIOPAC 生物信号采集系统的 ECG100C 放大器（设置 GAIN：500，LP：35 Hz，HP：5 Hz）同步记录家兔 II 导联心电图，并用 TSD104A 液压换能器（设置 GAIN：200，LP：5 kHz，HP：DC）分别经股动脉、颈总动脉记录股动脉血压和左心室内压，并导入 SKY-A8 生物信号处理系统进行信号后处理，以获取 HR（心率）、+dp/dt$_{max}$（室内压上升段最大变化率）、–dp/dt$_{max}$（室内压下降段最大变化率）、LVSP（左心室收缩压力峰值）等心功能指标变化情况。

1.4　模型复制与动物分组　随机从 50 只家兔中选择 8 只作为正常对照组，其余用于模型复制。参照朱愉等的方法，经股静脉一次性注射脑垂体后叶素 3 U/kg，复制急性心肌缺血家兔模型。按文献拟定心电图心肌缺血判定标准如下：①ST 段水平偏移，向上或向下偏移≥0.1 mV；②T 波高耸，超过同导联 R 波 1/2；③T 波高耸伴有 ST 段移位。将模型复制成功的家兔随机分为模型对照组、电针大陵组、电针神门组、电针太渊组，每组 8 只。

1.5　实验方法　模型复制后 2～3 min，选择各项生理指标平稳的时间点，作为 0 min 开始标记，同时分别在各组家兔两侧"大陵""神门""太渊"各刺入两根 1 寸毫针，间距 2 mm，并连至

PCE-A 型程控电针治疗仪。两组参数均采用 2 Hz 疏波，电压 5 V，定时连续电针 10 min。对照组不电针。观察并记录各组动物实验前 10 min、实验后 0 min、10 min、20 min、30 min 时各项指标的变化。穴位定位参照林文注主编的《实验针灸学》。

1.6　统计学处理　所有信号接入 SKY-A8 生物信号处理系统，用功能学科实验软件包 MFlab 3.01 进行信号分析，统计结果均以（$\bar{x} \pm s$）表示，用 SPSS 12.0 统计软件分析，组间显著性检验用单因素方差分析与 LSD 两两比较。

2　结果

2.1　不同组别家兔模型复制前后各项指标变化　在急性心肌缺血家兔模型复制前（10 min），各组间 HR、+dp/dt$_{max}$、−dp/dt$_{max}$ 和 LVSP 比较均无明显差异，而在模型复制后（0 min），各组 HR、+dp/dt$_{max}$、−dp/dt$_{max}$ 和 LVSP 与正常组比较均有显著性差异（$P < 0.05$），而各针刺治疗组与模型组比较均无差异性。结果说明各组家兔在模型复制前生理状态平稳，模型复制后各组间具有可比性，符合本研究的实验要求。

2.2　电针不同经穴对急性心肌缺血家兔心功能的影响　模型复制后，家兔 HR、LVSP 下降，+dp/dt$_{max}$ 降低，−dp/dt$_{max}$ 升高，各项心功能指标绝对值均显著降低（$P < 0.01$），说明家兔心肌收缩功能急剧下降。后模型组家兔各项心功能指标逐渐恢复，在 10 min、20 min 时与正常组比较仍有显著性差异（$P < 0.05$），30 min 时各项指标可接近正常状态，与正常组比较差异性不显著（$P > 0.05$ 或 $P < 0.01$）。而电针神门和电针大陵组 10 min、20 min 时刻与模型组比较均有显著性差异（$P < 0.01$），说明电针两穴可有效改善家兔心肌收缩功能，但与正常对照组仍有差异（$P < 0.05$）。而电针大渊组对家兔心功能的改善无统计学意义。

3　讨论

近年来许多研究采用红外辐射光谱研究正常人和冠心病患者手三阴经原穴的特征，发现手三阴经原穴中的大陵、神门红外辐射变化能够反映心肌缺血缺氧病理状态，大陵穴和神门穴与心密切相关。而冠心病患者心脏病理信息在太渊穴红外辐射特性上的反映主要是某些特定波段红外辐射强度的变化。吴子建等还用基因芯片技术筛选出电针神门穴抗心肌缺血的相关蛋白。蔡荣林也通过实验发现电针神门穴可显著改善急性心肌缺血家兔的心功能。还有研究发现针刺神门可抑制血小板活性，防止血栓形成及易栓倾向，改善冠状动脉血流，针刺"大陵"等穴能诱导急性心肌缺血家兔心肌细胞 VEGF 的表达，有助于促进多种血管活性物质合成，促进血管舒张，抑制血栓形成，而纵观文献，其中对具体经穴效应间的比较研究甚少。

本研究通过观察急性心肌缺血家兔模型复制前及电针后 30 min 内心功能指标的动态变化，比较电针手三阴经原穴对急性心肌缺血家兔心功能影响的相对特异性。我们发现电针大陵组和电针神门组的 HR、+dp/dt$_{max}$、LVSP 明显优于电针太渊组，且与模型组比较有统计学意义。而−dp/dt$_{max}$ 各电针组间的比较亦表现为类似效应，但其间差异性不显著。由此可见，电针"神门"和"大陵"穴可显著改善急性心肌缺血家兔的心功能，而电针"太渊"穴没有类似作用。这表明电针手三阴经原穴对急性心肌缺血家兔心功能的影响存在相对的特异性作用，而且不同经穴与心脏功能的相关性存在差异。

祖国医学认为，"五脏有疾，当取之十二原，十二原者，五脏之所以禀三百六十五节气味也。……十二原者，主治五脏六腑之有疾者也"。所以针刺原穴，可以通达一身之元气，调节脏腑的各种机能，促使阴阳平衡，治疗脏腑的病变。经穴与脏腑的联系是通过经络实现的，一条经络可联系多个脏腑，不同的经络可联系同一脏腑。手三阴经原穴分别位于前臂掌侧腕横纹中，其归属经脉不同，主治作用也各有所长。手三阴经联系于胸部，太渊、大陵、神门为手三阴经原穴，从经脉循行来看，大陵、神门二穴所属的手厥阴心包经和手少阴心经和心有直接的联系。本文研究结果表明手少阴心经和手厥阴心包经的原穴对心肌缺血家兔的心功能调节作用显著，提示其与心脏的相关性密切，而手太阴肺经原穴对心脏功能的作用微弱，与祖国医学的经穴脏腑理论相符，对临床选穴有一定的指导意义。但是本文仅观察了手三阴经原穴对心脏功能的调节作用，其与其他脏腑可能也有某种联系，具体联系及调节作用还有待于进一步研究和证实。

[中国中医急症，2008，17（3）：361-363]

基于海马-室旁核-交感神经通路的电针改善心肌缺血作用机制研究

崔　帅，周逸平，吴生兵，曹　健，朱国旗，周美启

　　具有急性心肌缺血（AMI）临床表现的缺血性心脏病死亡率很高。当前对缺血性心脏病的临床理解是通过观察心脏系统来形成的。一些学者提出，心肌缺血的长期作用与神经系统密切相关，早期干预和保护神经系统有助于患者的康复。

　　连接海马体和周围自主神经系统的途径通过下丘脑和脑干的室旁核（PVNs），孤束核（NTS）等参与自主神经系统的调节。我们先前的研究证实，针刺改善心脏的缺血性与交感神经系统有关，并且我们发现 AMI 可能导致海马 CA1 神经元放电和 c-fos 表达改变。针刺心脏经络可以逆转这些变化，表明海马参与了针刺抗心肌缺血。但是，关于调节心血管功能的下游 PVN 是否由海马区主导，其中心机制尚不清楚。为了阐明海马体与 PVN 之间的神经纤维连接，我们通过多通道记录方法观察了海马体对 PVN 神经元电活动的影响。此外，我们注意到交感神经放电和血流动力学参数的变化，以研究电针治疗心肌缺血的心脏经络的主要机制以及以海马体为重要靶点的中央心血管调节神经网络。因此，本研究为缺血性心脏病的治疗提供了新思路。

1　实验方法

　　1.1　动物　40 只干净的雄性 SD 大鼠（250～300 g）由安徽医科大学的饲养中心提供［动物证照编号 SCXK（皖）2011—002］。在自然光条件下，在（22±1）℃和 60%相对湿度下，将大鼠圈养在具有独立供气系统的单独笼子（Kangwei IR60）中 1 周，并随意提供食物和水。所有动物程序均按照安徽中医药大学和安徽实验动物中心的动物使用指南进行。

　　1.2　试剂和仪器　所使用的试剂如下：水合氯醛（Sinopharm 化学试剂有限公司）；肝素钠注射液（天津生化药业有限公司）；0.9%氯化钠注射液（安徽丰源药业有限公司）；海藻酸（KA，Sigma-Aldrich，圣路易斯，密苏里州）。

　　使用的仪器如下：8 通道镍合金电极（直径 35 μm，Plexon Inc.，中国香港）；Plexon 多通道采集处理器（Plexon Inc.美国得克萨斯州）；BIOPAC 多通道生理记录仪；用于 MP 系统的 AcqKnowledge 4.1（美国 BIOPAC 系统公司）；离线分类器（版本 3.3.5，Plexon Inc.，美国得克萨斯州达拉斯）；Neuro Explorer（4.13 版，Nex Technologies，美国马萨诸塞州列克星敦）；多臂脑立体定向仪（Stoelting Co.，Ltd.，St. Louis，MO，USA）；电子针灸治疗仪（华佗牌 SDZ-Ⅳ型，苏州医疗产品有限公司，中国苏州）；反馈控制的直流电加热垫（JR-1/2，成都泰蒙软件有限公司，中国成都）。

　　1.3　动物模型和治疗　将 40 只健康清洁 SD 大鼠平均随机分为 4 组：假手术组，模型组，模

型+EA 组，模型+EA+病变组，每组 10 只。经过模型复制，PVN 损伤，电极阵列植入和颈动脉插管等操作后，存活了 24 只大鼠，其中 8 只大鼠在模型复制中死亡，6 只大鼠在电极阵列植入操作中死亡，而 2 只大鼠在模型复制操作中死亡。颈动脉插管。

AMI 模型是通过修改现有方法建立的；不给大鼠行气管插管。用乙醚麻醉后，进行心包切开术，通过挤压胸部暴露心脏，并结扎冠状动脉的左前降支。手术过程在 2 min 内完成。假手术组在未结扎冠状动脉的左前降支的情况下进行了相同的手术。心电图（ECG）的高 T 波和 J 点高程≥0.1 mV 表明成功建立了 AMI 模型。

电极阵列植入包括两个步骤：首先，根据大鼠脑图定位 PVN 坐标；其次，使用牙胶固定电极阵列。

大鼠的颈部手术包括三个步骤：第一，分离动脉和交感神经；第二，颈动脉插管；第三，用针状电极钩住并记录交感神经。

大鼠的核损伤（海马 CA1 区）采用化学损伤方法。通过腹膜内注射用 10%水合氯醛（3.5 mL/kg）麻醉所有大鼠，并将其固定在俯卧位的脑立体定位仪上。根据 Paxions 和 Watson 的大鼠脑图谱，将海藻酸（剂量：1 mg/mL）双向注入海马 CA1 区，前囟点为 4.16 mm，左右 2.8 mm，深度 2.8～3.0 mm。手术后 3 d，在海马 CA1 区发现神经元大量死亡。

所有实验指标（EEG，ECG，交感神经和血流动力学）均被同时记录。

1.4 经络选择和电针参数 参照人的经络线，中国兽医针灸大鼠的穴位定位标准以及以前的研究结果，选择了手少阴心经中的"神门（HT7）至通里（HT5）"部分。针刺程序如下：模型+EA 组和模型+EA+损伤组的大鼠在"神门（HT7）至通力（HT5）"部分插入三针（直径 0.30 mm×25 mm）间距为 1 mm。一根铜线将三个针平行连接为"+"极，另一根针插入周围的肌肉作为"–"极。最后，用"+"号和"–"号表示电子针灸治疗仪。EA 参数设置为在 2 Hz 的电流下以 1.1 mA 的电流进行两次刺激，持续时间为 30 min。模型+EA 组和模型+EA+病变组在手术后第 1 d 连续 3 d 开始 EA 治疗。模型组和假手术组中的大鼠均应进行假刺激（关闭仪器）。

1.5 周围神经交感神经放电记录 在记录期间，将室温控制在（26±1）℃，并将大鼠放在保持在（37±2）℃的加热垫上。用 BIOPAC 多通道生理记录仪中的神经信号放大器记录交感神经的放电频率。将神经信号放大器的增益调整为 500，将低通滤波器调整为 100 Hz，将高通滤波器调整为 1 Hz。双极铂电极的两端连接到 VIN+ 和 VIN-上，并与交感神经相连。GND（接地）电极连接到大鼠的下肢。将参比电极插入皮下组织。将浸有液体石蜡的棉垫置于神经下方。将电极钩在神经上后，将神经的前段包裹在棉垫中以减少噪音并保持神经湿润和温暖。使用 AcqKnowledge 3.8.1 软件记录神经信号，并将阈值设置为±0.04 V。保存记录后，对记录的信号进行离线快速傅里叶变换（FFT）滤波，并且 Band Stop 滤除 50 Hz 干扰。记录神经信号以确定电针后 5 min 的放电频率。

1.6 中枢神经元放电记录 所有大鼠均用 10%的水合氯醛（3.5 mL/kg）麻醉，并固定在脑立体定位仪上。PVN 的坐标根据 Paxinos 和 Watson 大鼠脑图谱设置如下：前囟-2.12 mm，左右 0.2～0.8 mm，深度 7.9～8.1 mm。进行颅骨切开术以 5 μm/s 的速度将 8 通道微电极阵列电移动到目标核。当观察到令人满意的放电活性时，记录稳定的神经元放电 5 min。Plexon 多通道采集系统用于记录神经元放电（滤波器：150～8000 Hz，采样频率：40 kHz）和场电势（滤波器：0.7～400 Hz，采样频率：1 kHz）。使用 Offline Sorter 软件，根据选择标准[加标间隔（ISI）：1～2 ms，放电率<0.5%]筛选神经元放电信号。锥体神经元和中间神经元是不同的，因此具有活动性。锥体神经元的特征如下：①平均放电频率低（0.5～10 Hz）和不规则放电模式；②ISI 直方图显示，短 ISI（3～10 ms）占主导地位，ISI 3～5 ms 后呈现指数衰减；③宽波形（>300 μs）。中间神经元的特征如下：①平均放电频率高（>5 Hz）；②ISI 图表显示了延迟的尖峰和较慢的衰减；③窄波形（<250 μs）。Neuro

Explorer 用于分析波形、频率、神经元放电特征值和场电位的相关性。

1.7 血流动力学和心电图记录 通过腹膜内注射用 10%水合氯醛（3.5 mL/kg）麻醉所有大鼠，并将其固定在仰卧位的 DC 加热垫（保持在 36～37℃）下。使用常规的标准Ⅱ导联心电图，将电极插入大鼠四肢（右上肢和左下肢）的皮下组织中。使用 BIOPAC 多通道生理记录仪连续监测 ECG 和心电图，观察大鼠的呼吸、动脉血压和 ECG 波形。大鼠达到稳定状态后，记录其 HR，MAP 和收缩压（SBP），并记录其平均动脉压。使用计算机内置软件 AcqKnowledge 4.1 进行分析。比较两组之间的 HR，MAP 和 RPP 值。

1.8 统计学处理 使用 SPSS 19.0 软件（IBM SPSS, Inc.）执行统计分析。数据表示为平均值±标准微分。通过单向 ANOVA 分析组之间的差异。在进行组之间的比较之前，先进行方差检验的同质性。LSD 测试用于方差的同质性和 Tamhane 的方差检验的异质性。聚类分析和自相关分析用于区分和分析 PVN 神经元的模式。实时频谱分析用于观察各组 LFP 的变化趋势。PVN 峰值计数，中间神经元和锥体细胞与血流动力学指标（HR，MAP 和 RPP）和交感神经放电相关。

2 结果

2.1 电针心经通过海马改善心肌缺血的作用 电针 3 d 后记录 HR、MAP、RPP。模型组 HR 显著高于其他组（$P<0.01$），MAP 和 RPP 显著低于其他组（$P<0.01$）。与模型组比较，模型+电针组 HR 显著降低（$P<0.01$），MAP 和 RPP 显著升高（$P<0.01$ 和 $P<0.05$）。模型+电针+损伤组与模型+电针组比较，HR 显著升高（$P<0.01$），MAP 和 RPP 显著降低（$P<0.01$）[图 1（a）、（b）、（c）]。这些结果表明，海马区参与了电针心经治疗心肌缺血。

2.2 海马通过电针调节交感神经的放电参与心经改善心肌缺血的功能 图 1（d）显示，所有实验组在最后一次电针后立即（0 min）记录了 5 min 测量的交感神经的稳定放电信号。与假手术组相比，模型组的交感神经放电频率明显更高（$P<0.01$）。与模型组相比，模型+EA 组的交感神经放电频率显著降低（$P<0.01$）。与模型+EA 组相比，模型+EA+病变组表现出明显更高的交感神经放电频率（$P<0.01$）。这些结果表明，通过调节交感神经的放电活性，海马参与心脏经络的电针刺治疗心肌缺血。

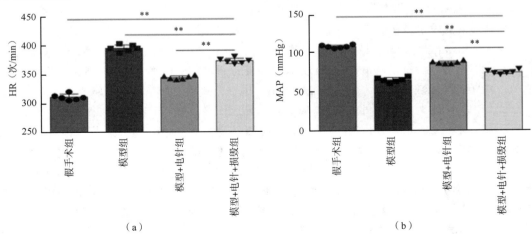

（a）　　　　　　　　　　　　　　　（b）

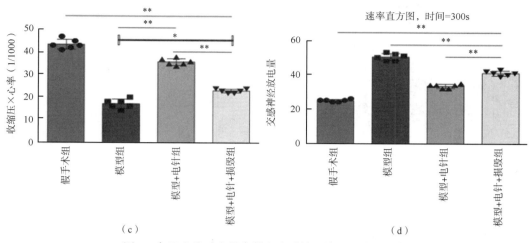

图 1　各组血流动力学参数和交感神经放电活动的比较

注：（a）是 HR 直方图，（b）是 MAP 直方图，（c）是 RPP 直方图，（d）是交感神经直方图。与假手术组比较，模型组 HR 显著升高（$P<0.01$），MAP、RPP 显著降低（$P<0.01$），交感神经放电显著升高（$P<0.01$）。与模型组比较，模型+电针组、模型+电针+损伤组 HR 显著降低（$P<0.01$），MAP 显著升高（$P<0.01$），模型+电针+损伤组 RPP 显著升高（$P<0.01$），交感神经放旦明显降低（$P<0.01$），模型+电针+损毁组交感神经放明显降低（$P<0.01$）。与模型+电针组比较，模型+电针+损伤组 HR 显著升高（$P<0.01$），MAP 和 RPP 显著降低（$P<0.01$），交感神经放电显著升高（$P<0.01$）。平均值（$n=6$），$*P<0.05$；$**P<0.01$

2.3　电针心经通过海马影响 PVN 神经元的放电　在所有 4 个实验组的最后一次电针后，立即使用多通道体内记录技术记录交感神经的稳定放电信号，持续 5 min（0 min）。假手术组有 2 个 PVN 神经元放电，模型组为 1 个，模型+EA 组为 4 个，模型+EA+损毁组为 3 个。因此，可以区分锥体细胞和中间神经元的放电活动。图 2（a），2（b），2（c）和 2（d）显示了 PVN 神经元中观察到的 PVN 神经元的放电现象。模型+ EA 组和模型+EA+损毁组显示出锥体细胞和中间神经元的放电活性。

图 3（a），3（b），3（c）和 3（d）表明，神经元放电的时间序列（时间=100 μs）被转换为放电频率的直方图。在假手术组中，锥体细胞的 PVN 神经元的总放电频率为（190.6±21.96）Hz，锥体神经元的总放电频率为（50.2±16.07）Hz，中间神经元的总放电频率为（140.4±9.07）Hz。在"模型"组中，总计 PVN 神经元的放电频率为（877±57.47）Hz，均为中间神经元。在模型+EA

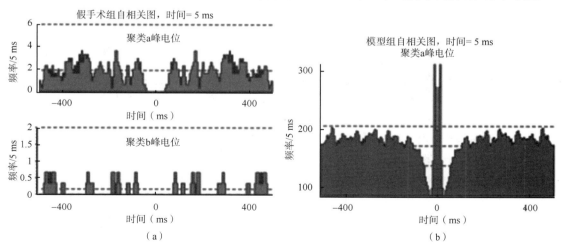

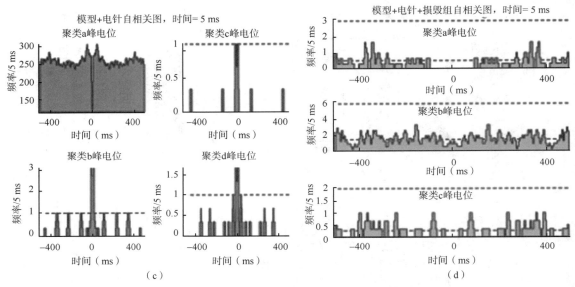

图 2 通过自相关分析区分下丘脑室旁核神经元的模式

注：（a）表示假手术组中间神经元和锥体细胞的放电活动；（b）表示模型组中间神经元的放电活动；（c）表示模型+电针组中间神经元的单一放电模式和锥体细胞的三重放电模式的放电活动；（d）表示模型+电针+损毁组中间神经元的单一放电模式和锥体细胞的两种放电模式的放电活动

组中，锥体细胞的 PVN 神经元的总放电频率为（386.6±37.1）Hz，锥体细胞的总放电频率为（80.6±4.78）Hz，（72±3.94）Hz 和（34±8.37）Hz，中间神经元的总放电频率为（200±21.48）Hz。在"模型+EA+病变"组中，锥体细胞的 PVN 神经元的总放电频率为（656.4±54.68）Hz，（154±8.46）Hz 和（153.4±13.13）Hz，中间神经元的总放电频率为（349±42.69）Hz。

锥体细胞的峰值最大值为 40 μV（$n=3$），中间神经元的峰值最大值为 40 μV（$n=10$）；在模型组中，锥体细胞的峰值最大值为 120 μV（$n=29$）；在"模型+EA"组中，最大峰值锥体细胞的分别为 30 μV（$n=8$），70 μV（$n=2$）和 90 μV（$n=3$），中间神经元的峰值最大值为 50 μV（$n=5$）；在模型+EA+病变组中，锥体细胞的峰值最大值为 19 μV（$n=6$）和 5 μV（$n=9$），中间神经元的峰值最大值为 28 μV（$n=3$）。

图 3（e）和 3（f）显示了各组之间 PVN 神经元的总放电频率和中间神经元的放电频率之间的显著差异（分别为 $P<0.01$ 和 $P<0.01$）。这些结果表明，通过调节 PVN 神经元的放电活性，海马参与心脏经络的电针刺治疗心肌缺血。

实时频谱分析用于调查频谱特征随时间的变化。根据局部场电势（LFP）的光谱能量强度，按以下顺序对 4 个组进行排序：模型组＞模型+EA+损毁组＞模型+EA 组＞假手术组。这些发现表明，海马通过调节 PVNs 的光谱能量参与心脏经络的电针治疗，以治疗心肌缺血。

2.4 PVN 神经元（尤其是中间神经元）与交感神经放电和血流动力学相关 在 PVN 神经元的总放电频率与交感神经的总放电频率和血流动力学参数之间进行了相关分析。图 4（d）和图 5（d）显示 PVN 神经元的总放电频率和 PVN 中神经元的放电频率与交感神经的放电频率呈正相关（$P<0.01$，$r=0.984\ 2$ 和 $P<0.01$，$r=0.911\ 5$）。然而，PVN 中锥体细胞的放电频率与交感神经的放电频率无关（$P>0.05$，$r=0.334\ 1$）[图 6（d）]。PVN 神经元的总放电频率与 HR 正相关（$P<0.01$，$r=0.984\ 5$），与 MAP 和 RPP 负相关（$P<0.01$，$r=-0.953\ 6$ 和 $P<0.01$，$r=-0.970\ 1$）[图 4（a），4（b）和 4（c）]。

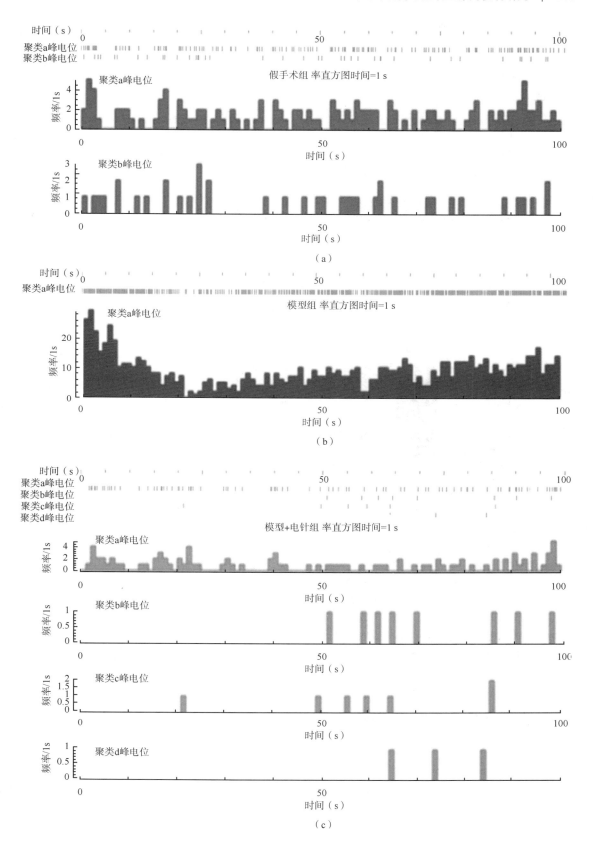

（a）

（b）

（c）

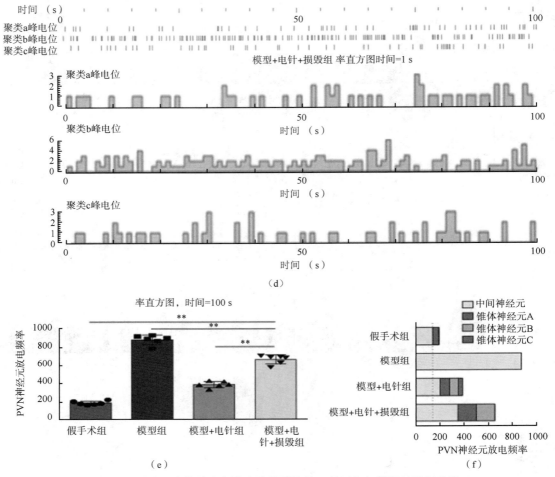

图 3　下丘脑室旁核放电频率和峰值最大值，并对各组神经元进行分类

注：（a）（b）（c）（d）表示各组 PVN 神经元的频率和峰值与时间序列（时间=100 s）的关系，（e）表示各组 PVN 神经元放电频率的比较。模型组下丘脑室旁核神经元放电频率明显高于假手术组（$P<0.01$），模型+电针组下丘脑室旁核神经元放电频率明显低于模型组（$P<0.01$），模型+电针组下丘脑室旁核神经元放电频率明显高于模型+电针组（$P<0.01$）。均值（$n=6$），**$P<0.01$。（f）表示各组之间的中间神经元和锥体细胞的分类

PVN 中子的放电频率与 HR 正相关（$P<0.01$，$r=0.861\,6$），与 MAP 和 RPP 负相关（$P<0.01$，$r=-0.819\,2$ 和 $P<0.01$，$r=-0.848\,7$）[图 5（a），5（b）和 5（c）]。而 PVN 中锥体细胞的放电频率与 HR，MAP 或 RPP 不相关[$P>0.05$，$r=-0.282\,1$；$P>0.05$，$r=-0.268\,1$；$P>0.05$，$r=-0.159\,3$[图 6（a），6（b）和 6（c）]。这些结果表明，PVN 神经元的总放电频率和 PVN 中间神经元的放电频率与交感神经的放电频率和血流动力学参数相关。

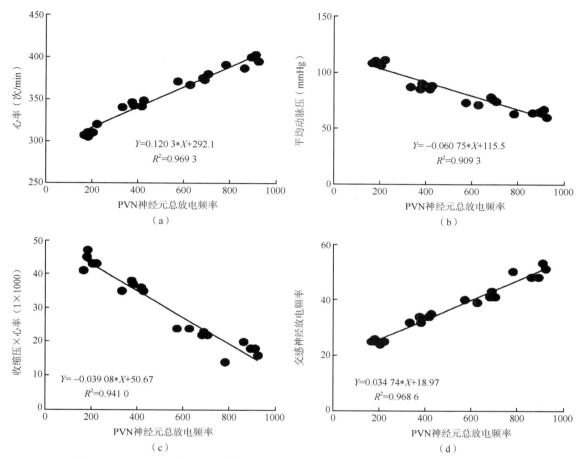

图 4 PVN 神经元总放电频率与交感神经总放电频率及血流动力学参数的相关分析

注：（a）与心率相关（$P < 0.01$，$r = 0.984\ 5$），（b）与 MAP 相关（$P < 0.01$，$r = -0.953\ 6$），（c）与 RPP 相关（$P < 0.01$，$r = -0.970\ 1$），（d）与交感神经放电频率相关（$P < 0.01$，$r = 0.984\ 2$）

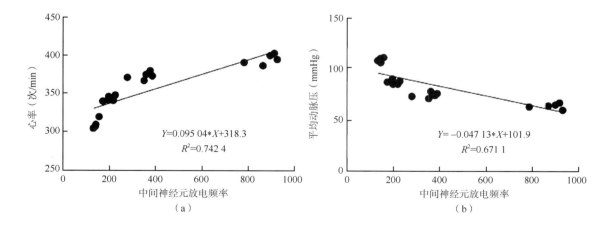

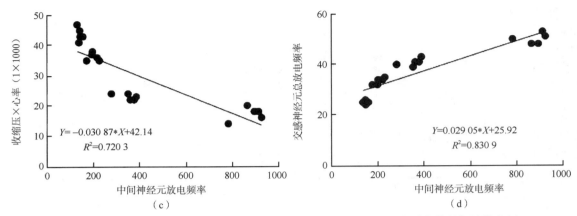

图 5　PVN 中间神经元放电频率与交感神经总放电频率及血流动力学参数的相关性分析

注：（a）与心率相关（$P<0.01$，$r=0.8616$），（b）与 MAP 相关（$P<0.01$，$r=-0.8192$），（c）与 RPP 相关（$P<0.01$，$r=-0.8487$），（d）与交感神经放电频率相关（$P<0.01$，$r=0.9115$）

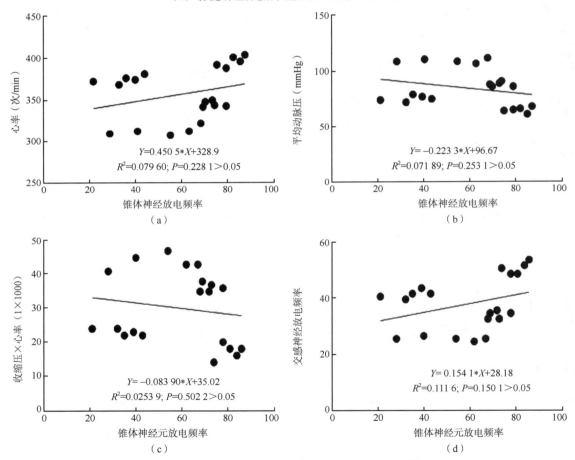

图 6　PVN 锥体细胞放电频率与交感神经总放电频率及血流动力学参数的相关性分析

注：（a）与心率相关（$P>0.05$，$r=0.2821$），（b）与 MAP 相关（$P>0.05$，$r=-0.2681$），（c）与 RPP 相关（$P>0.05$，$r=-0.1593$），（d）与交感神经放电频率相关（$P>0.05$，$r=0.3341$）

3 讨论

经络-内脏与大脑之间的联系是中西医学理论的整合与突破点。大脑与子午线有直接或间接的联系，以调节内脏，四肢和骨骼。从边缘系统-下丘脑-自主神经系统的角度研究经络-内脏与大脑的关联是正确可行的方向和重要的当前趋势。

针灸具有多靶点，多水平和多通道的特征，可改善心肌缺血。大量实验研究表明，针刺可通过多种机制改善心肌缺血。由于调节脂质过氧化，心肌能量代谢，心肌酶和离子通道以及对超微结构和细胞凋亡的影响，针灸可预防心肌缺血。就其中央调节机制而言，针灸可通过抑制心脏交感神经系统（阿片类药物-PKC 依赖性途径）来预防心肌缺血。

海马是边缘前脑结构之一。海马不仅是调节记忆和认知的重要中心，还是调节心血管功能的重要中心。大量研究表明，海马可以抑制 HPA 轴活性。对海马的电刺激可以抑制应激诱导的皮质类固醇分泌。然而，海马或海马背侧的损伤会增加下丘脑 PVN 中的 CRH mRNA 和 AVP mRNA。通过影响下丘脑，脑干和其他部位的心血管神经元活动，海马可以促进或抑制主要中枢的活动，从而使心血管活动适应人体的各种行为。先前的研究发现，心肌缺血可导致脑灌注的逐步丧失，尤其是对于对缺血损伤敏感的大脑区域（例如海马），并且可以诱导边缘系统中神经元的凋亡。此外，研究发现长时间的电针可以调节全脑网络内部功能的相互关系。此外，通过电针刺激，已表明边缘/半边缘区域，如杏仁核、海马体和前扣带回皮质，形成了神经网络中心。在针灸过程中，这些大脑区域发挥着在调节全脑网络的特定功能中起着重要作用。

PVN 是中央综合区域，也是最重要的中央站点，直接调节交感神经传出活动。PVN 参与压力，内分泌功能和内脏功能（胃肠、肾脏和心血管活动）的调节，并且是重要的中央结构之一，它调节交感神经活动和动脉血压。Chen 等研究显示，家兔的下丘脑 PVN 受到电损伤后，电针对缺血性心肌的保护作用显著降低，这表明 PVN 参与了电针对心肌缺血的保护作用。

近年来，多通道体内记录技术由于其实时性能和记录许多神经元的优势而被广泛用于神经科学研究。单神经元放电的时间序列（尖峰）和使用多通道体内记录技术记录的信号属于时域信号，其中 LFP 是连续的时域信号，而尖峰是离散的时域信号。通过频谱分析将这两种类型的信号转换为频域信号，以研究每个实验组中频率的变化。记录的单个神经元大致分为两类，包括锥体细胞和中间神经元。锥体细胞显示出簇放电的明显特征，而一些中间神经元显示出该特征。典型的中间神经元放电表现出多个等距峰，表明该放电具有明显的周期性分布特征。

总而言之，结合先前的发现，显示海马神经元放电中的细胞数量与 HR、MAP 和 RPP 相关。因此，我们认为抗心肌缺血电针的作用可能是通过海马-PVN-交感神经通路实现的。在"神通至通里"路段进行电针治疗后，针灸信号通过周围神经发送到中枢神经系统。接下来，在边缘系统的海马中完成信号整合，以通过海马和 PVN 之间的神经纤维调节 PVN 神经元的兴奋性。随后，信号通过下游神经纤维传递到交感神经以调节心脏活动，从而实现电针的抗心肌缺血作用（图 7）。然而，心血管系统的调节与神经系统有着密不可分的关系，特别是在 AMI 的发生和发展过程中，中枢神经系统的变化涉及多个核和多个大脑区域的协调功能。还有其他方法可以调节自主神经系统，如"海

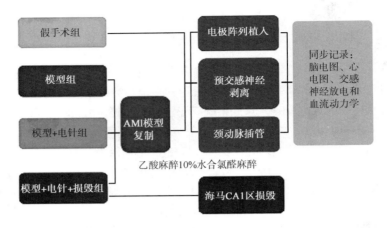

（a）实验流程图

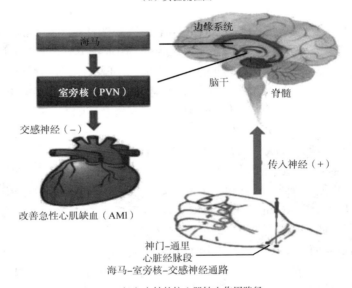

（b）电针的抗心肌缺血作用路径

图 7　电针的抗心肌缺血作用实验

注：（b）图表明针刺信号通过外周神经传递到中枢神经系统，然后通过海马和下丘脑室旁核之间的神经纤维调节下丘脑室旁核神经
元的兴奋性。随后，这些信号通过下游神经纤维传递到交感神经，调节心脏活动，从而达到电针的抗心肌缺血作用

马-NTS-迷走神经"途径。需要进行进一步的研究，以丰富中枢神经系统对心血管的总体控制框架，以便对针灸治疗心肌缺血的中枢机制提供全面而系统的解释，并为针灸的应用在临床治疗中提供理论支持。

［*Evid Based Complement Alternat Med*，2018：2870676］

基于海马-孤束核-迷走神经通路的电针改善心肌缺血作用机制研究

崔　帅，王　堃，吴生兵，朱国旗，曹　健，周逸平，周美启

急性心肌缺血（AMI）可能是由于血液供应减少或冠状动脉阻塞所致。这导致心肌组织严重急性缺血，导致心肌缺血坏死。世界卫生组织在 2004 年报告了全球 136 种疾病的负担，并表明缺血性心脏病是主要的死亡原因，占所有死亡的 12.2%。预计到 2030 年，该数字将上升到 14.2%。心肌缺血与心源性猝死有关，高残疾和高死亡率是心血管疾病研究的主要重点。

海马通过内分泌系统与下丘脑和脑干核[包括室旁核和孤束核（NTS）]一起参与调节自主神经系统。先前的研究表明，心肌缺血会增加大鼠海马中 N-甲基-D-天冬氨酸受体 NR1 和 NR2B 亚基的表达，从而激活该大脑区域。心肌缺血也可引起海马的认知功能障碍。例如，急性心肌缺血/再灌注损伤后认知功能的短暂变化与肿瘤坏死因子 α 和白介素-1β mRNA 及海马蛋白表达的增加。NTS 是内脏的主要反射中心，可传递迷走神经的传入和传出。NTS 内侧核下神经元过滤来自周围心血管受体的信号，并传递迷走神经和舌咽神经的传入信息。此外，迷走神经-NTS 通路在调节心血管反射中起主要作用，绝大多数内脏迷走神经纤维通过 NTS 传递至多个大脑区域。

我们假设针灸在心肌缺血中的心脏保护作用可能涉及通过抑制交感神经活动和迷走神经兴奋来通过海马调节自主神经系统。先前的研究表明，心肌缺血可导致自主神经系统发生变化，从而影响交感神经系统与迷走神经之间的动态平衡。

电针（EA）改善了心肌缺血的症状，调节了自主神经系统的活动，并逆转了心肌缺血对海马 CA1 区的影响。但是，减轻心肌缺血性损伤的途径尚不清楚。

在本研究中，我们使用体内多通道电生理学记录检查 NTS 神经元活性，同时观察迷走神经和血流动力学指标，以阐明海马-NTS-迷走神经通路提供心脏保护作用的方式。

1　材料与方法

1.1　动物　50 只雄性 Sprague-Dawley 大鼠，年龄 8 周，体质量 250～300 g，由中国安徽医科大学饲养中心提供[许可证号 SCXK（皖）2011—002]。将大鼠分别放在单独的笼子（康威 IR60）中，用独立的供气系统在自然光下于（24±2）℃和相对湿度为 65%的环境下饲养 1 周。允许所有大鼠自由进食和饮水。所有动物程序均按照安徽中医药大学动物使用指南和安徽实验动物中心进行。该研究得到中国中医药大学动物伦理委员会的批准（批准号 201604—001）。

1.2　AMI 动物模型的复制　将六只大鼠随机分配至假手术组。假手术组仅进行穿刺，未结扎冠状动脉左前降支。将其余 44 只大鼠用于 AMI 模型。

心电图（ECG）的高 T 波和 J 点升高（≥0.1 mV）表明成功生成了 AMI 模型。在这 44 只动物

中,有 30 只符合 AMI 标准,而其余 14 只死亡或不符合标准。将 30 只 AMI 模型大鼠随机分为 AMI 组,AMI+EA 组和 AMI+EA+病变组(每组 10 只)。

1.3　损毁海马 CA1 区　动脉结扎前 3 d,使用先前描述的方法损伤海马 CA1 区(Wu 等人,2015)。简而言之,将 1 mg/L 的海藻酸(Sigma-Aldrich,美国密苏里州圣路易斯)注入双侧海马。根据大鼠脑图集(Paxinos 和 Watson,2009 年),双侧海马 CA1 区在前-处–4.16 mm,外侧 2.8 mm,深度 2.8～3.0 mm。手术 3 d 后,海马 CA1 区明显出现神经元死亡。

将电极阵列(直径:35 μm;Plexon Inc.,中国香港特别行政区)植入 NTS 并使用牙胶固定。根据大鼠脑图谱的坐标为:前 reg-12.72 mm,侧面 0.8～1.6 mm,深度 7.8～8.2 mm。

大鼠颈外科手术主要涉及动脉和迷走神经的分离。在颈动脉插管过程中记录血流动力学指数。使用针电极记录迷走神经的放电。

同时记录所有实验指标(NTS 神经元放电、ECG、迷走神经放电和血流动力学)。

1.4　电针治疗　参考人的经脉循行手少阴心经中的神门(HT7)至通里(HT5)段。大鼠的针刺定位标准与中国兽医针灸和先前的结果一致。神门(HT7)穴位位于腕部折痕的尺骨末端的腕部。通力(HT5)穴位位于尺侧腕屈肌肌腱的桡侧缘,在腕部横纹上方 2.54 cm(1 寸)处。对于 AMI+EA 组和 AMI+EA+病变组的大鼠,在神门(HT7)至通力(HT5)段插入三针(直径为 0.30 mm×25 mm),间距为 1 mm。该设备(华佗牌,SDZ-Ⅳ型)购自中国苏州的苏州医疗产品有限公司。EA 参数如下:连续波;1 mA 电流;频率为 2 Hz;持续时间 30 min,每天 1 次。EA 治疗在 AMI 后 1 d 开始,并在 AMI+EA 组和 AMI+EA+病变组中连续进行了 3 d。AMI 和假手术组中的大鼠在关闭仪器的情况下接受了假手术刺激。

1.5　TTC 染色　通过腹膜内过量注射水合氯醛杀死大鼠。取出心脏并在–20℃下快速冷冻 20 min。然后将心脏切成六部分,在 37℃的恒温箱中于黑暗中浸泡在 2% TTC 溶液(Servicebio,武汉,中国)中浸泡 15～30 min。然后将切片用低聚甲醛固定,并拍照。使用 Image Pro Plus 6.0 软件(Media Cybernetics,Silver Spring,MD,美国)计算心肌梗死面积(图 1A)。

1.6　外周迷走神经记录　将所有大鼠用 10%水合氯醛(3.5 mL/kg;国药化学试剂有限公司,美国密苏里州圣路易斯)麻醉。将室温控制在(26±2)℃,并将大鼠放在保持在(36±1)℃的加热垫上(成都泰蒙软件有限公司)。解除颈迷走神经,并用双极铂记录电极钩住。将参比电极插入皮下组织。接地电极连接到下肢。设置记录参数,并通过 BIOPAC 多通道生理记录仪(BIOPAC Systems Inc.,St. Louis,MO,USA)记录迷走神经的放电频率。之后,对记录的信号进行离线快速傅里叶变换滤波。记录神经信号以确定 EA 后 5 min 的放电频率。

1.7　中枢神经核团放电记录　通过腹膜内注射用 10%水合氯醛(3.5 mL/kg)麻醉所有大鼠,然后将其固定在脑立体定向仪(Stoelting Co.,Ltd.,St. Louis,MO,USA)上。NTS 坐标根据大鼠脑图谱(Paxinos 和 Watson,2009)。进行颅骨切开术,并将 8 通道微电极阵列以 5 μm/s 的速度电子移动到目标核。当观察到令人满意的放电活动时,记录稳定的神经元放电 5 min。在对信号进行滤波和处理之后,使用"离线分选器"(3.3.5 版,美国得克萨斯州达拉斯的 Plexon Inc.)对选定的神经元放电信号进行聚类分析。Neuro Explorer(4.13 版,Nex Technologies,列克星敦,马萨诸塞州,美国)用于分析波形、频率、神经元放电的特征以及与场电位的相关性。

1.8　心电图与血流动力学记录　所有大鼠通过腹膜内注射用 10%水合氯醛(3.5 mL/kg)麻醉,并固定在仰卧位的加热垫(保持为 36～37℃)上。使用常规的标准Ⅱ导联心电图,将电极插入右上肢和左下肢的皮下组织。使用 BIOPAC 多通道生理记录仪(BIOPAC Systems Inc.)连续观察呼吸活动、动脉血压和 ECG 波形。大鼠达到稳定状态后,记录心率(HR)、平均动脉压(MAP)和心率压积（RPP）值，并使用 AcqKnowledge 4.1（BIOPAC Systems Inc.）进行分析。

1.9　统计学分析　数据表示为（$\bar{x} \pm s$）。使用 SPSS 19.0 软件（IBM SPSS，Inc.，美国密苏里州圣路易斯）进行统计分析。组间差异通过单向方差分析进行分析。在各组之间进行比较之前，先进行方差均匀性测试。最低显著性差异检验用于方差的均匀性，而 Tamhane T_2 检验用于方差的异质性。

采用聚类分析，峰间间隔分析和自相关分析来区分和分析 NTS 神经元放电的模式。根据锥体神经元和中间神经元的特征放电活性对其进行区分。锥体神经元的特征如下：①平均放电频率低（0.5～10 Hz）和不规则放电模式；②直方图显示了一个短的尖峰间隔（3～10 ms）是主要的，具有指数衰减；③宽波形（>300 μs）。中间神经元的特征如下：①平均放电频率高（>5 Hz）；②尖峰间间隔直方图显示尖峰延迟和衰减缓慢；③窄波形（<250 μs）。

实时频谱分析用于观察局部场电势变化。HR（心率）、MAP（平均动脉压）、RPP（心率-压力乘积）、迷走神经放电、NTS（孤束核）和神经元间峰值计数通过线性相关分析进行分析。计算相关系数（R）。使用以下模型进行线性回归：$y=a+bx$。

2　结果

2.1　电针心经能够调节海马减少心肌梗死和缺血性损伤　EA 治疗 3 天后，计算 AMI，AMI+EA 和 AMI+EA+病变组的左心梗面积。与 AMI 组相比，AMI+EA 组和 AMI+EA+病变组的心肌梗死面积明显减少（$P<0.01$）。与 AMI + EA 组相比，AMI+EA+病变组的心肌梗死面积明显增加（$P<0.05$；图 1B）。

EA 后 3 d 记录 HR，MAP 和 RPP。与假手术组相比，AMI 组的 HR 显著较高（$P<0.01$），但 MAP 和 RPP 显著较低（$P<0.01$）。与 AMI 组相比，AMI+EA 组的 HR 显著降低（$P<0.01$），但 MAP 和 RPP 显著更高（$P<0.01$）。与 AMI+EA 组相比，AMI+EA+病变组的 HR 显著较高（$P<0.01$），但 MAP 和 RPP 明显较低（$P<0.01$）（图 1C～E）。

2.2　电针心经能够影响海马对迷走神经的调节　在最后一次 EA 训练后立即（0 min）记录迷走神经在 5 min 内的稳定放电活动。与假手术组相比，AMI 组的迷走神经放电频率明显降低（$P<0.01$）。与 AMI 组相比，AMI+EA 组的迷走神经放电频率明显更高（$P<0.01$）。与 AMI+EA 组相比，AMI + EA+病变组的迷走神经放电频率明显更低（$P<0.01$；图 2A）。

对迷走神经放电频率和血流动力学指标进行相关分析。迷走神经的放电频率与 HR 呈负相关（$P<0.05$，$r=0.424$），但与 MAP 和 RPP 呈正相关（$P<0.05$，$r=0.409\,87$；$P<0.05$，$r=0.425\,2$）（图 2B～D）。这些结果表明，心脏子午线处的 EA 调节迷走神经放电活动的海马区调节，以减少心肌缺血性损伤。

2.3　电针心经影响海马对孤束核神经元的调节　在最后一次 EA 疗程后立即（0 min）使用多通道体内记录电极记录 5 min 内 NTS 的稳定放电。数据处理用于获得每组中单个神经元和神经元簇的放电时间序列（图 3）。我们在假手术和 AMI 组中确定了一种神经元活动模式，在 AMI+EA 组中确定了 3 种模式，在 AMI+EA+病变组中确定了 6 种模式。尖峰间隔分析和自相关分析进行了区分点火类型的操作。在 AMI 组中，在 1000 ms 的时间内分布了一个中间神经元单位放电，最大放电在 400 ms 以内。在 AMI+EA 组中，在 1000 ms 内分布了 3 个中间神经元单位放电，神经元 A 的最大放电在 800 ms 以内，神经元 B 的最大放电在 300 ms 以内，神经元 C 的最大放电在 200 ms 以内。记录病变组，5 个神经元间放电和 1 个锥体细胞单位放电。神经元 A 的放电分布为 100 ms。神经元 B 的放电分布在 300 ms 内，最大值在 200 ms 内。神经元 C 的放电分布超过 200 ms；神经元 D 的放电分布了 400 ms；神经元 E 的放电分布了 300 ms；神经元 F 的放电分布超过 1000 ms。放电方式有所不同（图 4）。

　　将每组神经元的放电时间序列（时间=300 s）转换为放电频率的直方图。在假手术组中，中间神经元的 NTS 神经元的总放电频率为（5010±58.89）Hz。在 AMI 组中，NTS 神经元的总放电频率为（931.67±14.38）Hz，全部为中间神经元。在 AMI+EA 组中，NTS 中间神经元的总放电频率为（14.195±240.51）Hz，神经元 A 的总放电频率为（1322±23.37）Hz，神经元 B 的总放电频率为（5175±18.34）Hz，在神经元 C 中为（7716±29.53）Hz。在 AMI+EA+病变组中，NTS 神经元的总放电频率为（23 105±174.59）Hz。中间神经元的值分别为（6984±43.26）Hz，（3778±53.74）Hz，（4751±18.26）Hz，（2372±32.13）Hz 和（5014±25.67）Hz，而锥体细胞的值为（259±3.28）Hz。各组之间 NTS 神经元的总放电频率和中间神经元的放电频率显著不同（$P<0.01$；图 5）。

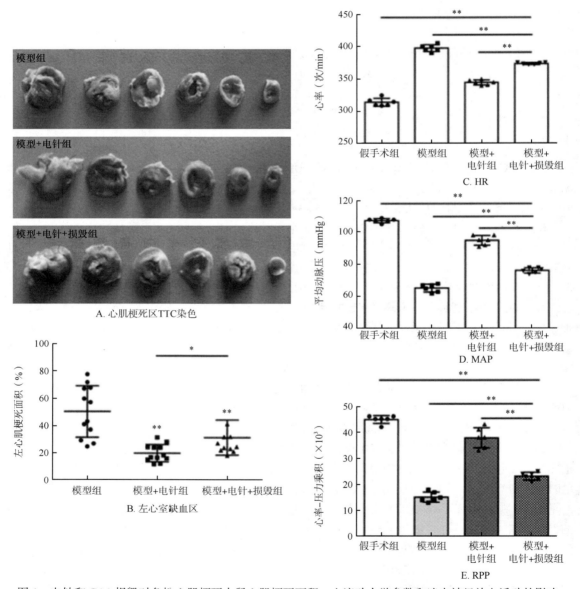

图 1　电针和 CA1 损毁对急性心肌梗死大鼠心肌梗死面积、血流动力学参数和迷走神经放电活动的影响
注：数据用均值±标准差表示（$n=6$；单因素方差分析，然后进行最低显著性差异检验）。*$P<0.05$，**$P<0.01$。EA：电针；AMI：急性心肌缺血；TTC：2，3，5-三苯基四氮唑氯化铵。

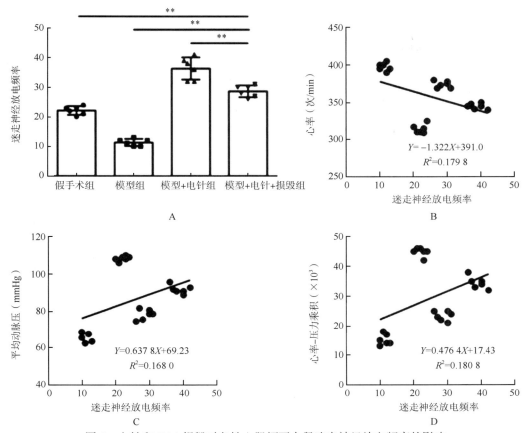

图2　电针和 CA1 损毁对急性心肌梗死大鼠迷走神经放电频率的影响

注：A. 所有实验组在末次电针后即刻（0 min）记录到稳定的迷走神经放电信号（5 min）。数据用均值±标准差表示（$n=6$；单因素方差分析，然后进行最低显著性差异检验）。$**P<0.01$。B～D. 迷走神经放电频率与心率呈负相关（$P<0.424$，$r=-0.424$），与 MAP、RPP 呈正相关（$P<0.05$，$r=0.409\,87$；$P<0.05$，$r=0.425\,2$）。

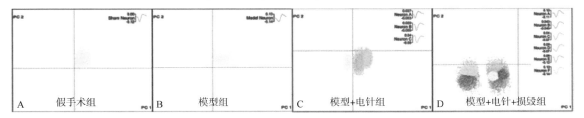

图3　急性心肌梗死大鼠电针和 CA1 损毁后 NTS 神经元放电频率的聚类分析

注：假手术组 A 有一种 NTS 神经元放电模式；AMI 组有一种放电模式 B；AMI+电针组有三种放电模式 C；AMI+电针+损毁组有六种神经元放电模式 D。

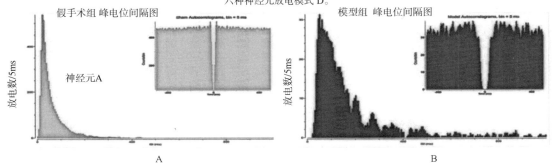

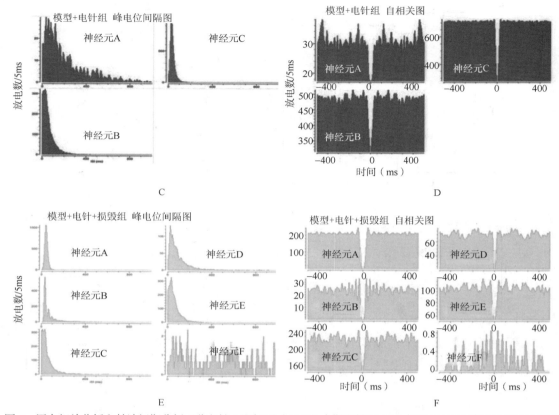

图 4 用自相关分析和棘波间期分析区分急性心肌梗死（AMI）大鼠电针和 CA1 损毁后 NTS 神经元的活动模式

注：A. 假手术组有一个中间神经元单位的最大放电在 400 ms 以内。B. 急性心肌梗死组 1 个中间神经元单位放电分布在 1000 ms 内，最大放电在 400 ms 以内。C、D. 在 1000 ms 内分布 3 个中间神经元单位放电。AMI+电针组神经元 A 最大放电在 800 ms 以内，B 神经元在 300 ms 以内，C 神经元在 200 ms 以内。E、F. 5 个中间神经元单位放电和 1 个锥体细胞单位放电。神经元 A 的放电分布在 100 ms 以内。神经元 B 的放电分布在 300 ms 内，最大值在 200 ms 内。神经元 C 的放电分布在 200 ms 以内。神经元 D 的放电分布在 400 ms 以内。神经元 E 的放电分布在 300 ms 以内。神经元 F 的放电分布在 1000 ms 以内。急性心肌梗死+电针+损伤组的放电幅度不同

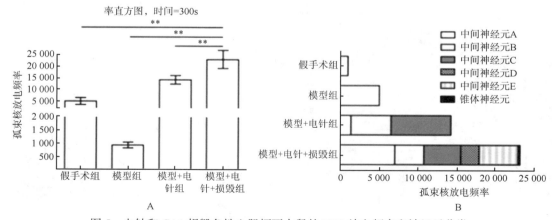

图 5 电针和 CA1 损毁急性心肌梗死大鼠的 NTS 放电频率和神经元分类

注：A. 各组 NTS 神经元的放电频率。数据用均值±标准差表示（$n=6$；单因素方差分析，然后进行最低显著性差异检验）。$**P<0.01$。B. 中间神经元和锥体细胞的分类

　　实时频谱分析用于调查频谱特征随时间的变化。四组局部场电位的频谱能量强度依次为：AMI+EA+病变组＞假手术组＞AMI+EA 组＞AMI 组。这些发现表明，海马通过调节 NTS 的光谱能量参与介导 EA 对心脏子午线的心脏保护作用。

2.4　NTS 神经元活动与迷走神经放电及血流动力学相关　对 NTS 神经元的总放电频率，迷走神经的放电频率和血流动力学参数进行相关分析。NTS 神经元的总放电频率与迷走神经的放电频率呈正相关（$P<0.01$，$r=0.702\,1$），而与 HR（$P>0.05$，$r=0.014\,39$），MAP（$P>0.05$，$r=-0.089\,93$）或 RPP（$P>0.05$，$r=-0.032\,63$）（图 6）。

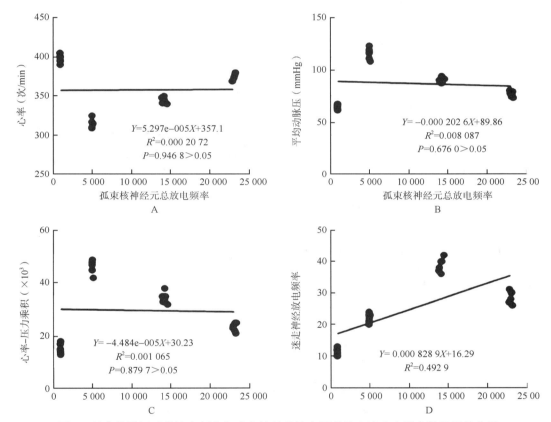

图 6　孤束核神经元总放电频率与迷走神经总放电频率及血流动力学参数的相关分析

注：A. 孤束核神经元总放电频率与心率无相关性（$P>0.05$，$r=0.014\,39$）。B. NTS 神经元总放电频率与 MAP 无相关性（$P>0.05$，$r=-0.089\,93$）。C. NTS 神经元总放电频率与 RPP 无相关性（$P>0.05$，$r=-0.032\,63$）。D. 孤束核神经元的总放电频率与迷走神经的放电频率呈正相关（$P<0.01$，$r=0.702\,1$）。

　　对 AMI+EA 和 AMI+EA+病变组进行相关分析。分析表明，在 AMI+EA 组的三种类型的神经元中，只有一种神经元（神经元 C）与迷走神经放电频率（$P<0.05$，$r=-0.877\,49$）、HR（$P<0.01$，$r=-0.919\,02$）、MAP（$P<0.05$，$r=-0.856\,91$）和 RPP（$P<0.01$，$r=-0.919\,02$）呈负相关（图 7）。AMI+EA+损伤组 6 种神经元中，3 种与迷走神经放电和血流动力学指标相关。神经元 C 与迷走神经放电频率（$P<0.01$，$r=0.890\,5$）、心率（HR）（$P<0.01$，$r=0.934\,7$）、MAP（$P<0.05$，$r=0.347\,4$）和 RPP（$P<0.05$，$r=0.863\,7$）呈正相关。神经元 D 与迷走神经放电频率（$P<0.01$，$r=0.972\,5$）、心率（HR）（$P<0.01$，$r=0.908\,9$）、MAP（$P<0.01$，$r=0.969\,1$）和 RPP（$P<0.01$，$r=0.940\,7$）呈正

相关。神经元 E 与迷走神经放电频率（$P<0.01$，$r=0.905\,4$）、HR（$P<0.05$，$r=0.824\,7$）、MAP（$P<0.01$，$r=0.902\,7$）和 RPP（$P<0.01$，$r=0.902\,7$）呈正相关（图8）。

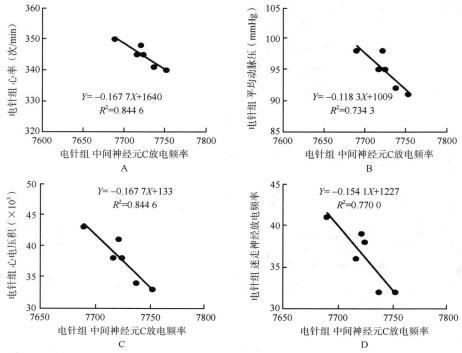

图 7　急性心肌梗死+电针组 C 神经元放电频率、迷走神经总放电频率与血流动力学参数的相关性分析

注：唯一的神经元间放电模式（中间神经元 C）与迷走神经放电频率（$P<0.05$，$r=-0.877\,49$）、心率（$P<0.01$，$r=-0.919\,02$）、MAP（$P<0.05$，$r=-0.856\,91$）、RPP（$P<0.01$，$r=-0.919\,02$）呈负相关

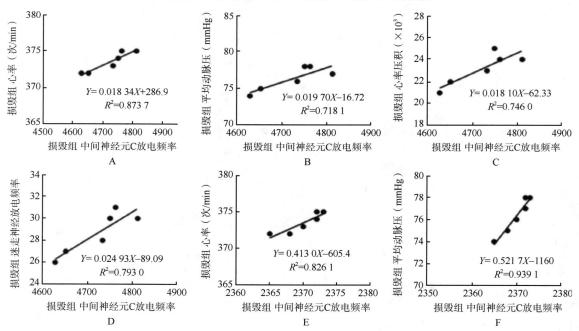

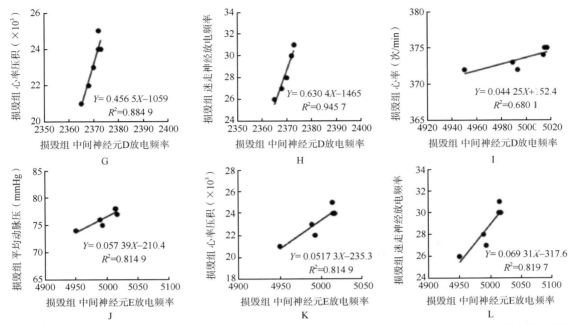

图 8　急性心肌梗死+电针+损伤组 C、D、E 神经元放电频率、迷走神经总放电频率与血流动力学参数的相关性分析

注：A～D. 在 AMI+EA+损毁组的 6 种神经元中，有 3 种中间神经元与迷走神经放电和血流动力学指标相关。中间神经元 C 与迷走神经放电频率（$P<0.01$，$r=0.890\,5$）、心率（$P<0.01$，$r=0.934\,7$）、平均动脉压（$P<0.05$，$r=0.847\,4$）、平均动脉压（$P<0.05$，$r=0.863\,7$）呈正相关。E～H. 中间神经元 D 与迷走神经放电频率（$P<0.01$，$r=0.972\,5$）、心率（$P<0.01$，$r=0.908\,9$）、平均动脉压（$P<0.01$，$r=0.969\,1$）、平均动脉压（$P<0.01$，$r=0.940\,7$）呈正相关。I～L. 中间神经元 E 与迷走神经放电频率（$P<0.01$，$r=0.905\,4$）、心率（$P<0.05$，$r=0.824\,7$）、平均动脉压（$P<0.01$，$r=0.902\,7$）、平均动脉压（$P<0.01$，$r=0.902\,7$）呈正相关

3　讨论

3.1　经络脏腑与脑的关系是针灸治疗 AMI 的理论基础　经络，内脏和大脑之间的联系的研究是系统生物医学中的热门话题。系统理论与中医药相结合，强调应从系统和整体的角度研究和把握生物现象。经络与内脏之间的关联性研究与现代神经科学相结合，以研究经络-内脏与大脑之间的联系，尤其是边缘-下丘脑-自主神经轴。

针灸通过调节中枢神经系统、心血管活动、心肌组织和抗氧化系统来减轻心肌缺血组织的损害。心脏穴位上的 EA 已被证明可调节缺氧诱导因子 1α 蛋白，下调缺血性心肌组织中 ASIC2 和 ASIC3 基因的表达，有效缓解心肌细胞的损害并减少心肌梗死面积。此外，它上调心脏组织中的热休克蛋白 27 和热休克蛋白 70 的表达，以保护其免受心肌缺血性损伤的影响。大量研究表明，EA 抑制促凋亡基因 Bax 的表达并上调抗凋亡基因 Bcl-2，以减少心肌组织的凋亡。此外，EA 下调 CLCa 并抑制 PKC 活化以抑制 AQP1 蛋白表达，从而发挥心脏保护作用。心脏子午线上的 EA 已显示可调节下丘脑中的基因表达，包括 Trh 和 Crh 基因的表达。这可能与 EA 对心脏子午线和小肠子午线的保护作用有关。

我们目前的发现表明，NTS 的总放电频率与迷走神经的放电相关。此外，一些（但不是全部）NTS 神经元与血流动力学指标相关。因此，我们推测 NTS 中的某些中间神经元介导电针心经对心脏的保护作用。

3.2 边缘系统-下丘脑-自主神经轴是电针治疗心脏疾病的靶向神经基质 海马是边缘的前脑结构。海马不仅是调节记忆和认知的重要中心，而且还是调节心血管功能的重要中心。海马与室旁核、NTS、杏仁核、蓝斑轨迹和内侧前额叶皮质有复杂的联系。最近的一项研究表明，成年小鼠心肌缺血引起的认知功能障碍与海马体反应性神经胶质增生和神经发生减少有关。

NTS 是内脏初级传入纤维的中继站，与大脑的许多核和区域有连接。发现 NTS 纤维通过臂外侧臂旁核突出到中央杏仁核。该途径可能在调节心血管活动中起主要作用。NTS 投射到纹状体终末、视前区、中央杏仁核、蓝斑轨迹和脊髓的床核中的儿茶酚胺能细胞上，它们也可能参与调节心血管和交感神经系统。

结果表明，海马调节心肌缺血大鼠的 NTS 神经元活性。对海马 CA1 区的损害增加了 NTS 中神经元的活动和神经元放电的类型。NTS 在缺血后从心脏接收感觉信号，并从上级中心接收指令以调节心血管系统。这可以解释为什么在 NTS 中记录了不同的神经元放电模式。

3.3 多通道活体记录可用于中枢神经元活动的研究 体内多通道记录是一种细胞外记录技术，可以测量电极尖端的细胞外场电位。过滤技术可以帮助区分神经活动与不同来源。一种信号是使用 300~400 Hz 高通滤波器在电极周围记录的多单位活动。信号的另一种类型是通过 300 Hz 低通滤波器获得的局部场电势。该方法可以同步记录多个大脑区域中大量神经元的电活动。这对于研究接受特定刺激（例如 EA）或执行特定行为任务的个人很有用。该方法可以帮助阐明不同大脑区域中神经元放电之间的时空关系。脑部编码外部事件的机制可以通过分析神经元的放电模式来研究。

4 总结

NTS 是复杂的混合感觉/运动神经中继核。NTS 接收来自下迷走神经的传入感觉输入，并向较高的大脑中枢（例如海马）提供传出信号以调节心血管活动。因此，电针心经可能通过海马-NTS-迷走神经通路减轻了心肌缺血性损伤。在神门（HT7）至通里（HT5）进行 EA 刺激期间，针灸信号通过周围神经传递到中枢神经系统。信号处理发生在海马中，然后这种结构的输出调节 NTS 中特定神经元的兴奋性。随后，来自 NTS 的信号被传输到迷走神经，以调节心脏活动并提供心脏保护作用。

尽管根据放电模式确定了参与 EA 心脏保护作用的神经元类型，但我们并未分析神经元之间的关系。此外，笔者没有评估相关的神经递质指标。神经元应与神经递质相关联，以更好地确定与 EA 对心肌缺血的保护作用有关的神经元类型。这些未解决的问题将成为我们未来研究的重点。

[*Neural Regeneration Research*. 2018 Sep；13（9）：1609-1618]

心经与肺经在大脑相对特异性的 fMRI 研究

吴子建，蔡荣林，徐春生，胡　玲，何　璐，胡吴斌，李传富，周逸平

安徽中医学院经脉脏腑相关研究中心长期从事心经经脉与心脏相对特异性的研究，提出了"经脉脏腑相关是经络理论的核心"论点，认为经脉脏腑相关应当从 5 个方面开展：以"经"统率的一经多脏的纵向研究、以"脏"统率的一脏多经的横向研究、"心与小肠""肺与大肠"表里相关研究、膀胱经背俞穴与相应脏腑联系途径"膀胱经是十二经脉的核心"的研究以及经脉脏腑与脑相关的研究。进而开展了用基因芯片技术筛选急性心肌缺血大鼠心脏和下丘脑在针刺不同经脉条件下的差异表达基因，从基因组学的角度探讨了经脉脏腑相关，经研究结果表明经脉脏腑相关与高位中枢，尤其是下丘脑等边缘系统部分密切相关。

功能性核磁共振成像术（fMRI）是在无创伤条件下分析神经系统内的化学变化及其神经活动或行为的相关性，为在整体水平上研究脑功能提供了关键技术。将针刺磁共振脑功能成像技术用于经络经脉脏腑相关与脑联系相关及针刺效应相关研究，可以无创、实时、活体地反映针刺过程中的人体脑相关核团功能变化，为开展针刺机制研究提供了很好的研究手段。国内外已广泛开展了应用 fMRI 研究针灸机制的工作，并取得了相当的成果。有学者采用 fMRI 研究针刺的机制和美国麻省总医院 Hui 等研究证实针刺和表面刺激合谷有不同的大脑反应，针刺合谷穴可以引起边缘系统和皮质下结构的功能活动，与痛觉和体表触觉刺激同一区域引起的脑部 fMRI 信号改变并不相同，发现了边缘系统的负激活现象，并推测是由于针刺的调节作用导致，并将研究的重点集中在边缘系统和小脑上。中国科学院自动化所的田捷研究组的工作表明，针刺不同穴位可以引起不同脑区的功能活动，与对照穴位相比具有差异性。针刺不仅会加深反相关脑网络的进一步分化，而且会显著增强内感受器-自主神经系统内部核团的交互作用，进而提出了针刺的中枢响应时变概念，将针刺研究由空间一维分析拓展到时空二维分析的层面。

为了深入研究经脉脏腑与脑相关，笔者开展了用 fMRI 技术研究针刺心经神门和肺经太渊对不同脑区激活的比较研究，旨在从功能性核磁共振成像角度进一步探讨心经神门与肺经太渊穴相对特异性效应，为经脉脏腑与脑相关研究提供试验依据。

1　研究对象

安徽中医学院在校大学生 10 人，男 5 人，女 5 人；年龄为 18～26 岁，平均 20 岁。无先天性或遗传性疾病、内分泌免疫疾病、精神或神经系统疾病及严重心、肝、肾疾病等；无精神或神经科药物服用史；近期未接受过针刺治疗；符合磁共振检查要求（无心脏起搏器、支架、金属假牙及无幽闭恐惧症等）；右利手。所有志愿者均自愿参加全程试验并签署知情同意书。

2 试验设计

试验采用改良组块设计，采取静息状态（留针）与刺激状态（捻针）交互进行的方式。扫描开始之前进针，然后开始扫描采集 fMRI 数据，先静息 32 个时间点（2 min），然后行捻针刺激 32 个时间点（2 min），再静息留针 48 个时间点（3 min），再捻针刺激 32 个时间点（2 min），最后静息留针 16 个时间点（1 min），功能像采集共持续 10 min 44 s。

3 试验步骤

每名受试者均接受太渊、神门两个穴位 fMRI 试验，第 1 d 进行针刺太渊穴 fMRI 试验，第 2 d 进行针刺神门穴 fMRI 试验。试验前让受试者于准备室更衣并休息 30 min 左右，全身放松后，进入扫描室。嘱受试者平躺、闭眼，用棉球塞耳，戴上专用隔音耳罩，固定头部，以最大限度限制其头部活动，关灯，以减少视觉刺激，除系统噪声外尽可能去除其他一切声音。嘱受试者在扫描过程中，全身尤其是头部保持静止，并尽可能避免心理活动。采用一次性无菌不锈钢毫针针刺受试者左侧太渊或神门穴；用捻针和留针（非捻针）两种手法，捻针用平补平泻方法，左右捻针，频率为 1 Hz，进针深度约 1.0 cm。针刺由一名有多年工作经验的针灸医师完成，以避免因针刺操作者手法的不同对试验结果可能造成的影响。试验结束后，详细询问并记录每一受试者的针刺感觉和检查过程中的其他感觉或心理活动。

4 fMRI 扫描参数

试验在安徽中医学院第一附属医院影像中心磁共振室完成。使用 Siemens Symphony 1.5T MRI 全身扫描仪和标准头线圈。共扫描 6 个序列，分别是：定位像；T_2 加权像以排除脑内有无病变；T_1 解剖像取与前后联合连线平行的横轴位，共 36 层，范围覆盖全脑；场图以使磁场均匀；功能像采用平面回波成像（EPI）-血氧水平依赖（BOLD）序列，采用与解剖像相同的扫描位置获取脑内血氧水平依赖性信号，TR/TE/FA 4000 ms/50 ms/90°，FOV 192 mm×192 mm，分辨率（64×64）dpi，每 4.0 s 可获得间隔为 0.75 mm 的覆盖全脑的 36 层图像；另外，还对每个受试者进行翻转恢复 T_1 加权的 3D 解剖像扫描［TR/TE/FA2100 ms/3.93 ms/13°；FOV=250 mm×250 mm；层厚/间距=1.0 mm/0.5 mm；分辨率（256×256）dpi］，以及自旋回波 T_1 加权解剖像扫描［TR/TE=500 ms/12 ms；FOV=230 mm×230 mm；层厚/间距=3.0 mm/0.75 mm；分辨率（192×144）dpi］。每例完成全部扫描约需 30 min（注：文中 TR 为重复时间，TE 为回波时间，FA 为反转角，FOV 为观察视野）。

5 数据处理

试验数据处理在安徽中医学院第一附属医院数字化影像技术实验室进行。采用功能性神经影像分析软件（AFNI）处理脑功能数据，处理过程大体上分为数据格式转换、计算个体统计参数图、计算组分析脑活动区以及活动区显示阈值校正等 4 个步骤。

首先将 fMRI 原始数据转换成 AFNI 处理需要的 nii 格式，并利用 AFNI 的内置程序对所有数据进行去倾斜校正。

第 2 步是个体被试的统计参数图计算，去除数据的线性飘移，去除原始数据前 4 个时间点以避免设备扫描开始之初不稳定因素的影响，头动校正，采用半高全宽（FWHM）为 4 mm 高斯函数对数据进行平滑化处理，最后利用 AFNI 的反卷积程序计算每一个体的统计参数图。

第 3 步是计算所有研究数据的脑功能活动区，首先剔除头动超过 2 mm 的个体数据，然后将剩余的所有有效研究数据的统计参数图转换到 Ta-lairach 标准空间，利用单样本 t 检验计算出研究数据的脑功能活动区。

根据 Talairach 立体定位坐标，大脑皮质在 X 轴方向被等分为 8 个部分。最左端到前联合（AC）-后联合（PC）线（d，c，b，a，6，8 mm），AC-PC 线到最右端（a，b，c，d，68 mm）；大脑皮质在 Y 轴方向被等分为 11 个部分，即最前端（额叶）到 AC（A，B，C，D，70 mm），AC 到 PC（E1，E2，E3，23 mm），PC 到最后端（枕叶）（F，G，H，I，79 mm）；大脑皮质在 Z 轴方向被等分为 12 个部分，即最下端（颞叶）到 AC（12，11，10，9，42 mm），AC 到最上端（顶颞叶）。

最后一步是活动区的统计与显示，采用 Monte Carlo 模拟方法，选择 $P<0.05$，计算出 $\alpha<0.05$ 的最小数据簇大小。阈值校正后，显示激活区，统计并记录激活区的位置、Brodmann 分区、信号类型和位置坐标。

6 结果

6.1 fMRI 数据头动校正结果 头动校正参数包括上下（ΔAP）、左右（ΔRL）、前后（ΔIS）位移量以及沿着 X、Y、Z 3 轴的旋转量（Yaw，Pitch，Roll），扫描过程中头动范围超过 2 mm 的数据将被剔除，本组 10 例受试者的试验数据均满足试验要求，纳入最后的试验结果。

6.2 针刺左侧神门穴脑内活动区统计结果 针刺左侧神门穴后，结果发现同侧的顶下小叶、角回被负激活，而对侧小脑的多个部分如Ⅳ～Ⅴ、Ⅵ、Ⅷ以及 Crus 2 区被明显激活，同侧小脑的Ⅷ和Ⅵ区也被激活（表 1、表 2）。

6.3 针刺左侧太渊穴脑内活动区统计结果 针刺左侧太渊穴引起对侧额下回、中央前回、中央后回、顶下小叶、丘脑、小脑Ⅵ、Ⅷ和 Crus2 区激活；而同侧直回和双侧扣带回前部则出现了明显的抑制（表 2）。

表 1 针刺左侧神门穴脑内活动区统计

激活区域	BA 分区	Talairach 坐标			T 值
		RL	AP	IS	
左侧顶下小叶	7/39	−40	−67	43	−4 72
		−41	−65	39	−2.94
左侧楔前叶	39	−43	−70	37	−2.56
左侧角回	39	−35	−61	30	−2.40
右侧小脑（Ⅳ～Ⅴ）		8	−56	−8	3.52
右侧小脑（Ⅵ）		23	−67	−22	2.85
右侧小脑（Ⅷ）		29	−63	−46	3.12

续表

激活区域	BA 分区	Talairach 坐标			T 值
		RL	AP	IS	
右侧小脑下半月小叶（Crus 2）		13	−71	−35	3.43
左侧小脑下半月小叶（Ⅶ）		−11	−62	−36	3.62
左侧小脑（Ⅵ）		−21	−67	−19	2.54

注：表 1、表 2 中 BA 分区是指 Brodmann 分区；RL、AP、IS 分别表示在 Talairach 标准化的空间坐标系中左右、前后和上下方位的坐标位置；T 值代表针刺后脑区的活动程度，绝对值越大说明活动程度越高。

表 2　针刺左侧太渊穴脑内活动区统计

激活区域	BA 分区	Talairach 坐标			T 值
		RL	AP	IS	
右侧额下回	47	51	21	3	3.45
右侧中央前回		52	−2	8	3.12
右侧中央后回	5	33	−43	58	3.59
右侧顶下小叶	40	40	−52	51	4.17
右侧丘脑		17	−23	13	4.92
左侧扣带回前部	24/32	−3	25	−3	−4.33
右侧扣带回前部	32	4	27	−8	−4.07
左侧直回	11	−4	27	−12	−3.82
左侧小脑（Ⅵ）		−23	−64	−21	3.35
右侧小脑（Ⅵ）		23	−65	−21	5.30
右侧小脑（Ⅷ）		22	−65	−47	4.48
右侧小脑下半月小叶（Crus 2）		23	−75	−41	3.74

注：表 1、表 2 中 BA 分区是指 Brodmann 分区；RL、AP、IS 分别表示在 Talairach 标准化的空间坐标系中左右、前后和上下方位的坐标位置；T 值代表针刺后脑区的活动程度，绝对值越大说明活动程度越高。表中蓝色部分为针刺后负激活脑区，红色部分为针刺后激活脑区。

7　讨论

中医学认为经络是以十二经脉为主体，内络五脏六腑，外连五官七窍、四肢百骸，沟通表里、内外、上下、左右，将人体各部连接成一个整体的全身的复杂网络系统。经络的主要功能基于"心主血，肺主气"，气行则血行，因而被认为是运行气血的通路，是联络、调节和反应系统，从而保持机体内环境以及与外环境间的动态平衡和机体完整统一。

将 fMRI 用于经脉脏腑相关与脑联系相关及针刺效应相关研究，可以无创、实时、活体地反映针刺过程中的人体脑相关核团功能变化，为开展针刺机制研究提供了很好的研究手段。近年来研究表明，针刺一定腧穴在脑部可得到相应区域的响应和激活，可引起大脑特殊的活动，针刺不同穴位所影响的脑功能区不同，腧穴与脑区之间可能存在特异性对应关系。神门穴是手少阴心经输穴、原穴，位于腕掌侧横纹尺侧端，尺侧腕屈肌腱的桡侧凹陷处，少阴经气传输经过的主要部位，临床上主要用于治疗失眠、健忘、痴呆、抑郁等症，也用于治疗心脏病、高血压病，如《玉龙歌》："痴呆之症不堪亲，不识尊卑枉骂人，神门独治痴呆病，转手骨开得穴真。"太渊穴是手太阴肺经的输穴，位于腕掌侧横纹桡侧端，桡动脉搏动处，是八会穴中的脉会，主要用于治疗咳喘、咳血、胸背疼痛等症。

笔者的研究结果表明，手针针刺（1 Hz，捻转手法）左侧太渊穴和神门穴，引起的活动脑区显著不同：针刺手少阴心经神门穴主要激活小脑的多个分区，同时额叶部分脑区则主要被负激活；针刺手太阴肺经太渊穴除了激活小脑多个脑区以外，还激活了额叶、顶叶和丘脑脑区，同时负激活的脑区主要有边缘系统的扣带回和前回。提示心经神门穴和肺经太渊穴的激活脑区存在显著的差异。已知边缘系统和下丘脑、自主神经系统部分和情绪反应、认知功能具有密切的联系，并通过自主神经系统对内脏功能活动进行调控。

［中国针灸，2011，31（6）：529-534］

电针神门、太渊对正常人事件相关电位 P300 影响的比较

胡吴斌，胡　玲，董朝阳，蔡荣林，周逸平，汪克明，张　成，周　峰

现代医学的研究结果已经表明，针灸效应的发挥与高位中枢对针刺信息的整合密切相关，特别是与大脑特定皮质-边缘系统的功能活动有关。因此，深入研究针灸效应及其与脑功能活动的关系，是进一步探明针灸作用机制的关键环节。

P300 电位 1965 年由 Sutton 最早发现，是一种能从头皮记录到的、对一些特殊的外源性刺激作出反应而产生的诱发电位的晚成分，它能引起与受试者认知活动相关的精细活动与信息加工，被认为是认识意识的"窗口"。P300 作为研究脑内信息加工机制的电生理学方法，在临床上已有越来越多的应用，但是针刺可能的中枢整合机制以及"心主神明"的机制研究却鲜见报道。本研究以 P300 作为研究指标，观察电针心经原穴神门、肺经原穴太渊对正常人事件相关电位 P300 波幅、潜伏期及脑地形图电压强度分布的影响，比较电针神门、太渊穴对大脑信息加工过程影响的差异，探讨穴位功能的相对特异性。

1　资料与方法

1.1　研究对象与分组　健康学生 60 例，男女各半；男性年龄为 19～22 岁，平均年龄 20.56 岁；女性年龄为 18～22 岁，平均年龄 19.22 岁；均为右利手；无精神病病史或大脑创伤；听觉正常；视力正常或矫正后正常；无精神或神经科药物服用史；近期未接受过针刺治疗；自愿参与试验；签署知情同意书。按随机数字表法将被试者分为电针神门组、电针太渊组，每组 30 人。

1.2　主要仪器　Scan4.5 采集分析软件、70.4.2Channels 放大器、64 导 10-20 标准系统 Ag-AgCl 电极帽（以上设备均由澳大利亚 Compumedics Ltd. 生产），E-Prime2.0 软件（美国 PST 公司），无菌针灸针（天津亿朋医疗器械有限公司，0.30 mm×25 mm），SDZ-Ⅱ型电针仪（苏州医疗用品厂有限公司），台式电脑 2 台（联想控股有限公司）。

1.3　试验程序　试验采用经典 OddbaⅡ实验范式，应用 E-Prime 2.0 软件编制，包括 2 种听觉刺激：大概率（80%）标准刺激为 800 Hz（60 dB）短纯音（50 ms），小概率（20%）靶（偏差）刺激为 1000 Hz（60 dB）短纯音（50 ms）。标准刺激和靶刺激均随机出现。

1.4　试验设计　主要分为 3 个步骤：①电针刺激前记录被试者 P300 波作为对照；②电针；③电针后即刻记录被试者 P300 波。

1.5　试验步骤　试验前让被试者于准备室更衣并休息 30 min 左右，全身放松，进入屏蔽室。被试者端坐于电脑显示器前椅子上，距离屏幕 1 m，戴好电极帽，用注射器将导电膏注入电极内，戴上耳机，关灯，以减少对视觉的刺激，除系统噪音外尽可能去除其他一切声音。嘱被试者在试验过程中，双眼平视屏幕中心，全身尤其是头部保持静止，被试者集中最大注意力对随机出现的小概

率靶（偏差）刺激进行计数，忽略大概率（标准）刺激。试验前进行短暂练习，在电针穴位之前和之后分别进行 1 次作业任务。分别在不同的时间电针神门穴和太渊穴，在被试者间交叉进行，两穴针刺间隔时间为 1 周。

电针方法：双侧取穴，进针深度约 1.0～2.0 cm，以局部有酸、胀、重、麻等感觉为得气，得气后接电针仪，频率为 2 Hz，强度为 1 mA，电针 15 min。试验结束后，详细询问并记录每一受试者的针刺感觉和检查过程中的其他感觉或心理活动。

1.6 脑电图记录及分析参数设置 事件相关电位数据记录使用的是 64 导 10-20 标准系统 Ag-AgCl 电极帽，以左侧乳突为参考电极，离线转换为双侧乳突参考。两眼外侧和左眼垂直上下 2 cm 处放置眼电电极，分别记录水平眼电和垂直眼电，电极与皮肤接触阻抗小于 5 kΩ。采样频率为每导联 1000 Hz，带宽采用 AC，数据记录设定为 0.05～200 Hz 的滤波。

数据分析：用 Scan 4.5 软件对数据进行预处理，去除明显外界干扰造成的伪迹，并用眼电信号相关法去除眼电伪迹。取刺激前 50 ms 至刺激后 700 ms 的脑电进行分段与基线矫正，波幅大于 ± 100 μV 视为伪迹并剔除，将数据进行叠加平均，最后将左侧乳突参考电极转换为左右双侧乳突参考电极，并对得到的每个被试的事件相关电位数据经 20 Hz（24 Db/oct）的无相移低通数字滤波器滤波，就是 1 个被试的 P300 波。将一组被试 P300 波进行叠加平均就会得到这组被试 P300 总平均波形。再根据总平均波形进行平均波幅峰值的探测，运用 Scan 4.5 分析软件进行转换就可以得到脑地形图。

1.7 统计学处理 数据采用均数 $\pm$ 标准差（$\bar{x} \pm s$）表示。将 Scan 4.5 信号处理软件测量的数据导入 Excel 软件，采用 SPSS 17.0 软件进行统计与分析，组内分析采用配对样本 t 检验，组间分析采用独立样本 t 检验。根据本试验研究目的，主要是对电针前后小概率偏差刺激诱发的 P300 总平均波形进行平均波幅的测量，测量时间窗口为 300～500 ms，根据 P300 反应机制，分别选取顶区 Cz、Pz 电极［从鼻根至枕骨粗隆连成的正中线为准，在此线上，由前至后标出 5 个点，依次命名为：额极中点（Fpz）、额中点（Fz）、中央点（Cz）、顶点（Pz）、枕点（Oz），额极中点至鼻根的距离和枕点至枕骨粗隆的距离各占此连线全长的 10%，其余各点均以此连线全长的 20% 相隔］所记录的事件相关电位波幅和潜伏期进行测量。$P < 0.05$ 为差异具有统计学意义。

2 结果

2.1 电针神门、太渊对正常人事件相关电位 P300 的影响

2.1.1 电针神门、太渊对 Cz 电极 P300 波幅和潜伏期的影响 结果表明，电针双侧神门穴后 P300 波波幅较电针前明显降低（$P < 0.01$），电针双侧太渊穴后 P300 波波幅也较电针前降低（$P < 0.05$）；但电针两穴后 P300 潜伏期较电针前无显著性变化（$P > 0.05$）。

2.1.2 电针神门、太渊对 Pz 电极 P300 波幅和潜伏期的影响 结果表明，电针双侧神门穴后 P300 波波幅较电针前明显降低（$P < 0.01$），电针双侧太渊穴后 P300 波波幅也较电针前降低（$P < 0.05$）；电针两穴后 P300 潜伏期较电针前无显著性变化（$P > 0.05$），但电针神门有提前被试者 P300 潜伏期的趋势。

2.2 电针神门、太渊前后对脑地形图影响的比较 电针神门前后、电针太渊前后 P300 峰值期高电位反应大脑皮质诱发电位地形图表现有所不同。可以看出，电针神门、太渊前被试者事件相关电位 P300 峰值期高电位反应大脑皮质诱发电位地形图表现主要集中反应在顶叶中部偏左。电针神门后高电位反应主要以枕叶分布为主，顶叶左侧及右侧颞部也散见部分高电位反应。电针太渊后高电位反应主要散见于顶叶及枕叶左侧。

3 讨论

事件相关电位是一种特殊的诱发电位，反映认知过程中大脑的神经电生理改变。目前研究认为P300 是大脑边缘系统、海马、中隔、颞叶深部、下丘脑等多源性电活动的结果，它能反映受试者对刺激的接受、处理、反应等认识过程，是感觉、知觉、记忆、理解、判断和推理等心理过程的反映，与人的认知功能密切相关，因此 P300 是评价认知能力和判断能力受损程度较有价值的方法之一。

目前多数研究认为，P300 波潜伏期是一个负载注意、记忆、思维计算等多种认知功能的综合性指标，主要代表了大脑对外部刺激进行分类、编码、识别的速度，是信息处理时间的标志。P300 波幅表示大脑信息加工时有效资源动员的程度。受试者注意刺激事件是贯穿始终的心理活动过程，注意是心理活动对一定对象的指向和集中，可分为定向选择注意、维持注意和分散注意，是脑认知功能的基础。因此，要引出 P300 电位，受试者必须保持高度的注意力，区别标准刺激和偏差刺激的信号。其中受试者不仅要对偏差刺激进行加工和处理，还要具备对干扰信息进行抑制并排斥的能力。

《灵枢·九针十二原》载："五脏有疾，应出十二原"；"五脏有疾，当取之十二原"。这说明五脏有疾时，往往在相应的原穴部位出现一定的反应；反之，如果原穴部位出现各种异常变化，也同样可以推知五脏功能的盛衰。神门为手少阴心经原穴，"心者，君主之官也，神明出焉"，刺激心经原穴神门可以引起心以及人精神、意识、思维等高级中枢神经活动，因此临床上神门主要用于治疗失眠、健忘、痴呆、抑郁等症。

尽管应用针灸治疗疾病能取得很好的疗效，但至今仍然很难阐释清楚其生物学基础。将事件相关电位用于经脉脏腑与脑相关及针刺效应相关研究，可以精确地评价发生在脑内的认知活动过程，为开展针刺机制研究提供了很好的手段。课题组前期研究结果表明针刺神门影响人的大脑注意功能较太渊更为突出。

本研究结果表明，电针神门、太渊均能影响正常人 P300 的波幅，但两者的影响程度不同，神门对 P300 的影响更为明显，这与中医学手少阴心经与心在生理上紧密相连的理论是一致的，同时也提示电针神门穴可能对正常人认知功能影响更大。神门影响大脑对信息的加工在一定程度上优于太渊。已知 P300 是大脑边缘系统、海马等多源性电活动的结果，这可能是"经脉脏腑与脑相关"及中医学"心主神明"理论的生物学基础之一。电针神门、太渊后影响的脑地形图高电位电压分布部位不同，提示电针不同穴位引起不同脑区的功能活动存在显著性差异，证明经穴与脑功能区之间存在特异性对应关系。其特异性作用可能有赖于两方面的机制：一是引起不同脑区的兴奋，二是在相同的脑区引起的兴奋程度不同。本试验为拟将开展的事件相关电位和 fMRI 技术结合进行针刺效应与脑联系的临床疾病研究提供了基础，同时也为进一步科学解释"心主神明"及"心脑相关"理论提供了依据。

[针刺研究，2013，38（3）：186-191]

脑心综合征动物模型及针刺对其保护作用机制探讨

周美启，周逸平

急性脑血管病或其他颅内病变急性期时，心电图变化最为敏感、最为常见，其发生率国内外报道不少。有报道急性脑血管病急性期时的心电图变化可高达 65%～75%，而动态心电图检测发现的心电图变化阳性率更高，急性脑血管病合并心梗者达 30%～33%。急性脑血管病合并心电图异常提示预后不良，心电图异常发生率越高，预后越差。急性脑血管病心源性猝死并不少见，尤其在脑梗死死因中占较大比例，患者猝死风险可持续到病程 1 个月。因此，研究脑心综合征，建立理想的脑心综合征动物模型，对于探明其病因、病理过程以及寻找和筛选防治药物或其他疗法具有重要意义。

1 脑心综合征动物模型探索

1.1 局灶性脑缺血法 严微等报道大鼠局灶性脑缺血模型的研究。实验采用健康大鼠 27 只，雌雄各半，体质量 180～300 g，随机采用左或右侧大脑中动脉阻断，而另一侧作为同体对照。戊巴比妥钠（40 mg/kg）腹腔麻醉后，取侧卧位固定，在眼眶后切开皮肤，分离和切去部分颞肌以暴露颞骨，并做一个 3 mm×4 mm 的骨窗，轻抬脑，可见横过嗅束的大脑中动脉向侧上走向。用电凝器或加热的不锈钢丝轻轻触碰使之凝固。有时可造成动脉破裂出血，则用止血海绵局部轻压止血。手术后将动物单笼饲养观察，术后第二天进行实验记录。石学敏等报道局灶性脑缺血后心肌超微结构的变化。1%戊巴比妥钠（40 mg/kg）腹腔内麻醉，参照严氏手术方法，并做了相应改进。将大鼠左侧卧位置于手术台上，在右眼外眦与右耳连线上近眼外眦 1/3 处做 1 cm 的纵行皮肤切口，分离和切除部分颞肌以暴露颞窗，用自制钟表改锥开一 1.5 mm×2 mm 的骨窗，剥离骨片暴露大脑中动脉（MCA），可见横过嗅束的向头侧走行 MCA，用加热的不锈钢针轻轻接触嗅束上缘的 MCA，使之凝闭，最后缝合颞肌和皮肤。结果显示，复制模型 24 h 后脑缺血组心肌超微结构，肌原纤维中度水肿，各肌节明暗带不甚清晰，胞浆中可见广泛的局灶性空白区，并出现空泡状物，线粒体明显肿胀，基质电子密度中度降低，线粒体排列紊乱，出现断裂，甚至完全消失，损伤严重的线粒体基质内出现无定形致密小体。核外形多皱折，核内染色质凝聚，凝集块多见核边缘或核中间，胞质中糖原颗粒缺乏，毛细血管内皮细胞微软泡增多，细胞缘褶增多并伸入血管腔内，使得毛细血管管腔变窄。马宁也报道，纯系 Wistar 雄性大鼠 40 只。10%水合氯醛腹腔注射麻醉后，于左眼外眦距耳道连线中点垂直于连线剖开皮肤，暴露鳞状骨，用自制 2 m 电钻在颧骨与鳞状骨前联合前内 2 mm 处钻孔开颅。在手术显微镜下切开硬脑膜，暴露大脑中动脉，用特制电灼器损毁大脑中动脉起始部，使血流完全阻断，闭合手术创口，对照组手术过程同实验组，但不烧灼血管。分别手术后 6 h、24 h 和 48 h 检测动物行为学，筛选模型成功的动物，实验分为脑卒中 6 h、24 h、48 h 组的对照组各 10 只。在上述各时点分别处死动物，于左心室壁取材制备组织病理切片和超薄电镜切片。形态学观察，脑卒中组部分心肌细胞呈颗粒样变，以 6 h 组最为严重，可见部分心肌细胞水肿，局部心内膜下肌纤维点状坏死。电镜下，心肌细胞糖原颗粒减少，线粒体肿胀，部分线粒体嵴模糊，基质变浅，个别线粒体呈空泡状，尤以 6 h 组为重，48 h 后损伤程度有所减轻。线粒体定量分析发现，脑卒中后心肌线粒体体密度 V_v 和平均体积 v 明显高于对照组，表面积 δ 和数密度 N_v 则明显低于对照组，其中以脑缺血 6 h 组最为明显（$P<0.01$）。从脑缺血 6～48 h 似有恢复趋势，48 h 组各指标已接近对照组，说明脑卒中后心肌线粒体存在一定程度水肿，表现为单位体积内线粒体所占体积增大，相对数目减少。

1.2 局灶性脑出血法 许志强等报道大鼠局灶性脑出血后心电图、血清心肌酶谱等变化。大鼠术前 8 h 禁食不禁水，用 0.3%戊巴比妥钠（30mg/kg 体质量）腹腔注射麻醉，俯卧位固定于脑立体定位仪上。取头皮正中切口，骨膜剥离器剥离骨膜，暴露前囟及冠状缝，选择注射点为右侧尾状核（API/RAT3/DV5，按照 Paxinos 和 Watson 的方法），牙科钻钻孔，注射含胶原酶（1 U/μL）和肝素（7 U/μL）的生理盐水 1 μL。对照组改注射生理盐水 1 U/μL。观察时相点分别为出血前、出血后 30 min、6 h、12 h、24 h、48 h 及 72 h 7 个时相点。模型成功的评分判断：手术动物苏醒后，根据 Bederson 等的评定方法分为三级。1 级：将大鼠尾巴提起，瘫痪侧前肢回收后屈曲于腹下，正常侧前肢向地面伸展；2 级：除 1 级体征外，向瘫痪侧推大鼠时阻力较对侧明显降低；3 级：除以上体征外，大鼠有向瘫痪侧侧旋的行为。结果显示，大鼠脑出血后心电图的变化：对照组 35 只大鼠术前、术后心电图全部正常。出血组（$n=35$）术前心电图未见异常；术后 28 只出现心电图异常，异常率为 80%。两组比较有显著差异，而且 ECG 改变以 ST、T 波改变为主。其中 3 只在术后 6 h，8 只在术后 12 h，11 只在术后 24 h，6 只在术后 48 h 出现心电图异常。出血组 35 只在心电图异常的大鼠中，有 12 只在术后 48～72 h 恢复正常，其余 18 只在处死前（即术后 72 h）仍未恢复正常。大鼠脑出血血清肌酸激酶同工酶变化：对照组各时相点血清肌酸激酶同工酶均无显著差异（$P<0.05$）。脑出血后 6 h 血清肌酸激酶同工酶开始升高，与对照组及出血前比较相差显著（$P<0.05$），术后 24 h 达峰值，此后开始下降，至 72 h 仍高于术前水平（$P<0.05$）。脑出血过程中血浆神经肽 Y 活性的变化：出血后 6 h 开始升高（$P<0.05$），24 h 达高峰，48 h 后逐渐下降，72 h 仍高于手术前水平及对照组（$P<0.05$）。脑出血过程中脑干神经肽 Y 活性的变化：脑出血后 0.5 h 脑干神经肽 Y 活性即明显升高，与对照组及出血前比较相差显著（$P<0.05$）。24 h 达高峰，48 h 逐渐回落，术后 72 h 回落至 12 h 水平，仍显著高于出血前（$P<0.01$）。

1.3 脑心综合征动物模型的复制要求及改进思路 在脑血管病的研究中，很多方法是损伤性的，运用到患者身上受到极大的限制，因而动物实验是国际上研究缺血性脑损伤必不可少的工具。同样，出血性脑损伤亦是如此。而戒功复制动物模型的组成要素无外乎：①尽量选用脑血管解剖特点接近人的动物，根据疾病不同采用不同的模型复制方法；②用一个模型来评定治疗效果；③实验重复性要高；④实验结果有可比性。因此，在制作脑心综合征动物模型时，应根据脑心综合征主要表现为急性脑血管病（包括脑出血、脑缺血和蛛网膜下腔出血）以及急性脑外伤而引起类似心肌缺血、心律失常、急性心肌梗死或心力衰竭的一组症候群。在实验动物的选择方面，可选用犬、猫、鼠、兔及灵长类，但是大鼠较其他动物价格便宜，来源充足，近亲繁殖，品种较纯，制作模型简单，生存率高，且其脑血管解剖和生理接近人类，在生态和社会伦理方面容易被大家接受，因此大鼠成为制备脑心综合征动物模型最常用的实验动物。

以往文献报道的脑心综合征模型复制，大都直接用健康大鼠或家兔通过采用局灶性脑缺血法或局灶性脑出血法进行复制，未能充分考虑脑心综合征的发病学特点，因而脱离了临床实际。众所周知，脑、心血管病变存在着共同的病理基础，是高血压病、动脉硬化为脑、心血管病共同的常见病因。一个发生脑卒中的患者实际上可能已经发生了冠状动脉的硬化及心脏供血不足（尤其是高龄患者）。脑部病变的发生，无疑给原已存在病变的心脏又增添了新的负担，诱发心脏病变的加重。因此，在临床上脑心综合征及脑心同时发生病变的情况都是非常常见的。在复制脑心综合征动物模型时，应首先复制高血压病、动脉硬化前驱动物模型，然后在此基础之上采用局灶性脑缺血法或局灶性脑出血法复制最终的脑心综合征动物模型。目前，我们通过一些动物实验摸索发现采用该法复制脑心综合征动物模型，取得了预期的效果，值得进一步研究。

2 针刺对脑心综合征动物模型保护作用机制研究

实验研究中，石学敏等采用阻断一侧大脑中动脉造成局部脑缺血模型，观察脑缺血 24 h 后心肌超微结构的变化及针刺的影响。结果表明，脑缺血后，心肌线粒体、肌原纤维、细胞核等发生明显损伤（$P<0.01$），并且毛细血管形态发生改变；"醒脑开窍"针法（选用"水沟"和"内关"穴）对心肌超微结构损伤具有明显改善作用，并优于传统针法组（选用"曲池"和"足三里"穴）（$P<0.01$），表明针刺具有防治脑心综合征的作用。

至于针刺对脑心综合征保护作用机制方面的研究，虽然临床上也曾做了一些尝试性工作，如傅立新、侯庆分别检测了患者心功能、心率变异性及内皮素、一氧化氮含量等，部分探讨了针刺防治脑心综合征作用机制。但仍然有很多问题亟待解决，如在针刺防治脑心综合征时，针刺作用是通过启动神经因素、体液因素，还是神经-体液因素，抑或神经-体液-免疫网络；针刺作用靶点是心脏，还是脑；针刺作用途径是通过神经节联系直接作用于心脏，起到对抗脑损害对心脏的影响，以预防为主，还是直接作用于脑，通过减轻脑损害，继而减少这种损害对心脏的损伤，或两者兼而有之；经脉、穴位的防治有无主治规律性等，这些都是今后努力工作的方向。这就必须在宏观与微观研究上，大量采用动物实验的方法进行针刺防治脑心综合征作用机制的路径肢解，各个击破，继而予以整合，最后形成综合的针刺防治脑心综合征作用机制的路径图，从而达到全面阐明其作用机制的目的。

［中国中医基础医学杂志，2004，10（6）：63-65］

电针不同穴组防治脑心综合征作用的实验研究

吴生兵，周美启，周逸平，汪克明，王月兰，陈业农，曹　健

　　脑心综合征（CCS）是指因急性脑病，主要为脑出血、脑梗死、蛛网膜下腔出血或急性颅脑外伤等累及下视丘、脑干和自主神经系统等所引起的类似急性心肌梗死、心肌缺血、心律失常或心力衰竭，亦即某些颅内或脑部疾病导致心脏形态及功能发生一系列特征性改变的病症。本研究选择对脑病针对性较强的水沟和风府两穴以及对心病针对性较强的内关和心俞两穴进行针刺作用的比较，以了解不同穴组的防治效果。

1　材料与方法

　　1.1　材料　①动物：健康级 Wistar 大鼠 100 只，雌雄各半，体质量（180±20）g，由安徽医科大学实验动物中心提供。②主要试剂与设备：戊巴比妥钠（上海生物化学制药厂）；胶原酶（Ⅷ-S 型，美国 Sigma 公司）；肝素钠（上海生物化学制药厂）；CK-MB 试剂盒（合肥安启生物技术研究所）；PCE-A 型程控电针治疗仪（安徽天恒有限公司）；脑立体定位仪（日本）。

　　1.2　方法　①动物分组：Wistar 大鼠 100 只，正常组及伪手术组各 8 只，其余 84 只用于脑出血模型复制，根据模型成功的评判标准判定其中 36 只模型复制成功，再分为模型组、针刺 1 组、针刺 2 组，每组 12 只。②模型复制：选用许氏等报道的胶原酶加肝素联合注射法建立脑出血动物模型。大鼠术前 8 h 禁食，不禁水，用 0.3%戊巴比妥钠（30 mg/kg）腹腔注射麻醉，俯卧位固定于脑立体定位仪上。取头皮正中切口，骨膜剥离器剥离骨膜，暴露前囟及冠状缝，选择注射点为右侧尾状核（参照大鼠脑立体定位图谱定位），牙科钻钻孔，注射胶原酶+肝素，剂量选用含胶原酶（1 U/μL）和肝素（7 U/μL）的生理盐水 1 μL。正常组不做任何处理；伪手术组与模型组操作过程相同，但注入等量生理盐水。③腧穴定位与针刺方法：水沟、风府、内关、心俞穴位的定位参照文献。针刺 1 组选取水沟、风府，针刺 2 组选取内关、心俞。待大鼠清醒后将其放入固定器中，酒精消毒所取穴位，0.5 寸毫针刺入 3～5 mm，接通电针仪。用 2～100 Hz 混频疏密波，强度以四肢颤抖为度。每次 20 min，每日 1 次，共 3 次。

　　1.3　观察指标　电针治疗 72 h 后，禁食 12 h，不禁水，检测以下指标。①血清 CK-MB：血清 CK-MB 的测定采用酶反应速率法。动物实验前禁食 12 h。大鼠用乙醚麻醉，从眼眶静脉丛取血 1～2 mL，分离出血清以检测 CK-MB。试剂盒为美国 Beckman 产品，用 Beckman-CX4 全自动生化分析仪自动检测，方法按药盒说明书进行。②心脏组织病理形态学变化：各组大鼠处死后取出心脏，用 10%甲醛固定，常规石蜡切片，HE 染色，光学显微镜观察。

　　1.4　统计学处理　应用 SPSS 10.0 统计软件。计量资料以（$\bar{x}\pm s$）表示，用单因素方差分析，组间均数两两比较采用 q 检验。

2 结果

2.1 各组血清 CK-MB 比较 与正常组比较，伪手术组 CK-MB 无明显变化（$P>0.05$）；与伪手术组比较，模型组 CK-MB 显著升高（$P<0.01$）；针刺 1 组、针刺 2 组与模型组比较，差异均有显著性（$P<0.05$ 或 0.01），而针刺 1 组、针刺 2 组之间比较，差异无显著性（$P>0.05$）（图 1）。

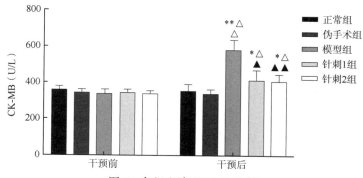

图 1　各组血清 CK-MB 比较

注：与干预前比较，$*P<0.05$，$**P<0.01$；与伪手术组比较，$\triangle P<0.05$，$\triangle\triangle P<0.01$；与模型组比较，$\blacktriangle P<0.05$，$\blacktriangle\blacktriangle P<0.01$

2.2 各组心脏组织病理形态比较 模型组心肌细胞变性明显，大量平滑肌断裂；针刺 1 组、针刺 2 组与模型组比较，细胞变性明显减少，仅有少量平滑肌断裂。

3 讨论

根据 CCS 的不同时段临床症状和发病特点，可归属于中医学"中风""卒中""心悸""胸痹"范畴。

水沟、风府同为督脉穴位，督脉循行沿着脊柱里面，上行到风府穴，进入脑部，上至巅顶。《灵枢·海论》云："脑为髓之海，其输上在于其盖，下在风府"。而脑与脊髓相通，正如《医学入门》所谓"上至脑，下至尾骶，皆精髓升降之道路"。故针灸督脉穴位可直接治疗脑病。

内关为手厥阴心包经之络穴，心包经起于胸中，出属心包，且心包经络脉从内关处分支，并沿经向上联系心包，散络于心系。可见手厥阴心包经和心密切相关。历代医家临床实践亦表明，在治疗心脏疾病时，多取手厥阴心包经的穴位进行治疗。同时内关穴又是八脉交会穴之一，通于阴维脉。由于内关穴的特定穴属性，决定其所主治之病症。心俞为心之背俞穴，《素问·长刺节论》言："迫脏刺背，背俞也"；《难经·六十七难》言："阴病行阳""俞在阳"；《素问·阴阳应象大论》言："阴病治阳"；均说明背俞穴可治疗五脏疾病，可见心俞与心病关系密切。

急性脑血管病、急性脑外伤时，心肌酶谱发生改变已得到证实。丙氨酸氨基转移酶（ALT）、门冬酸氨基转移酶（AST）、磷酸肌酸激酶（CK）、磷酸肌酸激酶同工酶（CK-MB）、乳酸脱氢酶（LDP）、乳酸脱氢酶同工酶（a-HBDH）均可升高，而其中 CK-MB 的变化最为常见，意义也最大，其升高被认为特异性地反映心肌受损。

心肌组织病理形态学变化能够直观反应 CCS 受损的心肌组织及电针对其干预的情况。本研究显示脑出血时血清 CK-MB 升高，心肌细胞明显变性，大量平滑肌断裂。电针干预组与模型组比较血清 CK-MB 明显降低，心肌组织细胞变性明显减少，仅有少量平滑肌断裂。可见电针水沟、风府与内关、心俞均可用于防治 CCS，且两穴组可相互替代。

［中国中医急症，2009，18（3）：410-411］

电针不同穴组防治脑心综合征作用机制的研究

吴生兵，周美启，周逸平，汪克明，王月兰，陈业农，曹　健

目前，针灸治疗脑心综合征大多观察心功能、神经递质等临床指标的改变，并证明针灸可用于治疗脑心综合征，然而对其作用机制的实验研究鲜有文献报道。本研究针对 CCS 的发病过程即脑病及心，选择对脑病针对性较强的水沟和风府两穴以及对心病针对性较强的内关和心俞两穴进行针刺作用的比较，了解不同穴组的防治效果并初步探讨针刺防治 CCS 的作用机制。

1　材料与方法

1.1　实验动物　选用健康清洁级 Wistar 大鼠 100 只，雌雄各半，体质量（180 ± 20）g，由安徽医科大学实验动物中心提供。

1.2　主要试剂与设备　戊巴比妥钠、肝素钠（上海生物化学制药厂）；谷氨酸（Glu）、天冬氨酸（ASP）、胶原酶（美国 Sigma 公司）、脑立体定位仪（日本）；高效液相色谱仪（日本岛津）；多导生理记录仪（美国 BIOPAC 公司）；TGL-16 型高速离心机（江苏荣华）；YQ-3 型组织匀浆仪（江苏江阴）；PCE-A 型程控电针治疗仪（安徽天恒）。

1.3　动物分组　大鼠随机分为正常组、伪手术组、模型组、水沟-风府组、内关-心俞组。16 只用于正常组、伪手术组，每组 8 只；84 只用于脑出血模型复制，根据模型成功的评判标准判定其中 36 只模型复制成功，再分为模型组、水沟-风府组、内关-心俞组，每组 12 只。

1.4　动物模型的建立　采用胶原酶加肝素联合注射建立脑出血动物模型。大鼠术前 8 h 禁食，不禁水，用 0.3%戊巴比妥钠（30 mg/kg）腹腔注射麻醉，俯卧位固定于脑立体定位仪上。取头皮正中切口，骨膜剥离器剥离骨膜，暴露前囟及冠状缝，选择注射点为右侧尾状核，牙科钻钻孔，注射含胶原酶（1 U/μL）和肝素（7 U/μL）的生理盐水 1 μL。正常组不做任何处理；伪手术组与模型组操作过程相同，但注入等量生理盐水。

1.5　腧穴定位与针刺方法　腧穴定位："水沟""风府""内关""心俞"穴位的定位参照现行教材《实验针灸学》。针刺方法：水沟-风府组选取"水沟""风府"，内关-心俞组选取"内关""心俞"（均取右侧单穴）。大鼠清醒后将其放入固定器中，无菌操作所取穴位，13 mm 长毫针刺入 3～5 mm，接通电针仪。用 2～100 Hz 混频疏密波，强度为 1～3 mA，以四肢颤抖为度，每次 20 min，每天 1 次，共 3 次。

1.6　观察指标　电针治疗结束后，禁食 12 h，不禁水，检测以下指标。①心率变异性（HRV）采用多通道生理记录仪进行检测。大鼠禁食 12 h，用 0.3%戊巴比妥钠（30 mg/kg）腹腔注射麻醉，仰卧固定。将针形电极插入大鼠四肢（相当于人肘关节上部及相当于人膝关节上部）皮下，常规连接心电图导联，将标准 Ⅱ 导联信号送 RM-86 型多通道生理记录仪的 Biophysi-Cal 放大器，由 SMUP

的 HRV 软件处理系统采样，分析 HRV。②脑组织兴奋性氨基酸（EAA）：各组大鼠处死后取出脑组织，在冰台上迅速分离左侧部分大脑皮质，以冰生理盐水冲洗后除去残血，吸干后称质量，按 1∶9 比例加入无水乙醇，以高速匀浆机在冰浴下制成 10%脑匀浆液。将匀浆液以 3500 r/min（4℃）离心 5 min，分离上清液，于−30℃保存待测。测试前标本复溶，再 10 000r/min（4℃）离心 10 min，取上清液 0.5 mL，置 10 mL 量瓶中，加入 0.1% 2，4-二硝基氟苯乙腈溶液 0.5 mL 以及 0.01 mol/L 硼砂溶液 2 mL，80℃水浴加热 1 h，用 pH 7.0 磷酸盐缓冲液稀释至刻度，摇匀，微孔滤膜（0.45 μm）滤过，即得测试样品。测试时精密量取供试品溶液和对照品溶液各 20 μL，注入液相色谱仪，以 2，4-二硝基氟苯为衍生化试剂，在碱性条件下将 Glu 和 ASP 定量衍生化，制得 DNP-氨基酸，采用柱前衍生化-高效液相色谱法测定 EAA 含量，检测波长为 360 nm。记录色谱图，按外标法以峰面积计算 Glu 和 ASP 的含量。

1.7　统计学处理　实验数据采用均数±标准差（$\bar{x} \pm s$）表示，组间比较采用单因素方差分析，进一步的组间两两比较采用 q 检验，$P < 0.05$ 为差异有统计学意义。数据的处理采用 SPSS 10.0 软件。

2　结果

2.1　各组间 HRV 指标比较　与正常组比较，伪手术组 RRI（R-R 间期）、TV（R-R 间期总变异）和 LF/HF（低频成分/高频成分）无明显变化（$P > 0.05$）；与正常组和伪手术组比较，模型组 RRI 延长、TV 增大、LF/HF 减小（$P < 0.01$）；水沟-风府组、内关-心俞组与模型组比较，RRI 缩短，TV 减小，LF/HF 增大（$P < 0.01$）；水沟-风府组、内关-心俞组之间比较，差异无统计学意义（$P > 0.05$）。

2.2　各组间脑组织内 Glu、ASP 含量比较　模型组大鼠脑组织内 Glu、ASP 含量明显升高，与正常组和伪手术组比较差异有统计学意义（$P < 0.05$，$P < 0.01$）。针刺治疗后大鼠脑组织 Glu、ASP 含量与模型组比较明显降低（$P < 0.05$），水沟-风府组、内关-心俞组之间差异无统计学意义（$P > 0.05$）。

3　讨论

水沟、风府同为督脉穴位，督脉循行沿着脊柱里面，上行到风府穴，进入脑部，上至巅顶，而脑与脊髓相通，故针灸督脉穴位可直接治疗脑病。内关为手厥阴心包经之络穴，与心密切相关；心俞为心的背俞穴，与心病关系密切。

HRV 是指窦性心律在一定时间内的周期性改变，是反映交感-副交感神经张力及其平衡的重要指标。HRV 是判断心血管疾病预后的一个相对独立性较强且与猝死相关较好的指标。RRI 指两个相邻 QRS 波的 R 波时长；TV 是反映神经中枢的整合功能的指标；HF 反映心脏迷走神经活性，与呼吸对迷走神经的调制有关；LF 反映心交感神经的活性或迷走神经调制的交感神经活性；LF/HF 比值可反映交感神经和迷走神经活动的均衡性。

兴奋性氨基酸主要指谷氨酸（Glu）、天冬氨酸（ASP）及其他氨基酸。脑内含有大量的兴奋性氨基酸，其对中枢神经系统的活动是至关重要的，储存于突触前神经末梢及胞内其他部位。脑损伤时，主要由于神经末梢外排增加而再摄取受损，使兴奋性氨基酸在胞外间隙迅速蓄积。

脑血管病时，由于脑血循环的障碍，对心血管系统，尤其是心肌有一定的影响，而出现心脏功能的改变。针刺可提高脑卒中急性期因迷走神经功能障碍所致 HRV 的降低，良性地调整心脏自主神经的均衡性，其借助神经-体液系统对机体独特的调节作用是任何单一药物或神经因素所无法比拟的。

　　本研究结果显示，模型组 RRI 延长、TV 增大和 LF/HF 减小，表明脑出血时交感神经和迷走神经平衡失调，心功能受损。针刺组 HRV 各指标均有改善，水沟-风府组、内关-心俞组之间 RRI、TV、LF/HF 变化比较无明显差别。可见电针"水沟-风府"与"内关-心俞"都可以改善模型大鼠的 HRV，电针可使 LF/HF 比值增大，即 LF 值相对增大。因 LF 值与交感神经的兴奋性成正比，说明交感神经系统兴奋性明显提高，提示交感神经系统在防治 CCS 的过程中发挥着重要作用。模型组大鼠脑组织内 Glu、ASP 含量明显升高，针刺治疗后大鼠脑组织 Glu、ASP 含量明显降低，但水沟-风府组、内关-心俞组之间差异不显著。总之，电针能有效降低 CCS 大鼠脑组织内 Glu、ASP 含量，从而达到减轻脑出血后脑组织损害的作用，这可能是电针干预 CCS 的主要机制之一。

［针刺研究，2009，34（5）：315-318］

针刺对脑心综合征大鼠颈交感神经节去甲肾上腺素转运蛋白 mRNA 和心肌 β1 肾上腺素能受体 mRNA 表达的影响

曹　健，周美启，吴生兵，汪克明，周逸平，王月兰，陈业农

　　脑心综合征（CCS）是指因急性脑病，累及下丘脑、脑干和自主神经系统等所引起的类似急性心肌梗死、心肌缺血、心律失常或心力衰竭。针灸疗法防治 CCS 具有确切的疗效和鲜明的特色。

　　既往研究表明，心肌 β-肾上腺素能受体（β-AR）以及交感神经突触前膜上的去甲肾上腺素（NE）转运蛋白（NET）在 CCS 发生发展中起到重要作用。前期的实验研究表明，在成功复制 CCS 大鼠模型后立即予以针刺，能有效干预模型大鼠磷酸肌酸激酶同工酶水平的升高，干预心肌受损程度，可使脑内兴奋性氨基酸水平升高及交感神经系统兴奋性提高，认为这可能是电针防治 CCS 机制之一。

　　本研究旨在上述研究基础上通过观察针刺对 CCS 大鼠心肌 β1-AR mRNA 表达水平及其上游调控因素颈交感神经节 NET mRNA 表达水平的影响，进一步阐释 CCS 发病的交感通路机制以及针刺对其干预的作用机制，为针刺防治 CCS 提供实验依据。

1　材料与方法

　　1.1　实验动物　健康清洁级 Wistar 大鼠 60 只，雌雄各半，体质量 250～300 g，由南京医科大学实验动物中心提供，许可证号：SCXK（苏）2008-0004。动物于安静的环境下分笼饲养，室温控制在（22±1）℃的范围内，相对湿度 60%，自然光照，自由进食进水。

　　1.2　主要试剂　胶原酶（Ⅶ-S 型），由美国 Sigma 公司生产；肝素钠，由上海生物化学制药厂生产；引物探针、逆转录（RT）试剂、荧光定量聚合酶链反应（PCR）试剂，由上海 Shine Gene 生产。

　　1.3　主要仪器　PCE-A 型程控电针治疗仪（安徽天恒有限公司）；脑立体定位仪（SR-5R 型，日本成茂）；荧光定量 PCR 仪（美国 ABI）；SXE-1C 型手术显微镜（上海医用光学仪器厂）；L734 型冷光立式四孔手术无影灯（上海医疗器械五厂）。

　　1.4　实验分组　按照随机数字表随机从 60 只 Wistar 大鼠中选择 6 只作为伪手术对照组，其余 50 只用于大鼠 CCS 模型的复制，随机选取模型复制成功的大鼠 12 只，再分为模型组和电针组，每组各 6 只。

　　1.5　动物模型的建立　采用胶原酶加肝素联合注射大鼠尾状核复制 CCS 动物模型。大鼠术前 8 h 禁食不禁水，用 10%水合氯醛（3.5 mL/kg）腹腔注射麻醉，俯卧位固定于脑立体定位仪上。L734

型冷光立式四孔手术无影灯下，取头皮正中切口，骨膜剥离器剥离骨膜，暴露前囟及冠状缝，选择注射点为右侧尾状核（AP 1/RAT 3/DV 5），牙科钻钻孔，注射胶原酶+肝素，选用含胶原酶（1 U/μL）和肝素（7 U/μL）的 0.9 %氯化钠注射液 1 μL。注药后，退针缝合头皮，术后常规肌内注射庆大霉素 0.5 mL 防止感染。伪手术对照组操作过程与模型复制大鼠相同，但注入等量 0.9 %氯化钠注射液。

1.6 针刺方法 "水沟""风府""内关"（右肢）、"心俞"（右侧）的定位，参照现行教材《实验针灸学》关于"常用实验动物针灸穴位"的取穴标准。待电针组大鼠清醒后将其放入固定器中，75%乙醇溶液清洁所取穴位，选用 33 mm 毫针，直刺 4～6 mm，并连至 PCE-A 型程控电针治疗仪，电压为 5 V，频率为 2 Hz，"水沟""风府"为一组电极，"内关""心俞"为一组电极。于模型复制成功后开始电针，每次 20 min，每日 1 次，连续 3 d。伪手术对照组及模型组大鼠均不予针刺，每天抓空 1 次。

1.7 观察指标及检测方法

1.7.1 **NET 及 β1-AR mRNA 的表达检测** 大鼠交感神经节主要发自颈中-星状神经节复合体，于治疗结束后，10%水合氯醛腹腔麻醉（3.6 mL/kg）大鼠，麻醉成功后，于颈部中央切开皮肤，暴露并分离左侧交感神经干，然后转移至 SXE-1C 型手术显微镜视野下（×10），向颈下分离至交感颈中心神经，摘取颈中-星状神经节复合体，置于液氮中速冻，迅速剪开大鼠胸腔，摘取大鼠左心室肌，选取心尖部（剩余部分用于 HE 染色光学显微镜观察），置于液氮中速冻，然后转移至–70℃冰箱中保存备用。

采用荧光定量 PCR 法检测大鼠颈交感神经节 NETmRNA 表达以及心肌 β1-ARmRNA 表达。

（1）引物探针设计：引物由上海 Shine Gene 生物技术有限公司合成，以 RatGAPDH 为内参照。

（2）采用 Tri-zol 常规一步法提取总 RNA。

1）从组织中提取总 RNA：①液氮研磨，交感神经节及心肌组织直接放入研钵中，加入少量液氮，迅速研磨，待组织变软，再加少量液氮，再研磨，如此 3 次，按 50～100 mg /mL 组织加入 Trizol，转入离心管进行第 2 步操作。②匀浆：组织样品按 50～100 mg/mL 加入 Trizol。

2）从细胞中提取总 RNA：①交感神经节及心肌组织加 Trizol 后，室温放置 5 min，使其充分裂解。②12 000 r/min 离心 5 min，弃沉淀。③按 200 μL/mL 加入氯仿，振荡混匀后室温放置 15 min。④4℃ 12 000 r/min 离心 15 min。⑤吸取上层水相至另一离心管中。⑥加入 0.5 mL 异丙醇混匀，室温放置 5～10 min。⑦4℃ 12 000 r/min 离心 10 min，弃上清，RNA 沉于管底。⑧加入 1 mL 75%乙醇，温和振荡离心管，悬浮沉淀。⑨4℃ 8000 r/min 离心 5 min，尽量弃上清。⑩室温晾干或真空干燥 5～10 min。⑪可用 50 μL H2O，TEbuffer 或 0.5% SDS 溶解 RNA 样品，55～60℃，5～10 min。⑫测 OD 值定量 RNA 浓度，然后逆转录为 cDNA。

（3）荧光定量 PCR 的操作步骤：PCR 按照试剂盒说明书进行操作。

1.7.2 **脑和心脏组织病理形态学变化** 在成功摘取颈中-星状神经节复合体、快速打开胸腔摘取大鼠左心室肌心尖部后，立即于右心耳部剪一小口，从左心室插入导管至主动脉，固定后快速注入 37℃肝素化生理盐水 250 mL，至右心耳流出液变清亮，然后注入 4%多聚甲醛磷酸盐缓冲液 250 mL，灌流固定 30 min 后断头取脑，除去小脑和脑干，取大脑，放入 4%多聚甲醛磷酸盐缓冲液中固定，脱水、透明、浸蜡、切片、HE 染色，同时取出各组大鼠左心室肌剩余部分，用 10%甲醛固定，常规石蜡切片，HE 染色，光学显微镜观察。

1.8 统计学处理 连续型变量采用均数±标准差（$\bar{x} \pm s$）进行统计学描述，各组间样本均数比较采用单因素方差分析，各组间样本均数的两两比较采用 LSD 法，以 $P < 0.05$ 为差异有统计学意义的标准。数据的处理采用 SPSS 13.0 软件分析。

2 结果

2.1 脑和心脏组织病理形态学变化 伪手术组脑组织结构正常，细胞层次清晰；模型组大鼠大脑注射区域镜下可见组织内有大量红细胞，部分红细胞溶解，可见含铁血黄素沉积，血肿周围脑组织水肿，神经细胞肿胀，胞核碎裂溶解或消失，有大量炎性细胞浸润；电针组脑组织镜下红细胞明显少于模型组，脑组织轻度水肿，神经细胞变性坏死程度较轻，有少量炎性细胞浸润。伪手术组心肌组织结构正常；模型组心肌细胞变性、坏死，大量平滑肌断裂；电针组心肌细胞变性、坏死程度较轻，仅有少量平滑肌断裂。

2.2 针刺对大鼠颈交感神经节 NET mRNA 表达的影响 大鼠颈交感神经节 NET mRNA 在伪手术对照组中的表达为 100%，模型组 NET mRNA 相对表达量为（28.29±15.72）%，与伪手术对照组比较，差异有统计学意义（$P<0.01$）；电针组 NET mRNA 相对表达量为（72.06±23.10）%，与模型组及伪手术对照组比较，差异具有统计学意义（$P<0.01$）。

2.3 针刺对大鼠心肌 β1-ARmRNA 表达的影响 心肌 β1-AR mRNA 在伪手术对照组中的表达量为 100%，模型组 β1-AR mRNA 相对表达量为（42.40±10.83）%，与伪手术对照组比较，差异有统计学意义（$P<0.01$）；电针组 β1-ARmRNA 相对表达量为（73.59±12.22）%，与模型组及伪手术对照组比较，差异具有统计学意义（$P<0.01$）。

3 结果

本研究采用肝素和胶原酶联合注射于尾状核后，大鼠出现的血肿模拟了临床脑出血的发生、发展过程，同时心肌病理形态学检查证实模型组有心肌细胞变性、坏死，进一步说明了该模型具备研究 CCS 的客观条件。

本研究针对 CCS 的发病过程，即脑病及心，就其中一个最为关键的影响因素（交感神经），从星状神经节复合体（交感神经节源头）以及其靶器官（心肌 β1-AR），通过观察颈交感神经节 NET 及 β1-AR mRNA 表达水平，以明晰交感神经在 CCS 的发病过程中的作用以及针刺对其干预的作用机制。

本实验结果显示，电针对 CCS 模型大鼠脑组织具有明显的保护作用，电针组脑组织镜下红细胞明显少于模型组，脑组织轻度水肿，神经细胞变性坏死程度较轻，有少量炎性细胞浸润。在治疗 3 d 后，模型组与电针组 NET mRNA 和 β1-AR mRNA 相对表达量均较伪手术对照组降低，模型组心肌细胞变性、坏死，大量平滑肌断裂；电针组 NET mRNA 和 β1-AR mRNA 相对表达量均较模型组增加，但仍低于正常水平，电针组心肌细胞变性、坏死程度较轻，仅有少量平滑肌断裂。以上结果初步表明，颈交感神经节 NET mRNA 表达下调，而针刺早期干预（防治）可拮抗这种变化，可有效阻止 NET mRNA 表达下调，从而有效防止 NET 水平下降，使突触间隙中的神经介质得以及时清除，以保证神经冲动的时效性，并通过这种方式维持交感神经的兴奋性在调节水平范围内，实现其对靶器官的调控功能。鉴于 CCS 模型大鼠心肌 β1-AR mRNA 表达下调，而电针组 β1-AR mRNA 表达量较模型组上调，因此推测：①针刺早期干预（防治）能有效防止 β1-AR mRNA 表达下调，以保证其对心脏的调节功能；②针刺早期干预（防治）可有效防止其上游调控因素 NET mRNA 表达量的下调，从而有效维持 NET 的水平，使突触间隙中的神经介质（如 NE）得以及时清除，有效防止因 NE 长期增加而导致的 β1-AR mRNA 下调，保证其应有的调节功能，对心肌起到保护作用。

发生 CCS 时，因交感神经的传出途径中颈交感神经节 NET mRNA 的表达下调，以及其下游的靶器官 β1-AR mRNA 的表达下调，最终导致中枢神经电信号在心交感神经传出途径中神经冲动的传递不能及时到达靶器官，使心交感神经活动异常，最终导致心功能的损害。而针刺早期干预可拮抗上述这些变化，可拮抗发生 CCS 时大鼠心交感神经兴奋性的降低，有效阻止 NET mRNA 及 β1-AR mRNA 表达下调，这可能是针刺防治 CCS 交感通路作用机制之一。

［针刺研究，2011，36（4）：252-257］

针刺对 CCS 大鼠交感颈中心神经电活动的影响

曹　健，周美启，吴生兵，汪克明，周逸平，王月兰，陈业农

本研究旨在通过观察针刺对 CCS 大鼠交感颈下心神经电活动的影响，进一步阐释 CCS 发病的交感通路机制以及针刺对其干预的作用机制，为针刺防治 CCS 提供实验依据。

1　材料

1.1　实验动物　健康级 Wistar 大鼠 60 只，雌雄不拘，体质量为（277.1±27.8）g，由南京医科大学实验动物中心提供，生产许可证号：SCXK（苏）2008—0004。动物于安静的环境下分笼饲养，室温控制在（22±1）℃的范围内，相对湿度（55±5）%，自然光照，食水自取。

1.2　药品与试剂　乌拉坦，由上海生物化学制药厂生产；胶原酶（Ⅶ-S 型），由美国 Sigma 公司生产；肝素钠，由上海生物化学制药厂生产；水合氯醛，由上海生物化学制药厂生产；其余实验所需试剂为国产分析纯，由安徽中医学院经络研究所实验室配制。

1.3　实验仪器　美国产 BIOPAC 生物信号采集系统（11 A 2055 系列）；Power Lab8 多导生理记录仪（澳大利亚 ADV Instruments 公司）；SXE-1 C 型手术显微镜（上海医用光学仪器厂）；L734 型冷光立式四孔手术无影灯（上海医疗器械五厂）；PCE-A 型程控电针治疗仪，由安徽天恒有限公司生产；神经束内微电极（美国进口直径为 50 μm 的 95%铂、5%铱合金丝）；脑立体定位仪（SR-5R 型，日本成茂）；微量注射器（Model 5000）由浙江省医用器材厂生产；微量天平（TG332A 型）由上海天平仪器厂生产。SKY-A4 生物信号处理系统由上海斯加依网络科技有限公司提供。

2　方法

2.1　动物选择及分组　随机从 60 只 Wistar 大鼠中选择 10 只作为假手术对照组，其余 50 只用于大鼠 CCS 模型的复制，然后根据模型成功的评判标准随机选取模型复制成功大鼠 20 只，再分为模型组和电针组，每组各 10 只。

2.2　动物模型的建立　选用许志强等报道的采用胶原酶加肝素联合注射大鼠 CCS 动物模型。大鼠术前 8 h 禁食，不禁水，用 10%水合氯醛（3.5 mL/kg 体质量）腹腔注射麻醉，俯卧位固定于脑立体定位仪上。取头皮正中切口，骨膜剥离器剥离骨膜，暴露前囟及冠状缝，选择注射点为右侧尾状核（AP1/RAT3/DV5），牙科钻钻孔，注射胶原酶+肝素，剂量选用含胶原酶（1 U/μL）和肝素（7 U/μL）的 9.0 g/L 氯化钠注射液 1 μL。注药 5 min 后，退针缝合头皮，术后常规肌内注射庆大霉素 0.5 mL 防止感染。

假手术组与模型组操作过程相同，但注入等量 0.9%氯化钠注射液。

2.3 腧穴定位与针刺方法

2.3.1 腧穴定位 人中、风府、内关、心俞穴位的定位参照现行教材《实验针灸学》关于"常用实验动物针灸穴位"的取穴标准。

2.3.2 针刺方法 待电针组大鼠清醒后将其放入固定器中，酒精无菌操作所取穴位，选用1寸毫针，直刺4～6 mm，并连至PCE-A型程控电针治疗仪，电压为5 V，频率为2 Hz。于手术后大鼠清醒时开始电针，每次20 min，每天1次，连续3 d。假手术对照组及模型组大鼠均不予针刺，每天抓空1次。

2.4 大鼠交感颈中心神经电活动的记录方法 于实验72 h后记录3组大鼠交感神经放电情况。方法：动物用20%的乌拉坦（0.5 mL/100g体质量）腹腔注射麻醉，麻醉成功后，于颈部中央切开皮肤，暴露并分离左侧交感神经干，然后转移至SXE-1 C型手术显微镜视野下（×10），交感神经干放置神经束内微电极，将100 mm长的微电极近端放置在交感神经外膜的表面作为参考电极，该电极宜平行束内微电极放置并用显微缝线固定在神经周围组织上。缝合颈部肌肉、皮肤，以保护交感神经的生理环境，保持神经的功能状态。将固定好的电极远端与BIOPAC生物信号采集系统的EMG100C放大器连接（设置GAIN：500，LP：500 Hz，HP：1.0 Hz），同时接入SKY-A4生物信号处理系统，连续记录5 min，选取其中稳定的3 min，按每分钟标准，平均每秒数作为频率。

2.5 统计学处理 连续型变量采用均数±标准差（$\bar{x} \pm s$）进行统计学描述，各组间样本均数比较采用单因素方差分析（one-way ANOVA），各组间样本均数的两两比较采用LSD法，以$P<0.05$有统计学意义。数据的处理采用SPSS for Windows 13.0软件分析。

3 结果

3.1 大鼠模型复制结果 50只大鼠中，有5只因麻醉意外死亡；1只术后并发感染死亡；14只经解剖证实为脑出血过量死亡；其余30只中入选其中神经体征明显的20只。模型复制结果发现血肿形成12 h、24 h和72 h时均出现T波倒置、窦性心律不齐等心功能异常表现；大脑注射区域72 h后大体形态肉眼观察呈暗红色，有出血、水肿，脑血肿形成，镜下可见组织内有多少不等的红细胞；心肌病理形态学检查证实模型组有心肌细胞变性、坏死。

3.2 针刺对大鼠交感颈中心神经电活动的影响 72 h后，模型组交感神经放电频率降低，与假手术对照组比较，差异有显著性（$P<0.01$）；电针组交感神经放电频率亦降低，与假手术对照组比较，差异有显著性（$P<0.05$）；电针组交感神经放电频率与模型组比较，差异有显著性（$P<0.05$）（图1）。

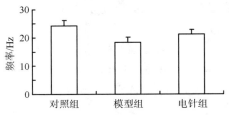

图1 3组大鼠交感神经放电频率比较

4 讨论

现代医学认为 CCS 的发生机制较为复杂，目前认为急性脑损伤后出现高颅压或其他损害直接压迫导致组织缺血、缺氧而使脑组织结构受损，导致下丘脑调节功能障碍，引起自主神经功能紊乱，交感-肾上腺髓质活动异常，儿茶酚胺合成增多，过多的儿茶酚胺从心脏的肾上腺素能神经末梢游离到心肌间，引起心肌细胞的灶性溶解、坏死及收缩装置改变。额叶眶回（13区）、边缘系统、丘脑下部及脑干的病变均可使额-丘脑下部-胸腰交感神经通路的完整性遭受损害而引起心电图改变。急性脑损伤后丘脑下部及脑干上部自主神经受到严重破坏，迷走神经兴奋性降低，交感、副交感平衡失调而致心律失常。

本次实验结果显示，CCS 模型大鼠交感神经兴奋性降低，而针刺早期干预（防治）可调节交感神经兴奋性，拮抗发生 CCS 时大鼠交感神经兴奋性的降低，这可能是针刺防治 CCS 躯体交感神经通路机制之一。

［辽宁中医药大学学报，2011，13（6）：86-88］

胃电及其针刺的调制作用

许冠荪，周逸平

近十几年来随着无线电电子学技术的迅速发展和对胃肠道平滑肌电生理特征研究的不断深入，因而对胃电的研究引起了国内外广泛的兴趣和重视。国内有不少研究者以胃电为指标探讨经穴的特异性，经穴脏腑的相关联系及其针刺作用途径的分析。现着重介绍胃电的一些研究进展和针刺对胃电的调制作用问题。

1 胃电的检测方法

由于研究的目的和记录的方法不同，在胃电研究的方法学上可以分为三种情况：①膜电位，在离体胃采用微电极技术，插入胃平滑肌单个细胞，检测细胞内外的电位差。由于单个平滑肌细胞的直径只有 5 μm 左右，因此进行细胞内记录是困难的。同时平滑肌有一种融合膜将肌细胞连接起来，所以可通过糖液间隙法来记录胃肠道平滑肌的电变化。②黏膜电位，通过胃管或内窥镜插入电极，置于胃的黏膜表面，参考电极置于下肢部位。③细胞外电位，将电极置于胃或身体表面组织，记录到多细胞的肌原性复合电位，也可用吸附电极（铂金丝）在浆膜下肌细胞外记录电位。直接从胃平滑肌表面记录到的细胞外电位，被命名为胃的电图：用皮肤表面电极从腹壁体表记录到的胃电活动，则称为胃电图（EGG），就像临床上记录心电图和脑电图的方法一样，是一种无创伤性的记录方法。根据电极引导导联不同，又分单极和双极两种类型。单极引导能较准确地反映记录电极下部位的电变化，对研究胃电的起步点和兴奋波的扩布方向较有利。双极引导则较易排除其他的脏器生物电对胃电的干扰。采用单极体表导联记录方法。首先根据 X 线的鉴定，确定胃小弯、胃大弯、胃体和胃窦部四个部位在腹壁体表的投影位置：近"胃小弯"点在剑突与脐连线的上 1/4 与下 3/4 之交点处，近"胃大弯"点在剑突与脐连线的中点，"胃体"点选在左乳头与脐连线的中点，"胃窦"部选在右乳头与脐连线的中点。参考电极置于右前臂内侧。一般表面电极应选取 Ag-AgCl 乏极化碟状电极，其接触电位在半小时以后基本上无漂移。体表单极导联引导胃电图的方法优点：①无创伤性，对胃肠道无任何刺激作用；②可在同一机体于不同情况下进行反复检测记录；③可观察完整机体局限部位的胃电变化情况；④操作简便，方法可靠。

2 胃电的波形参数分析

近十几年来，关于胃平滑肌电活动获得了许多资料。如将微电极插入细胞内，在收缩时先出现正向较高的初发电位，随后出现高而慢的第二电位（平台电位），第二电位只在产生收缩前才出现。微电极在细胞外记录时，初发电位是负向，随后出现慢的负电位，也是在收缩前才出现。动物种类不同其胃电节律亦不一致,人是 3 次/min,狗是 5 次/min,猫 4 次/min,兔 3.5 次/min。这是因为胃纵行肌反复发生周期性去极化所致,钠离子暂时进入胃平滑肌细胞(其后还有钙离子进入),使细胞去极化,随后是缓慢地复极化而达到静息水平。据认为慢波虽不表示胃的收缩活动,但是胃的蠕动波传导的速度及方向,都是由慢波决定的。因而称慢波是胃收缩节律的控制波。另一种快波(fast wave),又称锋电位(spike potential)。

研究表明,通过胃运动、胃内浆膜层和体表胃电图同时记录,发现体表胃电幅值增高,可载波在慢波上,就是快波成分。因为通过容积导体记录的波形就不一样,提出双极理论(dipole theory)可满意地得到解释。总之,胃电图的参数分析,一般均取频率、幅值及规律性来分析。

关于胃电的起源,目前有两种学说。一是起步点学说,认为胃上部近大弯侧有一起步点,能周期地自发产生小的慢波,经胃体,胃窦向幽门方向扩布,而且愈近幽门速度愈快。另一是振荡器学说,认为胃的许多区域都像一个电子学的振荡器,产生节律波,而且有较强的谐振频率的振荡器能起主导作用,即由它发起胃电的慢波。

从胃电的电生理特性来看,胃电是能够反映平滑肌的兴奋和收缩性的,近年还有人提出胃电还能反映胃液的分泌功能。胃电虽是肌原性的,但它受神经尤其是植物性神经、体液因素及消化道激素的调节。

3 针刺对胃电的影响

3.1 动物实验 张经济等 1960 年报道了针刺狗"胃俞"穴一般引起胃电波动加强,且认为胃电比机械记录胃运动敏感。1981 年他又在狗胃壁埋植慢性电极,观察了电针对胃电的影响。实验结果显示,在狗清醒空腹情况下胃电频率为 5 次/min,以慢波为主,有时在慢波基础上呈现快波。电针"足三里"穴对慢波的影响很小,但能明显地增加快波的振幅与频率,这种变化在电针停止后仍能持续 40~60 min。森秀太朗在家兔用手针及电针刺激"中脘""足三里"穴,发现弱刺激时胃电加强,但如强刺激且反复进行则使胃电抑制。林殷利等在狗近胃幽门窦部以铂金丝埋植在浆膜层记录胃电,观察到由五肽胃泌素造成胃电亢进时,针刺"足三里"穴区,可以立即使原来较快的基本电节律减慢,而针刺"合谷"穴则无明显影响。提出针刺效应的传入途径以躯体神经为主,但不排除血管及其周围神经结构参与的可能性,交感传出纤维是重要的作用途径,针刺效应与脏器活动的背景水平有关。在猫胃体和胃窦浆膜下埋植银-氯化银圆盘电极记录胃电,结果显示,针刺"足三里"穴可使原先是机能低下的状态,出现胃电增强效应;原先是机能亢进状态下,出现胃电抑制效应。针刺延脑中缝核群可明显地抑制胃电的频率和波幅;在损毁中缝核后,针刺抑制胃电效应大为减弱;而针刺延脑两侧网状结构对胃电的影响以兴奋为主。据此提出针刺激活了延脑中缝核群及其邻近的网状结构,而呈现对胃电的双相调整作用。在中枢除了有相应的下行抑制系统以外,还存在一个下行性兴奋系统。张经济等观察到,在狗刺激尾状核对胃电快波和胃运动功能呈现双相性影响。刺激尾状核引起胃电快波活动减弱,胃紧张度减弱及节律性收缩波幅降低。在刺激后或在刺激末期胃电快波增强,胃紧张度增高,胃节律收缩的波幅增大,从而提出针刺对胃电的影响,可能与尾状核结构参与有关。还有工作观察到刺激狗下丘脑不同区域对胃电呈现兴奋和抑制两种效应,认为下丘脑是参与调节胃电的较高级中枢结构。

3.2 人体体表胃电图的观察

3.2.1 针刺对健康人胃电图的影响 选择在 45 名健康学生,包括男性 30 名,女性 15 名,年龄在 20～25 岁，平均 23 岁，经体检均未发现有胃肠道疾病，观察针刺（或指压）足三里穴对胃电图基本电节律和幅值的影响。可以看到，45 例针刺足三里穴引起胃电图频率和幅值的变化中，较多的表现为胃电图频率和幅值降低（38 名，占 84.4%）；也有表现为胃电图频率和幅值增大（3 名，占 6.7%）；无变化的 4 名，占 8.9%。针刺后频率和幅值下降的多为针刺前幅值和频率较高的（152 μV 左右，3.22 次/min），而针刺后幅值和频率上升的则为针刺前幅值和频率较低的（124 μV，2.93 次/min）。这说明针刺足三里穴有一定程度的功能正常化作用，与其机能状态有密切的关系。

3.2.2 针刺对某些胃病患者胃电图的影响 对 91 例胃病患者（均经胃镜和活检病理结果证实）胃电图参数与临床诊断及针刺一侧足三里穴前后的变化进行观察。可以看到，胃溃疡和十二指肠溃疡患者针刺前胃电图频率和幅值水平较高，针刺足三里穴可使原来较高水平的胃电图频率和幅值降低，接近于正常健康人的水平。浅表性胃炎、萎缩性胃炎和胃癌患者针刺前胃电图频率和振幅水平较低，针刺可使原先较低水平的胃电参数向健康人水平趋近。以上结果表明，针刺足阳明胃经"足三里"穴对胃电有良好的双向功能调制作用。

为了研究足阳明胃经"足三里"穴的特异性，笔者对 60 例急慢性胃肠炎患者的 120 例次的胃电图观察，发现针刺足阳明胃经足三里、天枢和上巨虚穴可使胃电图频率和幅值增强；而针刺足少阳胆经足临泣穴、足太阳膀胱经中渚穴、足太阴脾经三阴交穴可使胃电图频率和幅值较明显地减少。这说明经脉与经脉、穴位与穴位之间存在相对特异性，而且以双向的调制作用以有利于临床疾患的治疗，这也是针刺良性双向调制作用和治疗疾病多方面作用的理论依据。

4 结语

胃电不仅能了解胃平滑肌的兴奋性，而且还能同时了解胃的运动状况，精确地了解胃某一个小部位的机能。尤其是皮肤表面电极导联记录胃电图的方法，更是一种无创伤性的检测方法，适合于临床应用。胃电已成为近年来研究胃肠的生理、药理及病理的一个较好的生物电学指标。

以胃电为指标在动物和人体进行了不少针刺的研究工作表明：经穴-脏腑相关的联系有其相对的特异性。针刺具有良性的双向机能调制作用，针刺效应与脏腑器官活动的机能状态水平有密切关系。对处在病理状态的机体，针刺能使错杂的病理变化从不平衡的两极状态，向正常平衡的方向调节转化。针刺的传入途径以躯体神经为主，但不排除血管及其周围神经结构参与的可能性；自主性神经系统中迷走神经胆碱能纤维与交感传出纤维是重要的传出途径。针刺可激活脑高级中枢如中缝核、下丘脑、尾核等结构行使对脏腑功能的双向调制整合作用。关于作用途径的分析及消化道激素在针刺双向调制作用中的关系等问题，尚有待进一步深入研究。

［针刺研究，1983（1）：1-6］

电针"脾俞"对胃窦部溃疡大鼠胃肠平滑肌电活动的干预作用及其机制探讨

汪克明，周美启，王月兰，陈业农，周逸平

本实验研究电针刺激"脾俞"后，对急性胃窦部溃疡模型大鼠胃肠平滑肌电活动的影响。

1 材料与方法

1.1 动物与分组 正常健康、体质量为 180～220 g 的 Wistar 大鼠 60 只（由安徽医科大学动物实验中心提供），雌雄各半，随机分成溃疡组和对照组，每组 30 只。

1.2 实验方法与模型复制 两组动物实验前均禁食 12 h 以上，每次各选 1 只同性别、体质量差小于 10% 的动物同步进行。按 70 mL/L 的水合氯醛 5 mL/kg 体质量腹腔注射麻醉后，仰卧位固定，腹正中线切口开腹，手术显微镜下分离肾上腺内交感神经，埋植专用多股不锈钢丝双极电极，进口专用凝胶固定；分别植入胃窦部、十二指肠上部和大肠浆膜下单极铂金丝圆环电极。模型组用内径 3 mm 乳胶管由口腔插至胃窦部，导入冰醋酸棉球刺激电极下方胃窦部内侧面 2 min，复制急性胃窦部溃疡动物模型。关腹后两组改为俯卧位固定，稳定恢复 2～4 h 后进行针刺试验。

1.3 穴位与电针 "脾俞"取第 12 胸椎下旁开 5 mm，1 寸毫针直刺 4～6 mm，位于肾上腺交感神经电极同侧。单侧电针刺激参数为 2～20 Hz 低频疏密波，刺激强度以针下肌肉颤动为宜，连续定时控制刺激 20 min。对照组不予电针。

1.4 检测指标 用 RM-86 多导生理记录仪（日本产）和 SMUP 软件分析系统（上海产），同步记录胃肠平滑肌电活动和肾上腺内交感神经放电，经采样后送计算机分析处理；记录心率变异性（HRV）动态变化曲线，以其 LF/HF 比值评定自主神经系统动态平衡变化状态。

1.5 统计学处理 所有数据均用（$\bar{x} \pm s$）表示，采用配对 t 检验。

2 结果

2.1 电针"脾俞"对胃窦部溃疡大鼠胃窦部平滑肌电活动的影响 电针前，溃疡组胃窦部、十二指肠平滑肌电活动的频率与幅值显著高于对照组；溃疡组大肠平滑肌电活动的频率和幅值略高于对照组。电针刺激"脾俞"20 min 后，溃疡组的胃窦部平滑肌电活动的频率和幅值下降至正常范围，对照组略有升高，但无统计学意义，两组相比较，差异有显著性（$P < 0.01$）；溃疡组十二指肠平滑肌电活动呈现抑制，对照组略上升，两组比较，差异有显著性（$P < 0.05$）；溃疡组大肠平滑肌电活动的频率和幅值略下降，对照组略升高，但无统计学意义（$P > 0.05$）（图 1）。

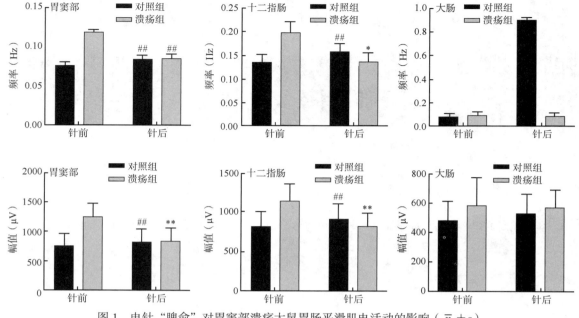

图 1　电针"脾俞"对胃窦部溃疡大鼠胃肠平滑肌电活动的影响（$\bar{x} \pm s$）

注：与针前比较，*$P<0.05$，**$P<0.01$；与对照组比较，##$P<0.01$

2.2　电针"脾俞"对胃窦部溃疡大鼠 LF/HF 值和肾上腺交感神经放电活动的影响　电针前，急性胃窦部溃疡模型组大鼠 LF/HF 值、肾上腺交感神经放电频率均低于对照组。电针刺激"脾俞"20 min 后，溃疡组 LF/HF 值上升至近似为 1 的平衡状态，与对照组比较，差异有异著性（$P<0.01$）；溃疡组肾上腺交感神经放电频率显著升高，对照组略有降低，两组比较，差异亦有显著性（$P<0.01$）（图 2）。

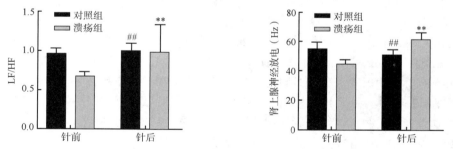

图 2　电针"脾俞"对胃窦部溃疡大鼠 LF/HF 值和肾上腺神经放电活动的影响（$\bar{x} \pm s$）

注：与针前比较，**$P<0.01$；与对照组比较，##$P<0.01$

3　讨论

本实验研究发现，急性胃窦部损伤性溃疡模型大鼠的胃肠平滑肌电活动增强，以胃和十二指肠肌活动增强为主；心率变异性 LF/HF 值显著小于正常健康大鼠，肾上腺内交感神经放电活动的频率远远小于对照组。结果表明胃窦部溃疡模型大鼠自主神经系统严重失衡，交感神经系统的兴奋性显著降低，肾上腺内分泌活动减少。低频疏密波电针刺激"脾俞"20 min 后，胃和十二指肠平滑肌电活动明显抑制，LF/HF 值显著升高，并可升高到接近于 1 时的平衡状态，肾上腺交感神经放电活动频率显著升高。这提示电针"脾俞"可使自主神经系统重建新的动态平衡，交感神经系统兴奋性升高，并与肾上腺内分泌活动共同参与针刺调整胃窦部溃疡模型大鼠消化道功能。

［安徽中医学院学报，2003，22（6）：29-31］

电针"太溪"对肾缺血家兔血栓素 A_2 和前列环素的影响

许能贵，周逸平，许冠荪，高忻洙

实验结果已证实，在甘油致家兔肾缺血状况下，电针"太溪"穴可以明显改善肾血流量（RBF）。为了从体液途径探讨其作用机制，以血浆血栓素 B_2（TXB_2，血栓素 A_2 的稳定代谢产物），6-酮-前列腺素 $F_{1\alpha}$（6-Keto-$PGF_{1\alpha}$，前列环素的稳定代谢产物）及 TXB_2/6-Keto-$PGF_{1\alpha}$ 值为指标，观察电针前后水平的变化情况。

1 材料与方法

1.1 实验动物 选用健康青紫蓝家兔 25 只，雌雄不拘，体质量 2～3 kg。

1.2 模型建立 用 20%氨基甲酸乙酯溶液，按照 1 kg 的剂量由耳缘静脉注射麻醉。然后参照马永江等人的方法，用 50%甘油等渗盐水，按 15 mL/kg 的量，皮下注射，3 h 后即可形成缺血性肾衰模型。为了观察模型的成功率和针刺疗效，选用以氢气清除法测量 RBF，作为判别标准。

1.3 分组、取穴及电针 实验分两组进行：① "太溪"穴组：取穴按中国畜牧兽医学会编的《中国兽医针灸学》，选用 1 寸长的毫针，针刺双侧"太溪"，深度一般为 1～1.5 cm。将针柄和电针电极接通。电针选用安徽中医学院针灸经络研究所制的 PCE-88A 型程控电针治疗仪。刺激参数：频率 20 Hz，矩形波，波宽 0.5 ms，强度为 10～15 V，以后肢轻度抖动为度，时间 10 min。②对照点组：位置在"太溪"穴旁 1 cm 处，电针同"太溪"穴组。

1.4 实验方法

1.4.1 RBF 的测定 将麻醉好的家兔背部作切口，暴露左侧肾脏，将铂金丝电极插入肾皮质部，参考电极（银-氯化银乏极化电极）置于切口处皮下，将电极连接至氢气清除式组织血流测定装置，待条件稳定后，给兔吸入 3%～10%浓度的氢气，血液及组织中氢气即将饱和时中断之。将描记到的氢气清除曲线转换到半对数纸上，求出清除曲线所需一半的时间（$T_{1/2}$），代入下列公式计算：血流量=λ0.693/$T_{1/2}$×100%（单位：mL/100g·min）。

1.4.2 TXB_2 和 6-Keto-$PGF_{1\alpha}$ 的测定 用放射免疫药盒进行测定，药盒由中国人民解放军总医院提供。

1.4.3 电针前后观察上述指标的变化 数据采用配对计量资料的检验法处理。

2 结果

2.1 模型建立前后及电针对 RBF 的影响 在注射甘油致肾缺血之前，测 RBF，作为正常对照，注射甘油 3 h 后，肾缺血模型建立，再测 RBF 作为病理对照，分别电针 "太溪" 与对照点 10 min，稳定后测 RBF。结果电针 "太溪" 可使缺血状态的 RBF 升高，电针前后对比，具有显著性差异（$P<0.01$）（图 1）。

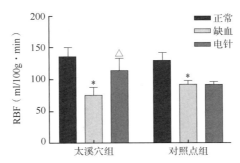

图 1　模型建立前后及电针对 RBF（mL/100g·min）的影响（$n=10$，$\bar{x} \pm s$）

注：*表示和正常相比，$P<0.01$；△表示和缺血状态相比，$P<0.01$

2.2　电针 "太溪" 穴对血浆 TXB2、6-Keto-PGF1α（pg/mL）及其 TXB2/6-Keto-PGF1c 水平的影响　见图 2。

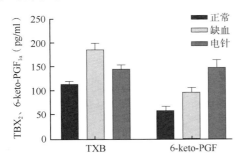
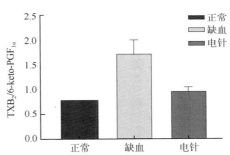

图 2　电针 "太溪" 穴对血浆 TXB2、6-Keto-PGF1α（pg/mL）及 TXB2/6-Keto-PGF1α 的影响（$n=5$，$\bar{x} \pm s$）

3　讨论

3.1　肾缺血动物模型的选择　肾缺血动物模型颇多，如钳夹肾动脉、冰块、液氮冷冻等，而皮下注射甘油致缺血性肾衰模型是一种较为成功的方法。本实验证明家兔注射甘油后。3 h 后 RBF 下降了 44.11%。因此选用这个模型是合理的，符合本实验要求。

3.2　电针对 RBF 的影响及穴位的特异性　由图 1 可以看出，电针 "太溪" 穴可使缺血状态下的 RBF 大大升高，针刺前后对比有显著性差异（$P<0.01$），而对照点则无此效应，表明针刺不仅可以改善 RBF，而且还具有较强的穴位特异性。

3.3　血栓素 A2 及前列环素，在针刺改善 RBF 中的作用　TXA2 与 PGI2 的合成与分泌和肾脏有关。现已证实 TXA2 具有强烈的缩血管作用，且还可聚集血小板。与 TXA2 相反，PGI2 是强烈的血管扩张剂，尚有抑制血小板聚集作用。肾脏 PGI2 可扩张肾血管，增加 RBF。很多学者认为，组织、器官实际上是在局部 PGI2 和 TXA2 失衡的基础上发生的。肾脏也不例外。本实验结果也证明了这一点。在缺血状况下，6-Keto-PGF$_{1\alpha}$ 明显地较正常低了 38.28%（$P<0.01$），而 TXB$_2$ 则相反，比正常升高了 25.57%（$P<0.05$），TXB$_2$/6-Keto-PGF$_{1\alpha}$ 比值较正常显著升高（$P<0.01$），表明 PGI$_2$ 与 TXA$_2$ 失衡。电针后，6-Keto-PGF$_{1\alpha}$ 升高，TXA$_2$ 则降低，TXB$_2$/6-Keto-PGF$_{1\alpha}$ 也显著降低，趋近正常，提示电针"太溪"改善 RBF，可通过升高 PGI$_2$，降低 TXA$_2$ 调整 TXA$_2$/PGI$_2$ 比值，进而扩张肾血管，抑制血小板聚集而起作用。

［针刺研究，1993，18（3）：240-242］

毫米波照射肾俞穴对家兔肾血流量的影响

朱崇斌，许冠荪，周逸平，许能贵，李成蹊

毫米波是波长为毫米级的电磁波，属微波的高端。其生物效应已有不少研究，对机体具有明显的作用。但毫米波照射穴位对组织器官血流量有何影响，尚未见文献报道。笔者初步观察了毫米波照射肾俞穴对正常和急性肾缺血家兔肾血流量（RBF）的影响，现报道如下。

1 材料与方法

采用体质量 2～3.5 kg 的家兔，雌雄不拘，耳缘静脉注射乌拉坦（800～1000 mg/kg），从左侧腰背部切口，暴露肾脏。RBF 采用氢气清除法进行测定：将铂金电极插入肾脏皮质部，参考电极（银-氢化银乏极化电极）置于切口皮下，然后将电极连接至氢清除式组织血流测定装置。待系统稳定后，给家兔吸入一定浓度的氢，在血液及组织中氢即将饱和时中断之。此时记录仪上便会根据动物体内氢浓度的变化而描记出相应的曲线。将描记到的曲线转换到半对数纸上，求出血液内氢浓度降低一半所需的时间（$T_{1/2}$），代入公式：RBF=$T/\lambda 0.693/T_{1/2} \cdot 100\%$（mL/100g/min）。$\lambda$ 为氢在血液和组织中的分配系数，此处为 1。

每只家兔在暴露肾脏后立即测量一次正常 RBF，然后分 3 组观察：①对照组：测量正常家兔 RBF 后，以 MMW-1 mm 波治疗仪照射对侧肾俞穴以及肾脏表面 20 min，后测 RBF。②急性肾缺血组：测正常 RBF 后，即以 50%甘油等渗盐水（15 mL/kg 体质量）皮下注射造成急性肾缺血模型，2～3 h 后再测一次 RBF；然后以毫米波照射已暴露肾脏对侧的肾俞穴或肾脏表面 20 min，后测 RBF。③去肾神经组：暴露肾脏，先记录正常 RBF，然后分离、去除肾神经，稳定后记录一次 RBF，随之注射 50%甘油等渗盐水（剂量同前），2 h 后再记录 RBF，最后以毫米波照射对侧肾俞穴 20 min，观察 RBF 的变化。

2 结果

2.1 毫米波对正常肾血流量的影响 共观察家兔 20 只，其中毫米波照射肾脏表面者和照射对侧肾俞者各 10 只（图 1）。

图 1 示，毫米波照射肾俞穴或肾脏表面后，肾血流量皆较照射前显著增加，差异有显著性（$P<0.05$）；照射肾俞穴与照射肾表面相比，RBF 升高的幅度差异无显著性（$P>0.05$）。

2.2 毫米波对急性肾缺血家兔 RBF 的影响 对 10 只急性

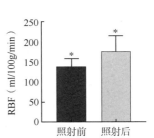

图 1 毫米波照射肾俞及肾脏表面前后肾血流量（$n=10$）

注：与对照组比较，$*P<0.05$

肾缺血家兔进行观察（图2）。图2示，注射甘油所致肾缺血家兔模型RBF较正常家兔相比明显降低，差异有非常显著性（$P<0.01$）；经毫米波照射肾俞穴以及肾脏表面后，降低的RBF又逐渐恢复，差异有显著性（$P<0.05$）；照射后与正常 RBF 相比，差异无显著性（$P>0.05$）；照射肾俞穴与照射肾脏表面者相比，各组RBF的变化无显著性（$P>0.05$）。

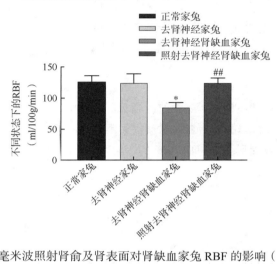

图2　毫米波照射肾俞及肾表面对肾缺血家兔 RBF 的影响（$n=10$）

注：与对照组比较，*$P<0.05$；与急性肾缺血组比较，##$P<0.05$

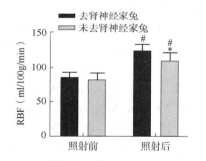

图3　不同状态下的 RBF（$n=10$）

注：与对照组比较，*$P<0.05$；与照射前比较，#$P<0.05$

2.3　毫米波照射肾俞穴对去肾神经家兔 RBF 的影响　暴露家兔肾脏后，分离并切断肾神经，然后注射甘油等渗盐水造成肾缺血模型，再以毫米波照射对侧肾俞穴；各种情况下的 RBF 见图3。

由图3可见，去肾神经家兔 RBF 与正常家兔 RBF 相比，差异无显著性（$P>0.05$）；去肾神经并注射甘油造成肾缺血状态后，RBF 较正常家兔及单纯去肾神经者降低，差异有显著性（$P<0.05$）；毫米波照射肾俞穴后，RBF 明显升高，差异有非常显著性（$P<0.01$）。

去肾神经与未去肾神经两种情况下，注射甘油造成肾缺血模型，分别以毫米波照射对侧肾俞穴，RBF 变化情况见图4。

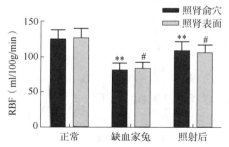

图4　毫米波对去肾神经与未去肾神经肾缺血家兔 RBF 的影响（$n=10$）

注：与去肾神经家兔比较，**$P<0.05$；与照射前比较，#$P<0.05$

由图 4 可见，去肾神经与未去肾神经肾缺血家兔照射前其 RBF 差异无显著性（$P>0.05$）；而毫米波照射肾俞穴后，尽管两者都是升高的，但去肾神经者升高的幅度更大，差异有显著性（$P<0.05$）。

3　讨论

毫米波技术于近年来才兴起，在医学上的应用尚未引起人们的广泛重视，在中医领域的应用则是一个空白。毫米波与机体作用的特点是易被含水分多的组织吸收，热效应不明显，对机体穿透力很弱，而低功率下可以产生全身性反应。本研究仅对毫米波照射穴位后肾血流量的变化进行了观察，结果表明，照射肾俞穴后，不仅可使正常家兔 RBF 升高，也可以使急性肾缺血家兔 RBF 明显升高，其效应与照射肾脏表面者相似。这说明毫米波照射穴位对机体的作用是明显存在的。因而，毫米波技术在针灸临床的应用是有一定价值的，值得进一步研究。

毫米波照射肾俞穴可以增加肾血流量，表明毫米波在肾缺血性疾病的预防与治疗中具有一定的意义。然而其机制尚需深入研究。就本文结果来看，可能与肾神经有一定关系。正常家兔在去肾神经前后肾血流量的变化差异无显著性，这表明在一般情况下肾神经对肾血流量的影响不明显，这与新近的研究相符。但造成肾缺血模型后，再以毫米波照射穴位，去肾神经家兔 RBF 升高的幅度大于未去肾神经者。毫米波照射肾俞穴使缺血肾脏血流量升高，可能主要是通过产生某种物质对抗了血管的收缩，即扩张了肾脏血管。但在未去肾神经者，由于肾神经的缩血管作用，可能对抗了一部分血流量的升高，使其升高的幅值降低；而在去肾神经者，由于肾神经的作用已不存在，故而肾血流上升的幅度较大。

［安徽中医学院学报，1993，12（1）：41-43］

传承创新

心主二经论

周美启，周逸平

目前高等中医药院校教材均遵《内经》所言，以五脏六腑另加心包一脏，因而有了六脏对六腑的脏腑阴阳表里配合关系；十二经脉为人体经络系统的主干，各有脏腑归属，如手少阴经属心、手厥阴经属心包等，从而形成了阴阳经表里配合关系。笔者通过对有关古代文献及现代研究成果的分析认为，手少阴经和手厥阴经均当为心所主，故提出"心主二经"之说。

1　藏象学说中的"心主二经"

中医藏象学说中的脏腑，超越了人体解剖学的范围，有其独特的生理和病理的理论体系。心居胸腔，膈膜之上，圆而尖长，形似倒垂的未开莲蕊。在藏象学说中，心的生理功能，不仅包括心、血、脉在内的完整的循环系统，而且还包括主宰精神、意识和思维活动，即心主血脉，心主神明，如《素问·六节藏象论》所言："心者，生之本，神之变也，其华在面，其充在血脉。"

中医藏象学说详述了五脏六腑的生理功能，然而为了解决脏腑一一对应关系，又提出心包脏一名，与三焦相对应。心包又称"心包络""膻中"或"心主"。藏象学说认为心包是心之外围，有保护心脏的作用，其生理功能实为心脏的生理功能，隶属于心的生理体系；在病理上，代君（心）行事、受邪，如《灵枢·胀论》曰："膻中者，心主之宫城也。"《医学正传》曰："心包络，实乃裹心之包膜也，包于心外，故曰心包络也。"《灵枢·邪客》曰："心者，五藏（脏）六府（腑）之大主也，精神之所舍也，其藏坚固，邪弗能容也。容之则心伤，心伤则神去，神去则死矣。故诸邪之在于心者，皆在于心之包络。"而《难经·二十五难》言："心主与三焦为表里，俱有名而无形。"因此心包有其名而无其形，实为心的一部分。

2　经络学说中的"心主二经"

2.1　心包经冠以"心主"名　十二经脉名称上，一般多以手少阴、手太阴等来命名心经、肺经等，如《灵枢·经脉》曰："心手少阴之脉，起于心中，出属心系……复从心系，却上肺……行太阴、心主之后……"《灵枢·经脉》曰："肺手太阴之脉……从肺系，横出腋下……行少阴、心主之前……"唯心包经以心主名之，如《灵枢·经脉》曰："心主手厥阴心包络之脉……"后世医家冠以"心主手厥阴之脉"（《针灸甲乙经》《铜人》），"心主手厥阴心包之脉"（《太素》《十四经发挥》）。手厥阴心包经"在经脉为手厥阴心包经，实亦为心所主，故心包又常称'心主'"。从"心主"作为"心包经"替代名称的应用，可见"心包"与"心"密切关联，为心所主持的范畴。又《类经》曰：

"心主者，心之所主也。心本手少阴，而复有手厥阴者。"行文中隐含有"心主二经"之意。

2.2 二经经脉循行的一致性 十二经脉循行，目前多依《灵枢·经脉》所言："心手少阴之脉……下肘内循臂内后廉……入掌内后廉，循小指之内，出其端。"《灵枢·经脉》中其循前臂内侧后缘即尺侧缘；《灵枢·经脉》曰："心主手厥阴心包络之脉……入肘中，下臂，行两筋之间……"而此前的《脉书·十一脉》言少阴心"臂少阴脉循筋下廉……""臂少阴脉起于臂两骨之间，之下骨上廉，筋之下……"此言"循筋下廉"及"起于臂两骨之间"与《灵枢·经脉》"行两筋之间"同义，均指其行掌长肌腱与桡侧腕屈肌腱之间，指出了心主行前臂内侧中间及后缘；《灵枢·邪客》也直接说明二经循行一致性，其曰："包络者，心主之脉也……其余脉出入屈折，其行之徐疾，皆如手少阴心主之脉行也。"且《脉书·十一脉》又言其入心中而与心之密切相连，"臂巨阴脉在于手掌中，出臂内阴两骨之间，上骨下廉，筋之上，出臂内阴，入心中。"又杨上善注："心神为五脏六腑之主，故曰心主厥阴之脉……心外，有脂包裹其心，名曰心包，脉起胸中，入此包中，名手厥阴，故心有两经也。心中起者，名手少阴，属于心包，名手厥阴也。"此明确提出了"心主两经"的概念。

2.3 二经五输穴、原穴的变化 《灵枢·本输》曰："……心出于中冲，中冲，手中指之端也，为井木；溜于劳宫，劳宫，掌中中指本节之内间也，为荥；注于大陵，大陵，掌后两骨之间方下者也，为腧；行于间使，间使之道，两筋之间，三寸之中也，有过则至，无过则止，为经；入于曲泽，曲泽，肘内廉下陷者之中也，屈而得之，为合，手少阴也……"行文中缺少心包经的井、荥、输、经、合的描述，而其他五脏六腑的井、荥、输、经、合均一一叙述。其中心经的井、荥、输、经、合实乃为现代文献描述的心包经的井、荥、输、经、合之中冲、劳宫、大陵、间使、曲泽。《灵枢·九针十二原》曰："五藏有六府……阳中之太阳，心也，其原出于大陵，大陵二……"《难经·六十六难》曰："……心之原，出于大陵……少阴之原，出于兑骨……"其中，《难经·六十六难》所指的十二原穴除增加手少阴之原兑骨外，均与《灵枢·本输》同。《灵枢·悬解》注："少阴之原，出于兑骨，谓神门也。"至《针灸甲乙经》才补充了心经的原穴——神门。可见《内经》《难经》对二经认识的不可分性。

2.4 二经经脉主治的趋同性 在二经经穴主治方面，亦说明二经的不可分性。《灵枢·经脉》指出，手少阴心经"是主心所生病者，目黄胁痛，臑臂内后廉痛厥，掌中热痛"。手厥阴心包经"是主脉所生病者，烦心心痛，掌中热"。均指出了二经主治重点是与心有关的内脏病变。然而，古代医家在临床应用时则主取心包经以治"心"。在文献中，手少阴心经穴的主治记载较少，《针灸甲乙经》中只有阴郄、神门二穴的记载，余穴均缺如，而与"心"有关的内脏病证却是手厥阴心包经腧穴的主治重点，如"心暴痛""卒心口痛"，间使、内关可治之；"胸中澹澹"，郄门治之；目赤黄疸，劳宫以泻心火。现行教材《针灸学》系统地总结了手少阴心经和手厥阴心包经的病候和主治概要。从病候来看，手少阴心经的主要表现为心痛、咽干、口渴、目黄、胁痛、上臂内侧痛、手心发热等症；手厥阴心包经的主要表现为心痛、胸闷、心悸、心烦、癫狂、腋肿、肘臂挛急、掌心发热等症，两者都有心痛、掌心发热和本经循行部位病症等。从主治概要来看，手少阴心经腧穴主治心、胸、神志病和经脉循行部位的其他病症；手厥阴心包经腧穴主治心、胸、胃、神志病以及经脉循行部位的其他病症，两者共同主治心胸、神志病，以及经脉循行部位的其他病症。至于手厥阴心包经部分腧穴如内关可治胃病，可能与内关通阴维脉有关，发挥了八脉交会穴主治奇经病症的作用。此外，心经和心包经在主治神志病方面虽共同主治癫、狂、痫、中风、热病昏迷、失语、眩晕等，但也有不同的主治特点，如心经主治长于痴呆、多梦、中风昏迷、失语或舌强不语等，而手厥阴心包经则长于昏迷、癫、狂、痫、热病昏迷等，这些都为"心主神明"丰富了内容。

3 现代针灸经络研究成果中的"心主二经"

随着电生理技术和解剖学神经通路追踪技术的发展，会聚投射学说已得到充分证明和承认。应用这些技术对经络的研究发现，上肢内侧面桡侧肺经的神经节段为 C_5、C_6，尺侧心经的神经节段为 $C_6 \sim T_3$，中间心包经的神经节段为 $C_6 \sim T_2$，而支配心脏的交感神经初级中枢的神经节段为 $C_8 \sim T_{10}$，可见心经与心脏会聚重叠节段为 $C_8 \sim T_3$，心包经与心脏会聚重叠节段为 $C_8 \sim T_2$，而肺经与心脏无会聚重叠节段。此外还发现，心经、心包经分别与心脏传入纤维在脑干、下丘脑、大脑皮质等高级中枢发生汇聚现象。二经的这种特殊神经节段关系，为"心主二经"理论提供了神经学依据。

经脉脏腑相关的研究无论在推动针灸的发展，乃至中西医结合及相关学科发展上都具有深远的意义。20 世纪 80 年代初，周逸平等开展了心包经之内关、心经之神门等穴位功能特异性的研究，发现针刺内关、神门穴对急性心肌缺血的影响具有相对的特异性，提示心包经、心经与心脏相关性。随着"八五""九五"国家攀登计划经络研究的深入，出现了一大批关于经脉与心脏的脏经对应关系的研究，如以中国中医研究院为代表的心包经与心脏相关及其机制研究，以安徽中医学院为代表的心经与心脏相关机制研究。此外，唐惕凡等开展了冠心病患者心经、心包经原穴体表病理反应的观察，田岳凤开展了心包经、心经与心相关规律的研究分析，汪鲁莎开展了纳子法针刺神门对心功能影响的观察，张露芬等开展了电针心经腧穴对大鼠高脂血症心肌琥珀脱酸氢酶、三磷酸腺苷酶活性及心肌组织结构的影响的研究等。以上分别从临床和动物实验的角度，论证了心经、心包经与心脏相对特异性联系，并探讨了这种联系的神经体液途径及机制。同时，安徽中医学院应用心俞和厥阴俞治疗缺血性脑卒中及天津中医学院第一附属医院创立"醒脑开窍针刺法"治疗脑卒中及脑心综合征，表明心经和心包经穴位不仅可治心也可治脑，拓展了心经、心包经的主治内容，在一定程度上验证了祖国医学"心主神明"的理论。

总之，通过对中医、针灸古代文献及现代研究成果的分析可知，心经、心包经皆与心脏密切相关，据此笔者提出了"心主二经"的假说，目的不在于这一概念的本身，而注重其理论的内涵及其对临床的指导意义。一方面，应本着秉承传统、汲取精华、弃除糟粕的指导思想，从众多文献中整理出能反映"心主二经"的科学的理论体系；另一方面，应在"心主二经"理论体系框架内，重新认识心经、心包经的主治特点和主治范围的分野，总结规律，并在此基础上研究它们的作用机制。

［中国针灸，2004，24（4）：272-274］

经脉脏腑相关特点比较

张　倩，周美启

经脉穴位与脏腑相关，又称体表脏腑相关，即脏腑病理或生理改变可反映于体表相应经脉或穴位，表现出特定的症状和体征；刺激体表一定的经脉或穴位，又可对相应脏腑的生理功能和病理改变起到调节作用，此为脏腑经络学说的核心内容之一，是指导中医诊断和治疗的重要理论基础。

尽管《灵枢·海论》指出："十二经脉，内属于腑脏，外络于肢节。"《灵枢·经脉》将五脏六腑与十二经脉分别相连，但十二经脉与五脏六腑的联系有各自的特点，应予以注意。

1　经脉与五脏联系的特点

1.1　经脉与五脏联系建立较早，联系更紧密　早期的经络学说揭示的是人体体表上下联系的规律，与内脏不发生联系。继而阴经由四肢内侧入行胸腹腔，与五脏相联系。尽管帛书中经脉的名称并未与脏腑相联系，但在循行过程中，已有部分经脉与脏腑相联络，如臂太阴脉"之心""入心中"，足太阴脉"被胃"，足少阴脉"出肝""系于肾"。从帛书记载来看，经脉与五脏联系建立较早。《素问·热论》载："四日太阴受之，太阴脉布胃中络于嗌，故腹满而嗌干。五日少阴受之，少阴脉贯肾络于肺，系舌本，故口燥舌干而渴。六日厥阴受之，厥阴脉循阴器而络于肝，故烦满而囊缩。"明确指出足太阴经与胃相联系，病候表现为腹满而嗌干；足少阴与肾相联系，病候表现为口燥咽干；足厥阴经与肝相联系，病候表现为烦闷不安，前阴病变。

1.2　五脏病证与经脉病候关系密切　五脏的病证表现与其相联系的经脉病候表现较为一致。如肝的病证主要表现为胁痛引少腹、头痛眩晕、前阴病变，与足厥阴脉病候表现较为一致；肾的病证主要表现为腰痛胻酸、腹满痛、项痛、喘咳，与足少阴脉病候表现较为一致；心的病证表现为心痛、烦心、胸腹满、善噫嗌干、臂内痛，与手厥阴、手少阴脉病候一致。此外，十二原穴也可反映五脏病证，《灵枢·九针十二原》："五脏有疾也，应出十二原，而原各有所出，明知其原，睹其应，而知五脏之害矣"，明确指出五脏之气可通过十二原探测。十二原是五脏用来将各脏所藏的真气供给到三百六十五节的所在。十二原对于观察脏腑经脉营卫气血阴阳的变动状态，具有特殊意义。从"十二原"辨识健康状态与从"三部九候""三阴三阳脉口""气口脉"辨识脏腑经脉营卫气血阴阳的变动状态的原理相通。五脏原穴为五脏原气所出，该处脉气最盛，是五脏阴阳气血盛衰的直接反映，可用于诊断五脏病证。

1.3　五脏有疾多选取本经原穴治疗　《黄帝内经》中治疗五脏疾病主要选取本经的五输穴，《灵枢·本输》记载了除手少阴经外的十一脉的五输穴，即位于四肢肘膝关节以下的五个特定腧穴。其中，原穴在五脏经脉脏腑相关理论中具有重要地位，《灵枢·九针十二原》载"五脏有疾，当取之十二原"，包含肺经原穴太渊，心经原穴大陵，肝经原穴太冲，脾经原穴太白，肾经原穴太溪。阴经以输代原，更加突显五输穴在五脏经脉脏腑相关中的关键作用。十二原与五脏的关系密切，五脏的病变可反映于十二原穴，同时，可通过选取原穴治疗相应五脏疾病。此外，络穴也是治疗五脏疾病的重要腧穴。

2 经脉与六腑联系的特点

2.1 经脉与六腑联系建立较晚，联系紧密性不及五脏 在简帛《脉书》时代，阴脉布于体表内侧，与内脏建立联系；阳脉布于体表外侧，不入体腔。六腑与阳经的联系出现较晚，《素问·热论》中足三阴经已与相应内脏建立联系，而足三阳经则未与六腑发生关联。《素问·三部九候论》中手阳明脉也并未与大肠建立联系。在《黄帝内经》之前，阳脉并无体腔内分布描述，也未与内腑建立联系。直至《黄帝内经》，阳脉才建立了与内腑的联系。与阴脉和五脏联系的渐进式发展不同，阳脉与六腑的联系是跨度极大的。随着脏腑表里理论的发展，阳经通过经别与六腑建立联系。《灵枢·经别》载："足太阳之正，别入于腘中，其一道下尻五寸，别入于肛，属于膀胱，散之肾，循膂，当心入散……足少阳之正，绕髀入毛际，合于厥阴；别者……属胆，散之肝，上贯心……足阳明之正，上至髀，入于腹里，属胃，散之脾……手太阳之正……别于肩解，入腋走心，系小肠也。手少阳之正……别于巅，入缺盆，下走三焦，散于胸中也。手阳明之正……别于肩髃，入柱骨下，走大肠，属于肺……"将原本行于体表的足阳脉与内脏建立联系。

2.2 六腑病证表现与经脉病候联系不紧密 六腑与阳经的联系密切程度较低，六阳经的"是动病"和"所生病"也与相应的六腑关系不大，其"是主所生病"均用"是主津所生病""是主血所生病""是主液所生病""是主筋所生病""是主脉所生病"表述，为邪气入侵所致的经脉循行部位发生的体表外经病，较少涉及内腑病证。尽管足三阳经经脉病候包含相应之腑的病理表现，但却不完全相符，这可能是为了符合阴阳脏腑经络一一对应的需要，人为地安排所致。尽管《灵枢·经脉》为了理论构建的需要，将手太阳经与小肠相配，手阳明经与大肠相配，手少阳经与三焦相配，然而，因其缺乏相应临床实践支撑，也仅仅停留于文字。《灵枢·经脉》并无手三阳经腑证的记载，因为这三条经脉循行于上肢和头面，三者本经合穴虽然对其相应腑证有一定疗效，但是总体来说相关性不大。

2.3 六腑疾病多选取下合穴治疗 阳经腧穴一般主治本经循行路线经过的组织、器官病证，而不涉及相应腑的病证，六腑病证通常选择相应的下合穴及背俞穴、募穴等进行治疗。沈德凯等对《灵枢》中治疗六腑病证的内容进行统计，发现其治疗选穴无大肠经、三焦经、小肠经的穴位。

《灵枢·邪气脏腑病形》和《灵枢·四时气》中均提及，胃病证选择足三里、大肠病证选择巨虚上廉、小肠病证选择巨虚下廉、三焦病证选择委阳、膀胱病证选择委中、胆病证选择阳陵泉进行治疗。《灵枢·邪气脏腑病形》载"六腑皆出足之三阳，上合于手者也"，《素问·咳论》也指出"治腑者治其合"，如胃之下合穴足三里治疗胃脘痛，大肠之下合穴上巨虚治疗肠痈、痢疾，小肠之下合穴下巨虚治疗泄泻，三焦之下合穴委阳和膀胱之下合穴委中治疗癃闭、遗尿等，均为临床所常用。下合穴多与俞穴、募穴配伍治疗六腑病证，如膀胱之下合穴委中与膀胱俞配伍治疗遗尿、尿潴留，胃之下合穴足三里与募穴中脘配伍治疗胃脘痛。《黄帝内经》中关于六腑病的治疗主要是取下合穴，但选择原穴和募穴也具有相应的临床实践基础，如治疗大肠、小肠病证除了取相应的下合穴之外，还可取肓之原；治疗胆腑病证，除选取下合穴阳陵泉，还可取胆的募穴。

3　五脏六腑病证治疗选穴比较

《针灸甲乙经》是我国第一部针灸学专著，记载了大量针灸处方，其中治疗五脏六腑胀即体现了五脏和六腑病证治疗选穴的差异，五脏胀主要选取五脏背俞穴和原穴，六腑胀主要选取六腑募穴和下合穴。从《针灸甲乙经》记载可以看出，早期五脏病证治疗选穴规律与《灵枢·九针十二原》记载的"五脏有疾，当取十二原"一致。高翠婷基于数据挖掘技术对古代文献中的原穴应用规律进行整理，发现阴经的原穴多用于治疗与本脏相关的疾病。现代临床研究表明，五脏病证首选五脏原穴进行治疗，其次是背俞穴，可见五脏原穴与五脏密切相关。张红石等认为，原穴具有扶正祛邪作用，背俞穴具有调和阴阳的作用，二者配合运用可治疗五脏疾患。

申治富等研究认为，六腑下合穴位于足三阳经的下肢部可能与经脉循行和六腑功能有关。足三阳经从头面经过体腔内的脏腑到达下肢部位，其经气直接进入体腔与六腑相通，因此在足三阳经的下肢部位设置下合穴以调治六腑病证。从六腑功能来看，六腑以通为用，以降为顺，下合穴位于膝关节以下，在六腑之下，有利于引导六腑之气向下，使六腑之气顺降和调。

赵京生等研究表明，阴经主治脏病与阳经主治腑病腧穴存在差异，这可能与腧穴的发现途径、方式或机会有关，虽然下合穴与五脏原穴都位于四肢，但二者部位差异较大，五脏原穴在腕踝关节附近，基本皆位于内侧、肌肉相对浅薄而多有明显脉动处，按照经脉发现与脉动关系的认识，这些经由诊脉处转变为刺治处之"经脉穴"出现较早；下合穴位于膝关节附近，位于外侧、肌肉丰厚无明显脉动处，可能因此引起关注较迟。

4　五脏六腑与经脉联系特点的成因分析

4.1　经脉脏腑融合程度　五脏与经脉联系建立较早，二者联系也较为紧密。五脏的病证表现与相应经脉病候较为一致，主要选择该经脉四肢肘膝关节以下的五输穴，尤其是原穴进行治疗，即"五脏有疾也，应出十二原"。

六腑与经脉联系建立较迟，也不及五脏与经脉联系紧密。《灵枢·经脉》确立了各经脉与脏腑之间的络属关系及脏腑经脉表里关系。十二经脉的"是动"及"所生"病都相应地增加了脏腑病症，除了五脏的所生病外，还平行推定了其余7条经脉所主津、血、液、筋、脉、气、骨所生病。尽管《灵枢·经脉》将脏腑理论与经脉理论高度融合，但需要注意的是十二经脉的病候不仅包括经脉连属的脏腑疾病，还包含经脉循行部位的病候及其他病候。《灵枢·经脉》虽然将六腑与六阳经建立了相应的联系，但这种联系主要是通过经别实现，因此六腑与阳经的联系密切程度较低，六阳经的"是动病"和"所生病"也与相应的六腑关系不大。

4.2　哲学文化因素　中医脏腑经络学说的发展，与哲学密不可分。张其成指出，五脏学说受到文化因素尤其是五行学说的影响。五行学说以木、火、土、金、水特性类比肝、心、脾、肺、肾的生理特点，还以五脏为中心，推演络绎人体的各种组织器官与功能，将五脏与形体、官窍、精神、情志相联系，从而形成以五脏为中心的生理病理系统。此外，根据天人相应学说，将自然界的五色、五味、五气、五音等与五脏相联系，形成了以五脏为中心的五行系统。五脏是五脏系统的核心，人体其他腑、体、液、声、神、志等，均是随所属之脏以配五行系统，是由五脏派生的下位概念。同时，五脏是五行生克的主体，其他腑、体、液、声、神等之间的生克关系，均需要以五脏为中介才能体现。

此外，三阴三阳学说对五脏六腑经脉脏腑联系方式亦具有一定影响。大肠、小肠和三焦虽然与手三阳经配属，所主病候却与此三腑无关，三者的主治腧穴分别为委阳、上巨虚、下巨虚。

4.3 古人对脏腑的认识 中医学借用五行学说认识人体脏腑组织器官的功能，并与自然界相联系，建立了以五脏为核心的藏象系统。其中人体内部联系是脏腑与五体九窍通过经脉、气血津液而建立的。脏腑是人体内部的核心，而五脏居于至关重要的地位。

具体来说，中医理论认为，人体可分为5个有机联系的子系统，每个子系统各有其层级结构、生理特性和功能特点，其中五脏是中心，然后是六腑、形体、官窍等。以诸脏为名之阴经经络，所生之病有内在脏病变所生之症。以诸腑为名的阳经经络，所生之病则较少内生腑之症。六腑阳经脉症多与经脉所循之处有关，提示了六脏阴经的支配地位。

综上，五脏六腑的经脉脏腑相关各具特点，五脏与经脉联系建立较早，五脏病证与经脉病候相关性较大，五脏有疾多选取本经五输穴尤其是原穴进行治疗；六腑与经脉通过经别相联系，六腑病证与经脉病候相关性不及五脏，六腑有疾多选取下合穴治疗。经脉脏腑相关的不同特点与脏腑经脉融合程度、哲学文化因素、古人对脏腑的认识有关，应在充分厘清经脉脏腑相关特点基础上展开研究。

［中国针灸，2020，40（10）：1093-1096］

奇经八脉的经脉脏腑相关研究

张　倩，周美启

经脉穴位与脏腑相关，又称体表脏腑相关，是经脉穴位与脏腑之间一种双向联系，即脏腑病理或生理改变可反映到体表相应经脉或穴位，表现出特定的症状和体征；刺激体表一定的经脉或穴位，又可对相应脏腑的生理功能和病理改变起到调节作用。它是脏腑经络学说的核心内容之一，是指导中医诊断和治疗的重要理论基础。

经脉脏腑相关是体表和内脏的联系，而二者沟通的途径即为经络。传统观点认为，十二经脉"内属于腑脏，外络于肢节"，是体表与内脏联系的重要途径。而奇经八脉由于无特定的脏腑属络关系，未纳入经脉脏腑相关研究的范畴。然而，十二经脉的形成与天人相应理论密切相关，古人将经脉类比十二经水，从而形成十二经脉理论，尽管以跷脉为代表的其他经脉也具有典型的经脉特征，但以三阴三阳命名的十二经脉理论框架无法将其纳入，其余经脉只能采用其他命名方法并归入别类。

《黄帝内经》中并未提出"奇经八脉"一称，只是散在记载了"任脉""督脉""跷脉"等名称。《难经》首次提出"奇经八脉"，直至明代李时珍《奇经八脉考》对奇经八脉进行深入研究，其指出十二正经流溢之气，入于奇经，转相灌溉，内温脏腑，外濡腠理。此外，奇经八脉与脑、髓、骨、脉、胆、女子胞等奇恒之腑联系密切，而奇经八脉中的任、督二脉各有其所属腧穴。黄龙祥指出，经脉脏腑相关中的"脏腑"，即有形脏器，奇经八脉中的任、督等脉亦有可能与脏腑存在一定联系。现就奇经八脉的经脉脏腑相关性进行探讨。

1　督、任、冲、跷、维、带脉与脏腑相关性

1.1　督脉与脑、肾密切相关

1.1.1　督脉循行　《素问·骨空论》载"督脉者，起于少腹""合篡间"；《难经·二十八难》云"起于下极之俞，并于脊里，上至风府，入属于脑""……其少腹直上者，贯脐中央……贯脊属肾"。上述经文明确指出，督脉与脑、肾有直接联系，其上络于脑，下络于肾，是转输精气的重要路径。

1.1.2　督脉病证　《素问·骨空论》载"督脉为病，脊强反折……女子不孕，癃、痔、遗溺、嗌干"；《脉经》载"腰背强痛，不得俯仰，大人痫病，小儿风痫疾"。可见，督脉病证主要表现为癫、痫等神经系统疾患，以及泌尿、生殖系统疾患。

1.1.3　现代研究　现代研究认为，督脉与脊髓密切相关，相当于脊神经中枢系统，督脉的循行与大脑皮质脊髓束的走行一致，皮质脊髓束支配躯干四肢运动，其病变表现也与督脉病候类似。督脉腧穴主要治疗神经系统疾病及所支配节段脏腑疾患。针刺督脉经穴可改善脑血流量，调节相应神经递质，从而对脑功能进行调节。武峻艳等针刺督脉治疗阿尔茨海默病和帕金森病等脑退行性

疾病，取得一定疗效。孙培养等、柳刚等运用"通督调神"法治疗脑卒中后遗症，疗效显著。此外，督脉"贯脊属肾""循膂络肾"，其腧穴也具有升阳益气和温阳补肾之功效。

1.2 任脉与肾、女子胞密切相关

1.2.1 任脉循行 《素问·骨空论》指出，任脉"起于中极之下，以上毛际，循腹里，至喉咙，上颐循面入目"。任脉行于人体前正中线，据黄龙祥考证，妇女妊娠时腹正中线变化可能是古人提出任脉循行的依据。尽管任脉循行未提及肾，但其行于前正中线，尤其是气海至关元段，为《难经》"脐下肾间动气"所在之处，关元、气海等任脉腧穴亦是临床培补肾气的要穴。且任脉主胞胎，肾系胞，二者在生理上亦密切相关。

1.2.2 任脉病证 《素问·骨空论》及《难经·二十九难》均指出，任脉病证表现为男子内结七疝，女子带下瘕聚。即任脉病证多为生殖系统疾病，与肾、女子胞密切相关。

1.2.3 现代研究 现代研究表明，任脉可能是脊髓丘脑束、薄束、楔束在前正中线上的反映。任脉腧穴位于腹正中线上，为两侧胸神经前皮支末端的交界处，穴位排列与胸神经前皮支分布相吻合。研究显示，任脉腧穴常用来治疗妇科疾病，其中月经病最多，尤其是痛经，其次为产后病、妇科杂病，妊娠病再次，带下病最少，常用穴位为神阙、关元、中极、气海、会阴等。

1.3 冲脉与肾、女子胞密切相关

1.3.1 冲脉循行 根据《素问·骨空论》《灵枢·五音五味》《灵枢·逆顺肥瘦》等相关文献记载，冲脉循行路线有5条：胞中→脊里；小腹→与足少阴并行→弥散胸部；胸中→鼻部；肾下→腿内侧→足底；小腿内侧→内踝→足背→足大趾。冲脉起于肾下胞中，在腹部及下肢内侧皆与足少阴肾经并行，表明其与足少阴肾经关系密切。此外，《素问·上古天真论》记载"女子七岁，肾气盛……二七而天癸至……太冲脉盛，月事以时下……七七，任脉虚，太冲脉衰少，天癸竭"，可见冲脉与肾间精气的充盈、天癸的盛衰、男女生殖功能密切相关。

1.3.2 冲脉病证 《脉经》载："冲脉……动，苦少腹痛上抢心，有瘕疝，绝孕，遗矢溺，胁支满烦也。"冲脉禀受肾所封藏之先天之精和水谷精微化生的后天之精，与生殖系统关系密切，故其主生殖系统病证。此外，"冲为血海"，女子以血为本，故妇科疾病又大多与冲脉相关。叶天士《临证指南医案》云："凡女人月水诸络之血，必汇集血海而下，血海者，冲脉也，男子藏精，女子系胞，不孕、经不调，冲脉病也。"

1.3.3 现代研究 牛文民等从冲脉循行推测冲脉相当于门静脉系统，认为门静脉通过侧支循环沟通，是人体血液循环的重要环节，符合"冲为血海"的特性；门静脉与脐静脉和髂内静脉相连，为生殖系统提供血液来源。目前，许多医家从冲脉着手，论治妇科某些疑难病症如多囊卵巢综合征、不孕症等亦取得一定疗效。

1.4 跷脉与肾、脑密切相关

1.4.1 跷脉循行 《灵枢·脉度》《难经·二十八难》相关经文表明，跷脉由足少阴肾经别出，沿内踝、下肢内侧上行至阴部，经过腹、胸部、头面，止于目内眦，肾精循跷脉入脑充髓，跷脉是肾与脑之间的重要联系。

1.4.2 跷脉病证 《灵枢·热病》载："癃，取之阴跷及三毛上及血络出血。"跷脉与肾密切相关，故可治疗泌尿系统疾病。跷脉与脑关系密切，具有主肢体运动、眼睑开阖及调节神志的作用，主治头目、四肢、脑部疾病。《千金方》指出，阳跷主"百邪癫狂"，《奇经八脉考》认为"阴跷则发癫""阳跷则发痫"。

1.4.3 现代研究 现代研究表明，跷脉为病可出现下肢运动功能障碍，表现为内侧或者外侧的痉挛、拘急，从而导致平衡功能障碍，这与现代医学脑卒中后遗症等类似，说明跷脉与脑之间存在

一定联系。宋毅等、王舰等运用针刺跷脉能有效改善脑卒中后患者下肢平衡功能障碍，促进运动功能恢复。

1.5 维脉 与脏腑并无直接联系，阳维脉沟通督脉与诸阳经，于哑门、风府穴交会；阴维脉沟通任脉与诸阴经，于廉泉、天突穴交会。《难经·二十九难》载："阳维为病苦寒热，阴维为病苦心痛。"程建斌认为，阳维脉下起于绝骨，上循风府、脑空等穴，应为骨髓的经络；阴维脉从筑宾经漏骨与胫骨骨髓相通，维脉是骨髓的经络。

1.6 带脉 《灵枢·经别》载"足少阴之正，至腘中，别走太阳而合上，上至肾，当十四椎，出属带脉"，表明带脉亦为足少阴肾经别行之经。带脉通过与足少阴肾经、足阳明胃经、足厥阴肝经等经脉会合，与肾、脾、胃、肝、胆相联属。程建斌指出，带脉从前阴经会阴络于长强，而从命门至长强这段脊髓正是自主神经中枢部位，是带脉约束诸经的神经学基础，故带脉是脊髓的经络。《难经·二十九难》载："带之为病，腹满，腰痛溶溶如坐水中。"带脉病证主要表现为腰痛、腹部胀满、男女生殖系统病变。然而，黄龙祥指出，带脉很有可能是某一穴位的名称，而非经脉，因此，带脉与脏腑的相关性尚不明确。

可见，督脉、任脉、冲脉、跷脉与脏腑具有明确的相关性，维脉、带脉与脏腑的相关性尚不确切，有待于进一步研究。

2 "八脉隶于肝肾"之说

叶天士在《临证指南医案》中提出"八脉隶于肝肾"之说，认为奇经八脉与肝肾存在紧密联系。任、督、冲三脉"一源三歧"，皆起自胞中，督脉与足少阳胆经、足少阴肾经相通而属络于肾，冲脉、任脉、阴跷脉、阴维脉亦与足少阴肾经相通，带脉从足少阴经别分出，阳跷脉、阳维脉与足太阳膀胱经相通，足太阳膀胱经与足少阴肾经互为表里，故任、督、冲、带、阴维、阳维、阴跷、阳跷均与肾发生联系。而督脉与足厥阴肝经交会于巅顶，三阳经又交会于督脉，督脉又与任脉相通，因此，肝与八脉也有一定联系。

3 八脉交会穴在经脉脏腑相关中的特殊作用

八脉交会穴最早见于元代窦汉卿的《针经指南》，是十二正经与奇经八脉脉气相通的 8 个腧穴，分布于四肢肘膝关节以下。现代经脉脏腑相关研究表明，位于四肢肘膝关节以下的五输穴与其所属经脉具有相对特异性。《医学入门》指出"周身三百六十穴统于手足六十六穴，六十六穴又统于八穴"，可见八脉交会穴的重要意义。其中足太阴脾经络穴公孙与冲脉通过足阳明胃脉相通，手厥阴心包经络穴内关与阴维脉在胸中相通，冲脉和阴维脉通过脾、胃、肾经的联属关系，而相合于胃、心、胸部。足少阳胆经腧穴足临泣与带脉相通，手少阳络穴外关与阳维脉相通，带脉和阳维脉通过手、足少阳经的联属关系，而合于目锐眦、耳后、颈肩、胸膈部位。足太阳膀胱经腧穴申脉为阳跷脉所起之处，手太阳小肠经腧穴后溪于大椎穴与督脉相通，阳跷脉和督脉通过手、足太阳经的联属关系，相合于目内眦、项、耳、肩部。足少阴肾经之照海为阴跷脉所起之处，手太阴肺经之列缺与任脉相通，阴跷脉与任脉通过手太阴、足少阴经的联属关系，而相合于肺系、咽喉、胸膈。

4 研究奇经八脉脏腑相关性的现实意义和理论价值

4.1 弥补目前经脉脏腑相关研究存在的不足 受十二经脉"内属于腑脏，外络于肢节"理论的影响，现有关于经脉脏腑相关研究大多围绕十二经脉展开。十二正经中各经均与脏腑直接联系，阴阳经互为表里，构成经脉脏腑相关内容的主体。然而，十二经脉并未涵盖所有内脏，如脑、女子胞等重要的实体脏腑并未与之形成联系，这显然不符合实际。奇经八脉中的督脉、任脉直接与脑相连，与精神、神志疾病密切相关，冲、任、督一源三歧，均与女子胞或精室直接联系，与男女生殖系统功能密不可分。因此，奇经八脉与脏腑相关弥补了现有经脉脏腑相关学说的不足。

4.2 为经脉脏腑相关研究提供新的思路 十二经脉学说是古人在临床实践的基础上，类比古代十二经水而提出的经络理论。奇经八脉理论的形成晚于十二经脉学说，因此未纳入十二正经系统，而另设"奇经八脉"之称。事实上，奇经八脉中的任、督、冲、跷脉与肾、脑、女子胞等脏腑在生理功能和病理表现方面均有密切联系，亦属于经脉脏腑相关的重要内容，而带脉、维脉是否存在脏腑相关性，也有待于进一步研究探讨。

5 小结

奇经八脉中的督脉、任脉、冲脉、跷脉与脏腑关系密切，带脉、维脉与脏腑的关系尚不确切，"八脉隶于肝肾"说及八脉交会穴的临床应用为奇经八脉与脏腑之间的相关性提供了佐证，研究奇经八脉脏腑相关性可弥补现有经脉脏腑相关学说的不足，为今后的研究提供新的思路。

［中国针灸，2017，37（12）：1299-1302］

标本、根结、气街理论在经脉脏腑相关中的认识

左海燕，吴生兵，吴　欣，王　堃，崔　帅，杨晓希，张　倩，周美启

经脉脏腑相关，又称体表内脏相关，是经脉、穴位与脏腑在生理、病理、诊断、治疗方面双向联系的表达，为经络学说的核心内容之一，更对中医临床实践有重要的理论指导意义。其广义内涵包括经络与脏腑相关、穴位与脏腑相关、躯体内脏相关等方面；相对而言，其狭义内涵仅指十二经脉与脏腑相对特异性的联系。本文主要围绕其广义内涵进行探讨。

经脉理论受脏腑理论融入的影响，理论上构建了十二脉与脏腑之间"属脏络腑"或"属腑络脏"的特殊关系，以气血循环流注的模式将人体联系为一个有机整体。然这种模式下的经脉理论，不能说明和代表众多向心性循行经脉理论所表达的针灸治疗规律，故气血循环流注模式下的十二脉理论也并不能广泛代表某些部位或特定穴与脏腑之间特异性的联系规律。

标本、根结、气街理论分别载于《灵枢·根结》《灵枢·卫气》等篇，均体现了人体头、胸、腹、四肢各部的内在联系，具有某种程度上的相似，其本质却大有不同。三者似经似穴，虽然反映了人体上下、内外之间的联系规律，但是其内涵在经脉脏腑相关联系中的认识还比较模糊。因此，笔者在《黄帝内经》记载的相关内容基础上，对标本、根结、气街理论进行深入分析，探讨其在经脉脏腑相关中的意义。

1　标本理论蕴含经脉脏腑间的联系规律

"标本"概念出自《灵枢·卫气》，主要指十二经脉之标本。原文载经脉之本除手阳明在"肘至上臂"以外，余皆在四肢肘、膝关节以下。阳脉之标在头、颈、耳、目等处，阴脉之标（除手太阴、手厥阴之标以外）皆在背，足太阴、少阴之标部还延伸至舌本及舌下。虽然从字面上看来，十二经标本与脏腑无直接关联，但是通过标本的原义、标与背俞的关系可以看出，标本理论对认识经脉、脏腑之间的联系规律有一定启发。

1.1　标本喻示人体四肢与头面躯干的上下、内外联系　关于标本的含义，《说文解字》解释木杪之末为标，木下为本，犹如草木之根柢。古人以"树木"之标本形容人体上下部位的联系，将四肢喻为本，头面、躯干喻为标，标本之间上下相应，喻示人体四肢与头面、躯干间含有主次及某种内在关联。

十二经标本还与人体诊脉部位有关。早期的诊脉实践中，四肢腕踝之脉能候局部、头面及脏腑之疾，为"本"；颈项以上脉候局部病症，为"标"。而阴脉之标大多在背（背俞），已不具备脉诊意义，但却是相关内脏疾病在体表的反应点和治疗之处。经过长期反复的诊疗实践后，古人发现"本"部不仅能治疗所候之处的病症，还能治疗取"标"部不验的病症，至此，标部就成为本部治疗的效应之处，即"标"为本之"应"。根据人体标、本在病症治疗上的联系，以简单的连线将相应的标

本连接成自下而上的经脉循行线，不难发现其与马王堆汉墓出土的帛书《阴阳十一脉灸经》关于经脉起止点的描述高度相似。可见，标本诊脉法对于经脉概念的衍生具有重要意义。经脉标本，实际上蕴含了经脉与脏腑的上下（标与本）、内外（背俞与五脏）联系规律，实现了肢体远端穴位对脏腑病治疗的效应基础。

1.2 标本体现背俞与五脏的联系 阳脉之标多在头面形藏等处，阴脉之标多在背俞，离五脏位置相对较近，而背俞是相关内脏疾病在体表的反应点和治疗之处。《灵枢·背腧》详细描述了背俞穴的位置特点，如"相去三寸"等。《素问·咳论》"治脏者治其俞"，《灵枢·五邪》载有针刺"膺中外腧"以治疗邪在肺的病症。此外，关于背俞诊治脏腑病的描述还可见于《灵枢·杂病》《素问·骨空》等篇。由于《灵枢·背腧》所载背俞穴只涉及五脏，而手少阴、足三阴之标恰好在背，所以，在腧穴未进行系统的分类归经之前，五脏背俞与五脏阴经的联系由标本来解释最为合适。同时，经脉标本也为背俞穴主治相关内脏疾病提供了理论依据。

1.3 本输、背俞共同参与脏腑病症的治疗 本部腧穴是脏腑病症治疗的常用穴，尤其是原穴（治五脏病）、下合穴（治六腑病）。根据标本诊脉法能诊候相应的脏腑病及经脉病，故相关疾病常循经取本输（肘膝以下五输穴）进行治疗。如《灵枢·厥病》记载足太阴脾经之大都、太白穴可治疗"胃心痛"，足厥阴肝经之行间、太冲穴可治疗"肝心痛"等。由于本输为"五脏六腑所出之处"，所以常用来治疗经脉、脏腑病症。结合上文所述阴脉之标（背俞）对五脏疾病的治疗意义，可以得知，本输同背俞一样，皆参与了脏腑病症的治疗。本输、背俞与脏腑的这种特殊联系形式，使得"本"与"标"在五脏的介导下，令原穴与背俞穴形成了关联，为此后构建经脉-脏腑相关奠定了基础。

综上，标本理论源于古代诊脉及治疗实践，是前人对人体四肢与头面、躯干的远端联系规律的发现和认识，隐含了早期十一脉理论的雏形，在一定程度上为体表-内脏相关提供重要的理论参考。

2 根结理论隐含经脉脏腑间的联系规律

"根结"见于《素问·阴阳离合论》《灵枢·根结》。《黄帝内经太素》载："根者，经气相合而始生；结者，经气相将而归结。"根结分别为经气开始、归结之所。足六经根部在足部的起始部位，足三阳经结部在头面，而足三阴经结部在胸腹的终止部位或近终端。尽管对于《灵枢·根结》中手六经之根结还存在争议，但是不管其内容如何，最值得关注的还是根结表达了人体上下远隔部位的联系规律，这一认识将有助于理解经脉脏腑相关的本质。

2.1 根结反映肢端穴位与脏腑的远道联系 从根结的本义来看，"根"为"结"之始，"结"为"根"之终，借"根"对"结"的决定性作用，引申为肢端穴位对人体头、胸、腹部病症的治疗效应。这一特殊意义在《灵枢·根结》有所体现，如原文载"故开折则肉节渎而暴病起矣，故暴病者取之太阳""……故痿疾者，取之阳明""……膈洞者，取之太阴"等。由此可见，根结是以经脉的形式，表达足经之远端腧穴对头、胸、腹的重要器官、脏腑病症的远隔治疗作用。此外，《灵枢·根结》还强调了根结在脏腑疾病诊疗方面的特殊意义，原文载"不知根结，五脏六腑，折关败枢……不可复取"。说明熟知根结理论，有助于洞察五脏六腑枢机败坏所致的功能异常，从而指导临床诊疗实践。

2.2 根结为构建经脉脏腑的气血环流做铺垫 从经脉之"根"与井穴的关系可以推知，根结是在五输穴理论发展相对成熟的基础上演变而来，其形成要晚于标本理论；然而与《灵枢·经脉》的内容相比较，其形成可能在此篇之前。《灵枢·本输》载"凡刺之道，必通十二经络之所终始"，

《灵枢·根结》载："九针之玄，要在终始"，杨上善注"终始"即"根结"之意。经脉根结是《灵枢·经脉》所载表里、同名经脉首尾相连成环的基础。由此可见，根结理论为构建经脉、脏腑气血环流预设了一个框架。

综上，足六经根结主要提示了肢体远端穴位对脏腑疾病的远道主治作用，涉及机体一定的上下、内外关系。虽然在根结基础之上确立的经脉起止点为之后构建十二经脉与脏腑的气血循环做了铺垫，但由此也容易混淆对经脉脏腑相关实质的理解。

根据标本、根结的内涵，二者都是经脉感循的始发点与终点，与针灸临床密切相关，极可能源于古代的单俞疗法，也就是俞跗"一拨见应""炊窍定脑"与"炊窍定经脉"的实践。虽然标本、根结代表了经脉理论在发展和完善过程中的不同阶段，但是在体表与体表、体表与内脏联系的表达方面具有共性。标本理论、经脉根结的现实意义在于四肢肘、膝以下部位经穴具有远程循经联系的功能，而这一点对研究经脉脏腑相关的实质有根本性的指导意义。

3 气街理论是经脉脏腑相关的另一重要形式

气街是指《灵枢·卫气》所载"四气街"之概念，特指头、胸、腹、胫四气街。然而，气街作为气的通路而言，意指功能，而非部位，强调的是"气"产生效应的途径。最重要的是，"四气街"体现了各气街横向区域内的腧穴主治范围和区域内外联系的通路及机制。虽然气街是气运行的通道，但其本质并不属脉，可视为经脉理论的补充，是对腧穴效应机制的补充和完善。由于四气街涉及局部腧穴与脏腑的内外联系机制，所以，气街是除经脉以外，体表与内脏关联的另一重要形式。

3.1 头、胸、腹气街反映躯体局部穴位与脏腑的内外联系 《灵枢·卫气》详细记载了四气街所关联的部位及体表穴位：头气街——脑，胸气街——膺与背俞，腹气街——背俞、冲脉于脐左右之动脉，胫气街——气街（腹部穴）、承山、踝上以下。此篇下文所载"取此者""所治者"所述用针和病症，说明了气街所涉体表部位腧穴与脏腑疾病治疗的密切关系。如原文载"所治者，头痛眩仆，腹痛中满暴胀，及有新积"，提示头痛、眩仆、腹痛、腹满、腹胀以及腹部积证等皆与四气街所在部位密切相关，治疗时可取相应部位的体表腧穴进行针刺。尤其是胸、腹气街，实现了躯干部体表穴位（主要是背俞穴）与胸腹内脏腑之气的内外相通，是体内脏腑与体表"门户"沟通的桥梁，其现代生物学本质已被证实与脊神经有关，并且被现代临床广泛用来指导脏腑疾病的诊疗实践。此外，虽然头气街未指明具体穴位，但是从其所治病症"头痛眩仆"可知其明显与脑（奇恒之腑）相关。现代临床研究也表明，头气街与髓海理论结合，在治疗与脑相关的疾病中具有明显优势。综上，头、胸、腹气街主要表达的是各气街部体表穴位与体腔内脏器的内外联系机制。

3.2 胫气街体现下肢腧穴与腹腔脏器的联系 气街作为气之路径，主要是卫气运行的通路。然而，卫气失常时，易导致胸、腹积证产生。《灵枢·卫气失常》记载了有关积证的针刺治疗方案，如上部（胸部）积证，可取人迎、天突、喉中（廉泉）穴施泻法；下部（腹部）的积证，则泻足三里、气街等穴。总的来说，这些穴位如果按部位来划分，可分为颈项和下肢两部，说明颈项部穴位的主治范围可达胸部，而下肢穴的主治范围则指向腹部。类似这种下肢穴治疗腹部病症的记载在《灵枢·四时气》中有所体现，如邪犯大肠，可刺上、下巨虚及足三里。《素问·水热穴论》还记载清泻胃中湿热可取气街、足三里、上巨虚、下巨虚。尽管这些穴位大多位于下肢，却能治疗腹部脏腑病症，体现的是腧穴近治作用范围的放大。此外，腹部为六腑所在，根据"合治六腑"这一原则，六合穴被认为是胫气街最好的体现。归根结底，胫气街最主要的还是体现下肢腧穴与腹腔脏器的联系。

总之，气街理论属于体表-内脏相关的认识范畴。气街作为一种独立于经脉理论之外的特殊模式，不同于经脉所表达的远隔效应规律，却能直观反映出体表局部穴位与内在脏腑的联系，是对经脉脏腑相关联系形式的补充和完善。尽管气街理论在经络、腧穴理论发展相对不太完善的过程中处于过渡阶段，但在说明局部穴位对脏腑病的效应机制方面具有理论和应用的双重意义。

4 标本、根结、气街理论在经脉脏腑相关中的意义

在脏腑理论与经脉理论融合的背景下，十二经脉与脏腑完成了理论形式上——对应的联系，但这种联系并不能广泛代表和说明古人在实践基础上发现的体表内脏相关规律。例如，五输穴单一的向心性经气流注方式不同于十二经脉，不能仅从气血循环流注的角度解释其与脏腑的联系；其次，如果不了解标本、气街等相关理论内涵，仅从背俞穴归于足太阳膀胱经的角度思考其与五脏六腑的关系，势必会南辕北辙，曲解其背后隐藏的真实规律。因此，从标本、根结、气街理论着手分析，有利于研究者从不同角度认识体表与内脏的联系规律，从而更好地理解经脉脏腑相关的本质并进行科学实证研究。标本、根结互参，共同表达了人体四肢穴位与头身、脏腑的上下、内外联系，而四气街则多展现人体各部穴位与脏腑间的横向联系机制。临床上不仅可通过对上述部位及相关穴位的视诊、触诊来协助诊断某些内脏疾病，同时也可通过刺激相关穴位以治疗相应脏腑疾病，为临床循经或局部取穴诊治脏腑病提供理论依据。

5 小结

标本、根结代表了体表与体表、体表与脏腑之间的远端联系，气街则体现了局部穴位与脏腑之间的联系，其对于解释背俞穴与五脏六腑的关系仍具有重要的指导意义。此外，十二经脉循环流注的模式，不能完全适用于某些体表穴位与脏腑之间特定关系的解释。因此，《黄帝内经》构建的标本、根结、气街理论，代表了经脉脏腑的联系由相对不完善向完善发展过程中的不同阶段，深入了解三者的理论内涵，不仅可以更深刻地认识到体表内脏相关的本质和原理，更能为临床选穴诊治脏腑病提供可靠的理论依据。

[中国针灸，2020，40（12）：1357-1360]

基于《黄帝内经》关于心的经脉脏腑相关研究

吴 欣，朱 超，左海燕，王 堃，吴生兵，崔 帅，刘保阳，许 果，李锦航，杨晓希，周美启

经脉脏腑相关是针灸理论的核心内容之一，同时也是经络理论的核心。脏腑生理或病理的变化可通过多种形式在体表有所改变，通过刺激相关穴位可调节相关脏腑。近代以来，自七五、八五、九五攀登计划以及973计划等的实施，掀起了一股研究经络的新潮，其中经脉脏腑相关是其研究热点。《黄帝内经》（以下简称《内经》）由《灵枢》和《素问》组成，乃"医家之宗"，标志中国古代医学由经验医学上升转变为理论医学，尤其是《灵枢》对针灸相关理论的记载较为丰富，至今仍是针灸学的核心内容。《内经》指出"心为神之居，血之主，脉之宗"以及"心者，五脏六腑之大主也，精神之所舍也"，明确指出心发挥主宰生命活动的作用以及在脏腑中的重要地位。快节奏的现代社会心血管病死率占城乡居民总死亡原因的首位。故笔者从《内经》着手梳理关于心的一脏多经来探究经脉脏腑相关，以期更好地进一步发展相关理论，并进一步指导临床实践。

1 心与相关正经的联系

1.1 心与肺经的相关性

1.1.1 《内经》相关记载 《灵枢·本脏》提出"肺大则多饮，善病胸痹"，该经文阐释肺的病理改变与胸痹的因果关系。《灵枢·邪客》指出"肺心有邪，其气留于两肘；肝有邪，其气留于两腋；脾有邪，其气留于两髀；肾有邪，其气留于两腘"，上述经文认为五脏出现异常，相应的经脉或是腧穴会存在一定的反应，继而呈现相应的症状以及体征。《灵枢·经脉》提出"肺手太阴之脉……是主肺所生病者，咳，上气喘渴，烦心胸满"；《灵枢·厥病》指出"厥心痛，卧若徒居，心痛间，动作痛益甚，色不变，肺心痛也，取之鱼际、太渊"；《灵枢·杂病》亦提出"心痛，但短气不足以息，刺手太阴"，明确指出心脏出现的病理变化，可取肺经腧穴医治。

1.1.2 现代研究 隋康民等立足于整体观认为心与肺经的太渊穴在生理、病理方面密切联系，故选取太渊穴针刺治疗心脏早搏患者。亦有相关学者从分子生物学的角度发现针刺肺经可促进急性心肌缺血模型大鼠心肌组织HCN2 mRNA和蛋白的表达，继而达到保护心脏的功能。

1.2 心与胃经的相关性

1.2.1 《内经》相关记载 《灵枢·经脉》提出"胃足阳明之脉……病至则恶人与火，闻木声则惕然而惊，心欲动"，提示本经异常时，会出现心悸动等病理改变。《灵枢·四时气》提出"善呕，呕有苦，长太息，心中澹澹……取三里以下胃气逆，则刺少阳血络以闭胆逆"，指出从治疗角度可选取胃经的足三里以降胃气祛除病邪。

1.2.2 现代研究 张小蕾等参照王华教授提出的"标本配穴法"，选取固护先、后天之本的关元、足三里和祛邪通络的内关等穴进行干预处理心肌缺血再灌注损伤大鼠，发现因心肌缺血再灌注

引起半胱氨酸天冬氨酸蛋白酶-9（caspase9）、半胱氨酸天冬氨酸蛋白酶-3（caspase3）基因表达异常有所改善。

1.3 心与脾经的相关性

1.3.1 《内经》相关记载 《灵枢·经脉》提出"脾足太阴之脉……其支者，复从胃，别上膈，注心中"，指出足太阴脾经的经脉循经经过心。"是动则病，烦心，心下急痛"指出脾经腧穴可治疗心胸烦闷和心下急痛等关于心的病理改变。"厥心痛，腹胀胸满，心尤痛甚，胃心痛也，取之大都、太白"，亦指出厥心痛时可选取脾经的相关腧穴治疗。

1.3.2 现代研究 周愉等发现隶属脾经的太白穴在冠心病患者的多个波段上的红外线辐射强度与正常人存在明显差异，佐证肺经十二经脉的循行分布，考虑到肺经与心脏的病理变化之间的相互联系。魏瑞仙等依据五输穴子母补泻理论对比针刺本经本穴神门和子经子穴太白治疗冠心病，观察心电图的即刻变化，发现均可改善心肌供血状态。

1.4 心与心经的相关性

1.4.1 《内经》相关记载 《灵枢·经脉》提出"心手少阴之脉，起于心中，出属心系"以及"是动则病，嗌干，心痛……是主心所生病者"。《灵枢·五邪》指出"邪在心，则病心痛喜悲，时眩仆，视有余不足而调之其输也"，明确指出手少阴心经和心在生理病理以及治疗角度存在直接联系。

1.4.2 现代研究 临床研究表明针刺治疗冠心病心绞痛时多选择心经神门。荣培晶等从电生理和形态学的角度认为心经与心脏之间存在特异性联系，并指出这种特异性联系的基础是神经节段的相同性和神经分布的密度。周逸平等从基因层面论证了心经与心脏相关的特异性基础。

1.5 心与心包经的相关性

1.5.1 《内经》相关记载 《医学正传》指出"心包络，实乃裹心之包膜也，包于心外，故曰心包络也"；《阴阳十一脉灸经》提出"臂巨阴脉在于手掌中……出臂内阴，入心中"，指出心包经与心密切相关。《灵枢·经脉》指出"心主手厥阴心包络之脉，起于胸中，出属心包络"以及"是动则病……心中澹澹大动……烦心心痛"。《灵枢·九针》指出"五脏有疾也，应出十二原"以及"心也，其原出于大陵"。《灵枢·本输》提到"心出于中冲……溜于劳宫……注于大陵……行于行间……入于曲泽……手少阴也"，可以看出中冲、劳宫、大陵、行间与曲泽隶属手厥阴心包经。

1.5.2 现代研究 相关学者从解剖学的角度提出心包是现代医学包裹心脏的纤维浆膜囊，调节心脏的自律神经组织，在生理和病理上与心脏密切相关。张建梁等将电生理学与形态学两种方法结合，观察天泉穴与心脏的关系，发现心包经与心脏之间的相互联系主要发生在 $C_7 \sim T_1$ 节段。研究表明心经与心包经重叠节段为 $C_6 \sim T_2$，而且心包经与心脏汇聚重叠节段为 $C_8 \sim T_2$，这提示从解剖学来看，心包经不仅与心经直接联系，而且与心脏存在直接关系。

1.6 心与小肠经的相关性

1.6.1 《内经》相关记载 《灵枢·经脉》指出"小肠手太阳之脉……入缺盆络心"；《灵枢·癫狂》指出"癫疾始生……甚作极已，而烦心……取手太阳、阳明、太阴，血变而止"以及"癫疾始作而引口啼呼喘悸者，候之手阳明、太阳"，小肠经与心经互为表里经。

1.6.2 现代研究 心经与小肠经互为表里经，周美启等通过针刺小肠经的养老至支正段干预急性心肌缺血大鼠，通过对比急性心肌缺血和针刺干预后的大鼠心脏的基因表达情况，发现离子通道和运输蛋白相关基因等可能参与了针刺小肠经抗心肌缺血的作用。此外相关研究者采用基因芯片技术发现针刺小肠经后，下丘脑差异表达的相关基因可能参与了针刺抗心肌缺血的保护作用。

1.7 心与肾经的相关性

1.7.1 《内经》相关记载 《灵枢·经脉》指出"肾足少阴之脉……其支者,从肺出络心,注胸中"以及"是动则病……心如悬若肌状,气不足则善恐,心惕惕如人将捕之……烦心心痛"。《灵枢·厥病》指出"厥心痛,痛如以锥针刺其心,心痛甚者,脾心痛也,取之然谷、太溪",《灵枢·杂病》指出:"心痛引腰脊,欲呕,取足少阴"。

1.7.2 现代研究 谢存柱在临床上依据阴阳平衡的理论,采用刺激肾经的涌泉穴以及人中穴来抢救微弱气息的婴儿,随即心脏出现不规则跳动,这提示了涌泉穴对于心脏亦有一定程度的调控。

1.8 心与三焦经的相关性 《灵枢·经脉》指出:"三焦手少阳之脉……散落心包",《灵枢·热病》指出"喉痹舌卷,口中干,烦心心痛,臂内廉痛,不可及头,取手小指次指爪甲下,去端如韭叶"。《灵枢·杂病》指出"心痛引背不得息,刺足少阴;不已,取手少阳"。仲海红等认为双心病与少阳密切相关,故可从少阳论治双心病。

总之,基于《内经》发现心不仅仅与十二正经中的心经、心包经以及表里经小肠经相关,亦与肺经、胃经、脾经、肾经、三焦经相关,但现代研究表明关于心与心经、心包经、小肠经相关主要侧重于神经系统,而对于心与肺经、胃经、脾经、肾经、三焦经相关研究较少。

2 心与相关经别的联系

2.1 《内经》相关记载 十二经别是别行之正经,为十二经脉的重要支脉,亦是经络系统的重要组成部分。《灵枢·经别》记载"足太阳之正……循膂当心入散""足少阳之正……循胸里属胆,散之上肝贯心""足阳明之正……散之脾,上通于心""手太阳之正……入腋走心""手少阴之正,属于心",以上原文指出足三阳经、手太阳经和手少阴经的经别分布于心,与心存在直接联系,而"足太阴之正,合于阳明""足厥阴之正,合于少阳""足少阴经之正,别走太阳而合"指出足三阴经的经别与心存在一定的间接联系。因此以上经别为病位诊断奠定了相应的解剖学基础。虽然《灵枢·经别》只简单地记载了循行,并未记载经别的病理变化以及主治,但因其为经脉的重要分支,且与脏腑密切联系,故可用来指导相关疾病的治疗。

2.2 现代研究 十二经别可扩大十二经脉的流注范围,进而扩大十二经穴主治的适应证。李志道依据胆经的经别循行"上贯心",从经别的角度选择丘墟透照海治疗心痛、心悸。研究表明由胆系疾病所引起的心绞痛、心电图缺血改变及心律失常等一系列心功能紊乱称为胆心综合征,明确指出了胆囊病变与心律失常的密切关系。研究表明膀胱经的膈俞穴可改善心脏每分输出量,调节心收缩力。

综上所述,《内经》阐述了心与足三阴经、三阳经等经别在解剖角度上存在直接或间接联系,现代研究在此基础上选取相关经别针刺治疗心血管疾病。

3 心与相关络脉的联系

3.1 《内经》相关记载 《灵枢·脉度》指出"经脉为里,支而横者为络"。络脉可弥补经脉线性分布的不足,是脏腑内外整体性协调联系的重要结构。《内经》指出"手少阴之别……循经入于心中,系舌本……其实则支膈",指出心经的络穴通里,寻本经上行,入于心中,若本络邪气实则心膈间支撑不舒。《内经》指出"手心主之别……循经以上系于心包络,心系实则心痛",指出心包经的络穴内关,循本经上行,系于心包络以及心脏所连属的脉络系统,邪气实则心痛。"足少阴之别……其别者,并经上走于心包",指出肾经的络穴大钟,别支上走于心包下。

3.2 现代研究 内关穴属手厥阴心包经之络穴,又与阴维脉相通,主治心、心包络等疾患,是最常见的用于治疗心血管疾病的穴位。王欣波等从神经系统的角度将针刺与心脏相联系,通过对比针刺通里发现在针刺过程中低频(low frequency,LF)/高频(high frequency,HF)值相对于针刺前明显升高,表明针刺可以调节交感神经和副交感神经的兴奋性。

总之,《内经》关于相关络脉与心存在生理或是病理上的相关性,而现代研究对于络脉研究较少,多集中在内关、通里等穴。

4 心脑相关

4.1 《内经》相关记载 《灵枢》指出:"心手少阴之脉,起于心中,出属心系,下膈,络小肠。其支者,从心系,上挟咽,系目系。"以及"手少阴之别,名曰通里,去腕一寸半,别而上行,循经入心中,系舌本,属目系"。以上经文指出心脑在生理上可通过经络相联系。《素问》记载"诸髓者,皆属于脑"以及"头者,精明之府,头倾视深,精神将夺矣。"指出脑为髓海主元神,心主血脉而藏神,脑髓需要心血滋养。《素问》指出"邪客于手足少阴……之络,此五络皆会于耳中,上络左角,五络俱竭,令人身脉皆动,而形无知也,其状若尸,或曰尸厥"。该经文指出基于经络是心脑相关的物质基础之一,故络脉受损,心脑均出现病变,出现失厥。

4.2 现代研究 研究表明脑对心脏活动的支配存在明确的神经传导途径,如大脑额叶、颞叶、岛叶、下丘脑对心脏的支配均有定位性及区域性。此外亦有研究发现脑的生理活动有赖于心脏提供最佳的生物电耦合频率才能维持正常。相关学者从不同的角度探究人的心理具有整体性,并不是某单一器官所能调控,而是在心、脑的主持下人体所有脏腑组织协调作用的结果。研究表明心经与心脏传入纤维在脑干、下丘脑等高级中枢发生汇聚,电针心经对脑电活动具有调节作用。

简而言之,心脑相关早在《内经》中就有相关记载,而现代研究从神经解剖学的角度验证了心脑相关,这对治疗心脑血管疾病提供一种新的治疗方案。

[辽宁中医药大学学报,2020,22(3):97-100]

试析经脉脏腑相关理论的文化因素

张　倩，周美启

经脉穴位与脏腑相关，又称体表脏腑相关，是经脉穴位与脏腑之间一种双向联系，即脏腑病理或生理改变可反映到体表相应经脉或穴位，表现出特定的症状和体征；刺激体表特定的经脉或穴位，又可对相应脏腑的生理功能和病理改变起到调节作用。它是脏腑经络学说的核心内容之一，是指导中医诊断和治疗的重要理论基础。

目前，经脉脏腑相关研究主要为实验研究，即通过实验验证古代文献中经脉脏腑相关记载，然而，中医学受传统文化影响较大，其理论体系不仅建立于临床实践基础上，还深受传统文化的影响。剖析文化因素对经脉脏腑相关理论的影响，有利于理清经脉脏腑相关理论的事实基础，为现代实验研究提供理论依据。

1　天人相应学说对经脉脏腑相关的影响

《灵枢·岁露论》载："人与天地相参也，与日月相应也。"中医学认为，人与自然界息息相关。中医学"取象比类"的应象思维方式，也是中医天人相应学说的体现。不同历史时期，天人相应思想对经脉理论的影响也不相同。

1.1　天六地五学说对经脉脏腑相关的影响　先秦时期，天人相应主要体现于"天六地五"学说。《国语·周语》："天六地五，数之常也。"天有六气，阴阳风雨晦暝；地有五行，金木水火土。天六为阳，地五为阴，两数合计即十一。《汉书·律历志》："天有六气，降生五味。夫五六者，天地之中合，而民所受以生也。故日有六甲，辰有五日，十一而天地之道毕，言终而复始也"。

现存最早的经络文献《足臂十一脉灸经》和《阴阳十一脉灸经》均只记载"十一脉"，这可能与天六地五学说有关，杨上善《黄帝内经太素·经脉正别》载："天道大数有二，谓五与六。故人亦应之……"。早期十一经脉系统中，阴脉共 5 条，以应天数五；阳脉共 6 条，以应地数六。然而，此时期十一脉中只有 4 条经脉提及与脏腑的联系，且与心相关的是手太阴经，与胃相关的是足太阴经，足少阴脉分别与肝和肾相关。

尤其值得注意的是，在出土经脉文献中，手太阴脉的循行接近前臂阴面中线并内入于心、主病为心痛，而更似后来的手厥阴脉；以后根据所发现的前臂阴面外侧区域与呼吸道疾病所表现的胸肺病候有关的经验积累，按四肢阴经排列循序而将此区域仍作手太阴脉，相应的内连脏腑改为肺，而原手太阴脉所体现的与心的循行和病候关系则须另予命名。

1.2　"天之十二"学说对经脉脏腑相关的影响　经脉之数定于"十二"，一方面是因为以经脉配十二月卦，以建立经脉循环往复，则经脉在数量上需满足十二条；另一方面，此时期古人视"十二"为天之大数，不可变动。《左传·哀公七年》："周之王也，制礼上物不过十二，以为天之大数也。"《周礼・春官・宗伯》亦指出，岁、月、辰亦同为十二之数，更加强化了十二为天之数的观念。

"天之十二"学说对中医学亦产生了深远影响，尤其是十二经脉系统的建立。《灵枢・邪客》："地有十二经水，人有十二经脉……岁有十二月，人有十二节……此人与天地相应者也。"《灵枢・经别》："黄帝问于岐伯曰：余闻人之合于天道也，内有五脏，以应五音五色五时五味五位也；外有六腑，以应六律，六律建阴阳诸经而合之十二月、十二辰、十二节、十二经水、十二时、十二经脉者，此五脏六腑之所以应天道。"十二经脉理论的创生与古代十二经水尤其密不可分，通过古代十二条河流取象比类，阐述人体经脉的功能。《灵枢・经水》："经脉十二者，外合于十二经水，而内属于五脏六腑……此人之所以参天地而应阴阳也，不可不察。"其中足太阳膀胱经类比清水，足少阳胆经类比渭水，足阳明胃经类比海水，足太阴脾经类比湖水，足少阴肾经类比汝水，足厥阴肝经类比渑水，手太阳小肠经类比淮水，手少阳三焦经类比漯水，手阳明大肠经类比江水，手太阴肺经类比河水，手少阴心经类比济水，手厥阴心包经类比漳水。

研究表明，首见于《内经》的"经脉""络脉""经别""支脉"这类关于脉之大小深浅的术语，都是根据水之大小、远近、深浅的分类术语仿照而来，且其本义与相应的水名相同。

1.2.1 "天之十二"对络脉形成的影响 在"天人相应"观念的影响下，归于经数之内的脉称作"经脉"，所谓"当数者谓为经，其不当数者为络也"（《灵枢・脉度》）。而十二经脉之外的联系之脉便只能归入另类——络脉，络脉常用以说明那些临时的、过渡性的、尚未被公认的远隔部位间的关联。当穴位的远隔治疗经验需要理论解释，而"脉"未及之处，给予一个暂时的解释。《经脉》篇十二经脉与内脏的"属络"关系，也是这一用法延伸："属"表示直接、确定的强相关，用"络"表示间接、不确定的弱相关。

某脉究竟属于"经脉"还是"络脉"，不独取决于脉之大小，更取决于该脉在临床诊疗应用的广泛性及人们所设定的"经数"，当确定经数为"十一"时，即使当时手心主或手少阴都已流行，二者之一也只能归于"络脉"，而当经数定为"十二"时，则原先或论为络脉的手心主或手少阴又成为经脉，而此时任、督、阴跷、阳跷为络脉。

1.2.2 "天之十二"对奇经八脉理论的影响 另一方面，当发现的脉数超过十二时，如督脉、任脉、跷脉、带脉无法纳入十二经脉系统，则另设立"奇经八脉"以统之。受这一学说影响，目前经脉脏腑相关理论研究主要围绕十二经脉展开，因十二经脉"内属于腑脏，外络于肢节"，是体表与内脏联系的重要途径。而奇经八脉由于无特定的脏腑属络关系，未纳入经脉脏腑相关研究的范畴。事实上，奇经八脉的循行、病证、现代研究等均显示，督脉与脑、肾密切相关，任脉与肾、女子胞密切相关，冲脉与肾、女子胞密切相关，跷脉与肾、脑密切相关。"八脉隶于肝肾"之说及"八脉交会穴"的临床应用更为奇经八脉与脏腑之间存在相关性提供了佐证。

1.2.3 "天之十二"对经脉脏腑连属关系的影响 为了符合"十二"这一天之大数，建立经脉周而复始之循环，古人对"天六地五"学说进行改造。一方面，为了使十二经脉与脏腑一一配属，则将原先五脏中的心一分为二，成为"心"与"心包络"，以凑足"六脏"而配六阴经。《难经・二十五难》云："有十二经，五脏六腑十一耳，其一经者，何等经也。然，一经者，手少阴与心主别脉也，心主与三焦为表里，俱有名而无形，故言经有十二也。"

1.3 二十八星宿学说对经脉脏腑相关的影响 依据"天人相应"的观点，古人根据二十八宿，确立了人身经脉长度、营卫行度。《灵枢・五十营》："天周二十八宿，宿三十六分，人气行一周，千八分。日行二十八宿，人经脉上下、左右、前后二十八脉，周身十六丈二尺，以应二十八宿。"为了对应二十八脉，古人在手足三阴三阳左右共二十四脉的基础上，又加上了督脉、任脉和跷脉。然而，跷脉左右各一，包含阴跷脉和阳跷脉，全部加入则超出"二十八"之数，因此，古人又提出

"男子数其阳，女子数其阴，当数者为经，其不当数者为络也"。即同一条跷脉，在男子为经脉，在女子为络脉，反之亦然。其目的无非是为了凑足二十八脉之数，以应天道二十八宿。然而，跷脉既是经脉又是络脉，且存在男女差异的这一说法明显牵强附会，后世医家却沿袭这一错误说法。事实上，跷脉由足少阴肾经别出，沿内踝、下肢内侧上行至阴部，经过腹、胸部、头面，止于目内眦。跷脉的经脉循行与十二正经联系上下的循行方式类似。此外，跷脉与肾密切相关，可用于泌尿系统疾病的治疗；其与脑关系密切，具有主肢体运动、眼睑开阖及调节神志的作用，主治头目、四肢、脑部疾病。

2 三阴三阳学说对经脉脏腑相关理论的影响

三阴三阳学说对经脉脏腑相关理论亦具有一定影响。十二经脉均有特定的三阴三阳名称，如"胃足阳明之脉""脾足太阴之脉""肺手太阴之脉""大肠手阳明之脉"。但是，《黄帝内经》并未提及是依据何种方法将不同的脏腑经脉与三阴三阳相联系，后世医家亦未能就此有清晰的补充。

十二经脉与三阴三阳的联系很有可能是受到《易经》的影响。六爻与手足六经数量相同，且阴阳结构相似，功能相同。三阴三阳的划分，可能受六爻分三阴位、三阳位的影响，十二经脉中三阳经与三阴经的次序表示人体由表及里、由浅入深的不同层次，六爻的排列与六经的流注均是交错迭宕进行，其演进过程又均表现为由外向里、由少到多的规律，呈现循环往复的周期性。

十二经脉中的每一经不但在体内各属络一脏一腑，而且在体表有其循行路线和腧穴。阴经属脏络腑，阳经属腑络脏，联结起来形成一属一络，一脏一腑，一阴一阳，一表一里，配合无间，从而加强了互为表里的一脏一腑之间的联系；络脉及经别的沟通作用进一步补充加强了这种表里联系。各脏还通过经脉循行与其他多个脏腑相联系。

2.1 三阴三阳理论对经脉脏腑联系方式的影响

2.1.1 络脉 受阴阳法则的规定，行于体表的阳脉不能入于内脏，行于躯干内的阴脉不能处于体表。因此阳脉欲由表入属内脏，阴脉要由腹内出腹表，都只能通过"络"。四肢部的络脉主要沟通肢体部的阴阳表里两经。十二络脉各在肘膝以下的络穴分出络脉，走向与之相表里的经，阴经走向阳经，阳经走向阴经，沟通表里两经在四肢部的联系。而当"十二脉""二十八脉"先后被定为"经数之脉"之后，其他的脉则皆归入"络"，如"跷脉"。

2.1.2 经别 从十二经脉分出的分支，在身体内部起沟通表里两经作用的是十二经别，十二经别从肘膝以上分出，进入胸腹腔，出于头面，阴经合于阳经，阳经合于本经。十二经别加强了表里两经在体内的联系，加强和扩大了十二经脉与头面、躯体各部的联系。

2.2 三阴三阳理论是经脉脏腑相关理论与实际相脱离的重要因素 手三阳经虽配属于大肠、小肠和三焦，但所主病候与此三腑无关，实际的主治腧穴却位于下肢，即三焦病取治于足太阳经(委阳)，大肠、小肠病取治于足阳明经（上巨虚、下巨虚）。对这种经络与腧穴相脱离、理论与实际相脱离的矛盾的解释是"大肠小肠，皆属于胃""三焦者，足少阳太阳之所将，太阳之别也⋯⋯出于委阳，并太阳之正，入络膀胱，约下焦"的理论。故手三阳经脉，皆曰"上合"。这种经脉联系与腧穴主治作用的脱离，是经脉脏腑一体化的典型矛盾现象。

2.3 三阴三阳理论对经脉脏腑连属关系的影响 受《易经》的影响，心最初是与"阳明"相配，如《黄帝内经》中《素问·脉解》《素问·四时刺逆从》《素问·经脉别论》《素问·气交变大论》中"阳明"均与心相配。在此之后，脏腑与经络相联系，阴经与五脏相配，阳经与六腑相配，以致阳明脉与位于腹腔前面的胃腑相关。尽管《灵枢·经脉》将足阳明脉改为与胃相联系，但足阳明脉的经脉病候却以心神病变为主，而不是胃的病候，如"洒洒振寒，善伸，数欠，颜黑，病至则病人与火，闻木声则惕然而惊，心欲动，独闭户塞牖而处；甚则欲上高而歌，弃衣而走；贲响腹胀，是为骭厥"。此种现象，还见于足太阴脉，在《黄帝内经》中一些早期篇章如《素问·刺禁论》《素问·刺疟论》仍可见胃与肝、心、肾、肺相提并论的记载，这些都是早期胃属五脏的反映。其后，脾逐渐取代胃的位置，并与阴经发生联系。然而，《灵枢·经脉》虽以足太阴脉属脾，但其病候仍以胃的病候为主。由此可见，经脉脏腑对应关系并非一成不变，受三阴三阳思想的影响，古人采取削足适履的做法，使经脉与脏腑相匹配，从而使具有较好实践基础的经脉主治病候主观上与脏腑相关。

3　古代职官制度对经脉脏腑相关理论的影响

古代职官制度对中医学影响深远，如《素问·灵兰秘典论》运用古代职官制度阐述五脏六腑的生理功能，组方中的"君、臣、佐、使"理论。古代官制理论强调心的主宰地位，"心为君主之官"，具有其他脏腑不可比拟的作用。为了配合"心不受邪"这一学说，经脉理论亦发生变化，即心包代心受邪，手少阴之脉独无腧。将主治心脏病证的手厥阴脉与心包相配而不是手少阴脉。为表明手厥阴心包经是主治心之脏病的经脉，而有"包络者，心主之脉也"（《灵枢·邪客》）的解释，以及"心主手厥阴心包络之脉"的特异名称，形成了十二经脉中唯有"心"是两条经脉的特殊现象。

因《灵枢·本输》所载心经腧穴，经考证均为心包经所属，故在本篇提出"手少阴之脉独无腧"的说法。并解释说：心为五脏六腑之大主，精神之所舍，邪客则伤心，心伤则神去，神去则死矣。即《素问·灵兰秘典论》"主明则下安，主不明则十二官危。"即邪气入心，使心气耗散，人即死亡。因心不能直接受邪，心包络代心受邪。

实际上，心与手少阴心经和手厥阴心包经均密切相关，心经的五输穴实为现代文献描述的心包经的中冲、劳宫、大陵、间使、曲泽。《难经·六十六难》在《灵枢·本输》的基础上增补了手少阴之原兑骨。《针灸甲乙经》补充了心经的原穴神门。《内经》《难经》均认为心主二经。从病候来看，手少阴心经和手厥阴心包经都有心痛、掌心发热和本经循行部位病症等。现代经脉脏腑相关研究亦显示，手少阴心经的神经节段和手厥阴心包经的神经节段均包括 $C_6 \sim T_2$，与支配心脏的交感神经初级中枢的神经节段大致相同。此外，二者分别与心脏传入纤维在脑的高级中枢发生汇聚现象。由此可见，尽管受古代官制理论的影响，与心相关的经脉一分为二，但此二经的经脉循行、病候和现代研究均表明，心主此二经。

［中国针灸，2019，39（5）：535-538］

脏腑表里关系的科学内涵

张　倩，周美启

中医学认为，人体是一个以五脏为中心的有机整体。脏腑表里关系是以经络为基本框架，气、血、精、津、液为基本物质，具有坚实的物质基础，亦是中医藏象学说和经络理论的基础。本文在现代研究成果的基础上，从解剖学、神经生物学等方面证明脏腑互为表里的科学内涵。

1　经络沟通联系构建了脏腑互为表里的基本框架

心与小肠，肺与大肠，脾与胃，肾与膀胱，肝与胆，三焦与膀胱在经脉上相互络属，其在体内由络脉相互连属，在体表由别络和经别相互联系，从而构成表里关系。

1.1　十二经脉间的直接络属关系　经络具有"内属于腑脏，外络于肢节"的作用，可沟通人体上下内外。十二正经是经络的核心，而十二经脉的直接络属关系为脏腑互为表里提供了坚实的基础。《灵枢·经脉》曰："肺手太阴之脉，起于中焦，下络大肠，还循胃口，上膈属肺""大肠手阳明之脉，……络肺，下膈，属大肠""胃足阳明之脉，……入缺盆，下膈，属胃，络脾""脾足太阴之脉，起于大指之端，……入腹，属脾，络胃""心手少阴之脉，起于心中，出属心系，下膈，络小肠""小肠手太阳之脉，起于小指之端，……入缺盆，络心，循咽下膈，抵胃，属小肠"；"膀胱足太阳之脉，……入循膂，络肾，属膀胱""肾足少阴之脉，……上股内后廉，贯脊属肾，络膀胱""心主手厥阴心包之脉，起于胸中，出属心包络，下膈，历络三焦""三焦手少阳脉，……入缺盆，布膻中，散络心包，下膈，遍属三焦""胆足少阳之脉，……贯膈，络肝属胆""肝足厥阴之脉，……抵小腹，挟胃，属肝，络胆，上贯膈，布胸胁……"。

属，《说文解字》曰："属，连也。"《广雅·释诂二》曰："属，续也。"《书·禹贡》曰"泾属渭汭"，有连系、连续之意，引申为会合。络，《广雅·释诂四》曰："络，缠也。"有缠绕、环绕、包罗之意。可见《灵枢·经脉》明确指出肺与大肠，脾与胃，心与小肠，肝与胆，肾与膀胱，三焦与心包之间存在表里相合的关系。

1.2　络脉络穴相互间的连接沟通　络脉也是经脉系统的重要组成部分。《灵枢·脉度》曰："经脉为里，支而横者为络。"络脉系统可分为络脉、孙络、浮脉。《灵枢·经脉》曰："手太阴之别，名曰列缺，起于腕上，并太阴之经，……取之去腕半寸，别走阳明也""手少阴之别，名曰通里，去腕一寸，别而上行，循经入心中，……取之掌后一寸，别走太阳也""手心主之别，名曰内关，去腕二寸……""手太阳之别，名曰支正，去腕五寸，内注少阴""手阳明之别，名曰偏历，去腕三寸，别入太阴""手少阳之别，名曰外关，去腕二寸，……注胸中，合心主""足太阳之别，名曰飞扬，去踝七寸，别走少阴""足少阳之别，名曰光明，去踝五寸，别走厥阴""足阳明之别，名曰丰隆，去踝八寸，别走太阴""足太阴之别，名曰公孙，去本节之后一寸，别走阳明""足少阴之别，名曰大钟，当踝后绕跟，别走太阳""足厥阴之别，名曰蠡沟，去内踝五寸，别走少阳"。

十二正经的络穴是各络脉别出于正经之处，络脉与经脉交汇于此，互为表里的两经脉之间也通过络穴相互沟通联络，从而治疗本经经脉及相表里经脉病证。

1.3　十二经别沟通表里阴阳　《灵枢·经别》提出，阴经经别合于互为表里的阳经，形成"六合"。六合就是表里经脉之间形成的小循环，足少阴肾经与足太阳膀胱经形成"项-肾-膀胱-胭"循环；足厥阴肝经与足少阳胆经形成"阴毛-肝-胆-目锐眦"循环；足太阴脾经与足阳明胃经形成"髋关节-脾-胃-鼻颧"循环；手少阴心经与手太阳小肠经形成"肩关节-心-小肠-目内眦"循环；手太阴肺经与手阳明大肠经形成"肩关节-肺-大肠-喉咙"循环；手厥阴心包经与手少阳三焦经形成"肩关节-心包-三焦-耳后"循环。

2　气、血、精、津、液是实现脏腑互为表里功能的基本物质

气、血、精、津、液是构成人体的基本物质，脏腑互为表里的基础之一就在于共同维持气、血、精、津、液的正常运转。

2.1　十二经脉气血流注　经脉是气血运行的道路，全身气血通过十二经脉通行全身，环周不休。十二经脉的气血流注构成了脏腑表里的基础。十二经脉气血沿着"手太阴肺经-手阳明大肠经-足阳明胃经-足太阴脾经-手少阴心经-手太阳小肠经-足太阳膀胱经-足少阴肾经-手厥阴心包经-手少阳三焦经-足少阳胆经-足厥阴肝经-手太阴肺经"的循行路线，濡养、沟通、联系全身脏腑组织。《难经·二十三难》曰："经脉者，行血气，通阴阳，以荣于身者也。其始从中焦，注手太阴、阳明，阳明注足阳明、太阴，太阴注手少阴、太阳，太阳注足太阳、少阴，少阴注手心主、少阳，少阳注足少阳、厥阴，厥阴复还注手太阴"。

2.2　表里脏腑之间精、气、血、津、液的运行

2.2.1　肺与大肠共同维持气的出入　气是维持人体生命活动的动力，《素问·六微旨大论》曰："出入废则神机化灭，升降息则气立孤危。"肺吸入自然界的清气，通过其"朝百脉，主治节"的作用将气散布全身脏腑组织官窍，然而气的流动是循环不息的过程，有入亦有出，大肠作为气排出的重要环节，毗邻魄门，与肺共同调节气的出入，互为表里。

2.2.2　心与小肠共司血的循环往复　心主血脉，维持血液在人体内正常运行，小肠内含丰富的血管，贮藏大量血液，小肠是血液循环的重要环节，当机体死亡后，只要小肠还在活动，门脉仍能保持一定的血压。

2.2.3　脾与胃共同维系气的升降　脾主升，胃主降，脾将水谷精微上输头面、心肺，布散全身，胃将水谷之浊气下传。脾胃相合，升降相因，清气上升，浊气下降，《临证指南医案》云"脾宜升则健，胃宜降则和"，二者共为气机升降之枢纽。

2.2.4　肝与胆共同协调精的贮藏　胆与饮食物的传化有关，故属六腑之一，胆汁是由肝之余气所化生，为"精汁"，《难经》云"胆内盛精汁三合"，可见肝中精气有余则贮藏于胆，胆吸纳肝中精气形成胆汁，二者共同协调精气贮藏。

2.2.5　肾与膀胱共同调控津液代谢　津液泛指人体内一切正常水液。肾主水，一切津液又为肾所主，《素问·灵兰秘典论》曰"膀胱者，州都之官，津液藏焉"，二者共同调控机体津液代谢，故肾与膀胱密切相关。

2.2.6　三焦与心包汇聚气血津液　尽管《难经》认为三焦与心包均有名而无实，但综合《黄帝

内经》相关论述，越来越多的学者认为，三焦与心包络均为脂膜所构成。三焦通行水液，为水液运行的通道，且又为元气升降的道路。心包又称膻中，为心之外膜，包裹心脏，附有络脉，以通行气血。心包与三焦共同实现气、血、津、液的循环转化。

3 证候特征呈现出脏腑互为表里的病理特点

3.1 心与小肠 心火亢盛，下移小肠，可出现少尿、尿赤、刺痛等症状，反之小肠之火上延及心，则易出现口舌生疮、心烦失眠等症状。

3.2 肺与大肠 肺宣发肃降功能不利，易导致大肠传导失司，以致腑气不通，大便秘结；大肠传导功能障碍，亦可导致肺气郁闭，从而出现咳嗽、胸闷等症状。

3.3 肝与胆 肝疏泄功能失常，可导致胆汁排泄障碍，甚至出现瘀积不通，以致黄疸、口苦等症；胆汁分泌排泄障碍，亦可影响肝之条达，从而出现气机不利等诸多症状。

3.4 脾与胃 脾主升清，胃主降浊，二者共同维持水谷之运化，"清气在下，则生飧泄；浊气在上，则生䐜胀"。脾气不升，则出现完谷不化之泄泻；胃气不降，则出现呃逆、呕吐等症状。

3.5 肾与膀胱 肾气不固，膀胱失约，水液代谢功能障碍，则出现小便过少或过多症状。

4 现代研究成果证实了脏腑互为表里的科学内涵

近年来有关脏腑表里的物质基础研究逐渐增多，从解剖生理学、组织胚胎学、神经生物学、分子生物学等方面进行的探究，揭示了互为表里脏腑的科学内涵，尤其是在肺与大肠、心与小肠互为表里研究方面取得了显著进展。通过截取、量化十二经脉能量信息变化，互联网与储有大量确诊病例信息的中央数据库进行系统对比分析发现，十二经脉-脏腑的表里相合关系是客观存在的，心与小肠、肺与大肠相合关系最为显著，肝与胆、肾与膀胱次之，而心包与三焦、脾与胃则较差。

4.1 心与小肠 中医学认为"心主神明"，肠内许多神经丛的结构具有与中枢神经系统相似的特点。迷走神经感觉纤维将肠感受器的感觉传递到大脑，同时也将感觉信息通过迷走神经反射环路传递到肠道神经系统。中枢神经系统通过对感觉传入的反应而调节肠道神经系统。在脑和肠道中有很多相同的神经递质，如乙酰胆碱、去甲肾上腺素、三磷酸腺苷、多巴胺及 5-羟色胺。首先在肠道中发现的血管活性肠肽、胃泌素、胆囊收缩素、蛙皮素（即铃蟾素）、胃动素和促胰液素等激素在脑中存在，而原先在脑中发现的 P 物质、神经降压素、生长抑素、促甲状腺素释放激素、促肾上腺素皮质激素及脑啡肽等，也可在肠道中测出。

小肠上端的血管内皮细胞分泌的血管活性肽可促进小肠分泌，以利于小肠的消化、吸收。与此同时，血管活性肽可增强心肌收缩力，具有扩张冠状动脉和降血压的作用。另外，小肠 S 细胞分泌的促胰液素可促进心排出量增加，扩张肠系膜动脉。肠道分泌的多肽激素对心血管也有一定的生理效应。研究表明，交感神经系统在针刺心经、小肠经以改善心功能和干预心肌缺血的过程中发挥着重要作用。电针心经或小肠经均可拮抗脑垂体后叶素所致的急性心肌缺血性心率减慢作用，并可改善心功能，对急性心肌缺血具有保护作用。心经通过本经而发挥作用，而小肠经则发挥了表里经的功能，从侧面验证了"表里相合"理论。小肠缺血预处理可以减少急性心肌梗死时氧自由基的产生，增强机体对氧自由基的清除能力，从而起到保护心肌细胞的作用。

4.2 肺与大肠 从胚胎发育的角度看，肺与肠的结构来源相同。胚胎发育到第四周，内胚层被卷入到简状的胚体内，形成盲管即原始消化管，头端为前肠，尾端部分是后肠，与卵黄囊相连的部分为中肠。肺来源于前肠，原肠内胚层分化成呼吸道上皮和腺体。从胚胎组织发生角度来说，肺与回肠、结肠存在时相上的同步性，"肺与大肠相表里"中的"大肠"大致可定位于回肠和结肠，肺肠相关可能与其原始的同源性相关。

Wnt 信号通路介导脏腑器官发生的多个步骤。正常的 Wnt 信号在早期肺芽时期已经存在，并且在支气管生长过程中有信号分子的聚集。研究指出，胚胎肺祖细胞中高水平的 Wnt 通路活性能诱导产生肠祖细胞的肺特异基因，进而导致产生多种类型的肠细胞。

肠道是人体最大且最复杂的内分泌器官，而某些肠道分泌的物质可对肺产生影响，如血管活性肠肽在胃肠道中含量最高，在肺部也广泛分布，具有刺激呼吸、松弛血管、舒张支气管、刺激肠液分泌的作用。降钙素基因相关肽也是一种重要活性肽，具有收缩支气管和舒张气道血管的作用，同时能抑制肛门内括约肌、直肠纵行肌的收缩，从而抑制结肠环、纵行肌的自发性收缩。

黏膜免疫细胞迁徙是肺与大肠相表里的免疫学基础，淋巴细胞归巢使分散于全身各处的黏膜建立共同的黏膜防御机制，这也是肺肠免疫相关的重要途径。此外，分泌型免疫球蛋白（sIgA）也是体现"肺与大肠相表里"的重要物质基础之一。肺和大肠都具有典型的载膜结构，均可产生大量 sIgA，呼吸道和消化道是发生 sIgA 免疫反应的主要场所。sIgA 也是各处黏膜免疫联系的共同分子基础，黏膜免疫可能是肺与肠之间联系的桥梁，经过黏膜免疫形成肺脏-肠道网络关系。

4.3 肝与胆 现代解剖学、生理学认为，胆囊通过疏松结缔组织附着于肝脏面的胆囊窝内，胆囊血管和神经均来源于肝脏的分支，胆囊动脉多发自肝固有动脉右支，经肝胆三角分布到胆囊。胆囊、肝外胆管、各级肝内胆管、肝脏毛细胆管共同组成胆道系统，肝细胞和胆管分泌胆汁，胆汁酸、胆红素等胆汁成分通过肝细胞代谢，肝胆均来源于前肠末端腹侧壁内胚层细胞增生而成的肝憩室，而肝胆的生理功能也体现于平滑肌与括约肌在调节体内物质流动功能上的相互配合关系。"肝主谋虑"和"胆主决断"分别是指物质相对稳定性和即将发生质的改变环节，胆居于半表半里之间正与括约肌位于物质流动的中介点、要冲点的解剖特性相符。

4.4 脾与胃 《素问·太阴阳明论》以"脾与胃以膜相连"描述脾与胃在结构上的关系，可见脾胃的概念最初是解剖学的概念。大量研究表明，脾虚时会影响胃泌素、P 物质、血管活性肠肽、胃动素、生长抑素、神经降压素、β-内啡肽以及胃肠道内分泌细胞的变化。

4.5 肾与膀胱 泌尿系统来源于胚胎早期的间介中胚层。膀胱具有贮尿和排尿功能，二者是在肌源性和神经受体的调节下通过舒张和收缩实现的，因此，逼尿肌保持正常的舒张和收缩对维持正常的贮尿和排尿尤为重要。膀胱逼尿肌和内括约肌由交感神经及副交感神经共同支配。肾阴虚者副交感神经亢进，支配膀胱的副交感神经抑制，膀胱松弛，收缩无力；肾阳虚者，交感神经兴奋，支配膀胱的交感神经兴奋使膀胱逼尿肌反射亢进，张力升高。

4.6 心包与三焦 现代解剖学证实，心包是包裹心和大血管根部的纤维浆膜囊，由浆膜心包和纤维心包两部分组成，共 3 层，内含少量心包液，具有润滑作用，可减少心搏动时摩擦。当心脏收缩时，心包腔空间加大形成局部负压，与各大血管并行的心包延伸部分与大血管壁间的组织液即做向心流动，使心包液量加大，紧接着心脏又舒张，超过了常量的心包液又被挤出心包，这就正好成为经络物质的正常动力，其频率与心率一致，说明心包与三焦相对应。心包与三焦的相合，分别与血压、淋巴循环关系密切，于心包经、三焦经穴区所进行的电生理和示踪剂追踪技术研究又为此二经的脏腑相关在脊髓内的联系找到了新的证明。心包经及三焦经对不同频率的低频声波具有选择性吸收特性，特定频率声波可引起心包经及三焦经共振。

［中医杂志，2017，58（19）：1624-1628］

试析心经心包经主治作用

高　纺，周美启

古代医学经典和现代针灸经络研究成果，较为系统地总结了手少阴心经（以下简称心经）和手厥阴心包经（以下简称心包经）所主病候和主治范围。从所主病候来看，心经的主要表现为咽干、心痛、口渴、目黄、胁痛，以及上臂前面内侧本经脉所过处厥冷、疼痛，掌中热痛等症，心包经的主要表现为心痛、胸闷、心悸、心烦、癫狂、腋肿、肘臂挛急、掌心发热等症，两者都有心、胸和本经循行部位病症等。从主治范围来看，心经主治心、胸、神志病和经脉循行部位的其他病症，心包经主治心、胸、胃、神志病以及经脉循行部位的其他病症，两者共同主治心胸、脑病以及经脉循行部位的其他病症。笔者认为，心经与心包经虽共同主治心脏疾病、脑部疾病以及经脉循行部位的其他病症，但也有各自的主治特点，现分析如下。

1　心经与心包经主治心脏疾病的特点

心经上治疗心脏病的腧穴有极泉、阴郄、神门、少海、灵道、通里、少府、少冲。极泉主治心痛渴而欲饮、心痛干呕、心胁满痛等，如《明堂经》曰："主心痛，渴而欲饮，为臂厥，嗌干。"《外台秘要》曰："心痛，渴而欲饮，为臂厥，是主心所生病者"，《铜人腧穴针灸图经》曰："治心痛干呕，四肢不收，咽干烦渴，臂肘厥寒，目黄胁下满痛。"《针灸大成》曰："主臂肘厥寒，四肢不收，心痛干呕，烦渴，目黄，胁满痛，悲愁不乐。"《类经图翼》曰："心胁满痛，肘臂厥寒，四肢不收，干呕烦渴，目黄。"在现代研究中，极泉穴具有调整心率的作用，如给动物注射肾上腺素，使心率减慢的情况下，针刺"极泉"等穴，可减弱肾上腺素所致心率减慢的作用，使心率迅速恢复正常水平。阴郄主治惊悸、心痛等，如《针灸甲乙经》曰："凄凄寒嗽，吐血，逆气，惊，心痛，手阴郄主之。"《针灸大成》曰："心痛霍乱，胸中满"，《千金翼方》曰："手少阴阴郄主气惊心痛。"《铜人腧穴针灸图经》曰："治厥逆心痛，霍乱心中满，衄血惊恐。"《外台秘要》曰："少阴郄，……吐血，逆气，惊，心痛。"在现代研究中，针刺"阴郄"，对试验性家兔的急性心肌缺血有显著改善作用。神门主治心痛、怔忡、惊悸等，如《千金翼方》曰："神门主数嗌，恐悸少气。"《外台秘要》曰："主心痛数嗌，恐悸，悸气不足喘逆。"《针灸大成》曰："心痹悲恐：神门、大陵、鱼际。"《铜人腧穴针灸图经》曰："咽干不嗜食心痛，数噫恐悸，少气不足"。在现代研究中，针刺神门穴能改善冠心病患者的左心功能，缓解心绞痛，改善心电图。少海"主心疼"（《针灸大成》）。灵道主治心痛悲恐等，如《千金方》曰："灵道主心痛悲恐"，《外台秘要》曰："主心痛悲恐"。此外，《针灸大成》《铜人腧穴针灸图经》《类经图翼》也有同样描述。通里主治心悸、怔忡，如《千金方》曰："通里主心下悸。"在《外台秘要》《铜人腧穴针灸图经》《针灸大成》中也有同样描述。少府"主数噫恐悸气不足"（《千金方》）。少冲主治心痛而寒、心悸、怔忡，如《千金方》曰："少冲主心痛而寒。"《类经图翼》曰"及心痛冷痰少气，悲恐善惊"，《医宗金鉴》曰："少冲主治心虚胆寒，怔忡"。

心包经上治疗心脏病的腧穴有曲泽、郄门、间使、内关、大陵、天泉、劳宫、中冲。曲泽主治心悸、心痛等，如《外台秘要》曰"主心痛，卒咳逆，心下澹然喜惊"，《铜人腧穴针灸图经》曰"治心痛善惊身热"，《针灸大成》曰"主心痛，善惊，身热，烦渴口干，逆气呕涎血，心下澹澹"，《类经图翼》曰"主治心痛善惊"。在现代研究中，用艾条温和灸治疗冠心病心绞痛患者，对心功能等参数均有改善，临床症状减轻。郄门主治心痛、心悸等，如《外台秘要》曰："心痛……惊恐畏人，神气不足。"《铜人腧穴针灸图经》曰："治心痛……惊恐畏人，神气不足。"《类经图翼》曰："主治心痛呕哕惊恐，神气不足。"《针灸甲乙经》曰："主心痛……惊恐畏人，神气不足，郄门主之。"在现代研究中，针灸郄门对冠心病、心绞痛可使心率减慢，增强心肌收缩力，对心脏功能具有调整作用，并且具有恢复急性缺血性心肌损伤的作用。间使主治心痛、心悸等，如《针灸甲乙经》曰："卒心中痛，瘈疭互相引肘内廉痛，心敖敖然，间使主之。"《针灸大成》曰"主伤寒结胸，心悬如饥，卒狂，胸中澹澹"，《外台秘要》曰"主心痛善悲，厥逆，悬心如饥之状，心澹澹而惊恐"，《类经图翼》曰"卒心痛，多惊"。实验证明，电针内关和间使可增加冠状动脉流量和心肌血氧供应量，使心肌缺血缺氧改善，缩小心肌坏死面积。内关主治心痛、心悸等，如《针灸甲乙经》曰："心系实则心痛，虚则为烦心，取之两筋间；心憺憺而善惊恐，心悲，内关主之。"《千金方》曰："凡心实者则心中暴痛，虚则心烦，惕然不能动，失智，内关主之。"《外台秘要》曰"凡心实者则心中暴痛，虚则心烦，惕然不能动"，《铜人腧穴针灸图经》曰："实则心暴痛，虚则心烦惕惕。"《拦江赋》曰："胸中之病内关担。"实验表明针刺内关对心肌缺血、心律不齐有正调节作用，对缓解临床症状有重要的作用。大陵主治心痛、心悸、惊悸等，如《外台秘要》曰"主心痛善悲，厥逆悬心如饥之状心，澹澹而惊恐"，《针灸大成》曰"主心悬如饥，心痛掌热"。在临床上，冠心病患者在心包经原穴上的阳性反应率较心经郄穴高。天泉主治心痛胸胁支满，如《外台秘要》曰"主……心痛，胸中痛，胁支满痛"，《铜人腧穴针灸图经》曰"治心病，胸胁支满"，《针灸大成》曰"主心病，心胸胁支满"。劳宫主心痛，如《千金翼方》曰："心中懊侬痛，针劳宫入五分补之。"中冲主治心痛，如《外台秘要》曰："主热病烦心，心闷而汗不出，掌中热，心痛身热如火，浸淫烦满，舌本痛。"同样在《针灸甲乙经》《千金方》《铜人腧穴针灸图经》《针灸大成》《类经图翼》中也有类同的描述。

2 心经与心包经主治脑部疾病的特点

心经上治疗脑病的腧穴有神门、少冲、少海、少府。神门主治健忘、不寐、癫狂、痫症、痴呆等，如《针灸大成》曰："主疟心烦……狂悲狂笑，呕血吐血，振寒上气，遗溺失音，心性痴呆，健忘，心积伏梁，大小人五痫。"《百症赋》曰："发狂奔走，上腕同起于神门。"《玉龙歌》曰："痴呆之症不堪亲，不识尊卑枉骂人，神门独治痴呆病，转手骨开得穴真。"《铜人腧穴针灸图经》曰："治疟心烦……身热狂悲哭，呕血上气遗溺，大小人五痫。"实验研究表明，针刺神门时重刺激可使大脑皮质运动区内发展抑制过程，但对健康人影响较小；轻刺激可使半数患者在大脑皮质引起兴奋过程。在部分癫痫患者身上，可使脑电图趋向规律化。少冲主治热病神昏、癫狂、惊厥等，如《医宗金鉴》曰："少冲主治心虚胆寒，怔忡癫痫。"实验表明，针刺少冲等穴可使动物血中 CO 含量迅速降低，缩短苏醒时间。少海主治癫狂证、痫证，如《类经图翼》曰："主治寒热齿痛，目眩，发狂，癫痫羊鸣，呕吐涎沫"，少府在《外台秘要》《铜人腧穴针灸图经》《针灸大成》《类经图翼》中均有主治悲恐畏人等精神疾病的记载。

心包经上治疗脑病的腧穴有间使、劳宫、中冲、郄门、内关、大陵。间使主治癫狂、痫证、中风不语、昏厥等，如《类经图翼》曰："中风气塞，昏危不语，卒狂"，《天星秘诀》曰："如中鬼邪先间使。"《针灸大成》曰:"中风气塞,涎上昏危,暗不得语,咽中如梗,鬼邪"。劳宫主治癫狂、痫病、中风、昏迷等,如《铜人腧穴针灸图经》曰:"治中风善怒,悲笑不休",《针灸大成》曰:"主中风,善怒,悲笑不休",《类经图翼》曰:"主治中风悲笑不休"。中冲主治中风昏迷、舌强不语等,如《类经图翼》曰:"主治舌强痛,中风不省人事。"《玉龙歌》曰:"中风主症症非轻,中冲二穴可安宁,先补后泻如无应,再刺入中立便轻。"郄门在《针灸甲乙经》《外台秘要》《铜人腧穴针灸图经》《针灸大成》《类经图翼》中均有记载主治惊恐畏人、神气不足等精神疾病。内关主癫痫,如《针灸甲乙经》曰:"心澹澹而善惊恐,心悲,内关主之。"《千金方》曰:"惕然不能动,失智,内关主之",《外台秘要》:"失智,心澹澹善惊恐,心悲"。大陵在《针灸甲乙经》《外台秘要》《铜人腧穴针灸图经》《针灸大成》《类经图翼》中均有善笑不休、狂言等精神疾病的记载。

由此可见,心经和心包经在主治脑病方面虽共同主治癫、狂、痫、中风、热病昏迷、失语、眩晕等,但也有不同的主治特点,如心经主治长于痴呆、多梦、中风昏迷、失语或舌强不语等,而心包经则长于昏迷、癫、狂、痫等。

3 心经与心包经治疗其他病症的特点

心经和心包经上的腧穴除具有治疗经脉所过的组织、脏腑、器官上的病变外,个别腧穴还具有特殊治疗作用。心经上极泉可治瘰疬,少海可治风性头痛、瘰疬、寒热齿痛,如《针灸甲乙经》曰:"风眩头痛,少海主之。"《千金翼方》曰:"少海……主腋下瘰疬漏",《类经图翼》曰:"主治寒热齿痛",青灵可治头痛振寒、目视不明,如《针灸大成》曰:"主目黄头痛,振寒。"灵道可治舌强不语、干呕、瘛疭,如《针灸大成》曰:"主干呕,相引瘛疭,暴喑不能言。"通里"主热病先不乐,数日后热……头眩痛,面赤而热,无汗……实则支满,虚则不能言,苦呕,喉痹,少气遗溺"(《外台秘要》)。阴郄"主治鼻衄吐血,失喑不能言,霍乱胸中满,洒淅恶寒"(《类经图翼》);"泻阴郄止盗汗,治小儿骨蒸"(《标幽赋》)。神门"治疟心烦,心烦甚欲得饮冷,恶寒则欲处温中,咽干不嗜食……呕血上气遗溺"(《铜人腧穴针灸图经》)。少府"主烦满少气……阴挺出,阴痒阴痛,遗尿,偏坠,小便不利,太息"(《针灸大成》)。少冲"热病烦满,上气,心火炎上,眼赤,血少呕吐血沫……口热咽酸"(《类经图翼》)。心包经上天池可治颈漏瘰疬,如《千金方》曰:"治颈漏瘰疬,灸百壮。"天泉在《针灸大成》中主治目眈眈不明,恶风寒等。曲泽在《针灸大成》中有记载可治疗身热,烦渴口干,逆气呕涎血,风疹,伤寒,逆气呕吐等。郄门穴主呕血衄血、脱肛、疔疮,如《类经图翼》曰:"主治呕血衄血……神气不足,久痔。"《千金方》曰"疔肿,灸掌后横纹后五指"。间使可治胃肠病、热病、妇科病等,如《针灸甲乙经》曰:"热病烦心,善呕……间使主之。"《针灸大成》曰:"主伤寒结胸……霍乱干呕,妇人月水不调,血结成块"。内关可治胃肠病、胸胁疾病、劳热、疟疾等,如《神农经》曰:"心痛腹胀,腹内诸疾,可灸七壮。"《医宗金鉴》曰:"主治气块上攻心胸,胁肋疼痛,劳热,疟疾等证。"大陵在《针灸甲乙经》《外台秘要》《铜人腧穴针灸图经》《针灸大成》《类经图翼》均可治疗热病汗不出、目赤小便如血、呕逆、喉痹口干、身热头痛等疾病。劳宫"治手痹,热病三日汗不出,怵惕,胸胁痛不可转侧,大小便血,衄血不止,气逆呕哕烦渴,食饮不下,大小人口中腥臭,胸胁支满,黄疸目黄"(《铜人腧穴针灸图经》);在《外台秘要》《针灸大成》《类经图翼》《医宗金鉴》中具有同样的治疗作用。中冲可治热病烦心汗不出、舌咽病等,如《针灸甲乙经》曰:"热病烦心,心闷而汗不出……身热如火,浸淫烦满,舌本痛,中冲主之。"

[中医药临床杂志,2009,21(6):482-484]

从俞募穴探讨体表-内脏相关内涵

左海燕，杨晓希，周美启，吴生兵，张　倩，吴　欣，李锦航，许　果

"体表-内脏相关"是指内脏疾病表现于体表，刺激经络穴位能治疗脏腑疾病，人体内部脏腑与外部经脉、穴位间存在双向性联系。《内经》记载，脏腑之气输注于躯体俞募穴后，俞募穴经气的盛衰不仅能反映内在脏腑的功能状态，并且刺激俞募穴，能起到调节脏腑功能的作用。俞募穴理论体现了早期的体表-内脏相关认识。本文对俞募穴的生理、诊断意义及主治特点进行阐述，综合现代学者对俞募穴的临床研究，探讨体表-内脏相关内涵，分述如下。

1　俞募穴与脏腑的生理联系

俞募穴与对应内脏的生理联系表现在穴位的分布规律与脏腑在体内的位置密切相关，气街、经脉是背俞穴和腹募穴与内脏进行联系的基本结构，而运行于五脏六腑之气血则是俞募穴与对应脏腑进行沟通的物质基础。

1.1　俞募穴体表分布位置与对应脏腑有关　俞，通"输"，有转输之意，穴之在背脊者为俞，言经气之所委输也，属阳。背俞穴在体表的分布位置与所对应的脏腑在体腔内的排列位置相似，并相应冠以脏腑之名。背俞穴位于脊椎下旁开 1.5 寸的膀胱经，自上而下排列顺序为：肺俞、厥阴俞、心俞、肝俞、胆俞、脾俞、胃俞、三焦俞、肾俞、大肠俞、小肠俞及膀胱俞。不难看出，肺俞穴随着肺所处的位置较高而排在最上端；同理，膀胱俞也因膀胱腑的位置较低排在最后。

募，有汇集之意，穴之在胸腹者为募，言经气之所结聚也，属阴。《说文解字》：募通"膜"，胸腹部的募穴与《内经》所论之腹部组织"募原有关"。如《类经图翼·经络七》卷九中提到，募为肉间膜系，是脏气汇聚之处。《素问·疟论》记载邪气内迫于五脏导致横逆膜原。募穴在体表的分布位置与体腔内脏腑相对应，并且直接通应脏气。其中位于任脉上有心、小肠、心包、三焦、胃、膀胱的募穴共 6 个，肝和脾的募穴位于肝经，胆和肾的募穴位于胆经，大肠募穴位于胃经，肺的募穴位于本经上。

俞募穴分别位于背脊和胸腹，对比所属脏腑同名经脉上的穴位而言，其与对应内脏的距离最近。如心、肺与心包位处胸中，其俞募穴在膈之上的胸膺部及背部；肝胆、脾胃位于膈之下脐之上，其俞募穴相应地分布于背部夹脊之中间及脘腹、两胁部；大肠、小肠、膀胱与肾位居小腹部，其俞募穴亦分别位于腰部及脐以下。由此看出，体表俞募穴与体内脏腑关系密切。募穴的这种一阴一阳、前后对应的关系，在诊断、治疗疾病中具有重要意义。

1.2　气街、经络标本、经脉是俞募穴与内脏联系的基本结构　俞募穴与内脏的联系主要靠气街实现。除此外，背俞穴与脏腑的联系还有赖于经络标本、膀胱经与督脉的关系。

1.2.1　气街是俞募穴与脏腑横向联系的通道　《灵枢·动输》提到四街为气通行的路径。人有

头、胸、腹、胫四气街,气街是气的通路之一。胸气之街达至膺和背俞,腹气之街达至背俞和脐左右动脉。可见,胸、腹气街在体腔的这种横向贯穿分布,是脏腑之气输注于前胸后背的重要通道。"募穴-脏腑-背俞穴"之间通过气街的贯穿不仅实现了脏腑之气在身体躯干部位的小循环,更体现了脏腑经络之气血除了按十四正经的纵向流注之外的横向流注关系。《内经》中的"偶刺",即俞募配穴法,就是在此基础上发展而来。

1.2.2 经络标本是脏俞与对应脏腑联系的途径之一 经络之本,在四肢肘膝以下,其标在头、面、躯干。其中头颈为阳经之标部,躯干为阴经之标部,以背为主,次在腋与舌下。《灵枢·卫气》对十二经标本做了详细阐述。足少阴标在背俞与舌下,足厥阴标在背俞,足太阴标在背俞与舌本,手少阴标在背俞。因此,经络的标、本实现了脏腑之气与背俞的特殊联系。

1.2.3 膀胱经的沟通作用是背俞与内脏联系的又一途径 从经脉循行来看,膀胱经与督脉共同循行于人体后背部,督脉通过经脉、经别与膀胱经产生联系。如《素问·骨空论》记载督脉有一别络与足太阳经同起于目内眦,至肾脏而止;《灵枢·经脉》记载督脉之络有分支与足太阳膀胱经相接。督脉与手足六阳经在颈胸交界处的大椎穴汇合,统领诸阳经,为"阳脉之海"。阴经之气通过在四肢末端交接于阳经而在头面与膀胱经交汇。由此,膀胱经与其他手足阴阳经脉产生了关联。因十二正经都有各自属络的脏腑,故膀胱经能通过和其他经脉的沟通与五脏六腑产生联系。

1.3 气血是俞募穴与脏腑沟通的物质基础 气血是人体赖以生存的基础。气街、标本及经脉是俞募穴与脏腑实现联系的途径,气血则是实现其联系的内在物质基础。脏腑之气汇聚和通过气街,输注于俞募穴。十二经脉气血自手太阴经起于胸中,流经头面、四肢及躯干,相表里的阴、阳两经气血连于四肢末端,同名阳经之气血汇于头面,最后经足厥阴经复注于胸中,往返流注,循环无端。不管是作为经气循行的"主干道"十二正经,还是作为"辅助通路"的气街,都是通过气血的流注使体表与脏腑之间产生联系。

2 俞募穴的诊断意义

俞募穴既是脏腑之气输注处,同样也是脏腑之病气及体表之邪气出入的场所。因此,脏腑有病可表现在体表之俞募穴;同理,通过诊察俞募穴的情况可以探知内在脏腑的生理、病理状态。如"心痛彻背",即真心痛在体表背俞附近的牵涉痛;胃腑因受寒而引起疼痛在其募穴中脘附近处有明显压痛;肾结石的患者可在肾俞出现压痛;胆囊结石患者可出现腹部右边的日月或期门压痛现象等。早在《难经》就有记载,当人体产生病变时,阴分的内脏病邪入于阳分的背俞穴而出现的病理反应,为阴病行阳;阳分的六腑病邪入于阴分的募穴而导致的阳性反应,为阳病行阴。

中医四诊中除望诊俞募穴的反应,如红疹、丘疹、紫斑、白斑等以外,主要以切诊俞募内容为主。病邪袭扰人的五脏六腑,在对应的俞、募穴可呈现压痛或结节等阳性反应,可据此察病。早在《内经》中就用"按之快然,热气盛,应手如痛,应在中而痛解,陷"等词语对按诊背俞穴进行了具体描述,成为临床切诊不可或缺的一部分。

3 俞募穴的主治特点

临床上,五脏疾病常选背俞穴、六腑疾病多取募穴进行治疗。俞募穴除了治疗脏腑病,还能主治脏腑所主的五官五体病。

3.1 俞募穴可治脏腑病 俞募穴在生理上与体内脏气相通，刺激俞募穴可以直接调节内脏与体表的经气而达到治疗目的。《素问·长刺节论》记载病邪迫近五脏，医者当针刺患者背部的五脏俞进行治疗；《灵枢·五邪》记载肺部有病邪而出现一系列症状时，医治时当取胸部中、外侧的腧穴及背部第3胸椎侧的俞穴。《素问·奇病论》记载胆腑功能失常而出现口苦症状时，应刺患者胆募穴进行治疗。

由于俞募穴主治功能相近，故两者常配伍应用。如肺俞、中府主治咳喘、气急等肺系疾病。《黄帝明堂经》记载肺之俞、募穴和井穴能治肺胀病。心俞、巨阙为心之俞募穴，主治心胸、神志病证。《千金翼方》卷二十七记载："心烦短气，灸小肠俞。又灸巨阙……又灸心俞百壮，针入五分。"肝俞、期门主治肝脾、胸胁部病证，脾俞、章门主治腹胀、泄泻，胆俞、日月主治胁痛、黄疸等肝胆病证，胃俞、中脘主治如胃脘痛、腹胀等脾胃病证，大肠俞、天枢主治便秘、泄泻等肠腑病证，膀胱俞、中极主治癃闭、遗尿等膀胱腑病证。

3.2 俞募穴可治脏腑所主五官五体病 心主血脉，开窍于舌，故口舌生疮、小便赤涩等可取心俞、小肠俞、巨阙及关元主之。肺主皮毛，开窍于鼻，故寒热、汗出、泄泻等可取肺俞、大肠俞、中府和天枢配伍治之。脾主肉，开窍于口，故四肢肌肉痿软、人中唇满可取脾俞、胃俞、章门、中脘主之。肝主筋，开窍于目，故筋挛、目赤等症可取肝俞、胆俞、期门与日月一同治疗。肾主骨，开窍于耳和二阴，故骨痿、耳鸣、耳聋等症可取肾俞、肝俞等治疗。

4 俞募穴的现代研究

4.1 解剖形态学研究 随着科学技术的发展，现代学者从解剖形态学等方面对俞募穴进行研究，证实了俞募穴之体表-内脏相关内涵。

有人对尸体募穴解剖结构进行观察，募穴与脏腑横向联系为募穴→筋膜→胸膜/腹膜→脏腑。募穴在体表的分布与脏腑所处位置相对，直接通应脏气。因此，脏腑病变可直接反映在募穴而呈现阳性体征。如胆囊炎患者急性发作可在右侧日月穴位置有压痛；急性胃脘痛患者在中脘穴也有明显按压痛。现代解剖学发现，背俞穴的分布与脊神经对内脏的支配相似。因此，一些皮肤、肌肉、神经及内脏器官的病变，可按照脊神经节段支配的范围选取相应背俞穴治疗。交感、副交感神经呈拮抗作用支配于内脏，对脏腑功能有直接影响；刺激背俞穴调整脏腑功能可能与自主神经系统、脊髓背角中枢躯体与内脏联系途径和肾素-血管紧张素有关。有人通过对中下焦俞募穴、心肺俞募穴、小肠俞募穴与相应脏腑的形态学联系通路及胸腹气街的形态学基础采用荧光素双标记法进行研究，结果发现脊神经节不仅是俞募穴与脏腑间的联系通路，而且与气街的生物学本质有关。基于以上研究结果，说明俞募穴与脏腑相关的结构基础是客观存在的。

4.2 临床研究 现代临床研究的焦点大部分集中在五脏俞与六腑募对脏腑疾病的诊治上，相比之下，五脏募与六腑俞的研究显得较为单薄。近年来俞募穴诊治相关内脏疾病的研究结果，为体表-内脏相关内涵提供了事实依据。

4.2.1 背俞穴 背俞穴中以五脏俞的研究居多，关于单独研究六腑俞的文献相对较少，常与其他背俞穴或相应募穴配伍应用。在诊断上，关于病位、病性的确定，可根据五脏背俞的物理性质变化作出推断，其他背俞穴也能很好地体现本脏相关疾病的情况。在治疗上，五脏背俞常相互配伍应用治疗失眠、心脏神经官能症、中风偏瘫、痤疮等常见疾病。中医认为，此类疾病与阴阳失衡、脏腑功能失调产生的各种致病因素有关，如湿、痰、瘀等。对背俞穴施以各种理化刺激，能畅通人体气机、调理脏腑功能、达到有效治病的目的。五脏俞中尤以心俞、肺俞的报道较多。如刘鹏等对心阳不振型早搏患者的心俞、厥阴俞用烧山火手法进行治疗，有效率 76.3%，与对照 B 组 31.6%和对照 C 组 23.7%的疗效比较有统计学意义。钱海良等对冷哮发作儿童的肺俞穴进行艾灸治疗，发现患儿 C 反应蛋白、免疫球蛋白 E、白细胞介素 1、白细胞介素 6、外周血嗜酸性粒细胞水平均可以得到明显降低，肺功能能得到加强。关于六腑俞，有人提倡用此六穴配伍膈俞治疗消化系统疾病，可以收到较好疗效。五脏生理活动所需营养靠六腑提供，"疏腑以养脏"，因此针刺六腑俞可以通调脏腑气机而达到治疗目的。

4.2.2　腹募穴　近年临床对募穴的研究以六腑募穴为主，偶有五脏募的报道，并且是与背俞穴一同配伍应用。如金珊珊等对 35 例偏头痛患者针刺膻中穴加背俞穴拔罐治疗，显效率 88.6%，与常规针刺组显效率 62.9%比较，差异有统计学意义。夏晨报道盛灿若取六腑募穴采用扬刺法治疗贲门癌术后、胆囊炎、肠憩室炎、急性阑尾炎、尿路感染取得了较好疗效。杜帅等通过临床观察发现，在针刺期门配日月穴后，胆囊舒缩幅度可见增强，并且留针 40～50 min 最合适，时间过长反而效果不明显，这对临床应用针刺治疗慢性胆囊炎、胆结石等疾病提供了较好的穴位配伍和留针时间依据。六腑募既可相互配伍应用，也可以与下合穴配伍共同治疗腑病。如刘海飞采用合募配穴法，如胃经合募穴（足三里、中脘）、大肠经合募穴（上巨虚、中脘）等治疗中风后便秘，总有效率 80.0%，认为此配穴方法能通调肠腑，对中风后便秘疗效显著。另外，大肠之募天枢穴，对大肠功能有双向调节作用，在治疗肠易激综合征时常与本腑俞穴配伍应用，能疏通经气、调节气机，使肠腑功能恢复正常。

综上所述，俞募穴的体表-内脏相关内涵包括以下三方面内容：①生理上，俞募穴是脏腑经络之气在体表的输注处，气街、标本、经脉是其与对应脏腑相联系的结构基础，气血是体表与内脏沟通的物质基础；②诊断上，脏腑病变在体表相应的俞募穴有阳性反应，可据此"司外揣内"而推断产生病变的脏腑；③治疗上，刺激俞募穴可通畅气机、协调脏腑功能，达到防病治病目的。现代实验研究已从解剖形态学、神经学等方面验证其结构基础和联系途径，大量的临床研究也都证实了俞募穴对相应脏腑的调节功能，为俞募穴的体表-内脏相关内涵提供了充分的事实依据。

［山东中医药大学学报，2019，43（1）：9-12］

基于经脉-脏腑相关研究心的表里关系

张田宁，周美启，吴生兵，曹　健，高　纺，盛红梅

表里关系是中医针灸理论的一项重要内容，表与里只是一个相对的概念。广义上，可将人体组织结构分为外和内两个部分，外为表，内为里；狭义上表里是指脏腑、经络之间的关系，即五脏六腑相表里、阴经阳经相表里。

1　心的表里关系现象

《素问·邪客》曰："心者，五脏六腑之大主也。"《灵枢·经脉》曰："心手少阴之脉，起于心中，出属心系，下膈络小肠。"就心的表里关系而言，可包括心与小肠的脏腑联系、心经与小肠经的表里经联系，以及心与躯体部位（穴位）、四肢百骸、五官九窍的组织联系。其中前两者为狭义上的表里关系，后者为广义上的表里关系。

1.1　心与小肠　《灵枢·本输》曰："肺合大肠，心合小肠，肝合胆，脾合胃，肾合膀胱。"脏属阴为里，腑属阳为表。手少阴经属心络小肠，手太阳经属小肠络心，心与小肠通过经脉相互络属构成了表里关系。脏腑表里主要体现在生理上相互配合，病理上相互影响，可以脏病及腑，亦可腑病及脏，临床上可以分别运用脏病治腑、腑病治脏、脏腑同治等不同治则治法。陈奕梁等分析指出：心合小肠的生理表里联系，如《医经精义便读·上卷》："小肠中所盛者，只是食物，乃阳质也，饮主化气，食主化血，食物在小肠皆化为液以出于连纲，遂上奉心而生血，所以小肠为心之腑，乃心所取材处。"病理表里联系为心病移小肠，小肠病移心；治疗上，在心与小肠表里关系的指导下，按脏病腑治的原则，选用导赤散可治心热下移小肠病；按腑病脏治的原则，可用苓桂术甘汤治心阳虚、小肠主液功能失常之心悸证。郭湖通过验证足部反射法分别对足部心、小肠反射区探查发现，心、小肠压痛阳性反应同步增长，结果提示心与小肠相合。施洪等运用经络能量健康检测系统验证古医书所记述的脏腑表里相合关系，心与小肠表里符合率诊次为 65.69%，证实心与小肠表里是有客观科学依据的。

1.2　心经（穴位）与小肠经（穴位）　肖氏指出，脏腑表里相关的同时亦有独立的经脉表里相关。周美启等在相关实验中观察到心经对心脏有相对特异性调整作用，电针心经、小肠经可改善急性心肌缺血大鼠心电图，降低急性心肌缺血大鼠血清肌酸激酶和乳酸脱氢酶活性水平，肯定了心经、小肠经与心脏之间具有相对特异性表里联系的现象。辽宁中医学院在实验家兔经穴定位的标准化研究系列报道中，观察到心经、小肠经经穴处非穴点皮肤导电量明显高于经旁对照点，电针刺激家兔"支正"穴可使小肠蠕动明显增强，据此认为人体心、小肠经体表经脉循行线及心经、小肠经常用经穴能够产生脏腑效应是有客观依据的。方志斌等观察电针心经、肺经循行路线上的 3 个测试点以及不电针的对照组对心功能、小肠及脑电活动的影响，证实心经作为一条

经脉,与心功能、小肠及脑电活动有密切关系。韩淑凯等在观察针刺治疗脑卒中后上肢痉挛时发现,手少阴心经和手太阳小肠经表里两经针刺法所取得的临床疗效显著优于手少阴心经或手太阳小肠经针刺法。

经不离穴,穴不离经,穴位是脏腑机能病理生理状态下在体表的反应点。根据"经脉所过,主治所及"的原则,心经、小肠经及腧穴与心、小肠应有密切联系。吴焕淦等从古代针灸文献总结出手少阴心经与手太阳小肠经腧穴主治神志病(脑病),如:《针灸甲乙经》《针灸大成》认为前谷可治"热病汗不出,狂引癫疾";《针灸资生经》《针灸聚英》《普济方》均记载腕骨、小海主治"癫疾";《针灸资生经》《普济方》记载小海、阳谷、腕骨可治"痛疽";后溪可治"狂妄行走,登高而歌,弃衣而走";《针灸聚英》《针灸大成》亦记载后溪可治"发狂""卒狂";《医部全录》中还有后溪可治"呆痴"的记载。中医教材《腧穴学》中载有少冲、神门主治"大便脓血",从一个侧面证实心经腧穴也可治小肠病证。

1.3 心与躯体部位(穴位)、**四肢百骸、五官九窍** 经络脏腑均有对应的体表器官,它们可能通过神经、体液、组织联系而表现出相关性。心的表里现象不仅以经络穴位体现,也反映在体表四肢百骸、五官九窍上。如田岳凤等从经穴与脏腑之间存在相对特异性联系的理论出发,系统分析了手少阴心经穴对心脏的特异性作用,指出心与心经穴位高度相关;吴生兵等观察功能性早搏患者上肢、背部的少冲、神门、阴郄、通里、大陵、内关、郄门、心俞、厥阴俞、至阳等穴与心相关腧穴热敏化现象及热敏灸治疗的可能性,发现大部分患者背部出现明显的热敏化现象;宓云峰等采用脉图仪证实针刺少海穴对左手寸脉有明显影响,左手寸部脉象能反映心脏的生理及病理信息;黄卫东等通过临床试验也观察到,针刺手少阴心经经穴对于冠心病患者心功能的改善存在着相对的特异性。

心与穴位的相关性,不仅体现在本经穴位上,还体现在其他经脉穴位上。以中国中医科学院等单位为代表开展了心包经穴位与心脏相关及其机制的系列研究:依据"邪之客于心者,皆在于心之包络""包络者,心主之脉",在多种急性心肌缺血动物模型上,选用"内关""间使""郄门""曲泽"等心包经穴,充分证实了心包经经穴对心脏功能的良性调整作用,并具有一定程度的相对特异性。此外,唐惕凡等通过针刺冠心病患者心包经原穴大陵观察体表病理反应,表现出明显的敏感性,也证实该经穴与心的客观相关性。

刘宏伟等通过总结文献发现,心与耳、眼、舌等脏器关系密切。基于"心脉微涩为耳鸣"(《灵枢·邪气脏腑病形》)和"南方赤色,人通于心,开窍于耳,藏精于心"(《素问·金匮真言论》),说明耳之司听觉,尚需心血之濡润,两者存在着密切的联系;基于"目者,心使也,心者,神之舍也,故神精乱而不转,卒然见非常处,精神魂魄,散不相得,故曰惑也"(《灵枢·大惑论》),说明心不仅"寄窍于耳",还"寄窍"于目,基于"口舌生疮心奎热,究其虚实病根除"(《明医指掌》)和"岁金不及,炎火乃行,民病口疮,甚则心痛"(《素问·气交变大论》),说明心开窍于舌。

2 基于心的表里关系机制

从心与脏腑、经络、穴位、四肢百骸、五官九窍的关系可以看出,围绕心的表里关系现象是十分丰富的。同时,在众多学者的不断探索下,对心的表里现象机制研究也很深入。

脏腑表里是以经络联系为基础的。王鸿谟以《素问》《灵枢》等经典文献为主要依据,证实脏腑联系全部以经络作为"使道"，分为直接使道、间接使道及气街四海三类。魏小萌、方偌仪等在肯定脏腑表里关系的同时，也指出脏腑表里关系确定虽以一定的古代解剖知识为基础，但主要根据应是经脉互络、生理相连、病理相关。吴焕淦等从经络、腧穴、神经科学等方面阐述了小肠通过 S 细胞分泌的促胰液素，促使心排出量增高，为研究心与小肠相表里提供依据。周美启等在功能和形态学水平上证实了心经对心脏的相对特异性调整作用，肯定心经、小肠经与心脏之间具有相对特异性联系的现象，还进一步对心经与心脏间的联系通路作了相关研究，发现交感神经系统及多种神经肽，如神经肽 Y、血管活性肠肽、P 物质、降钙素相关基因肽等均参与了针刺效应。近年周美启等又采用基因芯片技术，观察了针刺心经、小肠经对心肌缺血大鼠的心脏基因表达谱的影响，阐明了其发挥作用的分子机制，即通过调整、平衡影响心肌和心血管的一些关键基因如钾离子电压门控通道 Q 亚族 3、间隙连结膜通道蛋白 α1、脂肪结合蛋白 3、腺苷磷酸脱氢酶、金属蛋白酶 3、屏氧酶 1 等，从而改善心脏的生理病理状态。

荣培晶等采用电生理学方法探讨心源性牵涉痛区（沿上肢内侧面分布）和心经与心相关的神经科学机制：心交感神经的节段性支配与心经穴位分布在脊髓的神经节段同源性及神经分布的密度，是心脏与心经穴位体表-内脏相关和经脉-脏腑相关的神经形态学基础。潘朝宠等通过实验证实，心经、心包经与心脏本身交感神经节后神经元起源的主要部分相重叠，阐释了心与经络相表里并产生临床作用的神经机制。张露芬等电针大鼠心经腧穴，证实"神门""少海"通过影响心肌琥珀酸脱氢酶、三磷酸腺苷酶活性及心肌组织结构，从而改善心肌细胞缺血、缺氧状态，促进能量的生成和利用。

段俊国等证实针刺心经穴位对视觉功能的影响，其主要机制是通过调整视觉中枢、视网膜节细胞、视网膜感光细胞等发生的。马勤耘等以心经为例，在电针对心率调整的大鼠动物模型上，用免疫组化 ABC 法显示神经肽类物质，并观察心经经线、心脏和相应的五官-舌的组织，以及胸髓、颈髓、延髓中有关传入和传出核团内神经肽类物质的分布和变化，为经脉脏腑联系途径与神经肽类物质相关性提供依据。

3　结语

众多学者围绕心的生理病理表里现象，从宏观到微观结构，都有客观研究，突出体现在经络脏腑相关性上，但研究内容仍较局限，如心与经脉的关系上多集中于手少阴心经、手厥阴心包经，对手太阳小肠经的研究相对较少；心与穴位联系上多集中于神门、内关等穴，对其他穴位的有效性验证研究相对较少；心与躯体部位相关上仅证实到眼、舌等官窍，对与耳及其他部位官窍联系的观察相对较少；在疾病谱研究上多集中于心肌缺血、心律失常，对心力衰竭、高血压病、脑病等相关病种的研究相对较少。此外，对心与奇经八脉可能存在联系的现象和机制等也尚待探索。

［针刺研究，2013，38（1）：78-82］

针刺心经心包经对急性心肌缺血大鼠心电图 J 点、T 波振幅及心肌梗死面积的影响

高　纺，吴生兵，曹　健，吴　杰，周美启

针刺作为中医一种传统治法，能有效预防和治疗急性心肌缺血造成的损伤作用已被大量研究证明。本研究在明确提出"心主二经"假说的基础之上，以电针心经、心包经抗心肌缺血效应相似性研究为切入点，通过复制大鼠急性心肌梗死模型，观察心电图（electrocardiogram，ECG）J 点（QRS 波群的终点与 ST 段交接处）、T 波变化及心肌梗死面积等指标比较针刺心包经和心经干预急性心肌缺血作用的异同，以验证针刺心包经、心经抗心肌缺血效应相似性，同时亦为指导针刺治疗急性心肌梗死临床优选经络或穴位和提高临床疗效提供实验依据。

1　材料

1.1　动物　选取清洁级健康 SD 大鼠 80 只，体质量 180～200 g，由南京医科大学饲养中心提供，许可证号为 SCXK（苏）2008—0004。同等条件下饲养，环境保持在室温：24～26 ℃，相对湿度为 55%～60%，自然光线，适应性饲养 2 周。

1.2　试剂　1%氯化三苯基四氮唑（triphenyl tetrazolium chloride，TTC）：美国 Sigma 公司生产，批号 20100109015。

1.3　仪器　心电图机：上海光电医用电子仪器有限公司；华佗牌 SDZ-Ⅱ型电子针灸仪。

2　方法

2.1　动物筛选与分组　选取清洁级健康 SD 大鼠 80 只，随机分为正常对照组、伪手术组，每组 12 只，其余 56 只用于模型复制，选取模型复制成功大鼠随机分为模型组、肺经组、心经组和心包经组。

2.2　心肌缺血模型制备　参照文献方法采用冠状动脉左前降支结扎法复制大鼠急性心肌梗死模型。用乙醚麻醉大鼠，背位固定，胸部去毛，皮肤常规无菌操作。沿左锁骨中线纵行切开皮肤 2 cm，从胸部左侧第 4、第 5 肋间钝性分离肌层，剪开心包膜，挤压右侧胸廓使心脏暴露于胸腔外。在肺动脉圆锥左缘，左心耳根部下缘 1～2 mm 处找到线状乳白色冠状动脉左前降支（与心大静脉走向一致，偶有两者伴行，行于心肌内，隐约可见），从其下穿"6-0"无损伤缝合线，结扎。然后将心脏放回胸腔内，迅速挤出胸腔内气体，缝合胸腔，局部无菌操作。缝合胸壁后，记录 ECG，T

波高耸者、J 点抬高≥0.1 mV 者为模型复制成功标志。

2.3 经脉选择与电针参数 根据以往的实验研究结果，参照人体经脉循行路线，结合中国畜牧兽医学会编的《中国兽医针灸学》关于大鼠针灸穴位定位标准。肺经组选取"太渊（LU9）至列缺（LU7）"段，心包经组选取"大陵（PC7）至内关（PC6）"段，心经组选取"神门（HT7）至通里（HT5）"段。针刺方法：3 组分别各刺入 3 根 1 寸毫针，间距约 2 mm，并连接至 PCE-A 型程控电针治疗仪。电针参数：3 组刺激参数一致，电流均为 1.1 mA，频率均为 2 Hz，连续电针 20 min。于手术后第 1 d 开始电针，约 24 h 1 次，共 3 次。正常对照组、伪手术组及模型组大鼠均不予电针，每天抓空 1 次。

2.4 ECG 的记录与分析 大鼠仰面固定于手术台上，稳定后接入心电图机记录肢体 II 导联（右上肢及左下肢）结扎前、结扎即刻、结扎 72 h 的 ECG（10 mm/mV，25 mm/s），分别测量各组大鼠 ECG 上 J 点值、T 波值，计算 ΔJ 值（结扎 72 h J 点值–结扎前 J 点值）和 ΔT 值（结扎 72 h T 波值–结扎前 T 波值）。

2.5 心肌梗死面积检测

2.5.1 标本制备 于末次 ECG 记录后将心脏取下，用生理盐水将心脏内残血洗干净，并剔除血管、脂肪等非心肌组织，用吸水纸吸去水分。沿冠状沟切除心房，留下心室。顺房室沟心尖到心基部平行将心室切成 0.3～0.5 cm 厚的心肌切片，用生理盐水冲洗干净。

2.5.2 染色过程 将心肌切片放于 1% TTC 溶液，在 37 ℃下温孵 10 min 使之染色，染色过程中不断摇动染色液使之与心肌充分接触。染色后立即用水冲洗掉多余的染料。梗死区不着色，非梗死区被 TTC 染为红色。

2.5.3 心肌梗死面积测定 染色后的左心室，用综合宽带接入系统（integrated broadband access system，IBAS）测定左心室及梗死区面积，计算出梗死面积百分比。梗死面积=左心室组织切片梗死区面积/左心室组织切片总面积×100%。

2.6 统计学处理 连续型变量用均数±标准差（$\bar{x}\pm s$）表示，用 SPSS 17.0 for Windows 进行单因素方差分析，两组间均数比较采用最小显著差法。

3 结果

3.1 各大鼠 ECG J 点振幅的变化与结扎前比较，在结扎即刻模型组、肺经组、心经组以及心包经组 J 点抬高均≥0.1 mV，提示模型复制成功。与伪手术组比较，模型组结扎即刻、结扎 72 h J 点振幅、ΔJ 值均增大，差异具有统计学意义（$P<0.01$）；与模型组、肺经组比较，心经组、心包经组结扎 72 h J 点振幅、ΔJ 值均减小，差异具有统计学意义（$P<0.05$ 或 $P<0.01$）；心经组与心包经组比较差异无统计学意义。

3.2 大鼠 ECG T 波振幅的变化 与伪手术组比较，模型组结扎即刻、结扎 72 h T 波振幅、ΔT 值均增大，差异具有统计学意义（$P<0.01$）；与模型组、肺经组比较，心经组、心包经组结扎 72 h T 波振幅、ΔT 值均减小，差异具有统计学意义（$P<0.05$，或 $P<0.01$）；心经组与心包经组比较，差异无统计学意义。

3.3 大鼠心肌梗死面积变化与伪手术组比较，模型组左心室梗死面积、梗死百分比显著增加（$P<0.01$）。与模型组、肺经组比较，心经组与心包经组左心室梗死面积、梗死百分比显著降低（$P<0.01$）。

4 讨论

由于 ECG 在急性心肌缺血及心肌梗死诊断中具有特征性改变规律，特异性强，敏感性高，以及便捷、无创、可重复性好等优点，所以 ECG 不仅在临床诊断中具有不可或缺的重要地位，而且在急性心肌缺血及心肌梗死有关实验研究中，实验动物 ECG 改变是最重要的观察指标之一，常用于判断急性心肌缺血模型的复制是否成功及评价电针的抗心肌缺血疗效。理论上通过有创方法进入胸腔内部，在心脏器官的表面（而非体表）粘贴电极来采集心电信号，才能最准确地观察心电变化，但目前这种方法在实际操作时是不可行的，只有采用体表心电图机测量法，来最大限度地表现心脏的正常生理或异常病理的电活动。ECG 的 J 点和 T 波幅值变化的主因是心脏本身的心电变化，其他波形无这种特殊性。故本实验选择 ECG 的 J 点和 T 波表现来观察急性心肌缺血心脏的心电变化。

本实验结果显示，与伪手术组比较，模型组结扎即刻，结扎 72 h J 点振幅、ΔJ、结扎 72 h T 波值、ΔT 值均增大，差异具有统计学意义（$P<0.01$）；与模型组、肺经组比较、心经组与心包经组结扎 72 h J 点值、ΔJ 值、结扎 72 h T 波值、ΔT 值均减小，差异具有统计学意义（$P<0.05$，或 $P<0.01$）；心经组与心包经组比较差异无统计学意义。结果提示电针心经、心包经对急性心肌缺血大鼠 ECG 有明显改善作用。

心肌梗死面积是反映急性心肌缺血程度的重要指标之一，动物实验中应用较为广泛。如冯玲等观察温阳益心方对大鼠心肌梗死模型心肌梗死面积及梗死边缘区血管密度的影响，段继豪等观察缺血预处理对大鼠心肌缺血再灌注心肌梗死面积的影响等。但从心经、心包经及肺经的经脉段进行针刺，在心肌梗死面积上反映抗心肌缺血疗效的文献稀少，而且诠释不全面。本实验在复制大鼠急性心肌缺血模型、针刺干预后，测量并计算了大鼠左心室梗死面积、梗死百分比，结果发现，与伪手术组比较，模型组左心室梗死面积、梗死百分比差异均有统计学意义（$P<0.01$）。与模型组、肺经组比较，心经组与心包经组左心室梗死面积、梗死百分比差异均有统计学意义（$P<0.01$），提示电针心经、心包经具有显著的抗心肌缺血作用，可减小急性心肌缺血大鼠的心肌梗死面积。

本次研究结果提示：电针心经、心包经可明显改善急性心肌缺血大鼠 ECG，减小心肌梗死面积，具有改善急性心肌缺血作用；电针心经、心包经相对于电针肺经在改善急性心肌缺血方面存在相对特异性；电针心经、心包经对抗急性心肌缺血在作用方向和作用程度上具有相似性。同时亦为指导针刺治疗急性心肌梗死临床优选经络或穴位，以及提高临床疗效提供了实验依据。

［安徽中医学院学报，2011，30（5）：53-56］

电针不同原穴对急性心肌缺血家兔心率变异性的影响

蔡荣林，胡 玲，吴子建，何 璐，彭传玉

《灵枢·九针十二原》有言："五藏有疾，当取之十二原，十二原者，五藏之所以禀三百六十五节气味也。"指出原穴在治疗五脏疾病中的重要作用。课题组前期研究已经证实，针刺心经原穴神门可显著改善急性心肌缺血家兔的心功能、心交感神经电活动等，其效应明显优于其同名经原穴太溪，其他原穴，如心包经原穴大陵及其同名经肝经原穴太冲是否对急性心肌缺血亦有类似的改善作用缺乏相关研究，不同原穴间的针刺效应差异的主要机制仍有待于进一步深入探讨。心率变异性参数是评价机体自主神经功能的重要指标，与心血管系统的功能密切相关。本研究通过观察电针不同原穴对急性心肌缺血家兔心率变异性的影响，旨在进一步探讨不同原穴针刺的效应及其可能机制。

1 材料与方法

1.1 实验动物与分组 青紫蓝家兔 56 只，雌雄各半，体质量（2.5±0.3）kg，由南京安立默实验动物有限公司提供，许可证号：SCXK（苏）2009—0005。适应性喂养 2 周后根据随机数字表从 56 只家兔中随机选取 8 只作为正常对照组（简称正常组），其余家兔给予模型复制。将模型复制成功的家兔随机分为模型对照组（简称模型组）、电针"神门"组（简称"神门"组）、电针"太溪"组（简称"太溪"组）、电针"大陵"组（简称"大陵"组）、电针"太冲"组（简称"太冲"组）和电针非经穴组（简称非经穴组），每组 8 只。

1.2 模型复制 经股静脉一次性注射垂体后叶素溶液（3 U/kg）复制急性心肌缺血家兔模型。标准 II 导联检测心电图，按文献拟定心电图心肌缺血判定标准如下：①ST 段水平偏移，向上或向下偏移≥0.1 mV；②T 波高耸，超过同导联 R 波 1/2；③T 波高耸伴有 ST 段移位。模型复制前记录正常状态下家兔心电图，心电图异常者剔除。

1.3 实验方法 根据分组治疗需要剃除家兔"神门""太冲""大陵""太溪"穴区体毛，将肩部三角肌隆起处作为非经穴点，采用 0.5 寸毫针（苏州医疗用品有限公司）直刺入穴位约 3 mm 深，接 PCE-A 型程控电针治疗仪进行治疗，在穴区沿经脉或肢体纵向近端约 3 mm 处放置生理盐水棉球，接电针仪的另一输出端。刺激参数设置：电流为 1.1 mA，频率为 2 Hz，刺激时间 10 min。对照组不电针。模型复制后 2～3 min，选择各项生理指标平稳的时间点，开始电针并作为 0 min 标记，观察并记录各组家兔电针开始后 30 min 内的心电图变化。穴位定位参照林文注主编的《实验针灸学》。

1.4 观察指标的采集与分析

1.4.1 心电信号的采集 家兔用 20%乌拉坦（5 mL/kg）经耳缘静脉缓慢推注麻醉，仰卧位固定于兔台上，采用 BIOPAC 生物信号采集系统的 ECG100C 放大器（设置 GAIN：500，LP：35 Hz，HP：0.5 Hz）同步采集家兔标准 II 导联心电图，同时导入 SKY-A8 生物信号处理系统，以获取 AMI

模型复制前后及电针开始后 0 min、10 min、20 min、30 min 时 HRV 指标动态变化情况。

1.4.2　心率变异性参数的分析　将记录到的心电信号导入 SKY-A8 内置的 HRV&BRS 2.00 分析软件，进行各时间段心率变异性参数的分析。

1.5　统计学处理　将记录到的心电信号采用 HRV&BRS 2.00 分析程序进行心率变异性分析，用 SPSS 13.0 统计软件进行数据分析。各组间均数比较采用单因素方差分析，组间均数的两两比较采用最小显著法（LSD）法。

2　结果

2.1　电针不同原穴对急性心肌缺血家兔心率的影响　结果表明，急性心肌缺血模型复制后家兔的心率明显下降，与正常组家兔比较差异有统计学意义（$P<0.01$）。在停针即刻（10 min）"神门"组、"大陵"组及"太冲"组的 HR 与模型组比较差异有统计学意义（$P<0.01$），提示电针"神门""大陵"组及"太冲"穴对急性心肌缺血家兔的 HR 有不同程度的改善作用。而"太溪"组及非经穴组的 HR 与模型组家兔比较差异无统计学意义（$P>0.05$），与正常组比较差异有统计学意义（$P<0.01$），提示电针"太溪"穴及非经穴对急性心肌缺血家兔心率变异性的作用并不明显。

在 20 min 和 30 min 时刻，"神门"组、"大陵"组及"太冲"组的 HR 与模型组比较差异有统计学意义（$P<0.05$ 或 $P<0.01$）。"神门"组、"大陵"组及"太冲"组的 HR 与正常组比较无统计学意义（$P>0.05$）。而"太溪"组及非经穴组与模型组比较差异无统计学意义（$P>0.05$）。

2.2　电针不同原穴对急性心肌缺血家兔心率变异性的影响　由实验结果可见，急性心肌缺血模型复制后家兔的 RRI、TV 及 LF/HF 明显升高，与正常组家兔比较差异有统计学意义（$P<0.01$）。在停针即刻（10 min），"神门"组、"大陵"组及"太冲"组的 RRI、TV 及 LF/HF 与模型组比较差异有统计学意义（$P<0.01$），提示电针"神门""大陵"及"太冲"穴对急性心肌缺血家兔的 RRI、TV 及 LF/HF 均有不同程度的改善作用。而"太溪"组及非经穴组的 RRI 与模型组家兔比较差异无统计学意义（$P>0.05$），与正常组比较差异有统计学意义（$P<0.01$）。"太溪"组及非经穴组的 TV 及 LF/HF 与正常组比较差异有统计学意义（$P<0.01$），提示电针"太溪"穴及非经穴对急性心肌缺血家兔心率变异性的作用并不明显。

在 20 min 时刻，"神门"组、"大陵"组及"太冲"组的 TV 及 RRI 与模型组比较差异有统计学意义（$P<0.05$ 或 $P<0.01$）。"神门"组、"大陵"组及"太冲"组的 RRI 及 LF/HF 与正常组比较差异无统计学意义（$P>0.05$）。"太溪"组及非经穴组与模型组比较差异无统计学意义（$P>0.05$）。在 30 min 时刻，各组的 TV、RRI 及 LF/HF 与模型组差异无统计学意义（$P>0.05$）。

3　讨论

心率变异的频域分析是从频谱分析的角度来分析心率的变化，其生理学基础是自主神经系统活动及其心血管系统的影响。实验和临床研究表明，HF 反映心脏迷走神经活性，与呼吸对迷走神经的调制有关，LF 反映心交感神经的活性或迷走神经调制的交感神经活性，与心血管中枢节律活动和外周血管的舒缩状态有关。有研究表明，电针心经、小肠经具有显著对抗脑垂体后叶素所致的 RRI 延长、TV 增大和 LF/HF 减少的作用。

甄尔传等比较 60 例健康人神门穴针刺前、针刺时和出针后以及与非针刺组相同时间段心率变异性变化的差异，初步探讨神门穴的作用机制。与针刺前比较，针刺组出针后 LF/HF 升高幅度大；与留针时比较，针刺组出针后 lnHF 降低幅度大，LF/HF 升高幅度大；与空白组同时段比较，针刺组留针时 SDNN、RMSSD、HRV 三角指数、lnLF、lnHF 升高幅度大，出针后的 HRV 三角指数、lnVLF、lnLF、LF/HF 升高幅度大，结果提示针刺神门穴可以良性调整自主神经的均衡性，从而推测针刺神门穴对自主神经的影响可能是治疗心血管和情志相关疾病的作用机制之一。林仁勇等的研究亦表明针刺神门穴，可引起心脏自主神经的变化，导致心率减缓和心率变异性指标的改变，可能是其治疗相关疾病的作用机制之一。

本研究结果发现，急性心肌缺血时家兔 HR、RRI、TV 和 LF/HF 均发生较大变化，表明急性心肌缺血时交感神经和迷走神经平衡失调，心功能受损。而电针"神门""大陵"及"太冲"穴均能显著改善家兔的心率变异性，表明电针"神门""大陵"及"太冲"均能调整急性心肌缺血家兔的自主神经功能，尤其是调整交感神经和迷走神经兴奋的适当比例，有益于心率变异性的恢复，改善心肌缺血的状态。其中电针"太冲"穴的作用在改善 HR、RRI 方面不及"神门"穴和"大陵"穴，其间差异有统计学意义。而电针"太溪"穴及非经穴对心率变异性的改善作用甚弱，在各时间点与模型组比较无统计学意义，表明"神门"和"大陵"的作用优于"太冲""太溪"及非经穴，同时"太冲"穴的作用在一定程度上又优于"太溪"非经穴。可见电针不同原穴对急性心肌缺血家兔心率变异性的调整作用存在一定的相对特异性。

通过以上结果可见，电针相关原穴可明显改善急性心肌缺血家兔的心率变异性，对抗心肌的缺血状态，促进机体心脏功能的恢复。以"神门"和"大陵"穴的调整作用较为明显，"太冲"穴亦有一定的作用。而"太溪"穴及非经穴无类似的调整作用。心经原穴神门和心包经的原穴大陵对急性心肌缺血的调整作用较为明显，与祖国医学手少阴心经及手厥阴心包经与心在生理上紧密相联的理论是一致的。而与心经同名的肾经原穴太溪和非经穴对心脏的调整作用不明显。同时与心包经同名的肝经原穴太冲对心脏功能具有一定的调整作用。通过本实验也可以看出，本经原穴对脏腑的调整作用在一定程度上优于同名经的原穴。

电针相关原穴可改善心肌缺血家兔的心率变异性，调整交感神经与迷走神经的失衡，促进自主神经功能的恢复。由此认为，交感神经可能是针刺抗心肌缺血的主要外周传出途径之一。调整自主神经的活动可能是针刺治疗心肌缺血性疾病的主要作用机制。不同原穴的特异性作用可能与不同穴位的不同靶向性作用有关。

［云南中医学院学报，2013，36（5）：23-27］

针刺心经对急性心肌缺血模型大鼠血流动力学指标的影响

张田宁，周美启，吴生兵，曹　健，汪克明，吴子建，戴小华，陈向华，高　纺，盛红梅

　　针刺作为防治急性心肌缺血的一种中医治法，其疗效已在临床和实验中被广泛证实。既往研究中，针刺心经抗急性心肌缺血的效应指标，多集中在心电图的异常率、心率（heart rate，HR）、心率变异性、R 波、ST 段、T 波等，以及室内压上升段最大上升速率、室内压下降段最大下降速率、左心室收缩压力峰值等心功能指标的变化情况。本课题组前期研究也证实，电针心经对急性心肌缺血大鼠的心电图 J 点，心肌肌钙蛋白（cardiac troponin T，cTnT）、肌酸激酶（creatine kinase，CK）、乳酸脱氢酶（lactate dehydrogenase，LDH）等心肌酶谱，心肌组织形态，以及心功能等指标有明显的改善作用，一定程度上证实了针刺心经改善急性心肌缺血的确切效应。

　　本课题组在初步证实针刺抗急性心肌缺血的机制与交感神经系统相关前提下，结合心肌缺血病理及神经解剖学进展，以反映心脏交感神经活动的经典指标 HR，反映血流动力学指标的平均动脉压（mean arterial pressure，MAP）和心率收缩压乘积（rate pressure product，RPP）为观察指标，探究针刺抗急性心肌缺血的效应，为经脉脏腑相关研究提供实验依据。

1　材料

　　1.1　动物　选取清洁级健康 SD 大鼠 60 只，体质量 200～250 g，由安徽医科大学饲养中心提供，生产许可证号为 SCXK（皖）2011—002。康为 IR60 独立送风隔离笼具饲养，笼内温度控制在（22±1）℃，相对湿度 60%。自然光线，适应性饲养 1 周。

　　1.2　试剂　水合三氯乙醛：国药集团化学试剂有限公司；肝素钠注射液：天津生物化学制药有限公司；0.9%氯化钠注射液：安徽丰原药业股份有限公司。

　　1.3　仪器　Power Lab 多导生理记录仪：澳大利亚 ADV Instruments 公司生产；华佗牌 SDZ-Ⅳ 型电子针疗仪：苏州医疗用品厂有限公司；JR-1/2 反馈型直流加热垫：成都泰盟软件有限公司生产。

2　方法

　　2.1　动物筛选与分组　选取清洁级健康 SD 大鼠 60 只，随机分出 10 只大鼠作为伪手术组，其余用于模型复制，将模型复制成功的大鼠随机分为模型组、针刺心经组、非经非穴组，每组各 10 只。

　　2.2　模型制备　大鼠急性心肌缺血模型参照文献方法略作改进，乙醚麻醉后不进行气管插管，打开心包挤压胸腔弹出心脏，迅速结扎冠状动脉左前降支，1～2 min 完成开胸、结扎及关闭胸腔，

伪手术组不予结扎。心电图 T 波高耸、J 点抬高≥0.1 mV，提示模型复制成功。

2.3　经脉选择与电针参数　根据以往研究结果，参照人体经脉循行路线，结合中国畜牧兽医学会编的《中国兽医针灸学》中国畜牧兽医学会编的关于大鼠针灸穴位定位标准。选取手少阴心经"神门（HT7）至通里（HT5）"段。针刺方法：针刺心经组于经脉段各刺入 3 根 1 寸毫针，非经非穴组选取大鼠臀部非经穴刺激点；间距约 2 mm，并连接至 SDZ-Ⅳ 型电子针疗仪。电针参数：两组设置参数一致，电流均为 1.1 mA，频率均为 2 Hz，连续电针 30 min。于手术后第 1 d 开始电针，约 24 h 一次，共 3 次。伪手术组及模型组大鼠均不予电针，每天抓空刺激 1 次。

2.4　血流动力学和心电图记录　将大鼠予 10%水合氯醛 3.5 mL/kg 经腹腔注射麻醉。仰卧位固定大鼠，置于直流加热垫上，通过感应探头调控大鼠中心温度在 36～37 ℃。实验中将针形电极插入大鼠四肢皮下（右上肢及左下肢），常规连接心电图标准 Ⅱ 导联于 Power Lab 多导生理记录仪的放大器，连续监测大鼠心电图和 HR。参照文献方法：大鼠颈部备皮，分离出右侧的颈总动脉约 2 cm。插管前将直径 0.1 mm 医用乳胶管导管、三通管和压力换能器内充满 0.3%肝素生理盐水注射液，排出气泡，并调置好 Power Lab 多导生理记录仪。然后先将颈总动脉远心端结扎，近心端用动脉夹夹闭，在远心端结扎处的动脉壁上用眼科剪刀剪一"V"形口，将准备好的颈总动脉插管向近心端插入约 1 cm，用近心端的穿线结扎动脉血管和导管，松开动脉夹将导管再送入 1 cm 左右，微型导管另一端与压力换能器及多导生理记录仪相连，再用远心端的结扎线结扎固定插管；看到动脉的血压及心电图波形，观察大鼠呼吸，待大鼠状态及信号稳定后，HR、MAP、收缩压（SBP），由 AD Instruments 计算机内置 Chart5.0 软件处理分析。比较各组大鼠末次针刺后 10 min、20 min、30 min 时的 HR、MAP、RPP 值。

2.5　统计学处理　采用 SPSS 17.0 软件统计学分析。连续型变量采用均数±标准差（$\bar{x} \pm s$）进行统计学描述，采用两因素混合设计重复测量数据的方差分析。以 $P < 0.05$ 为差异具有统计学意义。

3　结果

3.1　各组大鼠 HR 比较　末次针刺即刻（0 min），与伪手术组比较，模型组、非经非穴组 HR 均显著升高（$P < 0.01$）；与模型组比较，针刺心经组 HR 明显降低（$P < 0.01$）。末次针刺后 10 min、20 min、30 min，与模型组比较，针刺心经组 HR 显著降低（$P < 0.05$，或 $P < 0.01$）；非经非穴组与模型组 HR 比较，差异无统计学意义（$P > 0.05$）。表明针刺心经可明显逆转急性心肌缺血大鼠 HR 的异常，具有改善急性心肌缺血的作用（图 1）。

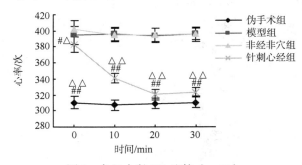

图 1　各组大鼠 HR 比较（$n=10$）

注：与模型组比较，#$P < 0.05$，##$P < 0.01$；与非经非穴组比较，△$P < 0.05$，△△$P < 0.01$。

3.2 各组大鼠 MAP、RPP 比较 末次针刺即刻（0 min），与伪手术组比较，模型组、非经非穴组 MAP、RPP 均显著减低（$P<0.01$）；末次针刺后 10 min、20 min、30 min，与模型组比较，针刺心经组 MAP、RPP 均显著升高（$P<0.01$）；模型组与非经非穴组 MAP、RPP 比较，差异无统计学意义（$P>0.05$）。结果表明针刺心经可明显逆转急性心肌缺血大鼠 MAP、RPP 的异常，具有改善急性心肌缺血的作用（图 2、图 3）。

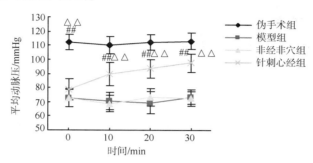

图 2 各组大鼠 MAP 比较（$n=10$）

注：与模型组比较，##$P<0.01$；与非经非穴组比较，△△$P<0.01$。

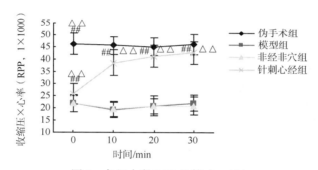

图 3 各组大鼠 RPP 比较（$n=10$）

注：与模型组比较，##$P<0.01$；与非经非穴组比较，△△$P<0.01$。

4 讨论

实验结果显示，末次针刺后即刻（0 min），与模型组、非经非穴组比较，针刺心经组 HR 显著降低，MAP、RPP 值显著升高（$P<0.05$，或 $P<0.01$），体现针刺心经治疗急性心肌缺血的前两次针刺的累积效应和末次针刺的即刻效应。末次针刺后 10 min、20 min、30 min，与模型组、非经非穴组比较，针刺心经组 HR 显著降低，MAP、RPP 值显著升高（$P<0.01$），非经非穴组与模型组比较，HR、MAP 和 RPP 差异均无统计学意义（$P>0.05$），体现末次针刺的动态效应，也为针刺的累积效应提供实验依据。总之，针刺心经能够逆转急性心肌缺血大鼠心电图和血流动力学指标的异常变化，具有明显改善急性心肌缺血的作用。

［安徽中医药大学学报，2014，33（5）：52-55］

针刺心包经、心经对急性心肌缺血模型大鼠心肌肌钙蛋白 T 的影响

周美启，高　纺，吴生兵，曹　健，杨　影，吴　杰

本实验利用能特异性反映心肌梗死心肌损伤"金标准"的心肌肌钙蛋白 T（cTnT）作为观察指标，采用冠状动脉左降支结扎复制心肌缺血动物模型，观察电针心包经、心经对急性心肌缺血模型大鼠心肌肌钙蛋白 T 的影响，旨在通过实验验证电针心经、心包经对心肌缺血损伤的预防和治疗作用，以阐明"心主二经"假说，并为针灸临床应用提供实验依据。

1　材料与方法

1.1　动物　选取清洁级健康 SD 大鼠 80 只，体质量 180～200 g，由南京医科大学饲养中心提供[许可证号：SCXK（苏）2008—0004]。动物于安静的环境下分笼饲养，室温控制在（22±1）℃的范围内，相对湿度 60%，食水自取。

1.2　主要实验仪器与试剂　ALLEGRA64R 型高速冷冻离心机（美国 Beckman），ELX800UV 型酶标仪（美国 Bio Tek 公司），华佗牌 SDZ-Ⅱ型电子针灸仪（苏州制造）；血清 cTnT 试剂盒、心肌 cTnT 试剂盒均由北京中杉金桥生物技术有限公司提供。

1.3　实验方法

1.3.1　分组　选取清洁级健康 SD 大鼠 80 只，随机分为正常对照组、伪手术组，每组 10 只。其余 60 只用于模型复制，模型复制后大鼠随机分为模型组、肺经组、心经组和心包经组。

1.3.2　模型制备　采用冠状动脉左降支结扎法复制大鼠急性心肌梗死模型。用乙醚麻解大鼠，背位固定，胸部去毛，皮肤常规无菌操作。沿左锁骨中线纵行切开皮肤 2 cm，从胸部左侧 4、5 肋间钝性分离肌层，剪开心包膜，挤压右侧胸廓使心脏暴露于胸腔外。在肺动脉圆锥左缘，左心耳根部下缘 1～2 mm 处找到与心大静脉走向一致（偶有两者伴行）行于心肌内，隐约可见线状乳白色冠状动脉左前降支下，穿"6-0"无损伤缝合线，结扎。然后将心脏放回胸腔内，迅速挤出胸腔内气体，缝合胸腔，局部无菌操作。

1.3.3　经脉段选取与方法　肺经组选取手太阴肺经"太渊（LU9）—列缺（LU7）"段，心包经组选取手厥阴心包经"大陵（PC7）—内关（PC6）"段。心经组选取手少阴心经"神门（HT7）—通里（HT5）"段。针刺方法：3 组分别各刺入 3 根 1 寸毫针，间距约 2 mm，并联连至华佗牌 SDZ-Ⅱ型电子针灸仪。电针参数：3 组刺激参数一致电流均为 1.1 mA，频率均为 2 Hz，连续电针 20 min。于手术后第 1 d 开始电针，约 24 h 1 次，共 3 次。正常对照组、伪手术组及模型组：3 组大鼠均不予电针，每天抓空 1 次。

1.4 动物取材 于记录末次心电图后打开腹腔，分离腹主动脉并取动脉血 2 mL，静置 30 min 后，按 3000 r/min 离心 10 min，分离血清，置于 –20 ℃冰箱保存待测。大鼠取血后立即开胸摘取心脏，取左心室游离壁组织，准确称取心肌组织 200 mg，在冰冷的生理盐水中漂洗数次，滤纸吸干，用眼科剪迅速减碎自制块，按质量体积比 1∶9 加入 0.9%冷生理盐水 1.8 mL 充分研磨，制备成 10% 心肌组织匀浆，按 3000 r/min 离心 10 min，取上清液迅速冷冻保存待测。制备心肌组织匀浆全过程在冰水中进行，并在 15 min 内完成。

1.5 cTnT 含量测定 利用 ELISA 法测定，根据酶联免疫吸附测定原理，严格按照试剂盒说明书进行操作。经酶标仪处理后得出待测样品中 cTnT 含量（ng/L）。

1.6 统计学处理 所有数据均用（$\bar{x} \pm s$）表示，用 SPSS 17.0 软件单因素方差分析进行各组间均数比较，组间均数的两两比较采用最小显著法（least-significant difference，LSD）。

2 结果

与伪手术组比较，模型组心肌和血清 cTnT 具有显著性差异（$P < 0.01$）；与模型组比较，心经组、心包经组具有显著性差异（$P < 0.01$），而肺经组则无显著性差异（$P > 0.05$）；与肺经组比较，心经、心包经有显著性差异（$P < 0.01$），而心经组心包经组之间比较，差异无显著性（$P > 0.05$）（图 1）。

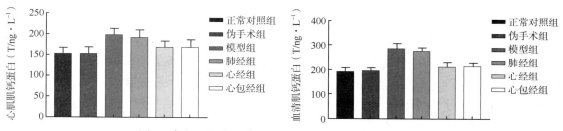

图 1 各组心肌和血清 cTnT 含量比较（$\bar{x} \pm s$，$n=10$）

3 讨论

本研究结果发现，与伪手术组比较，模型组心肌和血清 cTnT 具有显著性差异（$P < 0.01$）。说明结扎左冠状动脉左前降支能够启动 cTnT 的释放机制，用来评价模型评判成功与否。与模型组比较，心经组、心包经组具有显著性差异（$P < 0.01$），而肺经组则无显著性差异（$P > 0.05$）；与肺经组比较，心经、心包经有显著性差异（$P < 0.01$），而心经组、心包经组之间比较，差异无显著性（$P > 0.05$）。电针心包经、心经均显著调节血清及心肌 cTnT 的释放机制，降低急性心肌缺血大鼠的血清及心肌 cTnT 的含量，相对于电针肺经虽在改善急性心肌缺血方面 cTnT 的含量有所降低，但无统计学意义。而电针心包经、心经对抗急性心肌缺血在作用方向和作用程度上具有相似性，从而证实其具有保护心肌缺血损伤的作用。

[中医药临床杂志，2011，23（11）：951-952]

电针对冠状动脉粥样硬化性心脏病模型大鼠血清氧化低密度脂蛋白及其受体表达的影响

李　梦，蔡荣林，胡　玲，吴子建，孙　旭，汪克明，何　璐，彭传玉

　　动脉粥样硬化（atherosclerosis，AS）及其引发的心脑血管疾病已经严重威胁人类健康，其发病率和病死率呈逐年上升趋势，其中冠状动脉粥样硬化性心脏病（coronary atherosclerotic heart disease，CHD）是最常见的心血管疾病之一。针灸治疗冠心病临床已有较多应用，且疗效较好，有一定的应用前景。研究表明，氧化低密度脂蛋白（oxidized low-density lipoprotein，oxLDL）及其特异性受体血凝素样氧化型低密度脂蛋白受体（lectin-likeoxi-dized low density lipoprotein receptor-1，LOX-1）与 AS 病变和斑块结构具有较为密切的关系。已有研究发现，针刺对颈动脉粥样硬化斑块有消退作用，有助于减轻颈动脉粥样硬化的发生和发展。但目前对针刺防治 CHD 的基础研究还不够深入，缺乏整体性、系统性。针刺对动脉粥样硬化斑块的改善作用是否与 oxLDL 及其受体有关还有待于进一步深入研究。

　　以往的研究表明，电针"心俞"和"内关"穴对急性心肌缺血大鼠具有协同保护作用，在心电图、心率变异性和血流变等方面的改善作用优于"心俞""内关"穴的单独应用。为了进一步探讨"内关""心俞"穴保护心脏和电针治疗 CHD 的作用机制，笔者从影响斑块形成的角度，观察电针"内关""心俞"预处理和治疗对 CHD 模型大鼠血脂水平及 oxLDL 变化的影响，并采用 Western blotting（蛋白质印迹法）及荧光定量 PCR 法检测针刺前后冠状动脉组织 LOX-1 蛋白及 mRNA 表达的变化，以初步探讨 oxLDL 和 LOX-1 在针刺防治 CHD 过程中的作用，为腧穴协同作用研究提供实验依据。

1　材料与方法

　　1.1　实验动物　清洁级健康雄性 Wistar 大鼠 60 只，体质量 220～260 g［由南京安立默实验动物有限公司提供，许可证号：SCXK（苏）2011—0005］。实验过程中对动物的处置符合 2006 年科技部发布的《关于善待实验动物的指导性意见》。在同等条件下饲养于室温（24±1）℃、相对湿度 55%±5%，12 h 明暗交替环境中，适应性喂养 2 周。

　　1.2　仪器设备　华佗牌电子针疗仪（SDZ-Ⅳ，苏州医疗用品厂有限公司），酶标仪（MultiskanMK2，Labsystem 生产），洗板机（Wellwash4 MK2，Labsystem 生产），离心机（TGL-16GB，上海安亭科学仪器厂），漩涡混合器（GL-88B，其林贝尔仪器制造公司），电热恒温箱（HH. B11.600，上海跃进医疗器械厂），DYY-11 型电泳仪（北京市六一仪器厂），FR-180A 型电泳槽（上海复旦生物实验技术研究所），LDZ4 型微量离心机（北京医用离心机厂），Modulus 多功能光度计（美国 Turner Bio Systems），ZD-9556 水平摇床（太仓市科教器材厂），电热恒温鼓风干燥箱（上海一恒科学仪器有

限公司），电子天平（美国 METTLER TOLEDO），稳压稳流电泳仪（北京六一仪器厂，DYY-6B 型），冷冻离心机（黑马仪器公司，TGL-18R），荧光定量 PCR 仪（美国 ABI 公司，ABI7500），低速离心机（上海飞鸽离心机，TDL-40B），可调式移液器（Eppendorf 可调式移液器）。

1.3 药品与试剂 oxLDL（批号：APP988R），Trizol Reagent（Invitrogen 公司，货号：15596-026），逆转录试剂盒（Revert Aid ™ FirstStrand cDNA Synthesis Kit，Fermentas 公司，货号：00064525），氯仿（上海建信化工有限公司试剂厂，批号：20120516），无水乙醇（上海苏燃化学试剂有限公司，批号：20120411），异丙醇（南京化学试剂厂，批号：20111228），焦碳酸二乙酯（DEPC，Ruibio 公司），引物及探针合成（Invitrogen 公司），荧光定量试剂及实验耗材（TaKaRa 公司），辣根过氧化物酶标记山羊抗兔 IgG 试剂盒（北京中杉金桥生物技术有限公司，ZB-2301）。

1.4 模型复制与分组 随机选择 12 只大鼠作为正常对照组，其余大鼠进行模型复制。参考文献报道的模型复制方法，采用高脂饲料及维生素 D_3 诱发大鼠 AS：饲喂高脂饲料（4%胆固醇、10%猪油、5%白糖、0.5%胆酸钠、0.2%丙基硫氧嘧啶、80.3%基础饲料），并在饲养开始时，腹腔注射维生素 D 32 mL/kg（600 万 U/kg），分 3 次，连续 3 d 完成，共喂养 12 周。正常对照组大鼠仅饲喂基础饲料，并在饲养开始时，腹腔注射生理盐水 2 mL/kg，分 3 次，连续 3 d 完成。高脂喂养开始随机选择 12 只大鼠为针刺预处理组。实验结束后，经病理检测斑块形成证实，将模型复制成功的大鼠随机分为模型对照组、针刺治疗组、药物对照组，每组 12 只。所有大鼠在 12 周后均给予普通饲料喂养。

1.5 实验方法 正常对照组：不予处理，普通饲料喂养 14 周。模型对照组：模型复制成功后，予普通饲料喂养 2 周，给予蒸馏水灌胃 2 mL/kg，每日 1 次，共 2 周。针刺预处理组：在模型复制开始时即进行针刺干预，选取"内关"穴（"内关"处针两针，采用 0.30 mm×40 mm 针灸针，刺入深度 3～5 mm，间隔 3～5 mm，接电针仪）和"心俞"穴（针刺方法同"内关"穴），用华佗牌 SDZ-Ⅳ型电子针疗仪进行电针刺激，刺激电流 1 mA，频率为 2 Hz，每次刺激 30 min，隔日 1 次，共 14 周。

针刺治疗组：模型复制成功后，开始针刺治疗，选取"内关"和"心俞"穴，用华佗牌 SDZ-Ⅳ型电子针疗仪进行电针刺激，刺激电流 1 mA，频率为 2 Hz，每次刺激 30 min，每日 1 次，共 2 周。

药物对照组：模型复制成功后，以阿托伐他汀混悬液 0.25 mg/kg 灌胃给药，每天 1 次，共 2 周。

1.6 标本采集 实验结束时，用 25%乌拉坦以 4 mL/kg 体质量腹腔注射麻醉，大鼠仰卧于手术台上，固定头部及四肢，剪开腹部正中皮肤及肌肉，分离腹主动脉，注射器采集动脉血。开胸暴露心脏，立即取出冠状动脉组织，将其纵行剪开，取靠近主动脉弓的同一部位冠状动脉组织 1 cm³ 大小数块立即置于–70 ℃冰箱中冻存待测。动脉血静置 30 min 后，以 3000 r/min 离心 20 min，吸取上清，分装，–20 ℃保存，留待检测。

1.7 观察指标

1.7.1 取材 取心脏组织块并经 10%多聚甲醛固定后，常规石蜡包埋，5 μm 厚连续切片，HE 染色做病理组织学检查。

1.7.2 采用生物素双抗体夹心酶联免疫吸附法（ELISA 法）测定动物血清中 oxLDL 含量 按 ELISA 试剂盒说明书进行 oxLDL 测定。向预先包被了大鼠氧化低密度脂蛋白单克隆抗体的酶标孔中加入氧化低密度脂蛋白，温育；温育后，加入生物素标记的抗 oxLDL 抗体，再与链霉亲和素-HRP 结合，形成免疫复合物，再经过温育和洗涤，去除未结合的酶，然后加入底物 A、B，产生蓝色，并在酸的作用下转化成最终的黄色。颜色的深浅与样品中大鼠 oxLDL 的浓度呈正相关。

1.7.3 Western blotting 检测冠状动脉组织 LOX-1 蛋白表达 剪取组织，称质量，每个样品质量在 100 mg 左右，加入 RIPA（radio immuno precipitation assay）细胞裂解液 1000 μL（含浓度为 1 μmol/L 的苯甲基磺酰氟）进行裂解，离心 5 min，收集上清液。使用碧云天生产的十二烷基硫酸钠聚丙烯酰胺凝胶电泳（SDS-PAGE）凝胶配制试剂盒，将收集的蛋白样品按 1∶4 的比例加入 5×SDS-PAGE 蛋白上样缓冲液，沸水浴加热 5 min，以充分变性蛋白。待样品冷却到室温后，把蛋白样品直接上样到 SDS-PAGE 胶加样孔内即可，每孔加 10 μL。浓缩胶所用电压为 80 V，时间为 30 min；分离胶所用电压为 120 V，时间为 1 h。当条带迁移到至底部 1 cm 的距离时，停止电泳。经转膜、封闭，一抗及二抗孵育均参照说明书操作，孵育后使用射极耦合逻辑发光试剂盒来检测蛋白。采用 Quantity One 灰度分析软件进行分析。

1.7.4 荧光定量 PCR 法检测冠状动脉 LOX-1 mRNA 表达 称取组织 50～100 mg 剪碎，加入 1 mL Trizol，使用组织匀浆器在冰上进行匀浆。4 ℃ 10 000 g 离心 10 min，以去除未完全裂解的组织以及脂肪等。加入 0.2 mL 氯仿，剧烈振荡 15 s，室温放置 3 min。4 ℃ 10 000g 离心 15 min，取上清（约 500 μL）加入到另一 EP 管中。加入 0.5 mL 异丙醇，温和混匀，室温放置 10 min。4 ℃ 12 000 g 离心 10 min，弃去上清。加入 1 mL 酒精（DEPC 水配制）。4 ℃ 7500 g 离心 5 min，弃上清。室温放置 30 min 干燥 RNA 沉淀。加入 20 μL DEPC 水，55 ℃促溶 10 min，−80 ℃保存备用。经 RT 反应取出反应液，即为 cDNA，−80 ℃保存备用。取出上述反应液 2 μL 作为荧光定量的模板，反应体系如下：2×GoldStar TaqMan Mixture 10 μL；Forward primer，10 μmol 0.4 μL；Reverse primer，10 μmol 0.4 μL；Probe，10 μmol 0.4 μL；Template DNA 2 μL，RNase Free Water 6.8 μL，反应总体积为 20 μL。反应条件如下：95 ℃ 10 min，95 ℃ 15 s，60 ℃ 1 min，40 个循环。

1.8 统计学处理 用 SPSS 13.0 统计软件进行数据分析，统计结果均用均数±标准差（$\bar{x}\pm s$）表示。各组间均数比较采用单因素方差分析，组间均数两两比较采用最小显著法（LSD）法。其中，$P<0.05$ 为差异有统计学意义。

2 结果

2.1 各组大鼠心肌组织变化 正常对照组大鼠心肌纤维排列规则，心肌细胞横纹清晰，无间质水肿。模型对照组大鼠心肌纤维排列紊乱明显，肌纤维肿胀，较多炎细胞浸润，心肌间质水肿，心肌细胞间可见脂质浸润，部分区域可见局灶性坏死，细胞核萎缩。针刺治疗组、针刺预处理组及药物对照组大鼠心肌细胞横纹较清晰，肌纤维可见轻度肿胀，心肌间质轻度水肿，未见明显脂质沉着。

2.2 各组大鼠血清氧化低密度脂蛋白含量比较 结果显示，针刺治疗组和针刺预处理组均可以有效地改善 CHD 模型大鼠血清 oxLDL 含量水平，与药物对照组治疗效果相仿。模型对照组大鼠血清 oxLDL 含量较正常对照组显著升高（$P<0.01$）。与模型对照组相比较，针刺预处理组、针刺治疗组和药物对照组大鼠血清 oxLDL 含量显著减少（均 $P<0.01$）；针刺治疗组及针刺预处理组与药物对照组大鼠间血清 oxLDL 差异无统计学意义。

2.3 各组大鼠冠状动脉组织 LOX-1 蛋白表达比较 结果显示针刺能够有效降低冠状动脉组织的 LOX-1 蛋白表达，与药物对照组效果相似，模型对照组大鼠 LOX-1 蛋白表达较正常对照组明显升高，差异有统计学意义（$P<0.01$），针刺预处理组、针刺治疗组及药物对照组均能明显降低 LOX-1

蛋白表达（均 $P<0.01$）。针刺预处理组及针刺治疗组与药物对照组间差异无统计学意义。

2.4 各组大鼠冠状动脉组织 LOX-1 mRNA 表达比较 荧光定量 PCR 法检测显示，针刺能够有效降低冠状动脉组织 LOX-1mRNA 的表达，与药物对照效果相似。模型对照组大鼠 LOX-1mRNA 表达较正常对照组显著增高（$P<0.01$），针刺预处理组、针刺治疗组及药物对照组均能明显降低 LOX-1mRNA 表达，与模型对照组比较差异有统计学意义（均 $P<0.01$），而针刺预处理组及针刺治疗组与药物对照组相比，LOX-1mRNA 表达无明显差异。

3 讨论

动脉粥样硬化是发生在中等以上动脉血管壁的慢性炎性反应，1999 年 Ross 教授首次提出了"AS 是一种炎症性疾病"，得到了学界的认可。随着研究的深入，近年来，有学者提出 AS 不仅是慢性炎性疾病，更是一种自身免疫性疾病，认为它是化学修饰后的脂质、巨噬细胞、T 细胞以及血管壁多种细胞相互作用的结果。而且冠心病患者和 AS 动物模型的外周血和斑块中存在着大量的 AS 相关抗原，通过特异性免疫应答调节 AS 的进程。近年来，在人类冠状动脉、主动脉等处发现的粥样硬化性损伤中均发现了大量的 oxLDL 聚集。oxLDL 是心血管疾病的有效标记物之一，对于诊断心血管疾病具有重要的意义。尽管其含量非常少，但诸多的研究已经表明，在急性心肌梗死、脑梗死、动脉粥样硬化等许多心血管疾病患者血清中，应用 ELISA 法成功地发现了 oxLDL 含量的增高。同时也有研究表明，oxLDL 可以引起内皮损伤，诱导血管内皮细胞凋亡和泡沫细胞的形成，并参与血管平滑肌细胞的增生，从而触发了动脉粥样硬化的病理过程。近年来有研究发现，LOX-1 可以与 oxLDL 特异性地结合，并诱导单核巨噬泡沫细胞转运到血管内皮及平滑肌细胞，因此 LOX-1 可能在 AS 早期病理变化中起着关键的作用。

秉承高忻洙教授和胡玲教授提出的"腧穴的协同与拮抗作用"理念，笔者从针刺"内关""心俞"组穴改善急性心肌缺血模型大鼠心功能、心率变异性、血液流变学等角度开展了大量的基础研究，初步证明"内关"穴与"心俞"穴对心脏功能调控的协同作用。本实验的结果表明，电针"内关""心俞"穴预处理和治疗，均可以有效地降低 CHD 模型大鼠血清 oxLDL 含量水平以及冠状动脉组织 LOX-1 蛋白和 mRNA 的表达，此结果与临床常用药物阿托伐他汀效果相近，提示针刺"内关""心俞"穴可以有效调节血脂水平，降低 oxLDL 含量。而相关研究表明 oxLDL 诱导血管内皮损失是通过 LOX-1 的受体机制实现的，进一步提示针刺可通过调节 oxLDL 以及其特异性受体 LOX-1 来改善 CHD 模型大鼠的粥样硬化斑块。

由此，笔者认为针刺对冠状动脉粥样硬化性心脏病的防治效应与 oxLDL 及 LOX-1 有着密切关系，针刺可能通过对 oxLDL 的释放进行调节，进一步抑制 LOX-1 的表达，调节多种炎性反应，从而达到改善机体血脂、阻止斑块形成的效应。考虑到针刺疗法无不良反应，在治疗 CHD 的同时能避免对肝肾的损害，而且针刺预处理组能够在 CHD 发生早期起到保护心血管的作用，对于 CHD 的预防有积极作用，因此本项目研究为针刺在一定程度上降低或替代药物应用于临床防治 CHD 提供了实验支持。调节 oxLDL 和 LOX-1 可能是针刺防治冠状动脉粥样硬化斑块的重要效应途径之一。

［中国针灸，2013，33（9）：817-823］

电针预处理对急性心肌缺血再灌注损伤大鼠心肌组织水通道蛋白 1 表达及蛋白激酶 C 活性的影响

蔡荣林，胡　玲，申国明，余　情，王　洁，吴子建，李　梦

近年来研究发现，水通道蛋白（aqua porin，AQP）1 是一种位于细胞膜上的内在膜蛋白，在心肌缺血再灌注损伤、心肌缺血后水肿和微血管通透性改变方面具有重要作用。蛋白激酶 C（protein kinase C，PKC）作为心肌细胞磷脂酰肌醇信号转导系统的重要组成部分，参与了心肌缺血再灌注损伤，心肌缺血再灌注时 PKC 活性显著增强，同时 PKC 对 AQP 具有一定的调节作用。因此，AQP1 及 PKC 是否参与了针刺预处理抗急性心肌缺血再灌注损伤的作用值得进一步深入探讨。本研究通过观察电针预处理对急性心肌缺血再灌注损伤大鼠心肌组织 PKC 活性及 AQP1 表达的影响，以进一步探明电针预处理对急性心肌缺血再灌注损伤保护效应的作用机制，以及 PKC 和 AQP1 在抗心肌缺血再灌注损伤效应中的作用。

1　材料与方法

1.1　实验动物及分组　健康 Wistar 雄性大鼠，SPF 级，4～6 周龄，96 只，体质量（200±20）g [安徽医科大学实验动物中心，许可证号：SCXK（皖）2011—002]。大鼠适应性喂养 1 周后，按照随机数字法随机分为假手术组、模型组、内关组、太渊组，每组 24 只。实验过程中对动物的处置符合 2006 年科技部发布的《关于善待实验动物的指导性意见》的规定。

1.2　试剂与仪器　PKC 活性检测试剂盒（美国 Promega 公司），石蜡包埋机（中国常州中威公司），石蜡切片机（德国 Leica 公司），小动物呼吸机（深圳市瑞沃德生命科技有限公司），电子针疗仪（SDZ-V 型，苏州医疗用品有限公司），BIOPAC 生物信号采集系统（美国 BIOPAC 公司），AQP1 检测试剂盒（武汉博士德生物工程有限公司），多聚体抗兔 IgG-HRP（武汉博士德生物工程有限公司），DAB 显色试剂盒（武汉博士德生物工程有限公司），显微图像分析系统（德国 Leica 公司），氯化三苯基四氮（美国 Sigma 公司），HPIAS-2000 图像分析系统（武汉千屏影像技术有限公司）。

1.3　干预方法　依据现行教材《实验针灸学》中"常用实验动物的针灸穴位"并参照人体腧穴定位法进行穴位定位。内关组：将大鼠固定在筒形大鼠固定器上，暴露大鼠前肢，取双侧"内关"针刺，每侧穴位处刺入 2 根毫针，间隔 3～5 mm，深度 3～5 mm，选用 SDZ-V 型电子针疗仪进行电针刺激，电流 1 mA，频率 2 Hz，时间 20 min，每日 1 次，共干预 7 d。太渊组：选取双侧"太渊"，刺激方法同内关组。假手术组、模型组固定相同时间，不予电针干预。

1.4　模型制备　模型组、内关组、太渊组大鼠在末次电针 24 h 后腹腔注射 10%水合氯醛

（350 mg/kg）麻醉后仰卧位固定，记录 II 导联心电图。心电图不正常或未到观察终点而死亡以及模型复制不成功者剔除。

模型复制方法参照文献进行。切开气管后连接动物呼吸机（呼吸频率每分钟 70 次，吸呼比 1：2，潮气量 9 mL/kg），剪开左侧胸部皮肤，钝性分离左侧第 3、第 4 肋间肌肉组织，剪开心包膜，用 5-0 号无菌带线缝合针结扎冠状动脉左前降支血管（丝线与心肌间放一聚乙烯小管），以缺血心肌壁呈现发绀、膨出，心电图示 ST 段弓背上抬、T 波高耸为心肌缺血形成。30 min 后松开结扎，再灌注 40 min，心电图示 ST 段回落 1/2 以上。

假手术组在开胸后仅在相应部位用针空穿 1 次，不进行结扎。

1.5　大鼠心肌梗死面积、缺血面积测定　大鼠再灌注 40 min 时，各组取 8 只大鼠再次结扎左冠状动脉前降支，舌静脉注射 0.5% 伊文氏蓝 1.5 mL 充分染色，快速取出大鼠心脏，预冷 0.9%NaCl 溶液冲洗，–20 ℃冻存。测定时将心肌组织垂直切成 1 mm 薄片，置入 2 mL 氯化三苯基四氮（TTC）中 37 ℃孵育 10 min，采用 HPIAS-2000 图像分析系统测定缺血区和坏死区面积。

1.6　心肌组织 PKC 活性测定　实验结束后，每组取 8 只大鼠，摘取心脏预冷 0.9%NaCl 溶液冲洗，冰盘上切取左冠状动脉供血区心肌组织放入液氮中备测，采用 PKC 活性检测试剂盒检测心肌组织 PKC 的活性并进行定量分析。

1.7　心肌 AQP 1 蛋白表达　实验结束后，每组取 8 只大鼠，摘取心脏预冷 0.9%NaCl 溶液冲洗，冰盘上切取左冠状动脉供血区心肌组织放入 4% 甲醛中固定备测。取甲醛固定后的大鼠心肌组织，经脱水、包埋与切片后，常规脱蜡、修复，滴加一抗兔抗鼠（1：100 比例稀释），4 ℃过夜，PBS 冲洗 2 min×3 次，滴加山羊抗兔二步法二抗工作液，再经 DAB 染色，苏木精复染，乙醇脱水，二甲苯透明，中性树胶封片。在 Leica Qwin 图像分析系统中随机选取每张切片的 5 个高倍视野检测（×400），计算每个视野的光密度，取其平均值。

1.8　统计学处理　采用 SPSS 17.0 统计软件进行数据分析，所有数据均用均数±标准差（$\bar{x} \pm s$）表示，采用单因素方差分析最小显著差数法进行组间均数的两两比较，相关性分析采用 Pearson 相关分析，以 $P < 0.05$ 为差异有统计学意义。

2　结果

2.1　各组大鼠心肌缺血面积和梗死面积比较　与假手术组比较，模型组大鼠心肌组织缺血面积和梗死面积明显升高，组间差异有统计学意义（均 $P < 0.01$）；与模型组相比，内关组大鼠的心肌缺血面积和梗死面积显著减少（均 $P < 0.01$），太渊组心肌缺血面积和梗死面积亦有一定程度降低，但与模型组比较差异无统计学意义（均 $P > 0.05$）；内关组大鼠心肌缺血面积和梗死面积与太渊组比较，差异均有统计学意义（$P < 0.01$，$P < 0.05$）。

2.2　各组大鼠 PKC 活性比较　与假手术组比较，模型组大鼠 PKC 活性显著升高（$P < 0.01$）；内关组大鼠 PKC 活性明显低于模型组（$P < 0.01$）和太渊组（$P < 0.05$）；太渊组大鼠 PKC 活性与模型组比较差异无统计学意义（$P > 0.05$）。

2.3　各组大鼠心肌组织 AQP1 蛋白表达比较　由免疫组织化学法检测可见心肌中 AQP 1 阳性细胞表达为棕黄色，主要表达在心肌细胞膜和心肌毛细血管内皮上，其表达在模型组中明显高于假手术组（$P < 0.01$）。内关组和太渊组大鼠心肌组织 AQP1 阳性细胞表达均显著低于模型组（$P < 0.01$），内关组 AQP1 阳性细胞表达明显低于太渊组（$P < 0.01$）。

2.4 AQP 1 蛋白表达变化与 PKC 活性的相关性 经 Pearson 相关分析，以 AQP1 蛋白表达为自变量，PKC 活性为因变量，结果显示大鼠心肌组织 AQP1 蛋白表达变化与 PKC 活性变化之间的相关系数 r=0.639，呈正相关（$P<0.05$），表明 AQP1 蛋白表达与 PKC 活性变化之间呈显著正相关关系，提示针刺对心肌缺血再灌注损伤大鼠心肌组织 AQP1 蛋白表达的调节作用可能与其对 PKC 的抑制作用密切相关。

3 讨论

AQP 广泛地分布于哺乳动物体内多种组织器官中，可通过增加细胞膜的水通透性而调节水跨细胞转运，参与了机体多种生理病理功能的调节。AQP1 是在已发现的 13 种 AQP 蛋白亚型中研究较为深入的一个亚型。哺乳动物心肌中一般存在着 AQP1、AQP4、AQP7 的转录，而 AQP1 的表达最为丰富，是心肌组织中最主要的 AQP 亚型，AQP1 在心肌跨血管内皮细胞水转动中可能起到重要作用。现代研究表明，心肌缺血再灌注损伤过程中 AQP1 水平迅速上升，其上升水平与心肌损伤程度呈正相关，PKC 的激活可介导心肌缺血再灌注损伤，抑制 PKC 可以改善心肌缺血再灌注损伤。

本研究发现，心肌缺血再灌注损伤大鼠心肌组织缺血面积和梗死面积较大，PKC 活性显著升高，AQP1 蛋白表达明显增多，表明心肌缺血再灌注损伤后大鼠心肌组织 PKC 活化，AQP1 表达水平上升。针刺"内关"穴预处理后心肌缺血再灌注大鼠心肌缺血面积和梗死面积明显小于模型大鼠，PKC 活性及 AQP 1 表达水平明显低于模型大鼠，提示电针"内关"穴预处理可有效减轻急性心肌缺血再灌注损伤，抑制 PKC 活化及 AQP 1 表达。

另外，在水通道蛋白的调节中，磷酸化是一个很重要的过程，AQP 磷酸化过程中，可激活腺苷酸环化酶，增加细胞内环磷酸腺苷（cAMP），使蛋白激酶 A（PKA）或 PKC 活化，进而催化 AQP 上的丝氨酸磷酸化，从而增加膜对水的通透性。cAMP-PKC 通路在对 AQP1 的调节过程中发挥着重要的作用，AQP1 功能可能受 PKC 的正反馈调节。本研究结果经 Pearson 相关分析，显示 AQP1 蛋白表达与 PKC 活性之间呈显著正相关，表明 PKC 可能在针刺调节心肌缺血再灌注损伤大鼠心肌组织 AQP1 蛋白表达过程中具有重要的作用，针刺可能是通过抑制 PKC 活化进而抑制 AQP 1 蛋白表达而发挥其心肌保护效应。

已有研究表明，心肌缺血再灌注损伤 AQP 1 蛋白明显增强，心肌保护效应与抑制 AQP1 密切相关，抑制 PKC 亦可有效减轻心肌缺血再灌注损伤。本研究初步表明，针刺预处理可显著降低急性心肌缺血再灌注损伤大鼠心肌组织 AQP 1 蛋白表达和 PKC 活性，针刺预处理后急性心肌缺血再灌注损伤大鼠心肌组织 AQP 1 蛋白表达和 PKC 活性的变化呈显著相关，可能是其针刺效应发挥的重要作用机制之一。针刺预处理对心肌缺血再灌注损伤的保护效应与 AQP1 表达及其调节的相关性等问题具有一定的临床医学价值。但是，AQP 的表达可能受多种因素影响，针刺抑制心肌缺血再灌注损伤大鼠心肌组织 PKC 的活化对 AQP 1 表达影响的具体机制仍有待于进一步深入研究。

［中国针灸，2017，37（2）：157-161］

电针"神门"对急性心肌缺血模型大鼠"铁死亡"相关蛋白 GPX4、FTH1、TfR1、ACSL4 表达的影响

蒋志明，吴立斌，李小贾，赵丽娜，王　洁，刘　磊，余　情，胡　玲，吴子建

急性心肌缺血（acute myocardial ischemia，AMI）是临床上常见的一种心血管疾病。近年来，由于其高发病率和高死亡率，已成为世界性的流行病。预防和减少心肌细胞死亡是改善和恢复心脏功能的关键。针刺对改善心肌缺血有独特的作用。大量实验研究表明，针刺具有明显的心脏保护作用，国内外许多学者还对微循环改善、抗氧自由基、调节细胞因子、对 NOS 和 NO 的影响等方面进行了研究，并通过调控热休克蛋白基因的表达，探讨针刺对心肌缺血的作用及机制。"铁死亡"是近年来发现的一个以前未知的细胞调控死亡的调控机制和信号转导途径。研究证明，铁死亡不仅存在于心脏损伤中，而且针对性干预铁死亡可有效预防心脏病的发生和发展。"铁死亡"是一种新的细胞死亡方式，不同于坏死、凋亡、自噬、热生等。这是一种主要由依赖铁的脂质过氧化物过度积累引起的线粒体变化引起的死亡方式。心肌缺血后激活铁稳态调节途径，铁离子积累和活性氧生成最终导致铁依赖的氧化损伤，即铁死亡。GPX4、FTH1、TfR1、ACSL4 等相关蛋白参与大鼠心肌缺血损伤过程。本研究通过电针"铁死亡"相关蛋白在减轻大鼠心肌损伤中的作用，进一步阐明针灸保护心脏的机制。

1　材料与方法

1.1　动物　清洁级健康雄性 SD 大鼠 36 只，体质量（230±20）g，由安徽医科大学饲养中心提供，许可证号：SCXK（皖）2019—003。适应性饲养 1 周，室内温度（21±1）℃，湿度 40%～60%，自由进食饮水。按照随机数字表法分为伪手术组、模型组、电针组，每组 12 只。实验过程严格遵循科技部 2006 年颁布的《关于善待实验动物的指导性意见》，整个实验流程通过安徽中医药大学实验动物伦理审查会审核。

1.2　试剂与仪器　异氟烷（深圳市瑞沃德生命科技有限公司）；0.9%氯化钠溶液（安徽双鹤药业有限责任公司）；BCA 蛋白浓度测定试剂盒（增强型）（批号：091919191205，Beyotime）；微量还原型谷胱甘肽（GSH）（批号：20200731，南京建成生物工程研究院）；组织铁（Fe）测定试剂盒（批号：20200706，南京建成生物工程研究院）；Western 一抗二抗去除液（批号：051418180626，上海碧云天）；β-Actin（批号：051418180626，Zsbio）；GPX4 抗体（批号：AH082217，Bioss）；FTH1 抗体（批号：GR217524-6，英国 Abcam）；TfR1 抗体（批号：AI071124，Bioss）；ACSL4 抗体（批号：H2119，Santa Cruz）；HT7800 透射电镜（Hita-chi 公司，日本）；荧光定量 PCR 仪（型号：PIKOREAL96，Thermo Scientific）；切片机（Thermo Scientific 公司）；高速台式冷冻离心机（型

号：JW-3021HR，安徽嘉文仪器装备有限公司）；电热恒温箱（型号：DNP-9052BS-Ⅲ，上海三发）；一次性针灸针（0.25 mm×13 mm，苏州医疗用品有限公司）；华佗牌 SDZ 型电子针疗仪（苏州医疗用品有限公司）。

2　方法

2.1　动物模型制备　大鼠采用异氟烷气体麻醉，诱导浓度调节为 3%～4%，待麻醉剂充满诱导盒后 1 min，将大鼠放入诱导盒内待完全麻醉，将其头鼻放置于麻醉面罩，维持浓度 2%～2.5%。大鼠仰卧位，胸部皮肤备皮，钝性分离胸深肌、胸浅肌，止血钳撑开第 4、第 5 肋间肌，暴露心脏，以肺动脉圆锥与左心耳为标记，确定冠状动脉左前降支后用 6-0 带线缝合针结扎，肉眼可见大鼠心尖组织变白，缝合并予以青霉素钠喷洒伤口。伪手术组：麻醉方式与模型组一致，暴露心脏，仅穿线不结扎。

2.2　干预方法　参照人体腧穴定位法并结合现行教材《实验针灸学》常用实验动物的针灸穴位定位方法，大鼠仰卧位固定于鼠板。电针组选择双侧"神门穴"（HT7），刺入深度 1～2 mm，接电针仪，采用电针刺激，电流 1 mA，频率 10 Hz，每次刺激 15 min，每日 1 次，每日 30 min。在模型复制后第 2 d 开始电针，共 7 d。伪手术组、模型组不予电针。

2.3　心电图检测　通过 Power Lab Systems 记录肢体 Ⅱ 导联心电图，将电极刺于大鼠左后、右前与右后肢皮下，观察记录心电图 ST 段，并以此判断 AMI 模型复制是否成功。

2.4　标本采集和保存　于末次治疗后，1%戊巴比妥钠腹腔麻醉后取出心脏，取一部分新鲜组织放入 4%多聚甲醛中固定 24h，取心尖部切成 1 mm×1 mm×1 mm 左右大小放入 2.5%的戊二醛固定 24 h，0.9%氯化钠清洗净剩余血液后投入冻存管内，–80 ℃保存，用于心肌组织 Fe^{2+}、谷胱甘肽（GSH）、GPX4、FTH1、TfR1、ACSL4 的 PCR、Western blotting 检测。

2.5　HE 观察大鼠心肌组织形态　大鼠处死后分别取各组心脏，常规 4%对聚甲醛固定 48 h；蒸馏水冲洗 10 min；梯度乙醇脱水；50%、75%、95%乙醇各脱水 1.5 h；连续 2 次浸入二甲苯，每次 30 min；石蜡包埋，切片（厚度 4 μm），65 ℃恒温箱烤片。将玻片进行脱蜡、下水、染色、复染、透明、封片后在光学显微镜下进行观测拍照，观察心肌常规病理变化。

2.6　透射电子显微镜下观察线粒体形态　于末次治疗后，取各组心尖部心肌组织切成 1 mm×1 mm×1 mm 左右大小，放入 2.5%的戊二醛固定 24 h，在于 1%锇酸固定 1.5 h 后常规脱水包埋，制成超薄切片，醋酸双氧铀-枸橼酸铅染色，HT7800 透射电子显微镜下观察心肌超微结构。

2.7　比色法测定大鼠心肌组织 Fe^{2+}、谷胱甘肽（GSH）活性　于末次治疗后，每组选取 6 只大鼠，取心尖部心肌组织制成组织匀浆按 BCA 蛋白定量试剂盒使用说明操作，测定蛋白浓度，检测测定大鼠心肌组织 Fe^{2+}、谷胱甘肽（GSH）活性。

2.8　PCR 法检测大鼠心肌组织 GPX4、FTH1、TfR1、ACSL4 mRNA 表达水平　于末次治疗后，每组选取 6 只大鼠，心肌组织剪碎后液氮研磨，加入 1 mL Trizol 匀浆。提取 RNA 并逆转录，行 cDNA 扩增。条件为 95 ℃预变性 1 min，95 ℃变性 20 s，60 ℃退火延伸 1 min，40 个循环。以 β-actin 基因作为内参基因，采用 $2^{-\triangle\triangle Ct}$ 法对 GPX4、FTH1、TfR1、ACSL4 的 mRNA 相对表达量进行分析。

2.9　Western blotting 检测大鼠心肌组织 GPX4、FTH1、TfR1、ACSL4 蛋白含量　于末次治疗后，每组选取 6 只大鼠加入 RIPA 细胞裂解液 1 mL 将组织进行完全裂解，12 000 r/min 离心 10 min

取上清液，提取总蛋白。按 BCA 蛋白定量试剂盒使用说明操作，测定蛋白浓度。加入上样缓冲液混匀后 100 ℃煮沸 10 min，用聚丙烯酰胺凝胶进行电泳，PVDF 膜上进行湿转，5%脱脂奶粉室温封闭 2 h，分别加入稀释好的 GPX4、FTH1、TfR1、ACSL4 一抗液，4 ℃过夜孵育。PBST 洗涤 3 次每次 10 min，1∶20 000 用二抗稀释液稀释辣根过氧化物酶（HRP）标记的二抗。室温孵育 1.2 h，PBST 洗涤 3 次每次洗涤 10 min。使用 ECL 发光试剂盒来检测蛋白，用 Image J 软件分析各组蛋白条带的灰度值。

3 结果

3.1 电针对心电图影响 与伪手术组比较，模型组和针刺组大鼠结扎 30 min 后 ST 段明显上抬；与模型组比较，电针组 ST 段位显著降低。

3.2 HE 大鼠心肌组织病理变化 与伪手术组比较，模型组大鼠心肌组织细胞排列紊乱，心肌纤维大片断裂，间质出血明显，与模型组比较，电针组心肌细胞排列、心肌纤维断裂情况改善，间质出血减少。

3.3 透射电子显微镜下观察线粒体形态 与伪手术组比较，模型组大鼠心肌组织透射电镜下观察线粒体萎缩变小、膜密度增高，与模型组比较，电针组心肌透射电子显微镜下观察线粒体萎缩变小、膜密度增高有所改善。

3.4 比色法测定大鼠心肌组织铁含量、谷胱甘肽（GSH）活性 与伪手术组比较，模型组心肌组织铁含量显著升高、GSH 活性降低（$P<0.01$）；与模型组比较，电针组心肌组织铁含量有所降低、GSH 活性升高（$P<0.01$）。

3.5 电针对心肌组织 GPX4、FTH1、TfR1、ACSL4 mRNA 表达水平影响 与伪手术比较，模型组 GPX4、FTH1mRNA 表达水平明显降低（$P<0.01$），TFR1、ACSL4 mRNA 表达水平明显升高（$P<0.01$）；与模型组相比，电针组 GPX4、FTH1 mRNA 表达水平明显升高（$P<0.01$），TfR1、ACSL4 mRNA 表达水平明显降低（$P<0.01$）。

3.6 电针对心肌组织 GPX4、FTH1、TfR1、ACSL4 蛋白表达水平影响 与伪手术组比较，模型组 GPX4、FTH1 蛋白表达水平明显降低（$P<0.01$），TfR1、ACSL4 蛋白表达水平明显升高（$P<0.01$）；与模型组相比，电针组 GPX4、FTH1 蛋白表达水平明显升高（$P<0.01$），TfR1、ACSL4 蛋白表达水平明显降低（$P<0.01$）。

4 讨论

作为中国传统医疗手段之一，经络是一个复杂的信号转导网络系统，针刺可通过经络的物质、能量和信息流变化来调控某些化学物质或激素的释放，针刺心经可以通过神经、血管、体液等途径来特异性改善心功能，具备多层面、多靶点等特征。神门（HT7）是手少阴心经常用的穴位，常用于治疗心血管疾病，有临床证据显示，对于心绞痛、房颤、心脏神经官能症、失眠、高血压病以及其他一些心血管和神经系统疾病有着独特的疗效。以往实验机理研究证实，针刺神门可有效明显改善心肌梗死患者的心功能和心脏交感神经电活动，降低血清心肌酶含量，提高心肌细胞的缝隙蛋白水平，通过抗氧化应激反应、自噬、炎症反应等抑制细胞凋亡，改善受损心肌。但是研究结果大多孤立存在，而人体是一个有机的整体，各部分相互协调作用维持机体的正常。研究表明"铁死亡"的发生虽然与自噬、氧化应激、炎症反应不同但关系密切，并有研究表明心脏损伤中不但存在"铁死亡"，而且靶向干预铁死亡能够有效防治心脏疾病的发生发展。

本实验结果与既往结果一致，发现 AMI 大鼠心电图异常，ST 段明显升高，而电针神门（HT7）后可显著改善心电图 ST 段变化，再次证实电针对治疗缺血性心脏病具有重要价值。

研究表明，心肌组织损伤后局部组织 Fe^{2+} 水平升高，通过 Fenton（芬顿）反应促进氧化自由基的产生，从而促进脂质过氧化使得周围组织和细胞发生"铁死亡"，这一过程 GSH 作为主要辅因子抑制谷胱甘肽过氧化物酶（GPX4）直接导致脂质过氧化物的积累激活"铁死亡"。本实验结果示，与伪手术组比较，模型组心肌组织铁含量有所升高、GSH 活性降低（$P<0.01$）；与模型组比较，电针组心肌组织铁含量有所降低、GSH 活性升高（$P<0.01$）。铁元素是生命必需的微量元素，在机体内主要以二价、三价铁离子的形式存在，在小肠吸收和红细胞降解释放出亚铁离子（Fe^{2+}）被铜蓝蛋白（ceruloplasmin，CP）氧化为三价铁离子（Fe^{3+}），与膜上转铁蛋白（transferrin，TF）结合成 TF-Fe^{3+} 的形式，通过膜蛋白转铁受体 1（transferrin receptor protein1，TfR1）形成复合物通过内吞方式将铁离子运送到细胞内供机体利用。在满足体代谢所需的铁之后，多余的铁会被肝脏迅速吸收，与铁蛋白轻链多肽（FTL）和铁蛋白重链多肽（ferritin heavy chain 1，FTH1）结合而储存，避免循环中过多的铁对机体产生氧化损伤。在病理状态下，有研究发现通过抑制膜蛋白转铁蛋白受体（TfR1）表达，铁代谢主要转录因子铁反应元件结合蛋白 2（iron response element binding protein 2，IREB2）被抑制。铁储蛋白亚基铁蛋白轻链多肽（FTL）与铁蛋白重链多肽 1（FTH1）表达显著增加。由此可知，铁蛋白调控铁代谢稳态是"铁死亡"机制的重要调节点。长链脂酰辅酶 A 合成酶 4（ACSL4）参与磷脂酰乙醇胺或磷脂酸肌醇等带负电膜磷脂的合成，是脂质代谢途径重要基因，有研究表明通过敲除小鼠和人类细胞中 ACSL4 基因，能够有效减少 erastin 和 RSL3 诱导的细胞"铁死亡"率，是执行"铁死亡"发生的关键因素。谷胱甘肽过氧化酶 4（glutathione peroxidase4，GPX4）作为哺乳动物中修复脂质细胞氧化损伤的硒蛋白，保护细胞膜结构及功能不受过氧化物的损害及干扰。研究发现通过敲除小鼠膜脂修复酶-GPX4 或直接使用 GPX4 抑制剂可促进脂质过氧化和胞内活性氧的堆积，而 GPX4 可能是铁死亡发生的关键调控者。本实验发现，与伪手术比较，模型组 GPX4、FTH1mRNA 与 GPX4、FTH1 蛋白表达水平明显降低（$P<0.01$），TfR1、ACSL4 mRNA 与 TfR1、ACSL4 蛋白表达水平明显升高（$P<0.01$）；与模型组相比，电针组 GPX4、FTH1mRNA 与 GPX4、FTH1 蛋白表达水平明显升高（$P<0.01$），TfR1、ACSL4 mRNA 与 TfR1、ACSL4 蛋白表达水平明显降低（$P<0.01$）。这均提示电针"神门"能够对缺血性心脏病诱导的心肌细胞发生"铁死亡"产生调节作用，GPX4、FTH1、TfR1、ACSL4 在其发生发展中扮有重要角色。心肌细胞缺血缺氧状态下铁稳态调节通路被激活，铁离子堆积、活性氧生成增加，TfR1、ACSL4 表达升高，GPX4、FTH1 表达水平下降，诱发细胞发生"铁死亡"，电针可能是通过抑制心肌细胞发生"铁死亡"，阻止细胞死亡，实现心肌保护，但相关机制仍需进一步研究。

［*Revista Argentina de Clínica Psicológica*，2020：1214-1222］

电针"神门"与"太渊"对急性心肌缺血模型大鼠心肌组织 HCN4 表达的研究

王璐璐，吴子建，蔡荣林，胡　玲，刘　磊，余　情，何　璐

急性心肌缺血（acute myocardial ischemia，AMI）及梗死（infarction）后引起恶性心律失常导致心源性猝死（SCD）发生率越来越高，其防治目前始终是心血管疾病研究范畴的重难点。电针对保护心脏有积极治疗作用，于心律失常、冠心病心绞痛和 AMI 均有良好效应，故电针已在医学临床上得到了普及应用，但应深入探究其作用机制。

超极化激活的电流（hyperpolarization-activated current，I_h）因受自主神经系统的调控可广泛参与对心脏的生理活动，同时其受超极化激活的环核苷酸门控（hyperpolarization-activated cyclic nucleotide gated，HCN）通道的介导。I_h 异常可以产生心脏方面的疾病，因其可调节神经内分泌系统的同时亦影响着某些病理状态的变化。课题组前期实验已证实电针拥有相对特异性且与多种神经递质有相互联系，电针心经保护心脏即是通过自主神经调控的。本研究在前期基础上，比较电针心经的原穴"神门"和肺经的原穴"太渊"后，在不同时间点 AMI 模型大鼠心肌组织 HCN4 mRNA 和蛋白表达情况，从改善心脏自主神经活动，电针心经与肺经效应的相对特异性，以及电针后效应的相对特异性等方面研究，为深入探讨电针经穴效应相对特异性提供实验基础。

1　材料与方法

1.1　实验动物　同条件普食喂养 60 只普通健康雄性 SD 大鼠，购自安徽省实验动物中心，许可证号：SCXK（皖）2011—002，体质量为（250±20）g。实验过程严格遵循《关于善待实验动物的指导性意见》。

1.2　主要仪器与试剂　主要仪器：华佗牌 SDZ-Ⅴ型电子针疗仪（苏州医疗用品厂有限公司）；荧光定量 PCR 仪（美国 Thermo 公司）；Power Lab 8 生理记录仪（澳大利亚 ADV Instruments 公司）；PIKO Plate Illuminator（美国 Thermo 公司）；全自动凝胶成像系统（北京科创锐新生物科技有限公司）。

主要试剂：三氯甲烷（上海苏懿化学试剂有限公司，20151020）；快速 PCR 反应试剂盒[Qiagen（凯杰）公司，151034942]；引物合成（美国英杰生命技术有限公司）；DEPC（美国 Sigma 公司，20150802554）；Trizol（美国英杰生命技术有限公司，批号：101002）；逆转录试剂盒（第一链 cDNA 合成试剂盒，Thermo 公司，00287813）；ECL 超敏发光试剂盒（美国 Thermo 公司，QE218149）；beta-Actin（北京中杉）；免抗 HCN4（Bioss，bs-1691R，129kDa）。

1.3　模型复制及评价　将大鼠随机分为正常组、模型组、电针"神门"组（此组分为 2 组，

电针"神门8"组简称为"神1"组，电针"神门9"组简称为"神2"组）、电针太渊组（此组分为两组，电针"太渊8"组简称为"太1"组，电针"太渊9"组简称为"太2"组），共6组，每组10只。

具体方法：室温条件下，将大鼠用乙醚麻醉后固定于鼠台上，剃除胸骨左缘鼠毛后用剪刀剪开此处皮肤，用止血钳钝性分离大鼠左侧的胸大肌，暴露左侧第2、3、4肋骨，可清晰地暴露出心脏暗影，用弯头止血钳迅速沿胸骨左缘3、4肋间分开肋骨，挤出心脏以充分暴露心脏及其表面的血管，用6/0医用缝合线在冠状动脉前降支挂线结扎，然后快速将心脏送回胸腔，用长嘴止血钳把胸部皮肤和肌肉夹紧，以防气胸，快速缝合肌肉皮肤。手术过程中，采用标准Ⅱ导联心电图监控模型大鼠，满足以下一项即可认为急性心肌缺血模型复制成功：①T波高耸并伴有ST段移位；②ST段水平偏移，向上或向下偏移≥0.1 mV；③T波高耸，超过同导联R波1/2。

1.4 穴位定位及经脉段选择干预　穴位定位参考现行教材《实验针灸学》中实验动物的穴位及人体腧穴进行定位，选取心经原穴双侧的"神门"穴和肺经原穴双侧"太渊"穴并在各自穴位前方1 mm处刺入1～2 mm深度的针灸针并接电针仪，选择1 mA的疏密波，10 Hz的频率，时间为15 min，每日1次。在模型复制后第2 d开始电针治疗，持续7 d，在电针最后一次的即刻和次日的同等时间分别取材，称"神1"组、"神2"组、"太1"组和"太2"组，每组取6只，正常组和模型组未进行任何干预治疗。

1.5 检测指标

1.5.1　心电图检测及分析　采用Power Lab 8生理记录仪连接大鼠肢体端，测出并记录标准Ⅱ导联心电信号，处理心电信号，采用Chart 5软件进行分析。

1.5.2　RT-qPCR法测定心肌组织HCN4mRNA表达　实验结束即刻随机选取6只大鼠开胸取心，准确称取心肌左心室游离壁组织200 mg于冰冷生理盐水中漂洗数次后用滤纸吸干，迅速冷冻，以便测试。以实时荧光定量PCR法（quantitative real-time PCR，RT-qPCR）检测HCN4 mRNA表达。

1.5.3　Western blotting分析心肌组织HCN4蛋白表达　随机选取的6只大鼠，准确称取其100 mg左心室游离壁组织后加入内含1mmol/L PMSF的RIPA细胞裂解液1 mL进行裂解离心10 min，12 000 r/min。收集含有组织总蛋白的上清液待测。使用DS-PAGE凝胶配制试剂盒（碧云天生物技术公司）配制凝胶后以1:200的比例用一抗稀释液稀释后4 ℃缓慢摇动，过夜孵育后分别加入洗涤液洗3次，每次10 min；用二抗稀释液稀释（比例为1:10 000）辣根过氧化物酶来标记二抗，室温孵育2 h后分别加洗涤液洗涤3次，每次10 min。以ECL发光试剂盒检测心肌组织HCN4蛋白表达后以凝胶成像分析系统做分析检测。

1.6 统计学处理　数据以（$\bar{x} \pm s$）来表示，采用Graph Pad Prism 6软件进行统计分析及绘制统计图表。计量资料用单因素方差分析，组间比较选择Tukey's multiple comparisons test检验有无统计学意义的P值，其中$P < 0.05$表示差异有统计学意义，$P < 0.01$表示差异有显著统计学意义。

2　结果

2.1 模型大鼠心电图改变　以Power Lab 8导生理记录仪来观测AMI模型复制前后心电图的变化状况来判断心肌缺血模型复制是否成功。结果显示，模型复制前为窦性心律，复制后ST段抬高即模型复制成功。

2.2　各组 HCN4 mRNA 相对表达量与蛋白平均相对表达量的结果　HCN4 mRNA 相对表达量结果：与正常组比较，模型组的表达量显著减少（$P<0.01$）；与模型组比较，"神 1""神 2"和"太 1"组相对表达量显著增多（$P<0.01$）；与"神 1"组比较，"神 2""太 1"和"太 2"组的 HCN4 mRNA 相对表达量减少（$P<0.01$）；与"神 2"组比较"太 2"组 HCN4 mRNA 相对表达量显著减少（$P<0.01$）；与"太 1"组比较，"太 2"组相对表达量显著减少（$P<0.01$）。

HCN4 蛋白平均相对表达结果：与正常组比较，模型组的相对表达显著减少（$P<0.01$）；与模型组比较，"神 1""神 2"和"太 1"组相对表达显著增多（$P<0.01$）；与"神 1"组比较，"神 2""太 1"和"太 2"组相对表达显著减少（$P<0.01$）；与"神 2"组比较，"太 2"组相对表达显著减少（$P<0.01$）；与"太 1"组比较，"太 2"组相对表达显著减少（$P<0.01$）。

3　讨论

在本研究中，急性心肌缺血模型是由冠状动脉左前降支结扎法来复制的，并通过心电图证实模型复制成功后采集缺血局部心室肌组织并进行组织匀浆，HCN4 mRNA 和蛋白在 RT-qPCR 法与 Western blotting 检测中的情况：比较正常组和模型组大鼠后表明电针心经原穴"神门"及肺经原穴"太渊"均可以促进急性心肌缺血模型大鼠心肌组织二者的表达，二者之间存在显著性差异。通过电针此两穴干预结束后 1 d 的相同时间段，相同的方法对相同部位的心肌组织取材并进行 HCN4 mRNA 和蛋白表达影响的比较后发现电针后 1 d 的 HCN4 表达较之电针干预结束后仍然有明显的促进作用，虽然两穴后效应作用在 HCN4 mRNA 和蛋白量上较电针本穴最后一次的即刻取材组表达量均显著减少，但电针原穴具有一定的后效应；而电针心经与肺经在调整心肌组织 HCN4 表达中具有相对特异性的影响则体现在电针"神门"穴和"太渊"穴的效应和后效应相对特异性差异中。本实验证实在 HCN4 mRNA 和蛋白表达量上，电针心经原穴"神门"穴及其后效应表达上效果均显著好于电针肺经原穴"太渊"穴。

HCN 通道具有的作用包括钠钾离子通透、超极化激活、胞内 cAMP 调节及微弱的单通道电导等，于中枢神经系统、心脏等处均有表达，同时可以维持心脏自主起搏性节律活动，亦可参与神经信号的传导。HCN 通道可以被超极化激活，是阳离子通道，这是与其他离子通道不同之处，神经系统就是通过其被激活的阳离子通道来调节递质和经络的发展。HCN 基因主要是分布于心脏传导系统，且在窦房结转录翻译产物中 HCN4 是占据着绝对优势。HCN 通道故被认为是起搏点去极化的重要离子机制和起搏活动所必需的独有的特征，本实验通过电针实现对离子通道 HCN4 的刺激，初步认为信号是由各受体与各配体介导的离子通道转变为生物信号后传输的，HCN4 是心脏自主性跳动的主要环节，参与冲动的形成亦影响其传播，在稳定心脏节律性上具有至关重要的作用。电针治疗急性心肌缺血脑损伤是否与电针调控其他离子通道有关，及电针介入治疗的时机与机制，尚待进一步研究。

［湖南中医药大学学报，2019，39（5）：623-626］

电针心经与肺经对急性心肌缺血模型大鼠心肌组织超极化激活的环核苷酸门控通道 2 表达的影响

吴子建，王　洁，段文秀，龚长平，胡　玲

心源性猝死的发生率越来越高，其中大多数是由于急性心肌缺血（acute myocardial ischemia，AMI）梗死后并发的恶性心律失常所致，对其防治的研究一直是心血管疾病研究领域的热点问题。针灸可以有效地保护心脏，对 AMI、冠心病心绞痛、心律失常等具有较好的疗效，因此被广泛地应用于临床，但其作用机制有待深入研究。

超极化激活的环核苷酸门控通道（hyperpolarization-activated cyclic nucleotide gated potassium channel，HCN）是一种能被电压和环磷酸腺苷调控的、无选择性阳离子通道，它介导的超极化激活的电流（hyperpolarization-activated current，I_h）受自主神经系统和神经内分泌系统的调节以及某些病理状态的影响，广泛参与了对心脏生理活动的调控，I_h 异常会导致心脏疾病。课题组前期研究证明了针刺心经通过调控自主神经保护心脏功能，其作用与多种神经递质有关，且这种保护作用具有相对特异性。本研究在前期工作基础上，通过比较电针心经和肺经对 AMI 大鼠心肌组织 HCN2 mRNA 和蛋白表达的影响，进一步探讨电针经穴效应的相对特异性。

1　材料与方法

1.1　实验动物与分组　普通级健康雄性 SD 大鼠 48 只，购于安徽省实验动物中心，许可证号：SCXK（皖）2011-002，体质量（250±20）g，随机分为正常组、模型组、电针手少阴心经神门组（简称神门组）、电针手太阴肺经太渊组（简称太渊组），每组 12 只；两个电针组分别于最后 1 次电针治疗后即刻和次日相同时间各取材 6 只，分别称为神门 8 d 组、神门 9 d 组、太渊 8 d 组和太渊 9 d 组。实验过程中严格遵循科技部 2006 年颁布的《关于善待实验动物的指导性意见》相关规定对动物进行处置。

1.2　主要仪器与试剂　主要仪器：Power Lab 8 导生理记录仪（澳大利亚 ADV Instruments 公司）；华佗牌 SDZ-V 型电子针疗仪（苏州医疗用品厂有限公司）；荧光定量 PCR 仪、PIKO Plate Illuminator（美国 Thermo 公司）；普通 PCR 仪（杭州晶格科学仪器有限公司）；VE-180 型电泳槽、EPS-300 型数显式稳压稳流电泳仪、VE-186 型转膜仪（上海天能科技有限公司）；全自动凝胶成像系统（北京科创锐新生物科技有限公司）；LX300 型低速迷你离心机（海门市其林贝尔仪器制造有限公司）；高速台式冷冻离心机（安徽嘉文仪器装备有限公司）；微量移液器（德国 Eppendorf 公司）；万分之一电子天平（上海菁海仪器有限公司）；微孔板迷你离心机（杭州奥盛仪器有限公司）；pH 计（美国 METTLER TOLEDO 公司）；PVDF 膜（美国 Millipore 公司）；X 胶片（美国 Kodak 公司）；

TS-1000 水平摇床（海门市其林贝尔仪器制造有限公司）。

主要试剂：DEPC（美国 Sigma 公司）；快速 PCR 反应试剂盒（美国 Qiagen 公司）；引物合成（美国 Invitrogen 公司）；Trizol（美国 Invitrogen 公司）；氯仿（上海苏懿化学试剂有限公司）；逆转录试剂盒（美国 Thermo 公司）；核酸染料（赛百盛公司）；ECL 超敏发光试剂盒（美国 Thermo 公司）；β-actin、山羊抗小鼠 IgG、山羊抗兔 IgG（北京中杉公司）；兔抗 HCN2（英国 Bioss 公司）。

1.3　模型复制及评价方法　大鼠常规普通饲料饲养，模型复制前先记录正常肢体标准 Ⅱ 导联心电图，心电图异常者剔除。室温条件下，根据前期工作基础并参考文献，将大鼠用乙醚麻醉后，固定于鼠台上，沿胸骨左缘剪开皮肤，用止血钳游离大鼠左侧的胸大肌，暴露左侧第 2、3、4 肋，可以清晰地看到心脏的暗影，用弯头止血钳迅速沿胸骨左缘 3、4 肋间分开肋骨，挤出心脏，充分暴露心脏及其表面的血管，用 6/0 号医用缝合线在冠状动脉左前降支穿线结扎，然后快速将心脏送回胸腔，用长嘴止血钳把胸部皮肤和肌肉夹紧，防止气胸，缝合肌肉皮肤。手术过程中，采用标准 Ⅱ 导联心电图监控，以 T 波高耸或者倒置为心肌缺血标志。

1.4　穴位选择与刺激　参照人体腧穴定位法并结合现行教材《实验针灸学》常用实验动物的针灸穴位定位方法，分别选取双侧"神门"穴或"太渊"穴及前方 1 mm，各置一针灸针，刺入深度 1～2 mm，接电针仪，采用电针刺激，电流强度 1 mA，频率为 10 Hz，每次刺激 15 min，每日 1 次。在模型复制后第 2 d 开始电针，共 7 d。正常组、模型组不予电针。

1.5　观察指标及检测方法　心电图检测与分析：采用 Power Lab 8 导生理记录仪，记录大鼠肢体标准 Ⅱ 导联心电信号，将记录到的心电信号通过内置模块处理，进行各时间段的心电图观察和分析。

实时荧光定量 PCR（quantitative real-time PCR，qPCR）法测定心肌组织 HCN2 mRNA 表达：实验结束后，每组随机选取 6 只大鼠进行取材，开胸摘取心脏，取左心室游离壁组织心肌 200 mg，在冰 0.9%氯化钠溶液中漂洗数次，滤纸吸干，迅速冷冻保存待测。利用 qPCR 检测 HCN2 mRNA 表达，取出 cDNA 作为荧光定量的模板，分别用 2×SYBR Green Mixture 5 μL、Forward primer（10 μmol/L）1 μL、Reverse primer（10 μmol/L）1 μL、cDNA 1 μL、RNase Free Water 2 μL，共 10 μL 作为反应体系，95 ℃ 2 min，95 ℃ 5 s，60 ℃ 10 s，40 个循环。

Western blotting 检测心肌组织 HCN2 蛋白表达：每组随机选取 6 只大鼠，取左心室游离壁组织，准确称取心肌组织 100 mg，加入 RIPA 细胞裂解液 1 mL（内含 1 mmol/LPMSF）进行裂解，12 000 r/min 离心 10 min，收集含有组织总蛋白的上清液待测。使用碧云天生产的 SDS-PAGE 凝胶配制试剂盒配制 SDS-PAGE 凝胶，在收集的蛋白样品中按照 1∶4 比例加入 5×SDS-PAGE 蛋白上样缓冲液，沸水浴加热 10 min，以充分变性蛋白；待样品冷却到室温后，把蛋白样品加到 SDS-PAGE 胶加样孔内，每孔加 5～15 μL，浓缩胶所用电压为 80 V，时间为 30 min，分离胶所用电压为 120 V，时间为 1 h。将预先裁好与胶条同样大小的滤纸和 PVDF 膜（预先在甲醇中浸泡 3 min），浸入转膜缓冲液中 5 min，转膜装置从下至上依次按阴极板、3 层滤纸、凝胶、PVDF 膜、3 层滤纸、阳极板的顺序放好，滤纸、凝胶、PVDF 膜精确对齐，每一步都要去除气泡，接通电源，恒流转膜。转膜完毕后，立即把蛋白膜放置到预先准备好的 Western 洗涤液中，漂洗 5 min，以洗去膜上的转膜液。加入 Western 封闭液（5%脱脂奶粉），在摇床上缓慢摇动，室温封闭 2 h。按照 1∶200 的比例用一抗稀释液进行稀释，4 ℃缓慢摇动孵育过夜，洗涤 3 次。按照 1∶10 000 的比例用二抗稀释液稀释辣根过氧化物酶标记的二抗，室温孵育 2 h，洗涤 3 次。参考说明书，使用 ECL 发光试剂盒发光，X 片显影来检测心肌组织 HCN2 蛋白表达，采用凝胶成像系统进行胶片条带扫描分析。

1.6　统计学处理　所有数据均以均数±标准差（$\bar{x}\pm s$）表示，采用 Graph Pad Prism 6 软件进行统计分析及绘制统计图表。

2 结果

2.1 模型大鼠心电图改变

模型复制后心电图 ST 段抬高，表明模型复制成功。

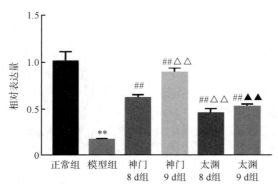

图 1 各组大鼠心肌组织超极化激活的环核苷酸门控通道 2（HCN2）mRNA 相对表达量比较（$\bar{x} \pm s$, $n=6$）

注：与正常组比较，**$P<0.01$；与模型组比较，##$P<0.01$；与神门 8 d 组比较，△△$P<0.01$；与神门 9 d 组比较，▲▲$P<0.01$

2.2 各组大鼠心肌组织 HCN2 mRNA 相对表达量的比较

与正常组比较，模型组大鼠心肌 HCN2 mRNA 相对表达量显著减少（$P<0.01$）；与模型组比较，各电针治疗组 HCN2 mRNA 相对表达量显著增多（$P<0.01$）；与神门 8 d 组比较，神门 9 d 组 HCN2 mRNA 相对表达量显著增多（$P<0.01$），太渊 8 d 组 HCN2 mRNA 相对表达量减少（$P<0.01$）；与神门 9 d 组比较，太渊 9 d 组的 HCN2 mRNA 相对表达量显著减少（$P<0.01$）；与太渊 8 d 组比较，太渊 9 d 组的 HCN2 mRNA 相对表达量有所增加，但差异无统计学意义（$P>0.05$）（图 1）。

2.3 各组大鼠心肌组织 HCN2 蛋白表达量的比较

与正常组比较，模型组 HCN2 蛋白表达显著减少（$P<0.01$）；与模型组比较，各电针治疗组蛋白表达显著增多（$P<0.01$）；与神门 8 d 组比较，神门 9 d 组的 HCN2 蛋白表达显著增多（$P<0.01$），太渊 8 d 组的 HCN2 蛋白表达显著减少（$P<0.01$）；与神门 9 d 组比较，太渊 9 d 组的 HCN2 蛋白表达显著减少（$P<0.01$）；与太渊 8 d 组比较，太渊 9 d 组的 HCN2 蛋白表达显著增加（$P<0.01$）（图 2）。

3 讨论

既往的大量研究已经证实了电针心经可以在中枢神经系统的调控下，通过神经-体液途径有效地改善心肌组织缺血缺氧状态，且该效应与电针肺经比较具有相对特异性差异，但是对于电针的后效应问题，以及电针对心肌组织细胞离子通道影响的研究相对较少。信息传递是生命活动的普遍规律，细胞膜上的离子通道是细胞内外物质交换和能量传递的基础。离子通道可作为针刺信号转换的纽带：针刺的机械刺激或电针的电刺激等物理信号，可通过各种配体、受体介导的离子通道转换为具有生理效应的生物信号。针灸对效应靶细胞的影响可从细胞外信号与膜受体结合开始，实现对细胞信号

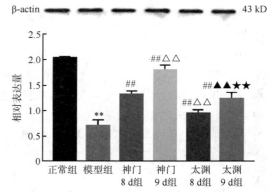

图 2 各组大鼠心肌组织 HCN2 蛋白相对表达量比较（$\bar{x} \pm s$, $n=6$）

注：1 正常组；2 模型组；3 神门 8 d 组；4 神门 9 d 组；5 太渊 8 d 组；6 太渊 9 d 组。与正常组比较，**$P<0.01$；与模型组比较，##$P<0.01$；与神门 8 d 组比较，△△$P<0.01$；与神门 9 d 组比较，▲▲$P<0.01$；与太渊 8 d 组比较，★★$P<0.01$

转导途径的影响。

HCN 通道具有超极化激活、通透钠钾离子、胞内环磷酸腺苷调节以及微弱的单通道电导等作用，被认为是参与起搏活动所必需的通道，是起搏点去极化的重要离子机制。有证据表明，HCN 通道是心脏自主性跳动的主要环节，不仅参与冲动的形成，也影响到冲动的传导，在稳定心脏节律性上具有至关重要的作用。在心脏，主要分布有 HCN1、HCN2 和 HCN4 参与调节心脏节律。在窦房结转录翻译产物中，尽管 HCN4 是占优势的表达基因，但同样有证据表明了 HCN2 参与到哺乳动物如家兔、大鼠的房室和心室活动中，HCN2 缺失可能会发生心律失常；也有研究认为慢性房颤患者的心房肌组织 HCN2 通道表达增多，但在小动物心脏不同区域的 HCN2 差异表达仍然有待更多的研究探讨。

心律失常既可由心肌缺血所引起，一般认为是由于心肌缺血引发心脏起搏传导系统异常、心脏自主神经功能异常、心肌细胞代谢紊乱等病理改变所导致，也可由各种器质性心血管病、药物中毒、电解质和酸碱平衡失调等因素引起。本课题组前期的工作表明，经脉与脏腑之间存在相对特异性的联系，心经经脉与肺经经脉均以"从胸走手"的方向沿上肢内侧循行，发挥"运行气血，反映病候"的作用，电针心经和肺经均可以改善心肌缺血的状态，但电针心经效应具有相对特异性。在本研究中，通过冠状动脉左前降支结扎法复制了 AMI 大鼠模型，并通过心电图检测证实了模型的可靠性，进而采集缺血局部心室肌组织检测了 HCN2 mRNA 和蛋白表达情况，通过与正常组和模型组大鼠比较，发现电针心经和肺经均可以促进 AMI 模型大鼠心肌组织 HCN2 mRNA 和蛋白的表达，且电针心经的效应优于电针肺经，两者之间存在显著性差异。

《灵枢》明确了"刺之要，气至而有效"，但是"气至"的持续时间和"气至"后效应的维持，即针灸后效应的问题仍然缺乏必要实验数据支持。本研究通过观察电针心经和肺经干预结束后 1 d 心肌组织中 HCN2 表达的变化，发现电针后 1 d 的 HCN2 表达较电针干预结束即刻仍然有明显的增高，表明电针心经和肺经经脉均具有一定的后效应；而电针心经与肺经后效应的比较也证明了后效应仍然具有经脉相对特异性差异，进一步说明了电针心经在调整心肌组织 HCN2 表达中具有相对特异性的作用。

经脉脏腑相关是经络理论的核心，也是指导临床应用的主要依据，本研究在前期工作基础上，进一步验证了电针心经对心肌活动影响具有相对特异性，且持续性后效应同样具有相对特异性，为后续开展针刺效应及后效应研究提供前期工作基础。

［针刺研究，2018，43（3）：175-179］

电针预处理对急性心肌缺血再灌注损伤大鼠心肌组织 NF-κB p65、IκBα、IKKβ 蛋白表达的影响

郝　锋，蔡荣林，余　情，尹　刚，王　洁，吴子建，胡　玲

近年来，国内外心血管疾病的患病率居高不下，缺血性心脏病正伴随社会老龄化加剧而持续增加，心肌缺血再灌注损伤（MIRI）是加重心肌损伤的主要病理机制。本课题组前期研究表明针刺心经腧穴具有明确的抗心肌缺血再灌注损伤效应，但其作用机制尚不明确。

前期研究发现针刺预处理可降低急性心肌缺血再灌注损伤大鼠心肌组织核转录因子-κB（nuclear factors kappa B，NF-κB）p65 蛋白表达水平，可能是针刺改善急性心肌缺血再灌注损伤的作用机制之一。本研究拟在前期研究的基础上通过观察电针心经腧穴预处理对急性 MIRI 大鼠心肌组织 NF-κB p65、NF-κB 抑制蛋白（NF-κB inhibitor，IκB）α、IκB 激酶（IKK）β 表达及下游白细胞介素（interleukin，IL）-1β、IL-10 的影响，探讨 IKK/IκB/NF-κB 信号通路参与电针预处理对急性 MIRI 保护效应的可能机制。

1　材料与方法

1.1　主要试剂和仪器

1.1.1　主要试剂　RIPA 细胞裂解液（碧云天生物技术研究所，P0013B），异丙醇（上海苏懿化学试剂有限公司，20160614），PVDF 膜（Millipore 公司，K5CA1685L），预染蛋白 Marker（Thermo Scientific 公司，26616），ECL 超敏发光试剂盒（Thermo Scientific 公司，34094），β-actin 抗体（北京中杉金桥生物技术有限公司，TA-09），IgG 抗体（北京中杉金桥生物技术有限公司，ZB2305），IgG 抗体（北京中杉金桥生物技术有限公司，ZB2301），IκB α 抗体（Bioss 公司，36 kDa），IKKβ 抗体（Bioss 公司，bs-20557R），NF-κB p65 抗体（Bioss 公司，ab16502）。

1.1.2　主要仪器　电泳仪（Tanon 公司，EPS 300 型），水平摇床（海门市其林贝尔仪器制造有限公司，TS-1000），高速台式冷冻离心机（安徽嘉文仪器装备有限公司，JW-3021HR），酶标仪（Molecular Devices，SpectraMax M2e），电泳仪（Bio-Rad，Power PAC Basic），凝胶成像仪（ProteinSimple，FlourChem FC3），电子针疗仪（苏州医疗用品厂有限公司，SDZ-Ⅴ型），Power Lab 生理记录仪（澳大利亚 ADV Instruments 公司）。

1.2　实验动物及分组　40 只健康雄性 SD 大鼠［济南朋悦实验动物繁育有限公司，生产许可证号：SCXK（鲁）2014—0007］，体质量（230±20）g。适应性喂养 1 周，依据随机数字表法将大鼠随机分为假手术组、模型组、电针心经组、电针肺经组，每组 10 只。实验过程严格遵循 2006 年科技部颁发的《关于善待实验动物的指导性意见》相关规定。

1.3 针刺预处理方法　参照现行教材《实验针灸学》结合动物比较解剖学方法进行腧穴定位。电针心经组针刺"神门""通里"，电针肺经组针刺"太渊""列缺"。采用一次性无菌针灸针（0.25 mm×13 mm）刺入 2～3 mm，接用 SDZ-V 型电子针疗仪进行刺激，刺激电压 1 V，频率 2 Hz，每次 20 min，每日 1 次，模型复制前共刺激 7 d。假手术组和模型组不予电针干预。

1.4 模型制备　模型复制方法参照文献进行改进。各组大鼠在末次电针 24 h 后腹腔注射 0.3% 戊巴比妥钠（10 mL/kg）麻醉，仰卧位固定，连接 Power Lab 生理记录仪实时记录标准 II 导联心电图。于大鼠左侧第 3、第 4 肋间剪开皮肤，钝性分离肌肉，剪开心包膜，在冠状动脉左前降支起点外 1～2 mm 处，以 5-0 号无菌带线缝合针刺入约 0.5 mm 结扎左前降支血管（在丝线与心肌间放一根聚乙烯小管），医用缝合线两端留置在体外，用长嘴止血钳将胸部皮肤、肌肉和心脏夹紧，防止发生气胸。心电图 ST 段弓背上抬，T 波高耸，则确定急性心肌缺血模型复制成功。30 min 后，松开结扎线后关闭胸腔，再灌注 120 min，心电图示 ST 段回落 1/2 以上，则完成 MIRI 模型的复制。模型复制结束时，逐层缝合肌肉、皮肤。假手术组开胸后不结扎，仅在相应部位用针空穿 1 次。各组大鼠实验前心电图异常、未到观察终点而死亡或模型复制不成功者剔除。

1.5 心电图记录与分析　采用 Power Lab 生理记录仪，持续记录各组大鼠模型复制前、结扎后 30 min 及再灌注 120 min 时间点的心电图，每次分析 15 min 内的 ST 段位移值。

1.6 Western blotting 检测大鼠心肌组织 NF-κBp65、IκBα、IKKβ 蛋白表达　模型复制结束后，取缺血区 0.5 cm×0.5 cm×0.5 cm 大小心肌组织立即置于–80 ℃冰箱中待测。剪取心肌组织，称取 100 mg 左右的样品，加入细胞裂解液进行裂解。收集上清液，加入缓冲液热浴 10 min 变性，待样品冷却到室温后，经 SDS-PAGE、转膜、ECL 显色，采用扫描仪扫描，获取目标特异条带灰度值后采用 Chemi Analysis 进行分析，以 NF-κB p65、IκBα、IKKβ 的灰度值与内参 β-actin 的吸光度比值表示目的蛋白的相对表达量。

1.7 ELISA 法检测大鼠血清 IL-1β 及 IL-10 的含量　取出心肌组织后，立即腹主动脉取血，离心后按 ELISA 试剂盒说明书要求测定各组大鼠血清 IL-1β 及 IL-10 的含量，根据样品的光密度（OD）值，通过拟合曲线计算样品的浓度。

1.8 统计学处理　所有数据采用 SPSS17.0 软件进行统计分析，计量资料以均数±标准差（$\bar{x} \pm s$）表示，若符合正态分布，组间比较采用单因素方差分析，两两比较采用 LSD 法；若不符合正态分布，组间比较采用非参数检验。以 $P < 0.05$ 为差异有统计学意义。

2　结果

2.1 各组大鼠心电图 ST 段位移值比较　各组大鼠模型复制前 ST 段位移值比较差异无统计学意义（$P > 0.05$），具有可比性。除假手术组外，各组大鼠结扎后 30 min、再灌注 120 min 的 ST 段位移值均较模型复制前升高（$P < 0.05$）；除假手术组外，各组再灌注 120 min 的 ST 段位移值均较结扎后 30 min 降低（$P < 0.05$）。与假手术组比较，模型组大鼠结扎后 30 min、再灌注 120 min 的 ST 段位移值升高（$P < 0.05$）；电针心经组 ST 段位移值均低于模型组和电针肺经组（$P < 0.05$），电针肺经组与模型组比较差异无统计学意义（$P > 0.05$）。

2.2 各组大鼠心肌组织 NF-κBp65、IκBα、IKKβ 蛋白表达比较　与假手术组比较，模型组大鼠心肌组织 NF-κB p65、IKKβ 蛋白表达升高（$P < 0.05$），IκBα 蛋白表达降低（$P < 0.05$）；与模型组比较，电针心经组和电针肺经组大鼠心肌组织 NF-κB p65、IKKβ 蛋白表达均降低（$P <$

0.05），IκBα 蛋白表达均升高（P<0.05）；与电针肺经组比较，电针心经组大鼠心肌组织 NF-κB p65、IKKβ 蛋白表达降低（P<0.05），IκBα 蛋白表达升高（P<0.05）。

2.3 各组大鼠血清 IL-1β、IL-10 含量比较 与假手术组比较，模型组大鼠血清 IL-1β 含量升高、IL-10 含量降低（P<0.05）；与模型组比较，电针心经组大鼠血清 IL-1β 含量降低、IL-10 含量升高（P<0.05），电针肺经组大鼠血清 IL-1β 含量降低（P<0.05）；与电针肺经组比较，电针心经组大鼠血清 IL-1β 含量降低、IL-10 含量升高（P<0.05）。

3 讨论

急性心肌缺血再灌注损伤（MIRI）属于中医学 "胸痹""心痛"范畴。针灸预处理具有明确的抗心肌缺血再灌注损伤的效应。临床研究也已经证实，针刺治疗缺血性心脏病疗效肯定。

核转录因子 κB（NF-κB）广泛存在于细胞质中，参与机体的炎性反应、免疫应答及细胞的生长调控等过程。心肌缺血再灌注时 NF-κB 被激活，多种细胞因子、黏附分子表达或释放，从而直接或间接造成心肌损伤。因此，可通过调控 NF-κB 信号通路发挥对心肌的保护作用。研究表明 NF-κB 信号通路在心肌缺血再灌注损伤发生发展过程中发挥着重要作用。NF-κB 诱导激酶（NIK）为 IKK 的上游激酶，NIK 可引起 IKK α 与 IKKβ 相应位点的磷酸化，通过级联反应，使 IκBs 磷酸化而与 NF-κB 解离，致使 NF-κB 被激活。由此推测，IKK/IκB/NF-κB 信号通路可能参与了针刺抗 MIRI 的效应。

研究发现电针预处理能降低 MIRI 大鼠"内关"穴区 Toll 样受体 4（TLR4）和 NF-κB mRNA 的表达水平，针刺信号的启动-传递-放大可能与 TLR4/NF-κB 信号通路有关。电针可能通过降低心肌缺血小鼠心肌组织肿瘤坏死因子-α（TNF-α）、NF-κBp65、IL-1β、IL-8 蛋白表达水平，抑制炎性反应，实现心肌保护效应。艾灸联合西药可能通过降低 TNF-α 表达，抑制心肌组织 NF-κB 核蛋白的 DNA 结合活性，抑制免疫炎性反应，从而改善慢性心力衰竭症状。艾炷灸"内关""郄门"穴预处理可抑制心肌缺血再灌注损伤大鼠心肌细胞凋亡，可能与其降低 caspase3 表达，升高 Bcl-2 表达，降低 TNF-α 与 NF-κB 表达有关。上述研究表明 NF-κB 参与了针刺预处理对心肌的保护作用，针刺可通过调控 NF-κB 信号通路改善心肌缺血再灌注损伤。

本研究结果显示，急性 MIRI 大鼠 ST 段位移值升高，心肌组织 NF-κB p65、IKKβ 蛋白表达升高，IκBα 蛋白表达降低，血清 IL-1β 含量升高，IL-10 含量降低，表明急性 MIRI 大鼠心肌受损，NF-κB 通路相关蛋白表达异常，心脏功能下降。电针心经腧穴预处理的急性 MIRI 大鼠 ST 段位移值降低，心肌组织 NF-κB p65、IKKβ 蛋白表达低于模型组，IκBα 蛋白表达高于模型组，血清 IL-1β 含量低于模型组，IL-10 含量高于模型组；电针心经组大鼠心肌组织 NF-κB p65、IKKβ 蛋白表达低于电针肺经组，IκBα 蛋白表达高于电针肺经组，血清 IL-1β、IL-10 含量亦与电针肺经组存在差异。结果表明电针心经腧穴预处理可抑制急性 MIRI 大鼠心肌组织 NF-κB p65、IKKβ 蛋白表达和血清 IL-1β 的释放，促进心肌组织 IκBα 蛋白表达和血清 IL-10 的释放，进而改善急性心肌缺血再灌注损伤。这提示电针心经腧穴预处理可明显减轻急性心肌缺血再灌注损伤，IKK/IκB/NF-κB 信号通路可能参与了电针心经预处理对急性 MIRI 的保护机制。

［中国针灸，2020，40（10）：1103-1107］

电针预处理不同原络配穴对急性心肌缺血再灌注损伤大鼠心肌组织 TNF-α、COX-2、ICAM-1 蛋白表达的影响

邵雪芳，蔡荣林，曹 奕，吴生兵，吴子建，王璐璐，刘 磊，郑良玉，李小贾

为进一步探讨电针不同经穴组对急性心肌缺血保护的效应机制及差异性，本研究通过观察电针不同原络配穴对急性心肌缺血再灌注大鼠心肌组织 TNF-α、COX-2、ICAM-1 蛋白表达的影响，探讨原络配穴法在改善急性 MIRI 中的作用及可能机制，为临床选穴配穴提供实验依据。

1 材料

1.1 实验动物 健康雄性 SD 大鼠 40 只，体质量（230±20）g，购于济南朋悦实验动物繁育有限公司［动物生产许可证号：SCXK（鲁）2014—0007］。

1.2 主要试剂与仪器 PVDF 膜（批号 K5CA1685L）：Millipore 公司；异丙醇（批号 20160614）：上海苏懿化学试剂有限公司；β-actin（批号 17AV0303，分子量 43 kDa）、山羊抗小鼠 IgG（批号 127655）、山羊抗兔 IgG（批号 125946）：北京中杉。EPS 300 型电泳仪、VE-186 型转膜仪、VE-180 型电泳槽：Tanon；LX 300 型微量离心机、TS-1000 水平摇床：海门市其林贝尔仪器制造有限公司；微量移液器：德国 Eppendorf；磁力加热搅拌器：江苏省金坛市金城国胜实验仪器厂。

2 方法

2.1 大鼠分组和模型复制 实验过程中严格遵照科技部 2006 年颁布的《关于善待实验动物的指导性意见》相关规定对动物进行处置。适应性喂养 1 周，从 40 只大鼠中随机选取 6 只作为假手术组，从模型复制成功后的大鼠中选取 30 只，将其随机分为模型对照组、电针神门+支正组（简称神门支正组）、电针神门+通里组（简称神门通里组）、电针大陵+内关组（简称大陵内关组）、电针大陵+外关组（简称大陵外关组），每组 6 只。模型复制方法参照文献进行改进。大鼠在末次电针 24 h 后腹腔注射 20%乌拉坦（5 mL/kg）麻醉，仰卧位固定后实时记录标准 II 导联心电图。自左侧第 3～4 肋间剪开皮肤，钝性分离肌肉组织，打开胸腔，剪开心包膜，在冠状动脉左前降支起点外 1～2 mm 处，以 5-0 号无菌带线缝合针刺入约 0.5 mm，结扎左前降支血管（在丝线与心肌间放一根聚乙烯小管），见缺血心肌壁呈现发绀、膨出，快速将心脏送回胸腔内原位置，医用缝合线两端留置在体外，用长嘴止血钳将胸部皮肤、肌肉和心脏挂线夹紧，防止发生气胸。心电图 ST 段弓背上抬，T 波高耸，确定心肌缺血形成。30 min 后松开结扎线后关闭胸腔，再灌注 120 min，心电

图示 ST 段回落 1/2 以上。模型复制结束时，逐层缝合肌肉、皮肤，切口处注入少许青霉素注射液，再次采用碘伏进行无菌操作，预防感染。假手术组开胸后不结扎冠状动脉，仅在相应部位用针空穿 1 次即可。剔除各组实验前心电图不正常的大鼠，或未到观察终点而死亡者以及模型复制不成功者。

2.2　电针干预方法　腧穴定位参照现行教材《实验针灸学》，并结合动物比较解剖学方法定位进行取穴。"神门"穴：前肢内侧，腕部横纹尺骨边缘。"支正"穴：前肢尺侧缘前臂腕关节背侧上 2/5 折点处。"通里"穴：大鼠前肢内侧，腕横纹正中上 1 mm 处。"内关"穴：位于大鼠前肢内侧，腕横纹正中上 3 mm 处。"外关"穴：腕关节上 3 mm，尺、桡骨之间。"大陵"穴：前肢内侧腕部横纹正中间。刺入深度 3～5 mm，间隔 3～5 mm，接华佗牌 SDZ-V 型电子针疗仪进行电针刺激，刺激电压 1 V，频率为 2 Hz，每日 1 次，每次 20 min，模型复制前共刺激 14 d。假手术组和模型对照组不电针。

2.3　检测指标及方法

2.3.1　心电图（electrocardiogram，ECG）记录与分析　各组大鼠在模型复制前连接 Power Lab 生理记录仪，同步监测 II 导联 ECG。持续记录模型复制前、结扎后 30 min 及再灌注后 120 min 时间点的 ECG，每次分析 15 min 内的 ST 段位移值。

2.3.2　免疫组织化学法检测 TNF-α、ICAM-1、COX-2 表达水平　①采集标本：实验结束后，用水合氯醛腹腔注射麻醉，大鼠仰卧于手术台上，固定头部及四肢，开胸，迅速取出心脏，预冷生理盐水冲洗，冰盘上切取左冠状动脉供血区 0.5 cm×0.5 cm 大小心肌组织，放入甲醛中固定，室温保存。②采用免疫组织化学法检测心肌 TNF-α、ICAM-1、COX-2 免疫阳性细胞表达水平，按照试剂盒说明书进行操作。通过 ALTAU2 图像采集卡采集图像，采用 Image Pro Plus 4.0 图像分析系统进行图形分析，TNF-α、ICAM-1、COX-2 在胞核呈现棕黄色阳性表达。计算每个视野阳性表达面积之和及光密度均值，以阳性点面积之和与阳性点光密度均值之比作为蛋白的表达水平。

2.3.3　Western blotting 检测 COX-2 表达水平　另取缺血区 0.5 cm×0.5 cm 大小心肌组织，立即置于 −80 ℃冰箱中冻存待测，每组选取 3 只大鼠。剪取心肌组织，称取 100 mg 左右的样品，加入细胞裂解液进行裂解。收集上清液，经电泳后，在收集的蛋白样品中加入缓冲液。经热浴 10 min 后。待样品冷却到室温后，经 SDS-PAGE 电泳分离、转膜、蛋白印迹、ECL 显色等，采用 Western blotting 检测心肌组织 COX-2 蛋白。将获得的胶片用扫描仪扫描，获取图片上目标特异条带灰度值后采用 Chemi Analysis 进行分析，以所得到的 COX-2 灰度值分别与内参 β-actin 的吸光度比值表示目的蛋白的相对表达量。

2.4　统计学处理　所有数据均以均数±标准差（$\bar{x} \pm s$）表示，采用 Graph Pad Prism 6 软件进行统计分析及绘制统计图表。计量资料用单因素方差分析，均数多重比较选择 Tukey 检验。以 $P < 0.05$ 为差异有统计学意义。

3　结果

3.1　各组大鼠心电图 ST 段位移值比较　各组大鼠模型复制前 ST 段位移值比较，差异无统计学意义（$P > 0.05$）。除假手术组外，其他组大鼠结扎后 30 min，ST 段位移值均较模型复制前显著升高（$P < 0.05$），再灌注 120 min 时 ST 段位移值较结扎后 30 min 时显著降低（$P < 0.05$）。与模型对照组比较，结扎后 30 min，各电针预处理组 ST 段位移值均显著降低（$P < 0.05$），再灌注 120 min，除大陵外关组外其他 3 个电针预处理组 ST 段位移值显著降低（$P < 0.05$）；再灌注 120 min 后，神

门支正组 ST 段位移值最低, 大陵外关组 ST 段位移值最高, 两组 ST 段位移值的差异有统计学意义（$P<0.05$）。

3.2 采用免疫组织化学方法检测的各组大鼠心肌组织 TNF-α、ICAM-1、COX-2 表达水平比较 与假手术组比较, 模型对照组大鼠心肌组织 TNF-α、ICAM-1、COX-2 表达水平显著升高（$P<0.05$）; 与模型对照组比较, 各电针预处理组 TNF-α、ICAM-1、COX-2 表达显著降低（$P<0.05$）; 与神门支正组比较, 大陵内关组和大陵外关组 TNF-α、ICAM-1、COX-2 表达水平显著升高（$P<0.05$）; 与神门通里组比较, 大陵外关组 TNF-α、ICAM-1、COX-2 表达显著升高（$P<0.05$）。

3.3 采用 Western blotting 检测的各组大鼠心肌组织 COX-2 蛋白相对表达水平比较 与假手术组比较, 模型对照组大鼠心肌组织 COX-2 蛋白相对表达水平显著升高（$P<0.05$）; 与模型对照组比较, 各电针预处理组 COX-2 蛋白相对表达水平显著降低（$P<0.05$）; 神门支正组 COX-2 蛋白相对表达水平最低, 大陵外关组 COX-2 蛋白相对表达水平最高, 两组差异具有统计学意义（$P<0.05$）（图 1）。

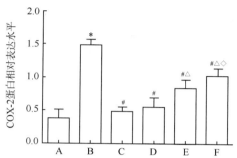

图 1 Western blotting 检测的各组大鼠心肌组织 COX-2 蛋白相对表达水平比较（$\bar{x}\pm s$, $n=3$）
注: 与假手术组比较, *$P<0.05$; 与模型对照组比较, #$P<0.05$; 与神门支正组比较, △$P<0.05$, 与神门通里组比较, ◇$P<0.05$

4 讨论

《针灸大成》首次提出原络配穴法, 后世把表里经主客原络配穴法演化为 3 种配穴方法, 即表里经原络配穴法、本经原络配穴法、异经原络配穴法。临床上, 它们可以相互配合应用, 提高治疗效果。有研究表明, 电针不同配穴对心肌缺血大鼠的脑保护作用有协同效应, 原络配穴和原俞配穴的作用优于单穴治疗。本研究拟选取不同的本经原络配穴和相表里经原络配穴, 观察电针不同原络配穴对急性 MIRI 大鼠心肌组织 TNF-α、COX-2、ICAM-1 蛋白表达的影响, 探讨原络配穴针刺改善急性 MIRI 的可能机制。

神门是手少阴心经的原穴,《素问·刺疟》《针灸甲乙经》记载:"心疟者, 令人烦心, 甚欲得清水, 反寒多不甚热, 刺手少阴（神门）。"通里是手少阴心经络穴, 针刺通里穴可治疗心悸、怔忡、舌强不语、腕臂痛等疾患。有学者基于"心主血脉"及脏腑经脉相关理论, 证实针刺心经经穴能明显改善急性心肌缺血。支正是手阳明小肠经的络穴, 神门与支正配伍是相表里经的原络配穴。大陵和内关是手厥阴心包经原络穴, 心包经与心在生理上具有特异性联系, 二者在病理上相互影响。《灵枢·经脉》曰:"心主手厥阴心包络之脉, 起于胸中, 出属心包络, 下膈, 历络三焦。"《医学纲目》谓:"心胸痛并气攻, 劳宫、大陵、内关。"针刺内关对心功能性疾病有独特的疗效。后代医家有"胸肋苦有病, 速与内关谋"之说。外关穴是手少阳三焦经的络穴, 临床上治疗热病、胸胁痛、上肢痿痹等疾病, 大陵与外关是相表里经的原络配穴, 对心脏功能有一定的影响。

现代研究表明, 炎症反应在缺血再灌注过程中会引起脏器继发性损伤, 同时也会导致释放大量的细胞因子。有研究认为, 炎症递质和细胞黏附分子在炎症细胞浸润的过程中发挥着重要作用, 而针刺能够有效地抑制炎症递质的释放, 降低黏附分子的表达, 减轻炎症细胞的聚集, 最终可以减轻损伤。目前普遍认同 COX-2 是一类炎症反应递质，从而可作为治疗炎症疾病的一个靶标。正常生理状态下，组织细胞中 COX-2 表达水平较低或不表达，当机体受到炎症、疼痛等刺激时，其表达水平显著提高。本研究结果表明，COX-2 在心肌缺血再灌注模型中表达水平显著增多，针刺预处理后，心肌组织中 COX-2 水平明显降低，提示针刺可以抑制缺血心肌的炎症反应，对心肌起到一定的保护作用。

TNF-α 是一类促炎细胞因子，可促使缺血组织区域白细胞增加，进而释放大量的促炎细胞因子，导致缺血区域损伤加重。研究显示，缺血再灌注的过程引起强烈的心脏收缩，导致心肌细胞膜受损，最终进一步增加 TNF-α 的释放。而直接靶向抑制 TNF-α 之类促炎细胞因子的释放可有效改善和治疗 MIRI。通过电针疗法能显著减少脑缺血再灌注模型大鼠模型复制后 TNF-α 和 1L-6 的含量，减轻心肌损伤。本研究结果表明，模型对照组大鼠较假手术组 TNF-α 的表达水平显著升高，各电针预处理组与模型对照组比较，TNF-α 表达水平显著降低，进一步证实针灸预处理对 MIRI 具有保护作用。

ICAM-1 是一个重要的黏附分子，其在静息的血管内皮细胞上表达水平低，但在多种炎症因子的刺激下会增加表达。本实验研究发现，与模型对照组比较，各电针预处理组 TNF-α、ICAM-1、COX-2 表达水平明显降低，表明电针预处理可降低 TNF-α 水平，抑制缺血心肌组织 ICAM-1、COX-2 的表达，从而起到保护缺血心肌损伤的作用。

本研究初步证实电针不同原络配穴预处理可显著改善急性 MIRI，不同本经、表里经原络配穴的效应之间存在一定的差异。同时研究结果显示，电针预处理不同原络配穴可降低急性 MIRI 大鼠心肌组织 TNF-α、COX-2、ICAM-1 表达水平，减少 COX-2 蛋白的相对表达水平，抑制黏附分子和炎症反应。因此，电针预处理可显著抑制急性 MIRI 大鼠心肌组织炎症递质 COX-2、促炎细胞因子 TNF-α 的释放及黏附分子 ICAM-1 的表达，减轻炎性细胞在急性心肌缺血再灌注组织器官中的聚集，从而减轻缺血再灌注后炎症反应的损害，对心肌有良好的保护作用，且不同原络配穴组之间具有一定的相对特异性。同时，由于缺血再灌注损伤的炎症反应调节通路较为复杂，可能涉及多个信号调节通路的交互过程，具体机制还需要进一步深入研究。

［安徽中医药大学学报，2019，38（3）：37-43］

电针"内关""心俞"对急性心肌缺血再灌注损伤大鼠血清白介素-1β、白介素-10含量及心肌组织NF-κB p65蛋白表达的影响

蔡荣林，胡　玲，余　情，刘　磊，张田宁，雷　洋

穴位的配伍应用是针灸临床治疗的重要环节，亦是针灸取得疗效的关键所在。选取具有类似效应的多个穴位针灸，是否会产生如同中药方剂的协同作用，以及其可能的内在机制，已经逐步引起针灸界的广泛关注。针刺"内关""心俞"具有明确的抗心肌缺血再灌注损伤（myocardial ischemia reperfusion injury，MI/RI）的作用，但是穴位组合针刺的协同效应机制尚不清楚。近年来研究表明NF-κB 信号通路在 MI/RI 中发挥着重要作用，而目前有关针刺抗 MI/RI 过程中 NF-κB 信号通路影响的研究尚未见报道，是值得深入研究和探讨的问题。本研究以 MI/RI 中炎症反应过程为研究主线，以 NF-κB p65 蛋白为切入点，观察针刺前后缺血心肌组织 NF-κB p65 蛋白及相关炎症因子的变化，探讨针刺抗 MI/RI 效应与 NF-κB p65 蛋白变化之间的相互关系，旨在进一步揭示针刺"内关""心俞"对 MI/RI 的抗炎效应及可能作用机制。

1　资料与方法

1.1　实验动物与分组　健康雄性 Wistar 大鼠 60 只，体质量（220±20）g，由安徽医科大学实验动物中心提供，许可证号：SCXK（皖）2011—002，术前 12 h 禁食。根据随机数字表将大鼠随机分 4 组，每组 15 只，分别为假手术组、模型对照组、针刺"内关"+"心俞"组（针刺观察组）、针刺"太渊"+"肺俞"组（针刺对照组）。

1.2　模型复制　参照相关文献进行模型复制。大鼠在末次电针 24 h 后腹腔注射 20% 乌拉坦（5 mL/kg）麻醉，仰卧位固定后实时记录标准 Ⅱ 导联心电图。颈部、胸前部剃毛，切开气管接动物呼吸机（呼吸频率每分钟 70 次，吸呼比 1：2，潮气量 9 mL/kg）。自左侧第 3~4 肋间剪开皮肤，钝性分离肌肉组织，打开胸腔，剪开心包膜，在冠状动脉左前降支起点外约 1~2 mm 处，以 5-0 号无菌带线缝合针刺入约 0.5 mm 结扎左前降支血管（在丝线与心肌间放一根聚乙烯小管），见缺血心肌壁呈现发绀、膨出，心电图 ST 段弓背上抬，T 波高耸，确定心肌缺血形成。30 min 后松开结扎线后关闭胸腔，再灌注 120 min，心电图示 ST 段回落 1/2 以上。假手术组开胸后不结扎冠状动脉，仅在相应部位用针空穿 1 次即可。各组大鼠实验前心电图不正常，或未到观察终点而死亡以及模型复制不成功者剔除。

1.3　实验方法　针刺观察组选取"内关"（穴位处置两根针灸针，刺入深度 2~3 mm，间隔 2~

3 mm，接电针仪）和"心俞"穴（针刺方法同"内关"穴），用华佗牌 SDZ-V 型电子针疗仪进行电针刺激，刺激电流 1 mA，频率为 2 Hz，每次刺激 20 min，每天 1 次，共 3 d。针刺对照组选取"太渊、肺俞"，电针方法同针刺观察组。假手术组、模型对照组不电针。实验结束后，剪开腹部正中皮肤及肌肉，分离腹主动脉，采集动脉血，3000 r/min，离心 15 min，吸取上清液，分装，−20 ℃保存待测。随机选取每组 9 只大鼠开胸取出心脏用 4 ℃生理盐水冲洗，冰盘上切取左冠状动脉供血区心肌组织，置入 4% 多聚甲醛固定。

1.4 观察指标

1.4.1 心肌梗死面积、缺血面积测定 大鼠缺血 30 min 再灌注 40 min 时，将每组未取心脏的剩余 6 只大鼠重新结扎左冠状动脉前降支，0.5% 伊文氏蓝 1.5 mL 舌静脉注射，充分染色后迅速取出心脏用冰冻生理盐水冲洗，−20 ℃ 冰冻，将心脏垂直切成 1 mm 薄片，置入 2 mL 氯化三苯基四氮（Sigma 公司，美国）中 37 ℃ 孵育 10 min，采用 HPIAS-2000 图像分析系统测定缺血区和坏死区面积。

1.4.2 ELISA 法检测血清炎症因子 IL-1β 及 IL-10 含量 按 ELISA 试剂盒说明测定大鼠血清 IL-1β 及 IL-10 的含量。

1.4.3 免疫组织化学法检测心肌 NF-κB p65 蛋白表达 取心肌组织包埋后冰冻切片（厚 6 μm），滴加一抗（兔 IgG，1∶200 比例稀释），37 ℃ 孵育 2 h，滴加山羊抗兔二步法二抗，37 ℃ 30 min，PBS 液清洗，2 min×3 次。DAB 显色，冲洗后伊红复染，脱水封片。采用 Leica Qwin 图像分析系统进行检测，每张切片随机选取 5 个高倍视野检测（×400），计算每个视野的阳性细胞数和相对光密度，取其平均值。

1.5 统计学处理

采用 SPSS13.0 统计学软件进行数据分析，所有数据均用（$\bar{x} \pm s$）表示，各组间均数的两两比较采用方差分析 one-way ANOVA（LSD 法），以 $P < 0.05$ 为差异有统计学意义。

2 结果

2.1 各组大鼠心肌缺血面积和梗死面积比较

模型对照组大鼠的心肌缺血面积和梗死面积明显高于假手术组（$P < 0.05$），针刺观察组大鼠的心肌缺血面积和梗死面积与模型对照组和针刺对照组比较均显著减少（$P < 0.05$）。

2.2 各组大鼠血清 IL-1β 及 IL-10 含量比较

模型对照组大鼠血清 IL-1β 水平明显升高，IL-10 含量显著降低，与假手术组比较差异有统计学意义（$P < 0.05$）。针刺观察组大鼠血清 IL-1β 含量较模型对照组和针刺对照组显著降低，IL-10 明显升高，其间差异有统计学意义（$P < 0.05$）；针刺对照组大鼠血清 IL-1β 含量与模型对照组比较差异有统计学意义（$P < 0.05$）。

2.3 各组大鼠心肌组织 NF-κB p65 蛋白表达比较

由免疫组织化学法检测可见 NF-κB p65 阳性细胞表达呈棕黄色或黄褐色，显微镜下可见染色质深染聚集成块或碎裂、核边聚集。模型对照组大鼠与假手术组比较，阳性细胞数明显增多，光密度值明显升高（$P > 0.05$）；针刺观察组大鼠阳性细胞数较模型组减少，光密度值较模型组明显降低（$P > 0.05$）。

3 讨论

近年来,我国人群心血管疾病发病率和死亡率呈显著上升的趋势,严重威胁着人们的生命健康。大量临床研究已经证实,针灸治疗缺血性心脏病疗效肯定。国内外许多学者也分别从中枢神经系统、心血管活性物质、改善微循环作用、抗氧自由基作用、对细胞因子的调节、对 NOS 和 NO 的影响,以及调节热休克蛋白表达等方面对针灸干预心肌缺血再灌注损伤的作用及机制进行了有益的探讨。

目前,有关腧穴间配伍规律及协同效应的研究受到了越来越多的重视,本课题组也开展了腧穴配伍及协同作用机制的一系列相关研究,取得了一定的研究成果。前期的相关研究工作已经证实电针"内关""心俞"穴对急性心肌缺血家兔的心电图、血液流变学参数和心率变异性有协同改善作用,针刺内关和心俞穴对缺血性心脏病的心肌细胞皆有一定的保护作用。

内关为心包经络穴,心俞为心的背俞穴。《灵枢·经脉》有云:"手心主之别,名曰内关,去腕二寸,出于两筋之间……心系实则心痛,虚则为头强,取之两筋间也。"《千金方》云"治心风寒方,灸心俞各五十壮"等,两穴均为治疗心系疾患的有效穴位,课题组前期的研究亦证实内关与心俞配伍针刺可有效提高临床疗效,本研究旨在前期研究工作的基础上从多角度、多方面进一步揭示针刺内关和心俞穴抗心肌缺血再灌注损伤效应的机制。

现代研究表明,过度的炎症反应是心肌缺血再灌注损伤的主要机制之一,炎症细胞因子的大量释放在损伤的过程中发挥重要的作用。NF-κB 信号通路参与介导细胞增殖、炎症、凋亡等多种生理过程,对于心肌缺血再灌注损伤的发生、发展具有关键作用。NF-κB 转录调控的下游炎性因子 IL-1β、IL-10 等在心肌缺血再灌注损伤中具有重要的作用。NF-κB 信号通路可能参与了针刺抗 MI/RI 的效应,而目前关于其在 MI/RI 防治机制中的相关研究却鲜见报道。

本研究以 MI/RI 中炎症反应过程为研究主线,以 NF-κB p65 蛋白为切入点,观察针刺"内关""心俞"对缺血心肌组织 NF-κB p65 蛋白及致损伤因子的影响,并探讨针刺抗 MI/RI 效应与 NF-κB p65 蛋白变化之间的相互关系,旨在进一步揭示针刺"内关""心俞"抗 MI/RI 的效应及可能作用机制。结果发现,针刺"内关""心俞"穴可显著降低急性心肌缺血再灌注损伤大鼠血清 IL-1β 含量及心肌组织 NF-κB p65 蛋白表达水平,升高 IL-10 含量,其效应与针刺"太渊""肺俞"穴比较差异均有统计学意义。结果提示针刺"内关""心俞"穴可调节缺血心肌 NF-κB p65 蛋白表达及其转录调控的下游炎症因子 IL-1β、IL-10 含量,其效应显著优于"太渊""肺俞"穴。综上可见,针刺"内关""心俞"对急性心肌缺血再灌注损伤的保护效应与 NF-κB 信号通路有一定的关系,为今后进一步揭示"内关""心俞"穴协同针刺效应的机制奠定了实验基础。

［云南中医学院学报,2014,37(2):6-9］

电针对脑心综合征大鼠心肌组织 1-磷脂酰肌醇 3-激酶、缺氧诱导因子-1α 及血管表皮生长因子表达的影响

吴生兵，曹　健，高　纺，王丽娜，常梦娟，薛晶晶，张田宁，周美启

本研究采用脑心综合征（cerebrocardiac syndrome，CCS）模型，观察电针干预对 CCS 心肌组织 PI3K、HIF-lα 及 VEGF 表达的影响，探讨针刺干预 CCS 心肌损伤的保护机制，为针灸临床应用提供理论依据。

1　材料与方法

1.1　动物及分组　选取健康、清洁级 SD 大鼠 70 只，雌雄不拘，体质量 250～300 g，由南京医科大学实验动物中心提供，许可证号：SCXK（苏）2008—0004。动物于安静的环境下分笼饲养，室温控制在（22±1）℃的范围内，相对湿度（55±5）%，自然光照，食水自取。大鼠适应环境 1 周后，按照随机数字表法从 70 只大鼠中随机选择 10 只作为假手术组（雌性 5 只，雄性 5 只），其余 60 只用于 CCS 模型的复制，然后随机选取模型复制成功大鼠 30 只（剩下 6 只用作备用补充），再分为模型组、电针组和非经非穴组，每组 10 只（模型组雌性 6 只、雄性 4 只，电针组雌性 6 只、雄性 4 只，非经非穴组雌性 4 只、雄性 6 只）。实验前心电图异常、实验手术或记录失败、麻醉过量死亡以及术中死亡大鼠均未列入实验分析对象。

1.2　药品与试剂　水合氯醛，批号：20100104，由上海生物化学制药厂生产；胶原酶（VII-S 型），批号：428447，由美国 GIBCO 公司生产；肝素钠，批号：20100909，由上海 生物化学制药厂生产；PI3K（批号 20100526），HIF-1α（批号 20100205），VEGF（批号 20100809），SP 免疫组化试剂盒（批号 K 112725 F）及 DAB 显色试剂盒（批号 45998 TKV）均从北京中杉金桥生物技术有限公司购置。

1.3　仪器与设备　脑立体定位仪（SR-5R 型，日本成茂），微量注射器（Model 5000，浙江省医用器材厂），切片机（Leica 2135，德国），OLYMPUS 显微镜（BX 51，德国），PCE-A 型程控电针治疗仪（安徽天恒有限公司），显微图像分析系统（JD 801，德国）。

1.4　模型制备及评定　模型制备：采用胶原酶加肝素联合注射于大鼠尾状核，复制 CCS 动物模型。大鼠术前 8 h 禁食，不禁水，用 10% 水合氯醛（3. 5 mL/kg）腹腔注射麻醉，俯卧位固定于脑立体定位仪上。取头皮正中切口，剥离骨膜，暴露前囟及冠状缝，选择注射点为右侧尾状核（AP1/RAT3/DV5），牙科钻钻孔，注射胶原酶加肝素，剂量为含胶原酶（1 U/μL）和肝素（7 U/μL）的 0.9% 氯化钠注射液 1.4 μL，5 min 退针缝合头皮。假手术组向大鼠尾状核注入等量 0.9% 氯化钠注射液，手术操作过程同模型组。实验过程中对动物的处置遵循科技部 2006 年颁布的《关于善待

实验动物的指导性意见》。

脑出血模型成功的评定：手术动物苏醒后，根据 Bederson 等的脑出血评定方法分为 3 级。1级：将大鼠尾巴提起，瘫痪侧前肢回收后屈曲于腹下，正常侧前肢向地面伸展；2 级：除 1 级体征外，向瘫痪侧推大鼠时阻力较对侧明显降低；3 级：除以上体征外，大鼠有向瘫痪侧侧旋的行为。符合 3 级中任一级均可。

CCS 模型成功的评定：评定脑出血模型成功后开始监测心电图，连续记录标准 II 导联心电图 30 min，发生心律失常（室性早搏、房性早搏、室性心动过速、窦性心动过速）者为 CCS 模型复制成功。

1.5 治疗方法 参照现行教材《实验针灸学》关于"常用实验动物针灸穴位"的取穴标准。电针组选取"水沟""风府""内关"和"心俞"（其中"内关""心俞"均选左侧穴位），非经非穴组选取大鼠臀大肌外上象限内无经络和穴位处。针刺方法：选用 1 寸（25 mm）毫针，直刺 4～6 mm，并连至 PCE-A 型程控电针治疗仪，将"水沟"与"风府"相接，"内关"和"心俞"相接。电针参数：电流（IP-P）为 1.5 mA，疏波，频率为 2 Hz，连续电针 20 min。于手术第 1 d 开始电针，每天 1 次，连续 3 d。假手术组和模型组均不予电针，仅每天抓空 1 次。

1.6 观察指标及检测方法 模型复制结束 72 h 后，用 10%水合氯醛腹腔注射（3.5 mL/kg）麻醉大鼠，速取各组大鼠左心室靠近心尖的相同部位、相同大小心肌（长、宽、高分别约 8 mm、2 mm、5 mm），放入 4%甲醛中固定，常规脱水、透明、浸蜡、包埋、切片，选取相邻的切片分别用于免疫组化检测 PI3K、HIF-1α 及 VEGF 的吸光度值，每只动物选取一张切片，每张切片选取不重复的 5 个高倍视野。

免疫组化染色步骤：石蜡切片脱蜡至水，蒸馏水冲洗，PBS 浸泡 5 min，采用高压修复，当高压锅慢慢喷气时，计时 2 min，自然冷却，蒸馏水水洗，PBS 洗 2 min×3 次，3%H_2O_2室温孵育 6 min，PBS 洗 2 min×3 次，滴加一抗兔抗鼠（1:100），4 ℃过夜，PBS 洗 2 min×3 次，滴加二步法二抗通用工作液，室温 20 min，PBS 洗 2 min×3 次，DAB 显色，苏木精复染，脱水透明，封片。免疫组化染色后，HIF-1α 阳性细胞为胞核中有棕黄色颗粒，PI3K、VEGF 阳性细胞为细胞质中有棕黄色颗粒。

1.7 统计学处理 采用 SPSS 13.0 统计软件进行数据处理。数据以均数±标准差（$\bar{x} \pm s$）表示，各组间样本均数比较采用单因素方差分析，两两比较采用 LSD 法。$P < 0.05$ 为差异有统计学意义。

2 结果

2.1 大鼠模型复制结果 60 只大鼠中，有 1 只因麻醉意外死亡，1 只术后并发感染死亡，5 只经解剖证实为脑出血过量死亡，17 只未出现明显的心律失常，其余 36 只均为模型复制成功。解剖学证实脑出血形成，镜下可见组织内有多少不等的红细胞、血肿形成，心电图示心律失常，心肌病理形态学检查证实模型组有心肌细胞变性。

2.2 各组大鼠心肌组织 PI3K、HIF-1α、VEGF 表达比较 与假手术组比较，模型组心肌组织 PI3K、HIF-1α、VEGF 表达显著增加（$P < 0.01$）；与模型组比较，电针组 PI3K、HIF-1α、VEGF 表达明显增加（$P < 0.05$）；与模型组比较，非经非穴组 PI3K、HIF-1α、VEGF 表达稍增加，差异无统计学意义（$P > 0.05$）（图 1）。

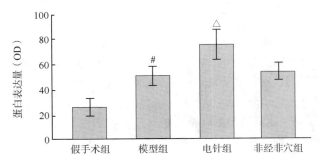

图1 各组大鼠心肌组织 PI3K、HIF-1α、VEGF 表达比较（$\bar{x} \pm s$）

注：与假手术组比较，#$P<0.01$；与模型对照组比较，△$P<0.05$

3 讨论

CCS 的发病主要表现为心电图的异常和心肌酶谱的改变。急性脑血管病合并心电图异常提示预后不良，心电图异常发生率越高，预后越差。急性脑血管病心源性猝死并不少见，尤其在脑梗死的死因中占较大比例，患者猝死风险可持续到病程 1 个月。

急性脑损伤引起心肌损伤机制复杂，主要是急性脑损伤可引起外周血液中儿茶酚胺急剧增加，使冠状动脉小血管收缩或痉挛，引起心肌缺血、缺氧。

水沟、风府同为督脉穴位，督脉循行沿着脊柱里面，上行到风府穴，进入脑部，上至巅顶，故针灸督脉穴位可直接治疗脑病。内关为手厥阴心包经之络穴，同时又是八脉交会穴之一，通于阴维脉。《难经·二十九难》："阴维为病苦心痛。"《针灸甲乙经》："实则心暴痛，虚则烦心，心惕惕不能动，失智，内关主之；心澹澹而善惊恐，心悲，内关主之。"心俞为心的背俞穴，背俞穴可治疗五脏疾病，故心俞与心病关系密切。诸穴合用，以实现脑病心病同治。

文献认为，HIF 在缺氧时可促发涉及氧的运输、氧的利用、糖酵解代谢、细胞死亡、细胞存活和其他能影响细胞在缺血时生存的基因的表达，HIF 的激活能给机体提供保护，在细胞、组织、器官水平上抵抗缺氧造成的损伤。在心肌缺氧缺血发生后，HIF-1 通过作用于 VEGF，促使其表达增加，进而促进血管生成，增加了缺血组织血流灌注及供氧量，从而可以促进心肌缺血的恢复过程。

本研究结果显示，电针可促进 CCS 心肌组织 HIF-1 及 VEGF 表达，促进血管生成。本研究结果还显示，电针干预 CCS 可能通过激活 PI3K 后上调 HIF-1α 的表达，从而激活 VEGF，起到保护 CCS 受损心肌的作用。但电针是否能激活 Akt 的活性及对 Akt 上游和 Akt 下游其他分子的作用规律尚有待在后续研究中完善、探讨。电针非经非穴组心肌组织 PI3K、HIF-1α、VEGF 阳性表达与模型组比较变化不明显，说明经穴与非经非穴在针刺效应特异性上存在差异。

［针刺研究，2013，38（2）：87-92］

电针"心俞-神门"对急性心肌缺血模型大鼠心肌与海马组织 Glu、Asp 和 NR1 表达的影响

王　洁，吴子建，蔡荣林，何　璐，余　情，刘　磊，许　静，胡　玲

心肌缺血是指由于心脏冠状动脉供血不足导致的心肌组织缺血缺氧,进而影响心脏功能的病理状态, 有研究显示, 心肌缺血会造成不同程度的脑损伤, 损伤易发生在对缺血较为敏感的海马区, 且随着时间的推移不断加重。针刺对心肌缺血的保护作用已得到证实, 国内外学者也分别从基因调控、调节心肌能量代谢、调节血管活性物质、调控离子通道等角度对针刺抗心肌缺血的作用及机制进行探讨。兴奋性氨基酸（excitatory amino acid，EAA）是中枢神经系统的兴奋性递质，主要是指谷氨酸（Glu）和天冬氨酸（Asp）。Glu 和 Asp 在病理情况下的浓度异常增高，使得氨基酸平衡状态被打破，从而产生兴奋性神经毒性。研究发现，心肌缺血时会释放大量的 EAA，尤其是 Glu，影响心肌的损伤，心肌缺血细胞损伤的发生与 EAA 的兴奋性神经毒性有关。本研究通过观察电针俞原配穴"心俞-神门"对急性心肌缺血（AMI）模型大鼠心肌组织、海马组织兴奋性氨基酸 Glu 和 Asp 及 N-甲基-D-天冬氨酸（N-methyl-D-aspartate，NMDA）受体亚基 NR1 的影响，探讨针刺俞原配穴"心俞-神门"对心肌缺血致脑损伤的保护作用及其机制。

1　材料与方法

1.1　实验动物及分组　健康成年雄性 SD 大鼠 60 只，体质量（230±20）g，由安徽省实验动物中心提供，置于康为 TR60 独立送风隔离笼具中饲养，温度（24±1）℃，相对湿度为 60%，适应性饲养 1 周。依据随机数字表法，将大鼠随机分为假手术组、模型组、电针"神门"组（简称神门组）、电针"心俞"组（简称心俞组）和电针"心俞+神门"组（简称心神组），每组 12 只。

1.2　主要仪器和试剂　Power Lab 多导生理记录仪（澳大利亚 ADV Instruments 公司）；电子针疗仪（SDZ-V 型，苏州医疗用品厂有限公司）；普通 PCR 仪（杭州晶格科学仪器有限公司）；台式高速冷冻离心机（安徽嘉文仪器装备有限公司）；荧光定量 PCR 仪（Thermo Scientific）；微孔板迷你离心机（杭州奥盛仪器有限公司）；针灸针（0.3 mm×13 mm，苏州医疗用品厂有限公司）；大鼠谷氨酸 ELISA 试剂盒（上海生工生物工程股份有限公司）；大鼠天冬氨酸 ELISA 试剂盒（上海生工生物工程股份有限公司）；DEPC-H₂O（上海捷瑞生物工程有限公司，1910G08）；Novostart SYBR qPCR SuperMix Plus（近岸蛋白质科技有限公司，0516511）；Prime Script RT reagent Kit with gDNA Eraser（宝日医生物技术有限公司，AJ51485A）。

1.3　模型复制方法　结合前期工作基础并参考文献改良，大鼠术前 12 h 禁食禁水，用乙醚麻醉大鼠，固定于鼠台，剃去左胸部鼠毛，用碘伏无菌操作皮肤。沿着大鼠胸骨左侧 3 mm 处切开皮

肤，钝性分离左侧胸肌组织，暴露第 2～4 肋骨，用弯头止血钳沿 3、4 肋间迅速撑开肋骨，将心包膜剪开，挤出大鼠心脏，以充分暴露表面血管，找到冠状动脉左前降支，用 6/0 号医用缝合线进行穿线结扎，然后将心脏放回胸腔中，挤出胸腔残余空气，缝合肌肉皮肤。手术过程中，采用标准 Ⅱ 导联心电图监控，密切监测大鼠心电图变化。模型复制后见心电图 ST 段上抬，T 波高耸，确定大鼠心肌缺血模型形成。假手术组大鼠仅将胸腔打开，在相应部位穿刺不结扎。模型复制前记录各组大鼠心电图，剔除心电图异常及模型复制失败大鼠。

1.4　治疗方法　"神门"和"心俞"的腧穴定位参照人体腧穴和现行教材《实验针灸学》中大鼠穴位的定位方法。神门穴定位：前肢腕部内侧横纹尺骨边缘；心俞穴定位：第 5 胸椎棘突下旁开 7 mm。选取双侧神门、心俞穴，并在穴位下方 1 mm 各刺一针作为参考电极。采用 1 寸一次性无菌针灸针针刺 2 mm，接电子针疗仪进行电针刺激，刺激电流 2 mA，频率为 2 Hz，每日针刺 20 min，1 周为 1 个疗程。3 组电针组自模型复制后第 2 d 开始治疗，假手术组与模型组大鼠不进行电针治疗。

1.5　观察指标及检测方法

1.5.1　心电图检测与分析　使用 Power Lab 8 导生理记录仪，观察大鼠肢体标准 Ⅱ 导联心电信号，并分析 ST 段变化。

1.5.2　标本采集　7 d 电针治疗结束后，各组大鼠禁食禁水，第 8 d 进行取材，每组取材 6 只。用浓度为 10% 的水合氯醛（3.5 mL/kg）腹腔注射麻醉，5 组大鼠断头处死后迅速开颅，将完整的脑组织取出，在冰盘上小心分离海马组织，立即放置液氮内速冻，然后存放于 –80 ℃冰箱中待测；迅速取出心脏，冰盘上切取缺血区的 0.5 cm×0.5 cm 大小心肌组织，用 0.9% 氯化钠注射液反复冲洗，滤纸吸干液体，放置液氮内速冻后立即置于 –80 ℃冰箱中冻存待测。

1.5.3　ELISA 试剂盒检测各组大鼠心肌和海马组织中 Glu、Asp 浓度　将冷冻在液氮中的心脏组织、海马组织解冻，加入 PBS 溶液充分匀浆，4 ℃、3000 r/min 离心 20 min，吸取上清液按照 ELISA 试剂盒的操作说明书进行检测。

1.5.4　实时荧光定量 PCR 检测各组大鼠心肌和海马组织中 NR1 mRNA 表达　取各组 50～100 mg 组织加入 Trizol 裂解，提取总 RNA。制作 cDNA 反应液作为荧光定量的模板，取 cDNA 1 μL、2×SYBR Green Mixture 5 μL、上游引物 1 μL、下游引物 1 μL、RNase Free Water 2 μL 作为反应体系，反应条件为 95 ℃ 1 min，95 ℃ 20 s，60 ℃ 1 min，95 ℃和 60 ℃条件反应 40 个循环。

1.6　统计学分析　对实验数据采用 Graph Pad Prism 7.0 进行统计分析和图形制作，结果以（$\bar{x} \pm s$）表示，组间比较采用单因素方差分析，两两间多重比较采用图凯多重比较测试，采用 Pearson 相关分析进行相关性分析，以 $P < 0.05$ 为差异有统计学意义。

2　结果

2.1　各组大鼠心电图 ST 段改变　结果显示，模型复制后大鼠心电图 ST 段，较假手术组显著抬高（$P < 0.01$），表明急性心肌缺血模型复制成功。与模型组比较，治疗前 3 组电针组大鼠 ST 段改变差异无统计学意义（$P > 0.05$），治疗后神门组、心俞组、心神组 ST 段明显降低（$P < 0.01$）；神门组、心俞组和心神组组间比较 ST 段的幅值差异无统计学意义（$P > 0.05$）；各治疗组电针后 ST 段变化与电针前相比，差异均有显著统计学意义（$P < 0.01$）。

2.2　各组大鼠心肌组织 Glu、Asp 浓度比较　ELISA 检测可见，模型组大鼠心肌 Glu、Asp 浓度均明显高于假手术组（$P<0.01$）；电针治疗后与模型组比较，神门组和心俞组 Glu 浓度均有所下降，差异无统计学意义（$P>0.05$），神门组和心俞组 Asp 浓度均明显降低（$P<0.01$），心神组 Glu 和 Asp 浓度也均显著降低（$P<0.01$）；与神门组和心俞组比较，心神组 Asp 浓度明显下降（$P<0.01$）。

2.3　各组大鼠海马组织 Glu、Asp 浓度比较　与假手术组相比较，模型组海马 Glu 和 Asp 的浓度均明显上升（$P<0.01$）；电针治疗后，与模型组相比，心神组 Glu、Asp 浓度均明显下降（$P<0.01$），神门组、心俞组 Glu 浓度均显著降低（$P<0.01$），神门组、心俞组 Asp 浓度有所下降，但差异无统计学意义（$P>0.05$）；与神门组比较，心神组 Glu、Asp 浓度明显下降（$P<0.05$）；与心俞组相比，心神组 Asp 浓度明显下降（$P<0.05$）。

2.4　各组大鼠心肌和海马组织中 NR1 mRNA 相对表达量　与假手术组相比，模型组大鼠心肌、海马组织 NR1 mRNA 相对表达量均明显上升（$P<0.01$）；电针治疗后，与模型组相比，神门组、心俞组和心神组心肌、海马组织 NR1 mRNA 相对表达量均显著下降（$P<0.01$）；与神门组比较，心神组、心俞组心肌和海马组织 NR1 mRNA 相对表达量显著下降（$P<0.01$）；与心俞组相比，心神组心肌、海马组织 NR1 mRNA 相对表达量均显著降低（$P<0.01$）。

2.5　大鼠心肌、海马组织中 Glu 浓度与 NR1 mRNA 相对表达量的相关性分析　电针治疗后大鼠心肌组织中 Glu 浓度与 NR1 mRNA 相对表达量呈正相关（$P<0.01$，$r=0.836\,1$），海马组织中 Glu 浓度与 NR1 mRNA 相对表达量呈正相关（$P<0.01$，$r=0.874\,7$）。

3　讨论

俞原配穴法是在中医基础理论的指导下，与五脏之气输注于原穴和背俞穴的特点相结合，以及针灸"阳中求阴"的原则，将五脏的原穴、背俞穴相配伍，以起到腧穴协同作用，增强疾病治疗效果的配穴方法。"心俞"作为心之背俞穴、"神门"作为心经原穴，二者具有反应和治疗心脏相关病症的作用。此外，本研究也发现电针"心俞-神门"俞原配穴对心肌缺血模型大鼠的海马 BDNF 和 TrkB 的表达效应优于单穴"神门"，针刺可以诱导分泌内源性 BDNF 及受体 TrkB，起到促进神经元的修复以及保护神经元的作用。

在心肌缺血脑损伤保护作用中除了神经营养因子外，脑内重要的氨基酸类神经递质也发挥着重要的作用。兴奋性氨基酸主要包括 Glu 和 Asp 参与神经元的信号传递、学习认知等过程，在心肌能量代谢和心血管保护中具有重要作用。生理状态下具有兴奋性突触传递等作用，而病理条件下，Glu 会通过兴奋 Glu 受体产生兴奋性神经毒性。Glu 浓度过高会产生神经毒性，其兴奋毒性的机制，与神经元去极化、神经元肿胀、Ca^{2+}内流和 NMDA 受体和 AMPA 受体兴奋激活等过程有关。生理情况下，Glu、Asp 为心脏的活动提供能量。Glu 在病理状态下的过度升高，可通过受体作用于心肌细胞，导致心电功能紊乱和心脏自律性异常。心肌缺血后大鼠心肌组织中 Glu 含量大量增高，激活 NMDAR，从而引起心肌细胞凋亡，作用途径为 Glu-NMDAR-Ca^{2+}。NMDA 受体包含 3 个亚单位：NR1、NR2 和 NR3，NR1 是功能亚基，调节 Ca^{2+}通道，与 NR2 和 NR3 组成异聚体，形成 NMDA 受体通道。NMDA 受体过度兴奋会引起一系列的神经损伤。本研究旨在前期工作的基础上，进一步探讨针刺"心俞-神门"配穴对针刺抗心肌缺血脑损伤保护效应的作用机制。

本研究表明，AMI 大鼠模型组心肌组织、海马组织的 Glu、Asp 含量明显高于假手术组，AMI 发生后，心肌缺血缺氧损伤导致 Glu、Asp 浓度过度升高，NR1mRNA 表达增高，产生兴奋性神经毒性。EAA 的兴奋性神经毒性参与了 AMI 致脑损伤的发生过程。电针治疗后 AMI 大鼠心肌组织、海马组织中 Glu、Asp 浓度、NR1mRNA 表达降低，减轻 EAA 的神经兴奋性毒性，保护神经元。电针俞原配穴 "心俞-神门" 效果优于单独电针 "心俞" "神门"，可见俞原配穴具有协同效应。针刺抗心肌缺血所致脑损伤的作用机制可能与抑制心肌缺血兴奋性氨基酸 Glu、Asp 及受体 NR1 过度升高密切相关。本研究结果经 Pearson 相关分析显示，电针后心肌、海马组织 Glu 浓度与 NR1 mRNA 相对表达量呈正相关，表明 NR1 可能在针刺调节心肌缺血脑损伤大鼠心肌、海马组织 Glu 浓度中起到重要作用，针刺可能是通过抑制 NR1 mRNA 表达进而抑制 Glu 浓度增加，发挥保护心肌缺血致脑损伤的作用。

［湖南中医药大学学报，2021，41（1）：79-84］

不同频率电针"内关"穴对急性心肌缺血模型家兔心交感神经电活动的影响

吴子建，龙迪和，何　璐，胡　玲，蔡荣林，李　梦，汪克明

本研究从观察不同频率电针对穴位效应的影响入手，采用急性心肌缺血（AMI）家兔为动物实验模型，以心交感神经电活动（CS-NA）为主要观察指标，选用临床常用的 3 种频率低频〔2 Hz〕、高频（100 Hz）、混频（2/100 Hz）为电针频率，观察 3 种不同频率电针"内关"穴对模型家兔 CS-NA 的影响，试图为临床治疗选择最佳电针频率提供实验依据。

1　材料

1.1　动物　健康青紫蓝家兔 60 只〔雌雄各半，体质量（2.5±0.3）kg〕，由南京安立默实验动物有限公司提供〔许可证号：SCXK（苏）2007—0005〕。同等条件下饲养于以下环境：室温（24±1）℃，相对湿度：55%±5%，12 h 明暗交替，适应性喂养 2 周。

1.2　材料与仪器　氨基甲酸乙酯（中国上海曹杨第二中学化工厂，批号：050708）；BIOPAC 生物信号采集系统（MP100-CE，Santa Barara，California，America）；SKY-A8 生物信号处理系统（复旦大学上海医学院研制）；韩式穴位神经刺激仪（北京华卫产业开发公司，LH202H 型）；神经束内微电极（美国进口，直径为 50 μm 的 95%铂、5%铱合金丝）；针灸针（苏州医疗用品厂）。

2　方法

2.1　模型复制与分组　随机从 60 只家兔中选择 10 只作为正常对照组（简称正常组），余家兔在麻醉状态下采用左冠状动脉前降支结扎法复制急性心肌缺血模型。将实验家兔用 20%乌拉坦（5 mL/kg）行耳缘静脉注射麻醉后，仰卧固定于兔台上，铺上无菌孔巾，在胸骨柄稍下方至胸骨剑突上方约 2 cm 处做正中皮肤切口，沿胸骨左缘分离胸壁肌肉，并剪断左侧第 3、4 肋软骨。开胸器暴露心脏，用眼科剪将心包膜前部剪开，心包膜挂于开胸器上，在心前壁左侧用细圆针穿 0 号丝线缝 1 针，并以此为引线使心脏略向右旋，暴露左心耳及大部分左心室，在左心耳下缘仔细寻找冠状动脉前降支，并于冠状动脉前降支中、下 1/3 交界处，以细圆针穿过血管下方将其结扎，复制急性心肌缺血家兔模型。标准 Ⅱ 导联检测心电图，按文献拟定心电图心肌缺血判定标准如下：①ST 段水平偏移，向上或向下偏移≥0.1 mV；②T 波高耸，超过同导联 R 波 1/2；③T 波高耸伴有 ST 段移位。模型复制后 10 min 左右抽取股动脉血 4～5 mL 测定血清中肌酸激酶同工酶（CK-MB）、乳酸脱氢

酶（LDH）的含量以判断模型复制成功与否。将模型复制成功的家兔随机分为模型对照组（简称模型组）、低频（2 Hz）电针组（简称低频组）、高频（100 Hz）电针组（简称高频组）和混频（2/100 Hz）电针组（简称混频组），每组 10 只。其余家兔因存在心电图异常、血压异常、实验手术或记录失败、麻醉过量死亡、机能状态不良或术中家兔死亡等未列为实验分析对象。

2.2 方法 纵行切开颈部皮肤及皮下组织，分离气管，行气管插管术，保持气道通畅。分离暴露左侧颈交感神经，在 10 倍手术显微镜下向颈下分离至心交感神经心中支，用显微镊剥离神经表面约 2 mm 长的黏膜组织及神经外膜。在 10 倍手术显微镜下，用显微持针钳夹持在 90 mm 长电极近端的顶部区域，按 60°斜角持续、轻柔地用力直至刺破神经束膜后，在与神经长轴平行的位置将微电极埋入神经束。电极近端 1.5 mm 全部埋入神经束，用 10-0 显微带缝线将电极插入点远端以多点分别固定在神经外膜及周围组织上。将 100 mm 长的微电极近端放置在心交感神经外膜的表面作为参考电极，该电极宜平行神经束内微电极放置并用显微缝线固定在神经周围组织上。缝合颈部肌肉、皮肤，以保护交感神经的生理环境，保持神经的功能状态。将固定好的电极远端与 BIOPAC 生物信号采集系统的 EMG100C 放大器连接（设置 GAIN：500，LP：500 Hz，HP：1.0 Hz），同时导入 SKY-A8 生物信号处理系统，记录模型复制前 15 min、电针即刻（即模型复制后即刻）、停针即刻及停针 15 min 各时刻心交感神经心中支电活动情况。

电针各组于模型复制成功后即开始电针，直径 0.30 mm，长 25 mm 毫针刺入双侧内关穴位约 3 mm 深，并在穴位沿经脉约 3 mm 处刺入一参考电极，接通韩氏穴位神经刺激仪（LH202H 型），选择不同频率（2 Hz、100 Hz、2/100 Hz），电流为 1.1 mA，连续刺激 15 min。正常组及模型组不电针。穴位的定位依据现行教材《实验针灸学》。

3 结果

3.1 AMI 家兔模型复制评判

3.1.1 标准Ⅱ导联心电图 根据模型复制前后家兔标准Ⅱ导联心电图变化情况判断、评价心肌缺血家兔模型复制成功与否。复制模型前为正常窦性心律，HR 每分钟约 330 次，模型复制后 HR 显著性下降，每分钟约为 270 次，ST 段显著抬高，T 波超过 R 波 1/2。

3.1.2 血清 CK-MB、LDH 水平检测 家兔冠状动脉前降支结扎约 5 min 后，进行血清酶学指标测定，通过动物血清 CK-MB、LDH 活性改变判断家兔心肌缺血模型复制成功与否，与正常组比较，模型组血清 CK-MB 和 LDH 值差异有显著性（$P<0.01$）。从标准Ⅱ导联心电图和血清 CK-MB、LDH 活性改变判断急性心肌缺血动物模型复制成功与否。

3.2 不同频率电针内关穴对 AMI 模型家兔心交感神经电活动的影响 急性心肌缺血模型复制后，家兔心交感神经电活动的频率急剧减少，与正常组家兔比较有非常显著性差异（$P<0.01$）。

在停针即刻，低频组、高频组及混频组家兔的心交感神经电活动的频率与模型组家兔比较有非常显著性差异（$P<0.01$），且低频组家兔的心交感神经电活动的频率与高频组及混频组家兔有显著性差异（$P<0.05$），高频组与混频组无显著性差异（$P>0.05$）。

在停针 15 min 时，低频组、高频组及混频组家兔的心交感神经电活动的频率仍高于模型组家兔（$P<0.01$），高频组及混频组家兔与正常组比较无显著性差异（$P>0.05$）。低频组家兔的心交感神经电活动的频率与高频组及混频组家兔比较仍有显著性差异（$P<0.05$），高频组与混频组比较无显著性差异（$P>0.05$），且低频组高于正常组（$P<0.05$）。结果说明不同频率电针"内关"

穴均能提高交感神经的兴奋性,改善心肌缺血症状,且低频电针兴奋交感神经的效果优于高频及混频电针,高频电针组与混频电针组差异不明显。

4 讨论

频率是电针刺激的重要参数之一。但是,目前对于电针参数的研究方面,普遍存在着缺乏统一的参数选择规范的问题,现在大多数研究频率集中在 1～100 Hz,中低频电针应用更为广泛,并且证明疗效确切。不同频率的电针参数因为激发了不同的大脑核团而产生不同的针刺效果。

交感神经参与调节各内脏、器官的活动,从而在维持机体内、外环境的动态平衡和机体正常生命活动中发挥着举足轻重的作用。心交感神经的活动在一定程度上反映了机体心脏功能的变化。因此观察心交感神经活动的变化,可直接发现机体对心血管反应的神经调节作用。

电针"内关"穴可调整心肌缺血家兔的心交感神经兴奋性。心交感神经作为支配心脏传出神经,其活动直接反映了心脏功能的变化。心交感神经节前纤维起源于脊髓胸段(T_1～T_5)灰质的侧角神经元,在脊椎旁的颈、胸交感神经节中主要与星状神经节中的节后神经元形成突触。心交感神经节后纤维经由心上、心中和心下神经到达并支配心肌,当交感神经兴奋时,其末梢神经膨体释放的去甲肾上腺素与心肌细胞膜上的 β-肾上腺素受体相结合,使心肌细胞的活动增强。不同频率电针内关穴均可能通过调整交感神经与迷走神经的失衡,促进自主神经功能的恢复,从而调整心交感神经的兴奋性,改善心肌缺血家兔的心脏功能,且低频电针刺激调整自主神经功能作用优于高频及混频刺激。所以调整自主神经的功能可能是针刺治疗心肌缺血性疾病的主要作用机制。其中可能存在中枢的整合机制,其内在的调节作用可能是一个非常复杂的通路,需要进一步深入研究和揭示。

[时珍国医国药,2012,23(6):1551-1554]

电针"神门""太溪"穴对急性心肌缺血家兔心交感神经电活动的影响

吴子建，蔡荣林，龙迪和，何　璐，胡　玲

经穴与脏腑的联系是通过经络实现的，一条经络可联系多个脏腑，不同的经络也可联系同一脏腑。因此，不同的经穴可通过经络联系对同一脏腑发挥作用，尤其是同名经的腧穴，可以通过经络之间相互沟通、交会而起到"同气相求"的作用。临床治疗疾病时，也常常选取同名经的穴位进行配伍。原穴是脏腑原气留止的特殊部位。

为进一步探索同名经原穴作用的相对特异性，本实验通过电针手少阴心经原穴神门、足少阴肾经原穴太溪，观察急性心肌缺血家兔心率、心交感神经动作电位的变化，分析同名经原穴对急性心肌缺血的相对特异性调整作用。

1　材料与方法

1.1　实验动物　青紫蓝家兔 90 只，雌雄各半，体质量（2.5±0.3）kg，由南京安立默实验动物有限公司提供，许可证号：SCXK（苏）2006—0005。同等条件下饲养于室温（24±1）℃、相对湿度（55±5）%、12 h 明暗交替环境中，适应性喂养 2 周。

1.2　动物分组　按随机数字表随机从 50 只家兔中选择 8 只作为正常组，其余家兔进行模型复制。将模型复制成功的家兔随机分为模型组、神门组、太溪组和非经穴组，每组 8 只。

1.3　模型复制　动物经耳缘静脉注射 20%乌拉坦（5 mL/kg）麻醉后，经股静脉一次性注射垂体后叶素 3 U/kg，复制急性心肌缺血家兔模型。标准 II 导联检测心电图，按文献拟定心电图心肌缺血判定标准如下：①ST 段水平偏移，向上或向下偏移≥0.1 mV；②T 波高耸，超过同导联 R 波 1/2；③T 波高耸伴有 ST 段移位。模型复制前记录正常麻醉状态下家兔心电图。

1.4　实验方法　神门组家兔除去前肢腕部体毛，太溪组家兔除去后肢踝部体毛，参照现行教材《实验针灸学》选择神门、太溪穴；非经穴点定位于家兔双侧肩部三角肌隆起处。用 0.38 mm×40 mm 不锈钢毫针直刺入穴位，深度约 3 mm，针柄接 PCE-A 型程控电针治疗仪输出端，在穴区沿经脉或肢体纵向近端约 3 mm 处放置生理盐水棉球，接电针仪的另一输出端。刺激电流强度为 1.1 mA，频率为 2 Hz，每次刺激 10 min。模型组不电针。模型复制后 2～3 min，选择各项生理指标平稳时开始电针，并作为 0 min 标记，观察并记录各组家兔电针开始后 0～30 min 的心电图、心交感神经电活动的变化。

1.5　观察指标　心电信号的记录：实验前，家兔用 20%乌拉坦（5 mL/kg）经耳缘静脉缓慢推注麻醉，将家兔仰卧固定于兔台上，采用 BIOPAC 生物信号采集系统的 ECG 100C 放大器（设置

GAIN：500，LP：35 Hz，HP：0.5 Hz）同步记录家兔Ⅱ导联心电图，同时导入 SKY-A8 生物信号处理系统，以获取电针开始前 10 min（−10 min 表示）及电针开始后 0 min、10 min、20 min、30 min 时心率的动态变化。

神经电信号的记录：模型复制前，家兔麻醉固定后，颈部剪毛，无菌操作铺巾。纵行切开颈部皮肤及皮下组织，行气管插管术，保持气道通畅。分离暴露左侧颈交感神经，在 10 倍手术显微镜下向颈下分离至交感神经心上支，用显微镊子剥离神经表面约 2 mm 长的黏膜组织及神经外膜，将显微持针钳夹持在一微电极近端的顶部区域，按 60°斜角持续轻柔地用力直至刺破神经束膜后，在与神经长轴平行的位置将微电极埋入神经束。电极近端应埋入神经束内 1.5 mm 以上，用 10-0 显微缝线将电极插入点远端以多点分别固定在神经外膜及周围组织上。将另一微电极近端放置在心交感神经外膜的表面作为参考电极，该电极宜平行束内微电极放置并用显微缝线固定在神经周围组织上。滴少量液体石蜡后缝合颈部肌肉、皮肤，以保护交感神经的生理环境，保持神经的功能状态。将固定好的电极远端与 BIOPAC 生物信号采集系统的 EMG100C 放大器连接（设置 GAIN：500，LP：500 Hz，HP：1.0 Hz），同时导入 SKY-A8 生物信号处理系统，记录模型复制前后及电针开始后心交感神经放电情况。

1.6 统计学处理 数据均用均数±标准差（$\bar{x} \pm s$）表示，用 SPSS 13.0 统计软件进行数据分析。各组间均数比较采用单因素方差分析，组间均数的两两比较采用最小显著差法（LSD）。$P < 0.05$ 为差异有统计学意义的标准。

2 结果

2.1 各组家兔心率变化 急性心肌缺血模型复制后，家兔的心率明显下降，与正常组家兔比较差异有统计学意义（$P < 0.01$）。在停针即刻（10 min），停针后 10 min、20 min，"神门"组的心率与正常组比较差异无统计学意义（$P > 0.05$），与模型组、太溪组及非经穴组比较差异有统计学意义（$P < 0.01$），提示电针神门穴对急性心肌缺血家兔的心率有改善作用。太溪组及非经穴组的心率与模型组家兔比较差异无统计学意义（$P > 0.05$），与正常组比较差异有统计学意义（$P < 0.01$），提示电针太溪穴及非经穴对急性心肌缺血家兔心率的作用并不明显。

2.2 各组家兔心交感神经电活动变化情况 急性心肌缺血模型复制后，家兔心交感神经电活动的频率一过性增多后急剧减少，与正常组家兔比较差异有统计学意义（$P < 0.01$）。在停针即刻（10 min）及 20 min 时刻，神门组家兔的心交感神经电活动的频率与模型组家兔比较差异有统计学意义（$P < 0.01$），与正常组比较差异无统计学意义（$P > 0.05$）。太溪组及非经穴组家兔心交感神经电活动的频率与模型组比较差异无统计学意义（$P > 0.05$），与正常组及神门组比较差异有统计学意义（$P < 0.01$）。在 30 min 时刻，各组间比较差异均无统计学意义（$P > 0.05$）。

3 讨论

本研究发现，急性心肌缺血时家兔的心率发生了较大变化，表明急性心肌缺血时交感神经和迷走神经平衡失调，心功能受损。而电针神门穴能显著改善家兔的心率，改善心肌缺血的状态，其主要作用途径之一可能是增加了心交感神经放电的频率和幅值，但涉及交感神经的哪些具体成分则需要进一步的观察分析。电针太溪穴及非经穴对心率变异性的改善作用较弱，对心交感神经动作电位的影响也相对较小，表明神门穴改善急性心肌缺血的作用优于太溪穴及非经穴，可见电针不同经穴对急性心肌缺血家兔的调整作用存在一定的相对特异性，即使是同名经脉的原穴，对机体的影响也是不同的。

本研究进一步验证了心经原穴与心脏的特异性联系，提示心经原穴对心脏的作用在一定程度上优于同名经的原穴。其内在的调节机制还有待于进一步揭示。

［针刺研究，2010，35（1）：32-36］

电针心经对急性心肌缺血大鼠海马去甲肾上腺素和白介素6、白介素-1β 及肿瘤坏死因子-α 的影响

王 堃，吴生兵，崔 帅，项水英，吴 欣，周美启

缺血性心脏病是一种以心肌缺氧、缺血甚至坏死为临床表现的慢性疾病，现已成为社会首要的疾病负担。目前证实，心肌损伤主要通过氧自由基生成增多、血管内皮细胞功能障碍、Ca^{2+}超载及心肌细胞凋亡等机制互相作用产生。其中白细胞渗出、水肿、组织坏死及炎性细胞因子释放等一系列过度炎性反应是心肌缺血发生发展的重要因素之一。大脑与心脏在生理上联系紧密，中枢神经系统的兴奋与抑制可影响自主神经放电，以此调节心血管活动。心脑同为循环系统疾病损害的靶器官，心脏缺血可影响脑供血，脑部血流不足会严重影响脑功能。

针灸通过调节中枢神经系统、心血管活性物质，促进新生血管形成来改善心脏血管功能，在保护心肌方面具有独特优势。针刺能够调整心肌缺血大鼠血清内白介素6（IL-6）、白介素1β（IL-1β）及肿瘤坏死因子-α（TNF-α）等促炎因子的表达，抑制炎性反应，改善心血管的功能障碍。针刺能够调节下丘脑等相关核团神经系统活动和神经递质，进而改善急性心肌缺血。但是，海马神经递质与促炎因子是否相互影响，且共同参与针刺抗心肌缺血未见报道。本研究通过观察电针对急性心肌缺血大鼠心功能及大鼠海马 IL-6、IL-1β、TNF-α、去甲肾上腺素（NE）含量的影响，探讨电针心经腧穴治疗急性心肌缺血的中枢作用机制，为临床治疗缺血性心脏病提供实验依据。

1 材料与方法

1.1 动物与分组 健康清洁级雄性 SD 大鼠 30 只，体质量 200～220 g，由安徽医科大学饲养中心提供[许可证号 SCXK（皖）2017—001]，康为 IR60 独立送风隔离笼具饲养，笼内温度控制在（22±1）℃，相对湿度 60%。自然光线、室温环境下适应性喂养 1 周。本次实验共有 22 只大鼠完成实验，其中伪手术组在整个过程中未发生死亡，模型组在术中及术后死亡 6 只，心经组死亡 2 只。将大鼠随机分为伪手术组、模型组和心经组，每组 6 只，剩余大鼠饲养备用。整个实验过程中对动物的处理均遵照科技部颁布的《关于善待实验动物的指导性意见》。

1.2 主要试剂及仪器 NE 标准品（美国 Sigma 公司），辛烷磺酸钠、磷酸（美国 Acros 公司），肌酸激酶（CK）试剂盒（上海源叶生物技术有限公司），大鼠 IL-6、IL-1β、TNF-α ELISA 试剂盒（武汉华美）。华佗牌针灸针、SDZ-V 电针仪（苏州针灸用品厂有限公司），Power Lab16 导生理记录仪（澳大利亚 ADV Instruments 公司），酶标仪（RT-6000，深圳雷杜公司），大鼠脑立体定位仪（深圳瑞沃德公司），微透析系统包括 CMA/12 探针（透析膜长 4 mm）及探针套管、CMA/400 微量泵、CMA/470 低温样品自动收集器（瑞典 CMA 公司），高效液相色谱（HPLC）系统包括 S 2100

溶剂输送系统、S 5200 自动进样器（德国 Sykam）。

1.3 模型复制方法 模型复制前记录正常心电图，剔除异常者。参照大鼠心肌缺血复制方法进行模型制作。大鼠称质量后用 10%水合氯醛（3 mL/kg）腹腔注射麻醉，将大鼠仰卧位固定，胸骨左缘备皮，常规无菌操作。剪开皮肤，分离胸大肌，暴露左侧第 4、第 5 肋间，弯头止血钳撑开肋骨，一手挤出心脏，一手分离心包膜，在左心耳下 3～5 mm 处用 6-0 医用缝合线快速结扎，心脏复位挤出胸腔残余空气后缝合，术后青霉素喷洒伤口以抗感染。以 ST 段抬高≥0.1 mV 提示急性心肌缺血模型制作成功。

1.4 针刺方法 根据中国畜牧兽医学会编的《中国兽医针灸学》对大鼠针灸穴位定位标准，电针组选取手少阴心经双侧"神门—通里"段进行针刺，于模型复制成功后 1 天进行电针刺激。分别在大鼠双侧"神门—通里"段刺入 3 根 0.30 mm×25 mm 一次性无菌针灸针，间距为 2 mm，用铜线分别缠绕在 3 根毫针针柄上，并联成一束与电子针疗仪连接，另一个导线连接大鼠尾尖。强度 1 mA，频率 2 Hz/15 Hz，每次 30 min，每日 1 次，连续 3 d。伪手术组、模型组均不予电针。

1.5 观察指标及检测方法 心电记录：记录大鼠肢体 Ⅱ 导联，模型复制前将针形电极插入大鼠右前、左后及右后肢皮下。待心电信号稳定后，观察记录模型复制前后 ST 段变化，以此判断急性心肌缺血模型复制是否成功。

微透析联合电化学检测海马 NE 含量：治疗结束后，大鼠麻醉固定于大鼠脑立体定位仪上，头部备皮，充分暴露颅骨。按照大鼠脑定位图谱，将探针套管埋置到右侧海马 CA1 区（Bregma：−4.8 mm，LR：5.2 mm，H：8 mm），套管周围以不锈钢螺丝钉固定，后涂抹牙科水泥。待牙科水泥凝固后，将大鼠放笼休息。次日在大鼠清醒状态下插入探针，以 1.5 μL/min 流速灌流人工脑脊液，放弃平衡期的 120 min，再采集 30 min 透析液，检测分析 NE 含量。

ELISA 法检测血清 CK 及海马 CA1 区 IL-6、IL-1β、TNF-α 的含量：微透析取样结束后从动物腹主动脉采血 3 mL，放于采血管中备用。快速断头取出脑组织，在冰盘上分离左侧海马 CA1 区，电子天平称质量后剪成小碎片放入玻璃匀浆器中研磨，加入预冷的 0.9%氯化钠溶液用捣碎杆垂直上下转动研磨数次，待组织充分研磨后，分别将采血管及脑组织匀浆放入冷冻离心机中 3 000 r/min 离心 10 min，离心后取上清液放入冻存管中，于−80 ℃冰箱保存待测。使用 ELISA 法分别测定血清 CK 和海马 CA1 区 IL-6、IL-1β、TNF-α 含量。按照说明书在标准品孔中加 50 μL 不同梯度的标准品，样本孔加 10 μL 上清液，稀释液 40 μL，随后每孔各加入 100 μL 辣根过氧化物酶标志物，用封板膜封板后置于 37 ℃恒温箱温育。自动洗板机洗板 5 次，加入底物 A、B 各 50 μL，并避光孵育 15 min，最后每孔加 50 μL 终止液，在 450 nm 波长处测定各孔的吸光度值，由标准曲线换算出样品浓度。

1.6 统计学处理 实验数据以均数±标准差（$\bar{x}\pm s$）表示，采用 SPSS 17.0 进行统计学分析。组间差异比较采用单因素方差分析。$P\leqslant0.05$ 为差异有统计学意义的标准。

2 结果

2.1 大鼠心电图比较 与结扎前相比，结扎后大鼠 ST 段抬高≥0.1 mV，提示急性心肌梗死模型制备成功。

2.2 各组大鼠血清 CK 含量比较 与伪手术组比较，模型组血清 CK 含量升高（$P<0.001$）。与模型组比较，心经组血清 CK 含量降低（$P<0.05$）。

2.3 各组大鼠海马 CA1 区 NE 含量比较 与伪手术组相比，模型组大鼠海马 CAI 区 NE 含量明显升高（$P<0.001$）；与模型组比较，心经组 NE 含量显著降低（$P<0.001$）。

2.4 各组大鼠海马 CA1 区 IL-6、IL-1β 及 TNF-α 含量比较 与伪手术组比较，模型组海马 CA1 区 IL-6、IL-1β 及 TNF-α 含量明显升高（$P<0.001$）；与模型组比较，心经组 IL-6、IL-1β、TNF-α 含量均下降（$P<0.001$）。

2.5 各组大鼠海马 CA1 区 NE 与 IL-6、IL-1β、TNF-α 作的相关性分析 将各组 NE 与 IL-6、IL-1β、TNF-α 作相关性分析，结果显示，海马 CA1 区促炎因子 IL-6、IL-1β、TNF-α 与神经递质 NE 存在显著正相关关系（IL-6，$r^2=0.7744$，$P<0.001$；IL-1β，$r^2=0.7686$，$P<0.001$；TNF-α，$r^2=0.7997$，$P<0.01$）。

3 讨论

本研究结果表明，结扎左冠状动脉前降支后心电图 ST 段明显升高，血清 CK 升高，说明急性心肌缺血模型复制成功，心肌受损，心功能下降。电针"神门—通里"段可降低血清 CK 含量，说明电针可调整心肌酶与心功能。

炎症反应是急性心肌缺血的发病机制之一，其中以 IL-6、IL-1β 及 TNF-α 为主要标志物。IL-6 具有多种生物活性，一般处于炎症调控的枢纽位置。IL-1β 由单核巨噬细胞分泌，与 TNF-α 共同诱导心肌细胞凋亡。TNF-α 可加强 IL-1β、IL-6 表达，与急性期炎症反应联系密切。急性心肌缺血伴随脑内 IL-8、IL-1β、IL-6 含量增多及神经细胞凋亡，促炎因子被认为可能是心脑同病的物质基础。促炎因子通过激活下丘脑-垂体-肾上腺皮质（HPA）轴，影响自主神经系统，增强交感神经兴奋性，加重心肌损伤进程。本研究结果发现，针刺心经可降低海马 CA1 区 IL-6、IL-1β、TNF-α 含量，降低交感神经兴奋性。

持续性急性心肌缺血能够激活中枢，释放大量 NE，导致交感神经过度活跃，造成心功能紊乱，同时异常升高的促炎因子诱发 NE 释放，过量的 NE 作用于促肾上腺皮质激素释放激素（CRH）α1 受体，激活 CRH 神经元，兴奋交感神经，导致心率加快、血压升高等现象发生。本实验观察到，模型组 NE 与伪手术组比较显著升高，说明此时交感神经过度兴奋，电针后 NE 较模型组明显降低，说明电针可降低交感神经活跃性，增加迷走神经紧张性，协同调节心脏功能，减轻缺血性心肌损伤。

自主神经系统紊乱是造成急性心肌缺血的病理因素之一。海马作为中枢自主神经调控系统的组成部分，参与了针刺抗急性心肌缺血，其释放的促炎因子能调节 HPA 轴活性。本实验中观察到，各组海马 CA1 区 IL-6、IL-1β、TNF-α 与 NE 具有显著相关性。电针心经"神门—通里"段改善急性心肌缺血的效应有可能是通过降低急性心肌缺血后促炎因子及兴奋性神经递质的高表达，拮抗交感神经过度兴奋，协调交感/迷走活动的平衡而实现的。

［针刺研究，2018，43（6）：365-369］

电针不同穴组对心肌缺血大鼠海马脑源性神经营养因子、酪氨酸激酶 B 表达的影响

王　洁，胡　玲，许　静，李前辉，吴子建，蔡荣林，王春华，刘　磊，何　璐

脑源性神经营养因子（BDNF）是一种具有防止神经元死亡功能的碱性蛋白质。酪氨酸激酶 B（Trk B）是 BDNF 的特异性受体。BDNF 及 Trk B 在受损神经元的保护修护方面发挥重要作用，对神经元的存活以及再生尤为关键。因此，BDNF 及 Trk B 可能在针刺保护心肌缺血脑损伤中有重要作用。

前期实验研究表明针灸具有明显的抗心肌缺血效应，为进一步探讨电针心经原穴及不同的配穴对心肌缺血脑保护效应，采用心肌缺血模型大鼠，探讨针刺对心肌缺血脑损伤的保护作用和穴位配伍的协同效应。

1　材料与方法

1.1　实验动物及分组　雄性 SD 大鼠 80 只，体质量（220±20）g，清洁级，由安徽省实验动物中心提供，批号 SCXK（皖）2011—002。适应性饲养 1 周后，按照现行教材《卫生统计学》中的随机数字表法从 80 只大鼠中随机选取 15 只作为伪手术组，其余大鼠进行心肌缺血模型复制。将模型复制成功的大鼠随机分为模型组、电针神门组（简称神门组）、电针神门+支正组（简称神门+支正组）、电针神门+心俞组（简称神门+心俞组），每组 15 只，剩余模型大鼠采取同等条件饲养，以备补充实验。存在心电图异常、实验手术或记录失败、麻醉过量死亡、功能状态不良或术中死亡者剔除。整个实验过程遵循科技部颁布的《关于善待实验动物的指导性意见》进行。

1.2　主要仪器及试剂　华佗牌 SDZ-Ⅴ型电子针疗仪（苏州医疗用品厂有限公司），Power Lab 16 导生理记录仪（澳大利亚 ADV Instruments 公司），切片机（Thermo Scientific 公司），普通 PCR 仪（杭州晶格科学仪器有限公司），LX300 型低速迷你离心机（海门市其林贝尔仪器制造有限公司），Trizol（Invitrogen 公司），逆转录试剂盒（Thermo 公司），DL2000 DNA Marker（TaKaRa 公司），BDNF 免疫组化试剂盒（北京博奥森生物技术有限公司，批号：20140526），Trk B 免疫组化试剂盒（北京博奥森生物技术有限公司，批号：20140578）。

1.3　模型复制方法　模型复制前记录正常心电图，若有心电图异常者剔除不用。参照文献的改良方法复制模型。大鼠乙醚吸入麻醉后固定于手术台上，将针形电极插入大鼠四肢皮下，连接 Power Lab16 导生理记录仪，标准Ⅱ导联记录心电图，手术过程中监测心率及心电图 ST 段、T 波改变。左胸部备皮，常规无菌操作。沿胸骨左缘剪开大鼠皮肤，用止血钳游离大鼠左侧胸大肌，暴露左侧第 2～4 肋，以便清晰地观察到心脏暗影，用弯头止血钳沿胸骨左缘第 3、第 4 肋间撑开肋

骨，迅速挤出心脏，充分暴露心脏及其表面的血管，用 4-0 医用缝合线在冠状动脉左前降支下 1/3 处快速结扎，放回心脏立刻用长嘴止血钳关闭胸腔，挤出胸部空气，防止气胸，逐层缝合肌肉、皮肤。参照前期实验，拟定心电图心肌缺血判定标准如下：①ST 段水平偏移，向上或向下偏移 ≥0.1 mV；②T 波高耸，超过同导联 R 波 1/2；③T 波高耸伴有 ST 段移位。

1.4　治疗方法　腧穴定位：参照现行教材《实验针灸学》常用实验动物的针灸穴位定位取穴，并结合人体腧穴定位法。神门穴：前肢内侧腕部横纹尺骨边缘；支正穴：前肢尺侧缘，前臂腕关节背侧上 2/5 折点处；心俞穴：第 5 胸椎下两旁肋间。

电针治疗：模型复制成功后第 2 d，除伪手术组和模型组外，其余 3 组均进行电针治疗。各电针组分别选取双侧神门、支正、心俞穴，用华佗牌 0.30 mm×13 mm 毫针刺入穴位，深度 3 mm，其中神门组在双侧神门穴下约 2 mm 处各刺入一针作为参考电极。两组配穴组不设参考电极。针柄连接华佗牌 SDZ-V 型电子针疗仪，连续波，刺激电压 5 V，电流强度 2 mA，频率 2 Hz，每次刺激 15 min，每日 1 次，连续治疗 1 周。

1.5　观察指标及检测方法　第 7 d 治疗结束后，以 10%水合氯醛腹腔注射麻醉各组大鼠，快速断头剥离脑组织，于冰盘上分离出两侧海马组织。免疫组化法检测海马组织 BDNF、Trk B 蛋白表达：将左侧海马浸泡入 4%多聚甲醛中固定，24 h 后进行脱水、浸蜡、包埋、切片、烤片、烘片、脱蜡等常规操作步骤，片厚 4 μm。石蜡切片 65 ℃恒温箱烤片，二甲苯脱蜡，梯度乙醇水化，枸橼酸缓冲液微波炉内抗原修复，3%H_2O_2去离子水孵育 6 min，阻断内源性过氧化物酶。PBS 冲洗 3 次各 5 min，滴加 BDNF、Trk B 抗体，4 ℃过夜，室温复温 30 min，PBS 冲洗 3 次，滴加相应二抗，37 ℃孵育 30 min。PBS 冲洗，DAB 显色，光学显微镜下观察。苏木素复染，常规脱水透明，中性树胶封固，显微镜下观察结果。阳性表达为棕褐色颗粒，每只大鼠取 1 张切片，每张切片于海马 4 个区各随机选取 1 个视野（×400）统计阳性细胞数目。

实时荧光定量 PCR 法检测 BDNF mRNA、Trk B mRNA 表达：取大鼠右侧海马组织，液氮速冻后放入−80 ℃冰箱中。参照 Genebank 核苷酸序列资料（NM-031144），设计引物。参照试剂盒方法提取总 RNA，并用琼脂糖凝胶电泳和分光光度计法检测 RNA 纯度。

1.6　统计学处理　采用 SPSS 17.0 统计软件包处理，数据以均数±标准差（$\bar{x}\pm s$）表示，组间均数比较采用单因素方差分析，两两比较用 LSD 法。$P<0.05$ 为差异有统计学意义的标准。

2　结果

2.1　各组大鼠海马 BDNF、Trk B 蛋白表达比较　排除模型复制失败及术后和治疗过程中死亡者，每组最终纳入统计大鼠 10 只。各组均可见 BDNF、Trk B 阳性细胞表达，免疫反应阳性神经元呈棕褐色，免疫阳性颗粒主要分布在胞质和细胞膜表面。与伪手术组比较，模型组大鼠海马 BDNF、Trk B 免疫反应阳性神经元数目增加，但差异无统计学意义（$P>0.05$）；与模型组比较，各电针组海马 BDNF、Trk B 免疫反应阳性神经元数目明显增加（$P<0.01$）；与神门组相比，神门+心俞组和神门+支正组阳性神经元数进一步增加（$P<0.01$）。

2.2　各组大鼠海马组织中 BDNF mRNA、Trk B mRNA 相对表达量比较　与伪手术组比较，模型组大鼠海马 BDNF mRNA、Trk B mRNA 表达增加，但差异无统计学意义（$P>0.05$）；与模型组相比，各治疗组大鼠海马 BDNF mRNA、Trk B mRNA 表达量均升高（$P<0.05$，$P<0.01$），且神门+心俞组和神门+支正组表达量高于神门组（$P<0.01$，$P<0.05$）。

3 讨论

BDNF 与受体 Trk B 特异性结合，发挥改善脑缺血后神经元细胞生存内环境，促进缺血后神经元的存活和生长发育，抑制神经元细胞凋亡，促进神经元再生的生物学效应。研究发现，短暂性或持续性脑缺血都能够诱导内源性 BDNF 表达增加，提示这可能是一种内源性的自我保护机制。脑损伤时可诱导内源性 BDNF 的分泌，但水平较低，内源性 BDNF 可能通过维持细胞内钙的稳态环境、清除自由基等机制，实现对神经元损伤的保护作用，以保护脑组织。有研究显示 BDNF 必须达到一定的阈值才能起到对神经元的保护作用。

心主神明理论是中医临床辨证治疗的理论基础，神明异常是大脑生理功能异常的表现。心与脑密切相关，心主血脉是心主神明的物质基础，神明的异常与心、血、脉的异常有很大关系，引起脑功能的异常。心脏缺血可影响脑血流，脑血流供应不足会很快严重影响脑的功能。腧穴间的协同效应研究有助于临床疗效的提高，探究组穴规律以及穴位间的协同效应，可以推进单个穴位最佳效应和穴位作用途径方面的研究，从而促进不同作用途径穴位的配伍使用，进而发现针灸治疗的应用规律，对提高针灸治疗效果具有重要的意义。

本实验选取神门穴、神门穴配伍心俞穴（原俞配穴）以及神门穴配伍支正穴（原络配穴）。神门穴为心气所传输出入之门户，为心经原穴，针刺原穴能使原气通达，从而起到抵御病邪、调整脏腑阴阳平衡的作用。支正穴为小肠经络穴，络穴是联络表里两经的穴位，有"刺一络治两经"之说。心俞穴为心的背俞穴，背俞穴可以调节心功能。课题组前期研究表明，神门、心俞和支正对心肌缺血均有较好的改善作用。前期对心与脑相关联系研究发现，电针神门穴或内关穴可以通过影响中枢分泌 5-羟色胺进而实现对急性心肌缺血的治疗作用，电针心经原穴神门对急性心肌缺血家兔大脑皮质感觉门控的调整作用优于肺经原穴太渊。结合既往的研究，本研究试探讨针刺心经原穴及其配穴对心肌缺血脑损伤的保护作用，以及穴位配伍的协同效应。

本实验表明，模型组海马区 BDNF 和 Trk B 免疫组化检测阳性细胞数量高于伪手术组，BDNF mRNA 和 Trk B mRNA 表达较之伪手术组的表达也有一定的上调，说明心肌缺血引起脑损伤，诱发了 BDNF 和 Trk B 表达，以起到保护神经元的作用。与模型组比较，各电针组海马区 BDNF 和 Trk B 阳性细胞数和基因表达显著增加。因此推测，电针治疗可能通过诱导内源性 BDNF 的分泌，促进 BDNF 和 Trk B 表达的上调，起到抗心肌缺血脑损伤的作用。各电针组相比较发现，神门+心俞组和神门+支正组在促进 BDNF 和 Trk B 表达的上调方面明显优于神门组，显示了腧穴配伍的协同作用，原络配穴和原俞配穴的使用优于单穴治疗。针刺可以促使 BDNF 和 Trk B 的分泌，以促进神经元的修复，起到对脑组织的保护作用，针刺治疗可以抗心肌缺血脑损伤。

［针刺研究，2016，41（1）：40-44］

海马齿状回在针刺心经抗心肌缺血中的作用

吴　欣，吴生兵，崔　帅，王　堃，曹　健，张先姚，周文超，周美启

本研究通过复制大鼠急性心肌缺血模型，同步观察心电图和海马 DG 区细胞形态以及神经细胞放电的变化，以探讨海马齿状回 DG 区在针刺心经抗心肌缺血中的作用，亦为经脉脏腑相关与脑联系提供实验依据。

1　材料

1.1　实验动物及分组　清洁级健康 SD 大鼠 60 只，体质量（260±10）g，安徽医科大学饲养中心提供，生产许可证号：SCXK（皖）2011—002。在康为 IR60 独立送风隔离笼具中饲养，笼内温度控制在（20±1）℃。自然湿度，自然光线。依据科技部颁发的《关于善待实验动物的指导性意见》处理实验大鼠。

1.2　试剂与仪器　华佗牌 SDZ-V 型电子针疗仪：苏州医疗用品厂有限公司；10%三氯乙醛水合物：国药集团化学试剂有限公司；0.9%氯化钠注射液：安徽丰原药业股份有限公司；尼氏染色液：碧云天；微丝电极：Plexon；脑立体定位仪：瑞沃德；多通道信号采集处理系统：Plexon；海人藻酸：Sigma。

2　方法

2.1　干预方法　参照既往研究成果，选取与之对应的穴位。其中针刺组和损毁组选取手少阴心经"神门—通里"经脉段，于大鼠左右腕部各刺入 3 根毫针，间距为 2 mm，并以铜线分别将腕部毫针连成一束连接至电针治疗仪，电流强度为 1 mA，频率为 2 Hz，刺激 30 min，连续干预 3 d。而伪手术组和模型组不予电针处理。

2.2　模型制备及分组　将 60 只大鼠按随机数字表法分为伪手术组、模型组、针刺组、损毁组，每组 15 只。通过参考文献做相应的改进，采用冠状动脉左前降支结扎法复制大鼠急性心肌缺血模型。采取乙醚麻醉大鼠，随即背部固定，胸部备皮，常规局部无菌操作，沿左锁骨中线纵向切开皮肤 2～3 cm，胸部左侧第 4 肋间钝性分离，剪开心包膜，迅速挤出心脏，从肺动脉圆锥左缘、左心耳根部下缘 1～2 cm 处的线状乳白色冠状动脉左前降支下穿 5-0 无损伤缝合线，结扎。伪手术组只穿线不予结扎。随即将心脏放回胸腔内，迅速挤出胸腔内气体，缝合胸腔，常规无菌操作。心电图出现 ST 段弓背上抬，T 波高耸视为模型复制成功。按此模型复制标准，模型组和损毁组经模型复制后，每组各剩 10 只大鼠。

2.3 海马 DG 区化学损毁 将大鼠固定于脑立体定位仪上，头部常规备皮，参照 Paxinos 和 Waston 大鼠头部图谱，设定海马 DG 区坐标；借助脑立体定位仪和微量注射器，以 0.2 μL/min 的速度，将 1 μL 海人藻酸（0.4 μg）注射于双侧海马 DG 区，无菌头皮缝合后，置于鼠笼饲养。

2.4 观察指标及方法

2.4.1 **心率和 ST 段** 采用生物信号采集系统记录各组大鼠心电图，并将采集的心电图导入 Chart 5 软件，对 4 组大鼠的心率和 ST 段的平均值进行处理分析。

2.4.2 **海马 DG 区细胞形态** 实验结束后，开胸内固定后，断头取脑，用 4%多聚甲醛外固定脑组织，经常规脱水，包埋，切片后，行尼氏染色，观察伪手术组、模型组、针刺组海马 DG 区细胞形态变化，由于损毁组海马 DG 区被损毁，因此损毁组不予尼氏染色处理。

2.4.3 **海马 DG 区神经细胞放电信号的采集与处理** 将大鼠麻醉后，俯卧位固定于脑立体定位仪。头部常规备皮后，碘伏无菌操作，沿头皮正中切开，分离结缔组织，充分暴露颅骨面和前囟，参照大鼠脑图谱，分别标记前囟和海马 DG 区坐标，进行钻孔和开骨窗，将颅骨钉固定于颅骨面，随即挑硬脑膜，移动臂杆，将微丝电极缓慢移至目标区域，当神经细胞放电信噪比达到 3∶1，进行记录，再经过 Offline Sorter 和 Neuro Explorer 进行分类与分析，由于损毁组海马 DG 区被损毁，因此只记录伪手术组、模型组、针刺组 3 组数据。

2.5 统计学处理 剔除单侧或双侧海马 DG 区颗粒细胞带仍完整，提示损毁部位出现偏移的数据。其余 3 组在进行多通道在体记录时，对所有采集到电信号的大鼠，予记录位点处注射染料，行切片验证记录位点正确与否，剔除所有不在海马 DG 区的数据。采用 SPSS 23.0 软件进行统计学分析处理。连续型变量采用均数±标准差（$\bar{x} \pm s$）进行统计学描述。各组大鼠心率、ST 段电压、放电频率均数比较采用单因素方差分析，并采用 LSD 法进行多重检验。$P < 0.05$ 表示差异有统计学意义。

3 结果

3.1 各组大鼠心率、ST 段电压比较 与伪手术组比较，模型组心率和 ST 段电压均显著升高（$P < 0.05$）；与模型组比较，针刺组心率和 ST 段电压均显著降低（$P < 0.05$）；与针刺组比较，损毁组心率和 ST 段电压均显著升高（$P < 0.05$）。

3.2 各组大鼠海马 DG 区细胞形态比较 伪手术组大鼠海马 DG 区神经细胞排列紧密，细胞核大而圆，胞质色浅而均匀，尼氏体丰富。模型组大鼠海马 DG 区神经细胞排列较为稀疏，细胞体积变小，尼氏体减少。针刺组大鼠海马 DG 区神经细胞排列相对较为紧密，细胞体积较大，尼氏体相对增多。

3.3 各组大鼠海马 DG 区神经细胞放电频率比较 与伪手术组比较，模型组海马 DG 区神经细胞放电频率显著增加（$P < 0.05$）；与模型组比较，针刺组海马 DG 区神经细胞放电频率显著减少（$P < 0.05$）（图 1）。

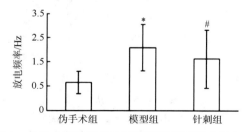

图 1 各组大鼠海马 DG 区细胞形态比较（$\bar{x} \pm s$）

注：与伪手术组比较，*$P < 0.05$；与模型组比较，#$P < 0.05$

4 讨论

本实验运用该技术记录海马 DG 区神经细胞放电信号，发现海马 DG 区神经细胞放电维持在较低水平，这一点与相关学者的结论基本一致。复制大鼠急性心肌缺血模型后，海马 DG 区神经细胞放电频率显著提高，这可能与心肌损伤后海马 DG 区神经细胞的兴奋有关，针刺干预后，心肌损伤后激活的神经细胞得到抑制。

尼氏体的主要功能是合成蛋白质，作为神经活动时所需，神经细胞在兴奋传导过程中，不断消耗相关蛋白质，尼氏体可合成新的蛋白质进行补偿。本实验通过复制大鼠急性心肌缺血模型，经尼氏染色后，对比伪手术组，发现海马 DG 区细胞排列较为稀疏，细胞体积变小，尼氏体减少，通过针刺干预，细胞形态存在一定程度的逆转，可能与心肌损伤后海马 DG 区神经细胞兴奋，消耗大量与小分子物质有关的蛋白质存在一定的联系。本研究结果表明，在针刺抗心肌缺血过程中，海马 DG 区发生相应的变化。双侧损毁海马 DG 区后，针刺心经改善大鼠急性心肌缺血作用受到明显影响，提示海马 DG 区在参与针刺心经抗心肌缺血中发挥重要作用。

综上所述，本次研究结果表明，海马 DG 区可能是针刺改善大鼠急性心肌缺血损伤的关键中枢之一。

［安徽中医药大学学报，2018，37（1）：40-43］

电针干预急性心肌缺血大鼠对海马齿状回区神经递质影响

许　果，吴　欣，王　堃，童　艳，王言玲，朱　超，瞿巧钰，吴生兵，周美启

电针能够发挥对急性心肌缺血大鼠交感神经与迷走神经的协同作用以改善心肌缺血心功能障碍，针刺还可以调整血清肌酸激酶（CK）、血清肌酸激酶同工酶（CK-MB）、超氧化物歧化酶（SOD）等血清酶学的表达，降低 CK 和 CK-MB 的活性，升高血清中 SOD 的活性，从而改善心肌缺血作用；实验研究证明，针刺可以调节大脑组织相关神经核团神经系统活动与海马神经递质，从而改善急性心肌缺血。课题组前期研究亦证明，海马齿状回（DG）参与针刺抗心肌缺血作用。然而，海马齿状回区参与针刺抗急性心肌缺血作用的机制尚未见报道。本研究通过 Masson 染色观察心肌纤维及胶原纤维的变化，并采用酶联免疫法检测电针对急性心肌缺血大鼠海马 DG 区去甲肾上腺素（NE）、多巴胺（DA）和 5-羟色胺（5-HT）含量的影响，探究电针心经对 AMI 治疗的中枢作用机制，以期对冠心病在临床上的针刺治疗方案提供实验依据。

1　材料与方法

1.1　实验动物与分组　健康清洁级雄性大鼠 30 只，体质量（210±10）g，由安徽医科大学饲养中心提供[许可证号 SCXK（皖）2017—001]，在康为 IR60 独立送风隔离笼具饲养，笼内温度控制在（22±1）℃，相对湿度 60%。自然光线，室温环境下适应性喂养 1 周后，随机分为伪手术组、模型组、电针心经组，每组 6 只。实验整个过程中均遵照科技部颁布的《关于善待实验动物的指导性意见》对动物进行处置。

1.2　主要试剂及仪器　NE、DA、5-HT 标准品（美国 Sigma 公司），复方氯化钠注射液（江苏恒丰强生物科技有限公司），水合氯醛（国药集团化学试剂有限公司），Masson 染色试剂盒（Beijing Solarbio Science&Technology Co., Ltd.）；华佗牌针灸针具、SDZ-V 电针仪（苏州针灸用品厂），Power Lab16 导生理记录仪（澳大利亚 ADV Instruments 公司），酶标仪（RT-6000，深圳雷杜公司）。

1.3　模型复制方法　复制模型前剔除异常者，记录正常心电图。大鼠急性心肌缺血模型制作方法参照文献稍做改进，大鼠称质量后用 10% 水合氯醛（3.5 mL/kg）腹腔注射麻醉，将大鼠仰卧位置于固定台上，胸部去毛，常规无菌操作。剪开皮肤，钝性分离胸大肌，暴露左侧第 4、5 肋间，弯头止血钳撑开肋骨，左手挤出心脏，右手分离心包膜，在肺动脉圆锥左缘，左心耳根部下缘 1～2 mm 处用 6-0 医用缝合线快速结扎，心脏复位，挤出胸腔残余空气后缝合，手术后用青霉素喷洒伤口以预防感染。根据模型复制前后心电图标准 Ⅱ 导联变化情况以及腹主动脉采血血清酶学指标 CK-MB 的改变来评判心肌缺血模型是否复制成功。

1.4　针刺方法　根据以往研究结果，结合中国畜牧兽医学会编的《中国兽医针灸学》对大鼠针灸穴位定位标准，电针组选取手少阴心经，于模型成功后 24 h 进行电针刺激，分别在大鼠双侧"神门—通里"段刺入 3 根 0.30 mm×25 mm 一次性无菌针灸针，间距为 2 mm，用铜线分别缠绕在 3 根毫针针柄上，然后并连成一束与电子针疗仪连接。强度 1 mA，频率 2 Hz，每次连续电针 30 min，连续 3 d。伪手术组、模型组均不予电针处理。

1.5　观察指标及检测方法心电图记录　记录大鼠肢体 II 导联心电图，将针形电极插入六鼠右上、左下及右下肢皮下。待心电信号稳定后，观察记录 ST 段抬高（或下降）0.1 mV 幅度变化，再结合血清 CK-MB 含量的变化来判断急性心肌缺血模型复制是否成功。

心肌纤维、胶原纤维变化：用 Masson 染色法观察各组大鼠心肌纤维、胶原纤维变化情况。石蜡切片脱蜡至水，用配置好的 Weigert 铁苏木素染色液染色 5～10 min；酸性乙醇分化液分化 5～15 s，水洗；Masson 蓝化液返蓝 3～5 min，水洗；蒸馏水洗 1 min；丽春红品红染色液染色 5～10 min；用弱酸工作液洗 1 min；磷钼酸溶液洗 1 min；再用弱酸工作液洗 1 min；放入苯胺蓝染色液染色 1～2 min；弱酸工作液洗 1 min；95%乙醇快速脱水；无水乙醇脱水 3 次，每次 5～10 s；二甲苯透明 3 次，每次 1～2 min；中性树胶封固。

神经递质含量与 CK-MB 含量检测：从大鼠腹主动脉采血 4 mL，放于采血管中备用。将采血管放入冷冻离心机中 3 000 r/min 离心 10 min。离心后取上清液放入冻存管中，放于 −80 ℃冰箱保存待测。使用酶联免疫法（ELISA）分别测定血清 CK-MB 的含量与海马 DG 区 NE、DA 及 5-HT 含量，具体操作步骤按照说明书进行。

1.6　统计学处理　所有数据均以均数±标准差（$\bar{x} \pm s$）表示，采用 Graph Pad Prism 5 软件进行统计分析及绘制统计图表。

2　结果

2.1　各组大鼠血清 CK-MB 含量　与伪手术组比较，模型组血清 CK-MB 升高，且差异有统计学意义（$P<0.01$），说明模型复制成功；与模型组比较，电针心经后显著降低 CK-MB 含量（$P<0.01$）。

2.2　心电图变化　与结扎前相比，结扎后大鼠 ST 段抬高≥0.1 mV（$P<0.05$），提示 AMI 模型制作成功。

2.3　各组大鼠心肌纤维、胶原纤维变化　伪手术组存在大量心肌纤维，有少许胶原纤维；模型组出现大量胶原纤维，范围分布广泛，似网格状；电针心经后胶原纤维较模型组分布范围变小。

2.4　各组大鼠海马 DG 区 NE、DA、5-HT 含量　与伪手术组比较，模型组海马 DG 区 NE 含量明显升高，DA 及 5-HT 含量明显降低，差异有统计学意义（$P<0.05$）；电针心经后 NE 含量明显降低，DA 和 5-HT 含量均有所升高（$P<0.05$）。

3　讨论

研究证实，电针治疗心肌缺血、改善心肌损伤效果显著，被广泛应用于实验研究。临床研究发现，血清 CK-MB 含量检测对诊断急性心肌梗死具有重大意义。急性心肌缺血属于祖国传统中医学"胸痹""心痛"等范畴，根据经脉脏腑相关理论，针刺心经经脉能够改善心肌缺血效应。本实验结果表明，电针心经"神门—通里"段经脉可抑制 CK-MB 活性，使心肌损伤得以减轻，心功能得到改善，这与邵晓姣等探讨针刺内关穴对急性心肌缺血大鼠氯离子通道调控相关蛋白含量结果大致相同，使心主二经论在实验中得以验证，为将来针刺心经抗心肌缺血相关研究奠定实验基础。

Masson 染色法是结缔组织染色中最经典的一种方法，是胶原纤维染色权威而经典的技术方法，主要用来区分心肌纤维与胶原纤维。本实验通过复制大鼠急性心肌缺血模型，经 Masson 染色后，与伪手术组相比较发现红色心肌纤维范围减少，蓝色胶原纤维分布凌乱，范围广泛呈网格状，且有许多胶原纤维呈点状、分布松散。这与郭志坤等的研究结果基本一致。经过针刺治疗后，胶原纤维分布范围较模型组减小。本实验结果说明电针能够有效改善心功能，使得经脉脏腑相关理论在实验中得到验证。

经脉脏腑相关，不仅是经络理论研究的核心，其与脑相关研究更有可能是中西医结合理论的突破口。王松子等在心脑相关理论基础上，通过电针内关穴，发现可抑制 HPA 轴功能亢进，进而改善心肌缺血合并慢性应激抑郁大鼠的心脏功能，发挥心脑同治的疗效。

下丘脑、海马等边缘系统与延髓自主神经核团相联系，共同参与调节心脑血管等内脏功能活动，其中，单胺类神经递质如 NE、DA 及 5-HT 是关键的生物活性物质。其中副交感神经系统和交感神经系统可分别由 NE 和 5-HT 调控，5-HT 能够引起冠状动脉收缩，增强 NE 血管紧张素Ⅱ等血管活性物质的缩血管作用，对调节心脑血管功能有一定影响。

心交感神经和迷走神经共同支配心脏，大脑皮质以及脊髓各个阶段分布着许多心血管中枢，其中下丘脑区、海马等大脑边缘系统既能调节心血管功能，又可同时对大脑功能进行调节；Wu S 等实验结果证明，海马参与电针抗心肌缺血作用；许静等实验研究发现，电针针刺不同配穴组心肌缺血大鼠，可调节其下丘脑 DA 含量，从而对脑损伤起到一定保护作用。因此可说明，脑功能变化在参与电针抗心肌缺血中发挥一定作用。

电针心经、心包经经脉不仅改善心肌缺血功能障碍，且脑内神经递质参与抗心肌缺血过程发挥作用。本实验结果发现，电针干预后海马 DG 区 NE 含量降低，DA 和 5-HT 含量均升高。根据经脉脏腑相关与脑的联系，从而说明电针心经"神门—通里"经脉段通过促进海马 DG 区 DA 与 5-HT 的兴奋性表达，并抑制 NE 的大量释放，从而调节副交感和交感神经的动态平衡，可能也是改善急性心肌缺血的效应机制之一。

［辽宁中医药大学学报，2020，22（1）：70-74］

电针改善急性心肌缺血：蓝斑核的潜在作用

吴　欣，王　堃，崔　帅，吴生兵，朱国旗，周美启

1　介绍

　　心血管疾病是一个严重的全球健康问题。其中，急性心肌缺血（AMI）是一种由心脏血流中断引发的相对严重的疾病，是导致死亡和残疾的主要原因，对医疗保健系统构成重大挑战。炎症被认为与 AMI 的发病机制有关。尽管西医治疗该疾病的方法较多，但患者可能出现药物反应等副作用。人们越来越重视寻找安全的补充和替代药物（CAM）治疗方法，并研究其对 AMI 的影响。

　　急性心肌梗死的特点是心肌和中枢神经系统同时释放大量去甲肾上腺素（NE），导致交感神经过度活动，出现心功能不全。自主神经功能障碍也与 AMI 引起的不良后果有关，去甲肾上腺素转运体（NET）负责从突触间隙中清除 NE，将其转运到其起源的去甲肾上腺素能神经元，从而终止其在突触后神经元上的信号活动。这一过程对于调节突触内 NE 浓度、终止神经冲动信号和维持受体对神经递质的敏感性极为重要。NET 的心血管功能与常见的心脏病有关，如充血性心力衰竭、缺血性心脏病和应激性心肌病。蓝斑核（LC）是脑内 NE 合成的主要场所，主要参与心血管活动的调节。

　　目前对 LC 功能的研究主要集中在应激等方面，对其在 AMI 中的作用关注较少。本研究，观察急性心肌梗死大鼠模型 LC 神经元活性和相关神经传递的变化，并观察 LC 和心肌组织中 NE、多巴胺（DA）含量及血清白细胞介素 10（IL-10）和超敏 C 反应蛋白（hs-CRP）水平的变化，提示 LC 与 AMI 关系密切，在针刺抗心肌缺血作用中发挥重要作用，这可能与电针抑制 LC 神经元活性，抑制血清中大量 hs-CRP 的释放，促进 IL-10 的释放有关。另外，LC 损毁后，电针（EA）可能通过抑制心肌组织中大量 NE 的释放和促进 DA 的释放而改善心功能。

2　材料和方法

2.1　动物与分组　82 只 SD 大鼠（200～250 g）由安徽医科大学饲养中心［动物许可证编号 SCXK（皖）2017—001］提供。大鼠被饲养在单独的笼子里（康为 IR60），有单独的空气供应系统，可以自由获得食物和水。为探讨电针对 AMI 大鼠 LC 的影响，将大鼠随机分为伪手术组、模型组和电针组。观察 LC 神经元放电、心电图、NE 含量、DA 含量及血清 hs-CRP、IL-10 水平的变化。电针组连续 3 d 给予电针治疗。为探讨 LC 是否参与电针对 AMI 的改善作用，将大鼠随机分为 5 组：伪手术组、伪手术+损毁组、模型组、电针组和电针+损毁组。观察心功能及心肌组织 NE、DA 含量的变化。模型组、电针组和电针+损毁组均行心脏结扎手术。电针组和电针+损毁组连续 3 d 给予电针治疗（图 1）。实验方案如图 1 所示。

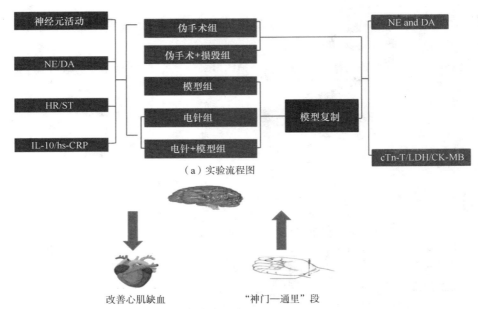

（a）实验流程图

改善心肌缺血 　　　　　"神门—通里"段

（b）LC 在电针刺激心脏经络缓解AMI 心功能不全中的潜在作用

图 1　电针对 AMI 大鼠 LC 的影响

注：急性心肌缺血可激活 LC 神经元，电针刺激可向 LC 发出信号，抑制神经元的激活，信号随后通过下游的交感神经
纤维传递，以调节心脏活动

2.2　试剂和仪器　试剂：NE 和 DA 标准品（Sigma-Aldrich Co.，St.Louis，MO，USA）；0.9%
氯化钠注射液（安徽丰源制药有限公司）；检测肌酸激酶同工酶（CK-MB）、心肌肌钙蛋白 T（cTn-T）
和乳酸脱氢酶（LDH）水平的试剂盒（均来自中国上海酶联生物技术有限公司）。

仪器：Plexon 多通道采集处理器（美国 Plexon 公司）、离线分类器（美国 Plexon 公司）、Neuro
Explorer（美国 Nex 技术公司）和反馈控制直流电加热垫（成都泰盟软件有限公司 JR-1/2）。

2.3　动物模型和电针治疗　异氟烷麻醉后，将大鼠仰卧位放置于固定的手术台上，无菌操作
胸骨左侧边缘的皮肤。在该部位做切口，分离胸大肌，显露左第 4、5 肋间肌，用止血钳撑开肋骨，
显露心脏。在左前降支左心耳远端 3～5 mm 处用 6-0 医用缝线结扎冠状动脉。术后伤口喷青霉素预
防感染。J 点位移≥0.1 mV 提示 AMI 模型建立成功。模型组、电针组和电针+损毁组均行 AMI 手术
治疗。伪手术组和伪手术+损毁组大鼠采用相同的方法，但不结扎左冠状动脉前降支。

根据针刺穴位定位标准，在结扎成功后 1 d，根据电针穴位定位标准，确定手少阴心经"神
门（HT7）—通里（HT5）"段进行电刺激。EA 的执行如下：将 3 个 0.30 mm×25 mm 无菌针灸针
插入双侧"神门—通里"段。将铜线绕在针柄周围，间隔 2 mm，然后与一台以 1 mA、频率为
2 Hz/15 Hz、密度波 30 min 的电针治疗仪并联连接，电针组和电针+损毁组大鼠连续 3 d 接受电针治疗。

2.4　LC 神经元活动的记录　大鼠用异氟烷麻醉，然后固定于立体定向仪。LC 的坐标根据
Paxions 和 Watson 的大鼠脑图谱设置如下：Bregma：9.84 mm、LR：1.4 mm 和 H：7 mm。开颅手
术将微电极阵列电移至目标核团。当观察到满意的放电活动时，记录神经元放电。

2.5　LC 神经递质的含量　开颅手术将探针移至目标核团。因为探针植入会对脑组织造成一
定程度的损伤，因此需要平衡 120 min，然后以 2 μL/min 的流速进行灌注。透析液在 30 min 后收
集，然后将其置于–80 ℃冰箱备测。

2.6　LC 的损毁　根据参照文献，将 rAAV-flex-tacasP3-tevP-wPre-Pa 和 rAAVhsyn-re-wPre-re-Pa

病毒混合并双侧注射到 LC 区域的坐标处（Bregma：9.84 mm、LR：1.4 mm 和 H：7 mm）。术后 3 周，LC 区域出现明显的神经元死亡。伪手术+损毁组和电针+损毁组大鼠都给予 LC 损毁手术操作。

2.7　测定血清 cTn-T、CK-MB、LDH、Hs-CRP、IL-10 水平　电针治疗后，各组大鼠均麻醉，腹主动脉采血 5 mL。然后将其置于 4 ℃冰箱静置 20 min，离心 15 min，提取上清液，随后，按照说明书，使用酶联免疫吸附试验（ELISA）试剂盒检测血清中 cTn-T、CK-MB、LDH、hs-CRP 和 IL-10 的水平。

2.8　心肌组织中 NE 和 DA 含量的测定　采血后，迅速取材心脏。用预冷磷酸盐缓冲盐水（PBS）冲洗组织，除去残余血液，称质量后切成块，将切碎的组织和相应体积的 PBS 加入均化器，充分冰磨，离心，收集上清液进行检测。用 ELISA 试剂盒测定心肌组织 NE 和 DA 水平。

2.9　相关分析　对 LC 神经元放电频率与 HR、NE、DA 水平进行线性回归分析。cTn-T、LDH、CK-MB 分别与心肌组织 NE、DA 水平进行线性回归分析。

2.10　统计分析　采用单因素方差分析和方差齐性检验，用最小显著性检验组间差异，$P < 0.05$ 为显著性。所有分析均使用 Graph Pad Prism 7.0 版（美国 Graph Pad 软件公司）进行。

3　结果

3.1　电针抑制 HR、ST 段及血清 hs-CRP 水平　与伪手术组相比，模型组 HR 明显升高（$P < 0.01$），ST 明显升高（$P < 0.01$）。与模型组相比，电针组 HR（$P < 0.01$）和 ST（$P < 0.01$）显著降低。与伪手术组比较，模型组 IL-10 水平显著降低（$P < 0.01$），hs-CRP 水平显著升高（$P < 0.01$）。与模型组相比，电针组 IL-10 水平显著升高（$P < 0.05$），hs-CRP 水平显著降低（$P < 0.05$）（图 2）。

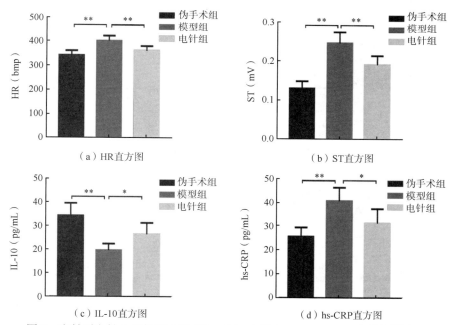

（a）HR直方图　　　（b）ST直方图　　　（c）IL-10直方图　　　（d）hs-CRP直方图

图 2　电针对急性心肌梗死大鼠 HR、ST、血清 hs-CRP、IL-10 水平的影响。

注：$n=6$，$*P < 0.05$；$**P < 0.01$

3.2　电针抑制 LC 神经元放电频率　LC 神经元放电稳定后，用多通道活体记录技术记录 LC

神经元的电信号 5 min，用离线分类器软件处理各组神经元的放电时间序列[图 3（a）]。模型组总放电次数明显高于伪手术组（$P<0.01$）。与模型组相比，电针组的总放电次数显著降低（$P<0.01$）[图 3（b）]，各组能量大小顺序依次为模型组、电针组、伪手术组[图 3（c）和图 3（d）]。

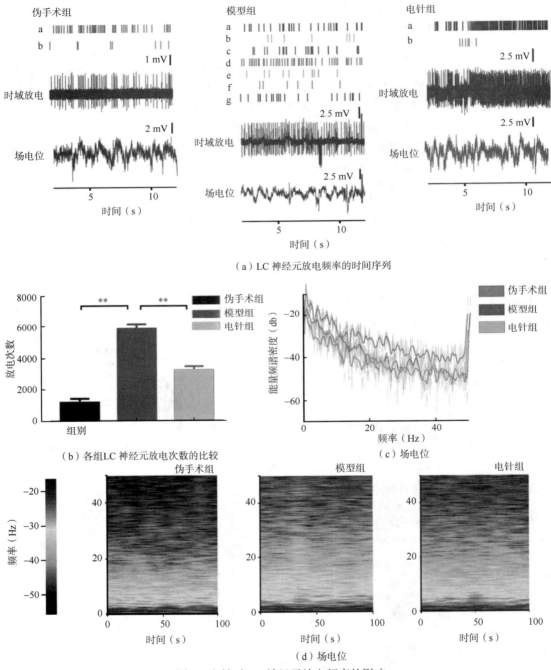

（a）LC 神经元放电频率的时间序列

（b）各组LC 神经元放电次数的比较

（c）场电位

（d）场电位

图 3　电针对 LC 神经元放电频率的影响

注：模型组 LC 神经元放电次数明显高于伪手术组（$P<0.01$）和电针组（$P<0.01$）

3.3　电针抑制 NE 的释放，促进 DA 的释放　与伪手术组相比，模型组 NE 水平显著升高

（$P<0.01$）；与模型组相比，电针组 NE 水平显著降低（$P<0.01$）[图 4（a）]。与伪手术组相比，模型组 DA 水平显著降低；与模型组相比，电针组 DA 水平显著增高（$P<0.05$）[图 4（b）]。

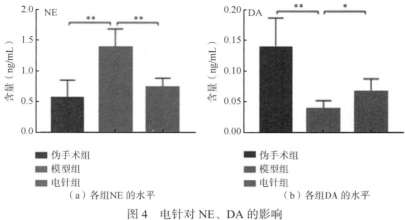

图 4　电针对 NE、DA 的影响

注：$n=6$，$*P<0.05$；$**P<0.01$

3.4　LC 损毁可影响心肌组织 NE 和 DA 水平，减弱 EA 的抗心肌缺血作用　与伪手术组相比，伪手术+损毁组和模型组心肌组织 NE 含量明显升高（$P<0.01$）。与模型组相比，电针组心肌组织中的 NE 水平显著降低（$P<0.01$）。与电针组相比，电针+损毁组显著增高（$P<0.05$）[图 5（a）]。与伪手术组相比，伪手术+损毁组心肌组织 DA 含量明显降低（$P<0.05$），模型组心肌组织 DA 含量明显降低（$P<0.01$）。与模型组相比，电针组心肌组织中 DA 水平显著升高（$P<0.05$）。与电针组相比，电针+损毁组心肌组织 DA 含量明显降低（$P<0.05$）[图 5（b）]。与伪手术组相比，伪手术+损毁组 cTn-T 水平均显著升高（$P<0.05$），模型组 cTn-T 水平显著升高（$P<0.01$）。与模型组相比，电针组 cTn-T 水平显著降低（$P<0.01$）。与电针组相比，电针+损毁组 cTn-T 水平显著增高（$P<0.05$）[图 5（c）]。与伪手术组相比，伪手术+损毁组 LDH 水平显著升高（$P<0.05$），模型组 LDH 水平显著升高（$P<0.01$）。与模型组相比，电针组 LDH 水平显著降低（$P<0.01$）。与电针组相比，电针+损毁组 LDH 水平显著升高（$P<0.05$）[图 5（d）]。与伪手术组相比，伪手术+损毁组 CK-MB 水平显著升高（$P<0.05$），模型组 CK-MB 水平显著升高（$P<0.01$）。与模型组相比，电针组 CK-MB 水平显著降低（$P<0.01$）。与电针组相比，电针+损毁组 CK-MB 水平显著增高（$P<0.05$）[图 5（e）]。

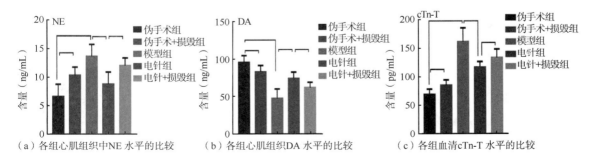

（a）各组心肌组织中 NE 水平的比较　　（b）各组心肌组织 DA 水平的比较　　（c）各组血清 cTn-T 水平的比较

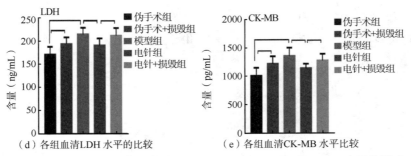

图 5 LC 损毁对心肌组织中 NE、DA、CTn-T、LDH、CK-MB 水平的影响

3.5 相关分析 对 LC 神经元放电频率与心率进行相关分析。HR 与 LC 神经元的总放电次数呈正相关($P<0.01$，$r=0.7755$)[图 6（a）]。HR 和 IL-10、hs-CRP 之间的相关分析显示 HR 与 IL-10 呈负相关（$P<0.01$，$r=-0.5511$）[图 6（b）]。相反，HR 与 hs-CRP 呈正相关（$P<0.01$，$r=0.6013$）[图 6（c）]。对 NE 和 DA 与 LC 的相关分析表明，HR 与 NE 呈正相关（$P<0.01$，$r=0.6106$）[图 6（d）]，与 DA 呈负相关（$P<0.01$，$r=-0.5048$）[图 6（e）]。心肌组织 cTn-T、LDH、CK-MB 水平与 NE、DA 水平的相关分析表明，cTn-T 与 NE 呈正相关（$P<0.01$，$r=0.614$）[图 6（f）]，与 DA 呈负相关[$P<0.01$，$r=-0.7359$][图 6（g）]。LDH 与 NE 呈正相关（$P<0.01$，$r=0.6962$）[图 6（h）]，与 DA 呈负相关（$P<0.01$，$r=-0.5199$）[图 6（i）]。血清 CK-MB 水平与心肌组织 NE 水平呈正相关（$P<0.01$，$r=0.5814$）[图 6（j）]，与心肌组织 DA 水平呈负相关（$P<0.01$，$r=-0.4678$）[图 6（k）]。

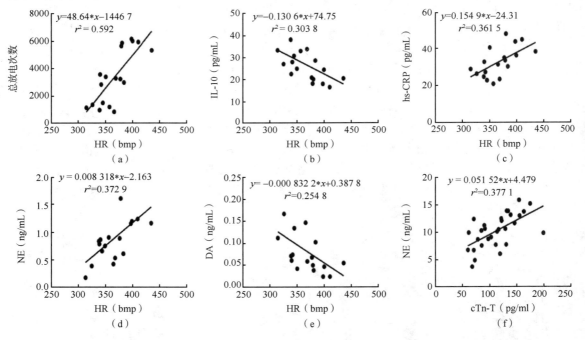

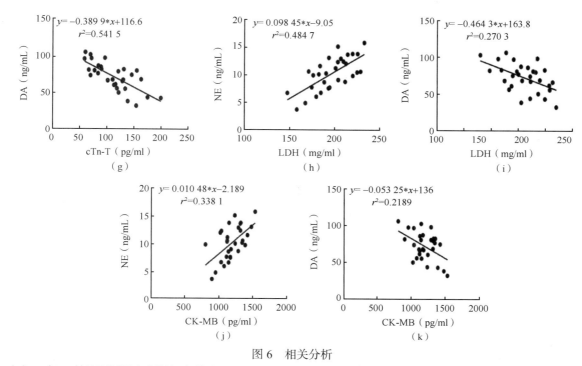

图 6　相关分析

（a）HR 与 LC 神经元的总放电次数呈正相关（$P<0.01$，$r=0.7755$）。（b）HR 与 IL-10 呈负相关（$P<0.01$，$r=-0.5511$）。（c）HR 与 hs-CRP 呈正相关（$P<0.01$，$r=0.6013$）。（d）HR 与 LC 中 NE 水平呈正相关（$P<0.01$，$r=0.6106$）。（e）HR 与 LC 中 DA 水平呈负相关（$P<0.01$，$r=-0.5048$）。（f）cTn-T 与心肌组织 NE 水平呈正相关（$P<0.01$，$r=0.614$）。（g）cTn-T 与心肌组织 DA 水平呈负相关（$P<0.01$，$r=-0.7359$）。（h）LDH 与心肌组织 NE 水平呈正相关（$P<0.01$，$r=0.6962$）。（i）LDH 与心肌组织 DA 水平呈负相关（$P<0.01$，$r=-0.5199$）。（j）CK-MB 与心肌组织 NE 水平呈正相关（$P<0.01$，$r=0.5814$）。（k）CK-MB 与心肌组织 DA 水平呈负相关（$P<0.01$，$r=-0.4678$）。$**P<0.01$，$*P<0.05$。

4　讨论

　　炎症因子驱动炎症的过程。心肌缺血缺氧再灌注损伤后，内皮细胞可通过分泌细胞因子、黏附分子和趋化因子激活机体免疫系统，从而诱导炎症反应，进一步加重心肌组织缺血缺氧再灌注损伤，AMI 也与炎症状态有关。据报道，C 反应蛋白与急性心肌梗死急性期心脏损伤程度相关。高敏 c 反应蛋白（hs-CRP）是一种非特异性但高度敏感的炎症因子，可促进补体活化并导致免疫损伤。此外，hs-CRP 还可以激活凝血和纤溶系统，从而增加心血管事件的风险。IL-10 是一种多功能的炎症抑制因子，在降低炎症反应中起关键作用。急性心肌梗死后皮下注射 IL-10 可减轻心肌功能障得和不适应性重塑结扎心脏后，心功能及 IL-10 和 hs-CRP 水平失调。然而，这些变化在 EA 后得到显著改善。总之，上述结果表明，电针可能通过调节炎症因子的水平以改善 AMI 模型大鼠的心功能。

　　心脏和大脑在生理病理上相互联系。例如，脑血管事件常由心律失常和充血性心力衰竭引起。中枢神经系统由数十亿个神经元组成，突触是神经元之间信息传递的结构基础，神经递质是突触之间信息传递的物质基础。NE 主要由交感神经节神经元合成和分泌，主要负责对压力做出反应。神经递质可通过调节自主神经活动引起心血管反应。NE 与细胞兴奋性、突触可塑性和长期增强有关。LC 的神经元是 NE 的最大来源，NE 是一种在许多前脑活动中起关键作用的神经调节物质。LC 产生 NE 参与外周心血管活动的调节，如 LC 电刺激引起外周动脉血压的变化。此外，LC-NE 系统可以诱导冠状动脉结扎后的细胞活性。本研究发现，AMI 后 LC 神经元被激活，LC 神经元放电频率和 NE 水平显著增加，而电针可抑制 LC 神经元的活性，提示电脉冲可能通过调节 LC 神经元放电促进 AMI 后的恢复。单胺类神经递质 DA 不仅参与 NE 合成，而且参与针刺调节心血管活动。本研究中，心脏结扎后 DA 水平明显降低，但通过电针干预后，在一定程度上可逆转该现象。

心脏受到交感神经的密集支配。在 AMI 中，交感神经的兴奋与抑制之间的平衡被破坏。急性心肌梗死期间，心脏交感神经活动增加，心脏 NE 浓度增高是缺血性心脏病心律失常的关键因素。在本研究中，我们证实 LC 损伤可影响 NE 和 DA 的心脏水平，从而降低针刺抗心肌缺血的疗效。

电刺激如何调节 LC 以改善心功能是一个重要的问题。我们发现，HR 与 LC 神经元放电、LC 中 NE 和 DA 水平以及血清 IL-10 和 hs-CRP 水平相关。炎症和持续性心动过速的相互作用可能对心血管疾病的发病率和死亡率产生协同作用。此外，升高的 HR 增加张力，这除了导致内皮损伤外，还可能增加内皮对炎症介质的渗透性。因此，上述结果进一步说明了 HR 与炎症细胞因子（IL-10、hs-CRP）水平相关。此外，AMI 可引起中枢脑区 NE 释放的激增，导致交感神经过度活跃和随后的心脏功能障碍。此外，自主神经活动失调可能是静息心率升高的基础。这些观察结果间接表明，HR 与 LC 区的 NE 和 DA 水平相关。

我们还发现血清心肌酶（cTn-T、LDH、CK-MB）水平与心肌组织内 NE 和 DA 浓度相关。交感神经和迷走神经系统协同工作以调节心脏功能。因此，我们认为，EA 刺激后，EA 信号通过周围神经传递到中枢神经系统。信号在 LC 完成整合，随后信号通过下游的交感神经纤维传输，调节心脏活动。然而，这一假设需要进一步的研究。

本研究为 EA 改善心肌缺血损伤提供了一些证据。我们的研究结果表明，LC 与心血管疾病密切相关，并在电针抗心肌缺血作用中起重要作用，其机制可能与电针刺激后抑制 LC 神经元活性，从而影响 hs-CRP 和 IL-10 水平有关。LC 损伤后，电刺激可通过调节心肌组织 NE 和 DA 水平改善心功能，其抗心肌缺血作用减弱。本研究提供了充分的证据得出 EA 的抗心肌化学作用与其对神经系统的影响密切相关的结论，从而为基于 EA 的临床治疗提供了实验理论依据。然而，本研究也有一些局限性，如没有研究如何通过激活或抑制 LC 中的 NE 能神经元来调节心脏功能。

［*Evid Based Complement Alternat Med*，2020：4298657］

内侧隔核在电针心经抗急性心肌缺血模型大鼠中的作用及其机制

王言玲，瞿巧钰，童　艳，朱　超，吴生兵，周美启

本研究拟通过复制大鼠急性心肌缺血模型，并观察病理形态下的心肌组织、内侧隔核区 c-fos 蛋白表达量及 5-羟色胺（5-HT）含量的变化，以探索针刺心经抗心肌缺血作用中内侧隔核的作用及其发挥机制。

1　材料

1.1　动物　选择清洁级 SD 健康雄性大鼠，体质量为（240±20）g，由安徽医科大学饲养中心提供[许可证号 SCXK（皖）2017-001]，康为 IR60 独立送风隔离笼具饲养，笼内温度控制在（22±1）℃，相对湿度为55%～60%。在自然光线、室温环境下适应性喂养 7 d。随后被随机分为伪手术组、模型组和针刺组，每组 6 只。整个实验过程中有关动物的使用及伦理学规定均遵照科技部颁布的《关于善待实验动物的指导性意见》执行。

1.2　试剂　5-HT 标准品（Sigma 公司），水合氯醛（国药集团化学试剂有限公司），复方氯化钠注射液（江苏恒丰强生物科技有限公司），c-fos（abcan，ab134122），RIPA 裂解液（Beyotime，P0013B），十二烷基磺酸钠（SDS）（Solarbio，S8010），聚丙烯酰胺凝胶电泳（PAGE）凝胶（Solarbio，T8090），聚偏二氟乙烯（PVDF）膜（Millipore，IPVH00010），ECL 超敏发光试剂盒（Thermo，34094）。

1.3　仪器　华佗牌针灸针具、SDZ-V 电针仪（苏州针灸用品厂），Power Lab 16 导生理记录仪（澳大利亚 ADV Instruments 公司），电泳仪、电泳槽、转膜仪（上海天能科技有限公司，Tanon），自动曝光仪（上海培清科技有限公司），酶标仪（RT-6000，深圳雷杜公司）。

2　方法

2.1　动物筛选与分组　伪手术组按照随机数字表随机选择 6 只大鼠，其他大鼠用来复制急性心肌缺血模型。在模型复制成功的笼具中，随机挑选，每 6 只一组，分别作为模型对照组（简称模型组）及电针"神门—通里"段组（简称针刺组）。剩余大鼠同等条件下饲养备用。

2.2　模型制备及评定　大鼠称体质量，使用 10%水合氯醛注射于大鼠腹腔将其麻醉，注射剂量为 3.5 mL/kg。使大鼠背靠鼠架，绑于鼠架上；剃毛刀剃除大鼠胸骨左缘体毛，该范围内皮肤涂

擦碘伏。使锁骨中线左侧第 4、第 5 肋间隙暴露充分，剪开该处皮肤 1～2 cm，胸大肌分离时，层层钝性分离；触及心尖搏动最明显处，剪开心包膜，左手迅速挤出心脏，右手用弯止血钳夹持 6-0 号带线缝合针从冠状动脉左前降支下迅速穿过并结扎，随即迅速将心脏放回胸腔，同时挤出胸腔内残余空气以防发生气胸，用直止血钳夹持胸腔皮肤，并用 2-0 号缝合线缝合皮肤，为防发生感染，在手术部位及周围皮肤喷洒青霉素。伪手术组只穿线不结扎。模型复制前后，均记录大鼠心电图标准 Ⅱ 导联，凡各种原因导致的心电图异常者，皆不列入分析对象。根据心电图 ST 段在模型复制前后的变化，并结合心肌酶标志物乳酸脱氢酶含量的变化来评判是否成功复制心肌缺血模型。

2.3 针刺方法 参照既往研究结果，对大鼠针灸穴位的选择结合中国畜牧兽医学会编的《中国兽医针灸学》作定位标准。针刺组选取手少阴心经，模型复制成功后 24 h 使用一次性无菌针灸针对大鼠进行电针治疗。在每只大鼠其两侧"神门—通里"段刺入 3 根毫针，每根针距离约为 2 mm，用铜线分别缠绕在 3 根毫针针柄上，然后并联成一束，连接电子针疗仪。每次电针时间 30 min，刺激强度 1 mA，选择疏密波，频率调为 2 Hz，每天电针 1 次，连续电针 3 d。

2.4 观察指标及检测方法

2.4.1 心电图记录 根据导联连接标准，选择大鼠右上肢、右下肢及左下肢，分别把针形电极插入其皮下，记录大鼠肢体 Ⅱ 导联振幅波动情况。待心电信号稳定后，观察记录 ST 段（抬高或下降≥0.1 mV）变化。

2.4.2 血清乳酸脱氢酶（LDH）水平检测 从大鼠腹主动脉采血 4 mL，放于采血管中备用。将采血管放入冷冻离心机中 3 000 r/min 离心 10 min。离心后取上清液放入冻存管中，放于−80 ℃冰箱保存待测。使用酶联免疫法（ELISA）测定血清 LDH 的含量，具体操作步骤按照说明书进行。

2.4.3 HE 染色观察心肌病理学形态 在圆盘内倒入适量预冷的 0.9%氯化钠注射液；把剪取的心脏组织放入圆盘中，并迅速冲洗干净，固定于含有 4%多聚甲醛的组织固定溶液中。脱水后，进行石蜡包埋、切片与脱蜡。随后参考试剂盒说明书指示的整个染色流程及注意事项，规范操作染色步骤。最后，借助于光学显微镜来观察组织形态变化情况。

2.4.4 Western blotting 检测 MS 区 c-fos 蛋白含量 麻醉各组大鼠并立即断头取新鲜脑组织，其大脑内侧隔核部位在冰盘上剪切，置于−80 ℃冰箱冻存待测。对每个冻存组织，皆取 100 mg。参照 c-fos 蛋白提取试剂盒具体步骤提取总蛋白，通过 BCA 法对蛋白浓度进行检测，根据 SDS-PAGE 凝胶进行处理，随后转膜、封闭、一抗孵育、4 ℃摇床过夜、二抗孵育、洗膜、ECL 显影。化学发光成像系统曝光成像。c-fos 蛋白表达量结果的处理根据条带灰度值以及以 β-actin 为内参半定量来分析。

2.4.5 MS 区 5-HT 含量检测 大鼠腹主动脉采血后，立即断头取脑。在冰盘上使用手术刀片将大脑内侧隔核部分切取，称取质量，加入适量的磷酸缓冲盐溶液（PBS）（pH 7.4）置于冻存管中，用液氮迅速冷冻保存备用。标本融化后保持 2～8 ℃的温度。加入一定量的 PBS（pH 7.4），用匀浆器将标本充分匀浆，以 3 000 r/min 的速度离心 20 min，仔细搜集上清放于冻存管中，于−80 ℃冰箱冻存待测。按照 ELISA 试剂盒说明书的具体操作步骤检测 5-HT 含量。

2.5 统计学处理 所有数据均以均数±标准差（$\bar{x} \pm s$）表示，采用 Graph Pad Prism 5 软件进行统计分析及绘制统计图表。计量资料采用单因素方差分析，组间比较选择 Tukey's multiple comparisons test 检验。差异有无统计学的意义则根据 P 值大小来判断，$P < 0.05$（或 $P < 0.01$）则认为差异有统计学意义。

3 结果

3.1 模型复制前后心电图 ST 段幅度比较 与模型复制前对比，模型复制后 ST 段幅度（抬高≥0.1 mV）显著升高，说明模型复制成功。

3.2 各组大鼠血清 LDH 水平变化 与伪手术组比较，模型组血清 LDH 含量显著升高，且差异有统计学意义（$P<0.05$），说明模型复制成功；与模型组比较，电针心经后显著降低 LDH 含量（$P<0.05$）（图 1）。

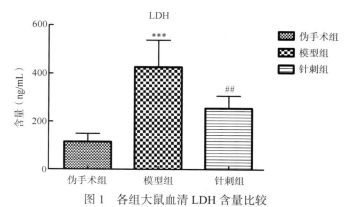

图 1　各组大鼠血清 LDH 含量比较

注：与伪手术组比较，***$P<0.05$；与模型组比较，##$P<0.05$

3.3 各组大鼠心肌组织形态染色结果比较 心肌纤维在伪手术组规则地排列，细胞核清晰可见，未见炎症浸润；心肌纤维在模型组排列紊乱，并出现断裂现象，肌纤维间隙增宽，细胞炎症浸润明显；在针刺组的排列状态相对于模型组较规整，且断裂量有所减少，细胞炎症浸润较模型组明显减少。这提示，通过电针心经经脉段可以使得处于心肌缺血病理状态下大鼠的心肌组织损伤程度减轻，进而使心功能得以改善。

3.4 各组大鼠内侧隔核区 5-HT 含量比较 与伪手术组相比，模型组 5-HT 含量明显下降（$P<0.05$）；与模型组对比，针刺组 5-HT 含量显著上升，且差异有统计学意义（$P<0.05$）（图 2）。

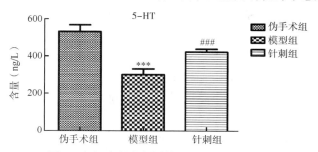

图 2　各组大鼠内侧隔核区 5-HT 含量比较

注：与伪手术组比较，***$P<0.05$；与模型组比较，###$P<0.05$

3.5 各组大鼠 MS 区 c-fos 蛋白表达量比较 与伪手术组相比，模型组 c-fos 蛋白含量显著升高（$P<0.01$）；与模型组相比，针刺组 c-fos 蛋白含量明显下降（$P<0.01$）（图 3）。

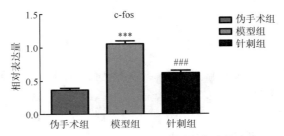

图 3　各组大鼠 MS 区 c-fos 蛋白表达量比较

注：与伪手术组比较，***$P < 0.01$，与模型组比较，###$P < 0.01$

4　讨论

机体发生心血管疾病时，心电图 ST 段常用作判断心肌受损的阶段与程度指标之一；对冠心病早期的诊断，提高早期冠心病的确诊率，以及判断其冠状动脉病变支数与狭窄程度，可借助心电图 ST-T 段的改变作为一定依据。随着临床病情的变化，需要结合患者血清心肌酶学标志物来作为心肌缺血、急性心肌梗死的诊断指标，其中 LDH 是重要指标之一。本研究结果显示，结扎大鼠冠状动脉左前降支后，其心电图 ST-T 段振幅抬高超过 0.1 mV，且 LDH 水平显著升高，这说明大鼠模型成功复制。另有实验研究证明，心肌缺血模型大鼠的心肌组织结构的变化可用 HE 染色直接观察；本研究结果提示，心肌组织结构通过针刺心经治疗后较模型组有所改善。这提示缺血心肌的受损程度可以通过电针心经来减轻。

课题组前期研究证实，电针心经"神门—通里"穴可通过降低中枢核团海马 CA1 区神经递质 5-HT 含量来改善心肌缺血作用。亦有相关学者研究表明，通过电针刺激可增加大鼠大脑边缘系统如海马内的 5-HT 含量，从而产生抗抑郁作用。根据大脑边缘系统中枢核团内部网状结构的功能联系，以及内侧隔核参与心血管调节的作用，推测电针心经亦可调控内侧隔核区 5-HT 等单胺类神经递质的含量，继而发挥抗心肌缺血等心血管疾病的作用，也进一步为经脉脏腑与脑的联系提供实验依据。本实验研究内侧隔核区 5-HT 的含量，运用微透析技术检测其结果发现，5-HT 含量在模型组明显低于伪手术组，针刺心经治疗后逆转了这种变化。这一点与相关学者的研究结果基本一致。

另有研究发现，抑郁的发生及病情变化与海马内 c-fos 蛋白的表达量相关。实验研究也证明，c-fos 蛋白表达量可以作为冠心病猝死的重要指标之一。c-fos 蛋白为即刻早期基因蛋白，一般将其视为中枢神经系统神经元兴奋活动的标志，被广泛用于脑功能定位的标志。本实验结果发现伪手术组大鼠 MS 区 c-fos 蛋白含量比较低，模型组比伪手术组明显升高，针刺组明显降低；这说明针刺能够有效调控 c-fos 蛋白表达量，从而减轻中枢神经系统神经元受到的伤害。

本研究表明，电针心经经脉能够提高中枢核团边缘系统 MS 区的 5-HT 含量，降低 c-fos 蛋白表达量；这更加说明体表经脉与脏腑的联络及感应作用，心肌缺血的重要治疗手段可通过针刺心经实现。这提示针刺心经抗心肌缺血作用过程中内侧隔核参与其中，其机制可能与针刺调节 MS 区的 5-HT 含量、c-fos 蛋白表达相关。同时也表明，心经与心脏之间密切联系，且有相关研究人员也通过实验研究证明，电针心经经穴对改善心肌缺血具有特异性。

［辽宁中医药大学学报，2021，23（6）：115-119］

电针心经经穴对心肌缺血大鼠下丘脑室旁核神经元电活动的影响

蔡荣林，崔　帅，吴子建，何　璐，余　情，王　洁，彭传玉，胡　玲，周逸平

本研究采用在体多电极微阵列技术，观察针刺心经经穴对急性心肌缺血大鼠下丘脑室旁核神经元电活动特征的影响，探讨针刺心经抗心肌缺血效应的下丘脑调控机制，为进一步探讨针刺心经的中枢整合机制奠定基础，为经脉脏腑与脑相关研究提供新的实验依据。

1　材料与方法

1.1　实验动物与分组　健康雄性 SD 大鼠 32 只，体质量（220±20）g，清洁级，购于安徽医科大学实验动物中心，许可证号：SCXK（皖）2011—002。同等条件下饲养于康为 IR60 独立送风隔离笼具，笼内温度（24±1）℃，相对湿度 60%，适应性喂养 7 d。根据随机数字表抽取 8 只大鼠为伪手术组，其余大鼠用于模型复制，将模型复制成功的大鼠随机分为模型组、电针心经组和电针肺经组，每组 8 只。实验过程中对动物的处置符合科技部 2006 年颁布的《关于善待实验动物的指导性意见》。

1.2　主要试剂和仪器　乙醚（天津市富宇精细化工有限公司），水合氯醛（国药集团化学试剂有限公司），一次性无菌针灸针（0.3 mm×13 mm，苏州医疗用品厂有限公司），电子针疗仪（SDZ-Ⅳ型，苏州医疗用品厂有限公司），脑立体定位仪（深圳市瑞沃德生命科技有限公司），OmniPlex 多通道采集系统（美国 Plexon 公司），多导生理记录仪（澳大利亚 ADV Instrument）。

1.3　模型复制方法　参照文献方法改进，采用冠状动脉左前降支结扎法复制大鼠急性心肌缺血模型。大鼠用乙醚麻醉后仰卧位固定，记录Ⅱ导联心电图，剃除前胸部体毛，皮肤常规无菌处理。切开左侧胸部皮肤，钝性分离左侧第 3、4 肋间肌肉组织，用弯头止血钳沿胸骨左缘第 3、4 肋间撑开肋骨，剪开心包膜，挤压右侧胸廓使心脏暴露于胸腔外，用 5-0 号无菌带线缝合针迅速结扎冠状动脉左前降支血管，然后将心脏放回胸腔内，迅速挤出胸腔内气体，逐层缝合肌肉皮肤，局部皮肤无菌处理。伪手术组只穿刺不予结扎。以心电图 ST-T 段明显抬高为模型复制成功标志。

1.4　各组处理方法　根据现行教材《实验针灸学》中大鼠针灸穴位的定位，选取双侧手少阴心经"神门—通里"段，手太阴肺经"太渊—列缺"段进行针刺。电针心经组、电针肺经组均于各自经脉段两端穴位处各刺入 1 针，接 SDZ-Ⅳ型电子针疗仪，电压 1 V，频率 2 Hz，刺激 20 min。于手术后第 1 d 开始电针，每日 1 次，共干预 7 d。伪手术组与模型组大鼠不电针，每天空抓刺激 1 次。

1.5　观察指标及检测方法　动物中枢核团神经元放电记录与数据分析：将大鼠予 10%水合氯醛（3.5 mL/kg）腹腔注射麻醉，通过脑立体定位仪固定，参照 Paxions 大鼠头部图谱，设定下丘脑室旁核坐标（Bregma：−2.12，R：0.8～1.0，H：7.9～8.1）。开颅植入 8 通道（2×4）微电极阵列，

以步径 5 μm/s 缓慢电动推进电极至目标脑区，待观察到稳定的神经电活动后开始记录 400 s。采用 Omni Plex 多通道采集系统记录神经元放电（滤波 150～8 000 Hz，采样频率 40 kHz）和场电位（滤波 0.7～400 Hz，采样频率 1 kHz）。利用 Offline Sorter 软件，采用波形交叉法删除典型高幅值的干扰信号，手动和自动相结合进行神经元聚类分析；采用 Neuro Explorer 软件对神经元电信号进行自相关、互相关和频谱分析，并比较各组神经元信号的频率和特征。数据采集完毕后，进行组织学的鉴定，经灌流、切片后观察位点，以确定电极的植入位点是否准确。

心电图记录：记录大鼠标准 Ⅱ 导联心电图，针形电极分别插入大鼠四肢皮下（双上肢及右下肢），利用多导生理记录仪连续监测大鼠心电图信号，采用系统内置 Chart 软件分析各组大鼠针刺前后的 ST 段变化情况。

1.6　统计学处理　利用 SPSS 17.0 软件进行统计学分析，数据以均数±标准差（$\bar{x} \pm s$）表示。组间差异比较采用单因素方差分析，组间两两比较前进行方差齐性检验，方差齐则采用 LSD 检验，方差不齐则采用 Tamhane's T_2 检验，以 $P<0.05$ 为差异有统计学意义的标准。

2　结果

2.1　各组大鼠心电图 ST 段变化比较　与伪手术组比较，各模型复制组大鼠在模型复制后 ST 段显著抬高（$P<0.01$），各模型复制组间 ST 段比较差异无统计学意义（$P>0.05$）；与模型组比较，电针心经组干预后 ST 段明显降低（$P<0.01$）；电针肺经组大鼠干预后 ST 段明显高于电针心经组（$P<0.05$）（图 1）。

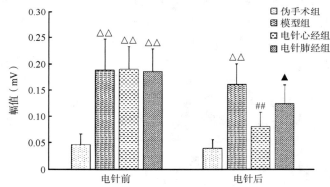

图 1　各组大鼠心电图 ST 段变化比较（$\bar{x} \pm s$，n=8）

注：与伪手术组比较，△△$P<0.01$；与模型组比较，##$P<0.01$；与电针心经组比较，▲$P<0.05$

2.2　各组大鼠下丘脑室旁核神经元活动聚类分析　采用 Offline Sorter 进行神经元聚类分析显示，伪手术组大鼠下丘脑室旁核可见 2 个神经元放电，模型组可见 2 个神经元放电，电针心经组可见 4 个神经元放电，电针肺经组可见 1 个神经元放电。

2.3　各组大鼠下丘脑室旁核神经元放电自相关分析　利用 Neuro Explorer 软件进行自相关分析，根据神经元放电波形特征区分出各组锥体神经元和中间神经元。锥体神经元放电具有明显的簇状放电特征，可见短而尖的单个波峰，自相关图中出现递减峰。而中间神经元自相关分析可见有多个等间隔波峰，放电具有明显的周期性发放特征。根据神经元自相关分析结合其放电特征，可区分出伪手术组为 2 个中间神经元、模型组为 2 个中间神经元放电异常活跃，电针心经经穴后可见 4 个神经元放电活动，其中中间神经元 1 个，锥体神经元 3 个，电针肺经经穴后仅可见 1 个中间神经元放电活动。

2.4 各组大鼠下丘脑室旁核神经元放电互相关分析 对记录到两个及两个以上神经元放电的伪手术组、模型组和电针心经组进行神经元间的互相关分析可见，伪手术组 SPK 03a 和 SPK 03b 两个中间神经元之间关联不明显；模型组 SPK 12 a 发放后 SPK 12b 紧接着发放，提示两个中间神经元之间可能存在兴奋性突触连接；电针心经组，SPK 02a 和 SPK 02b 交叉互相关显示为谷状，提示两个神经元之间存在抑制性连接，SPK 02a 和 SPK 02c、SPK 02a 和 SPK 02d、SPK 02b 和 SPK 02c、SPK 02b 和 SPK 02d、SPK 02c 和 SPK 02d 之间的互相关显示相对平坦，提示神经元放电活动之间可能不具有直接的相关性。

2.5 各组大鼠下丘脑室旁核神经元放电序列与频率分析 将记录到的峰电位信号用光栅图表示，并将放电信号转换为放电频率直方图后，显示出每个神经元峰电位序列的时间模式。伪手术组神经元放电模式呈现为散在发放，SPK 03a 神经元在 200 s 后持续发放，SPK 03b 神经元在记录开始时发放密集，后逐渐呈现为稀疏发放。心肌缺血模型组记录到的 SPK 12a 和 SPK 12b 神经元均为密集发放。电针心经组可见 SPK 02a 神经元发放较密集，SPK 02b、SPK 02c 和 SPK 02d 神经元放电为稀疏发放。电针肺经组 SPK 14b 神经元发放密集。

神经元的放电频率分析可见，与伪手术组比较，模型组大鼠下丘脑室旁核神经元总放电频率明显增强（$P<0.01$）；与模型组比较，电针心经组神经元总放电频率显著下降（$P<0.01$）；电针肺经组神经元总放电频率明显高于电针心经组（$P<0.01$）（图 2）。

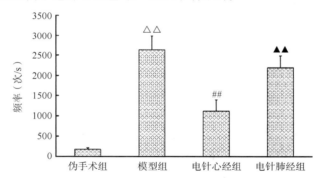

图 2 各组大鼠下丘脑室旁核神经元放电活动频率比较（$\bar{x} \pm s$，$n=8$）
注：与伪手术组比较，$\triangle\triangle P<0.01$；与模型组比较，$\#\# P<0.01$；与电针心经组比较，$\blacktriangle\blacktriangle P<0.01$

2.6 各组大鼠下丘脑室旁核神经元放电频谱分析 采用实时频谱分析，观察信号中的频谱特性随时间变化的规律，通过色彩的明亮程度和光谱成分的变化，直观地表达出神经元放电活动在一定时间内能量的高低变化。结果显示，模型组局部场电位频谱能量较伪手术组显著增强，电针心经组局部场电位频谱能量显著低于模型组和电针肺经组，提示下丘脑室旁核频谱能量可能参与了电针心经抗心肌缺血的效应机制。

3 讨论

临床研究证实，针刺心经经穴可在心肌电活动、心率、心肌供血及血液代谢等多个方面改善冠心病患者的症状及体征。

有研究表明，下丘脑可以通过对自主神经功能、血管升压素合成和释放、压力感受器反射等方面的调控调节心血管活动。延髓腹外侧区及室旁核是电针内关穴保护缺血心肌的中枢通路之一，损毁室旁核会在一定程度上显著降低电针内关穴抗急性心肌缺血的效应；室旁核内 β-内啡肽、白细胞介素 1 可能是电针内关作用的中枢效应物质。

利用微电极阵列技术，可在脑组织中同时记录和检测多个神经元的动作电位，根据峰电位的波形还可区别神经元的种类，如兴奋性的锥体神经细胞和抑制性的中间神经元，为进一步深入研究针刺效应的神经调控机制提供了条件。本研究以下丘脑室旁核为切入点，采用微电极阵列记录技术，观察针刺心经经穴对急性心肌缺血大鼠下丘脑室旁核神经元电活动特征的影响，初步探讨针刺心经抗心肌缺血效应的下丘脑调控机制。研究结果表明，心肌缺血大鼠下丘脑室旁核神经元活动以中间神经元活动为主，且较伪手术组的神经元活动频率明显增加，提示心肌缺血模型复制后，心脏功能处于失代偿状态，引起了下丘脑室旁核中间神经元的异常兴奋。给予电针心经经穴刺激后，神经元活动频率分析显示，大鼠下丘脑室旁核神经元活动频率较模型组明显减弱；同时频谱分析显示，电针心经组局部场电位频谱能量显著低于模型组和电针肺经组，下丘脑室旁核频谱能量可能参与了电针心经抗心肌缺血的效应机制。这提示电针心经经穴能够抑制下丘脑室旁核区中间神经元活动，从下丘脑室旁核神经元活动频率和随时间变化的特点角度，初步证实了下丘脑室旁核神经元活动在针刺抗心肌缺血效应的中枢调控机制中发挥着重要作用。

值得注意的是，神经元聚类分析显示，电针心经经穴后，下丘脑室旁核神经元活动类型中锥体神经元的活动增加。锥体神经元主要位于大脑皮质和海马等脑区中，在锥形细胞底部发出一些基树突，沿水平方向扩展，所有树突上都有大量的树突棘，树突棘的数量随着胞体的距离增加而增加。轴突自细胞底部中央与主树突相对的位置上发出，细而均匀，长短不一，短者走行在所在皮质范围内，而长者则离开皮质，参与组成下行至脑干和脊髓的投射纤维，或走行至同侧及对侧的不同皮质区形成连合纤维。已有文献报道锥体神经元的轴突投射到下丘脑区。一般认为锥体神经元属兴奋性神经元，中间神经元属抑制性神经元，锥体神经元与中间神经元往往形成反馈回路和神经网络，参与脑区间功能的调节。但有关不同神经元种类参与针刺效应机制的研究尚未见相关报道。本文研究结果显示，电针心经经穴虽显著降低了神经元放电总频率，但激活了下丘脑室旁核锥体神经元的活动；互相关分析显示，电针心经组中间神经元和锥体神经元放电活动之间存在抑制关系。可见，锥体神经元树突投射到下丘脑内的神经元活动与针刺心经抗心肌缺血的作用有关，锥体神经元可能通过相对抑制中间神经元的活动从而发挥调控室旁核神经元活动和改善心肌缺血的效应。

神经元聚类分析和自相关分析结果表明，针刺心经经穴可调控下丘脑室旁核区的神经元活动，能够显著抑制心肌缺血状态下异常兴奋的中间神经元的活动，同时激活下丘脑室旁核锥体神经元的活动。神经元互相关分析结果提示，电针心经组中间神经元和锥体神经元放电活动之间存在抑制关系。频谱分析显示，下丘脑室旁核神经元活动随时间变化的特点参与了电针心经抗心肌缺血的效应机制。对下丘脑室旁核神经元活动的调控可能是针刺心经抗心肌缺血效应的重要机制之一，本研究为进一步探明针刺心经的中枢整合机制提供了新的实验依据。

［针刺研究，2018，43（7）：406-413］

电针"神门""太渊"穴对急性心肌缺血家兔听感觉门控电位 P50 的影响

余 情，胡 玲，吴子建，蔡荣林，王 洁，王春华，刘 磊

原穴是脏腑原气留止的特殊部位。针刺原穴可以通达一身之原气，调节脏腑的各种功能，促使阴阳平衡，从而发挥维护正气、抗御病邪的作用，即所谓 "正气存内，邪不可干"。经络学说认为，人体气血津液的运行，脏腑器官的功能活动，以及相互之间的联系和协调，均须通过经络系统的运输传导、联络调节的功能得以实现，并使之成为一个有机的整体。就心与脑之间的联系而言，不仅通过十四经脉循环间接地联系着，而且有些经脉、奇经八脉、经别和经筋与脑直接相联系。正是由于经络的沟通与联系，从而发挥了 "心主神明"的功能。诸多研究从 "心主血脉"以及心与心经的联系角度，验证了针刺心经经穴能明显改善急性心肌缺血的状态，而心经与脑的联系以及 "心主神明"等问题的研究却鲜见报道。神门穴是手少阴心经的原穴，是心气所传输出入之门户；太渊为手太阴肺经原穴。为进一步探索心经效应的作用机制以及不同经原穴作用的相对特异性，本实验通过电针神门、太渊，观察急性心肌缺血家兔心率、听感觉门控电位 P50 的变化，从认知功能角度分析不同经原穴对急性心肌缺血后大脑皮质感觉门控能力特异性的调整作用。

1　材料与方法

1.1　实验动物　健康青紫蓝家兔 50 只，雌雄各半，体质量（2.5±0.3）kg，由安徽医科大学实验动物中心提供(皖医实动准字第 01 号)。同等条件下饲养于室温(24±1)℃、相对湿度(55±5)%的环境中，12 h 明暗交替，适应性喂养 2 周。

1.2　实验用品与器材　美国产 BIOPAC 生物信号采集系统（11A2055 系列），Scan 4.3 采集分析软件（澳大利亚 Compumedics Ltd.），70.4.2 Channels 放大器（澳大利亚 Compumedics Ltd. Synamps2），E-Prime 刺激软件（美国 PST 公司，E-Prime 2.0），针灸针（苏州医疗用品厂有限公司，0.30 mm×25 mm），电针仪（苏州医疗用品厂有限公司，型号：SDZ-Ⅱ）。

1.3　动物分组　按照随机数字表随机选择 10 只家兔作为正常组，其余家兔进行模型复制，将模型复制成功的家兔随机分为模型组、神门组、太渊组，每组 10 只。其余家兔因心电图异常、血压异常、实验手术或记录失败、麻醉过量死亡、机能状态不良或术中死亡等原因未列为实验对象。

1.4　模型复制　参照 Simpson 的方法进行改良，将实验家兔用 8%水合氯醛（18 mL/kg）行耳缘静脉注射麻醉后，仰卧位固定于标准兔台上。标准Ⅱ导联连接心电图，剪去胸部局部的兔毛，先用碘伏局部无菌操作，再用 75%的乙醇脱碘，由中心向外顺时针操作。在胸骨柄稍下方至胸骨剑突上方约 2 cm 处作正中皮肤切口，沿胸骨正中分离肌肉，并剪开胸骨，开胸器暴露心脏，用眼科

剪将心包膜前部剪开，心包膜挂于开胸器上，用压舌板托起心脏，略向右旋，暴露左心耳及大部分左心室。在左心耳下缘仔细寻找左冠状动脉前降支，并于冠状动脉前降支中、下 1/3 交界处，以细圆针穿过血管下方将其结扎，复制急性心肌缺血家兔模型。结扎后，清理创面，分层缝合，并无菌操作。标准Ⅱ导联检测心电图，按文献拟定心电图心肌缺血判定标准：①ST 段水平偏移，向上或向下偏移≥0.1 mV；②T 波高耸，超过同导联 R 波 1/2；③T 波高耸伴有 ST 段移位。符合上述标准者为急性心肌缺血模型复制成功。实验过程中对动物的处置符合科技部 2006 年颁布的《关于善待实验动物的指导性意见》。

1.5　电针方法　将各电针组家兔双侧神门、太渊穴区体毛除去，穴位定位依据现行教材《实验针灸学》中家兔针灸穴位定位方法并参照人体腧穴定位法，用毫针直刺各穴约 3 mm，沿经脉循行上下 1 mm 处置参考电极，刺入深度 3 mm，接电针仪，刺激电流 1 mA，频率为 2 Hz，正负向交替方波，刺激 15 min，模型组不电针。模型复制后 2～3 min，选择各项生理指标平稳时开始电针并作为 0 min 标记，观察并记录各组家兔电针 15 min 后的心率变化，并利用美国 NEU-ROSCAN ERPs（event-related potentials）工作站进行 P50 数据的采集。

1.6　实验程序　P50 以听觉双声 click 采用条件——测试刺激模式（conditioning and testing stimulus paradigm）诱发，由外置信号发生器产生 85 dB（刺激声强度）的成对 clicks 刺激（S1 和 S2），波形为矩形波，持续时间为 0.10 ms，通过耳机传予刺激，S1 为条件刺激，S2 为测试刺激，成对刺激中的 S1 和 S2 的时间间隔为 500 ms，每对刺激的间隔为 10 s，共给予 100 组成对刺激。

1.7　心、脑电记录与分析方法　采用 BIOPAC 生物信号采集系统的 ECG，100C 放大器（设置 GAIN：500，LP：35 Hz，HP：0.5 Hz）同步记录家兔Ⅱ导联心电图。利用美国 NEU-ROSCAN ERPs 工作站，参照国际 10/20 定位系统，将针形电极的记录电极放置于 Cz 点皮下，参考电极置于鼻尖，接地电极置于后肢。经表面处理使电极与皮肤之间电阻小于 5 kΩ。记录时滤波带通为 0.1～100 Hz，连续采样频率为 1 000 Hz。采用 Scan 4.3 信号处理软件离线分析脑电数据，分析时程为 500 ms，含刺激前 100 ms 为基线矫正，波幅大于+70 μV 视为伪迹并剔除。对得到的每个被试家兔的 ERP 数据经 30 Hz（24 dB/oct）的无相移低通数字滤波器滤波。分析窗口刺激给出后的 150 ms 内成分。由 S1 刺激诱发出的 P50 波称为条件刺激波（S1-P50），由 S2 刺激诱发的 P50 波称为测试刺激波（S2-P50）。

1.8　观察指标　记录各组心率、S1-P50 潜伏期和波幅、S2-P50 潜伏期和波幅，分析 S2-P50 波幅与 S1-P50 波幅的百分比（S2/S1）、S1-P50 减 S2-P50 波幅差的绝对值（｜S1–S2｜）、P50 抑制度｛[1–（S2 波幅/S1 波幅）]×100 ｝。波幅测量是 P50 波峰与前一个波谷间的差值；潜伏期是从刺激开始到 P50 波最大波幅处的时间。

1.9　统计学处理　统计数据均用均数±标准差（$\bar{x}\pm s$）表示，用 SPSS 13.0 统计软件进行数据分析。各组间均数比较采用单因素方差分析，组间均数的两两比较采用 LSD 法，以 $P<0.05$ 为差异有统计学意义的标准。

2　结果

2.1　各组家兔心率变化　急性心肌缺血模型复制后，家兔的心率明显下降，与正常组家兔比较差异有统计学意义（$P<0.01$）；与模型组相比，神门组心率显著提高（$P<0.01$），太渊组心率的差异无统计学意义（$P>0.05$）；神门组与太渊组心率比较差异有统计学意义（$P<0.01$）。

2.2　各组 P50 指标的比较　与正常组比较，模型组 S2-P50 波幅增大，S2/S1 增大，S1-S2 以及 100×（1–S2/S1）减小（均 $P<0.01$），S1-P50 潜伏期和波幅、S2-P50 潜伏期的差异无统计学意义（$P>0.05$）；与模型组和太渊组比较，神门组家兔 S2-P50 波幅减小，S2/S1 减小，S1–S2 以及 100×（1–S2/S1）增大（均 $P<0.01$），S1-P50 潜伏期和波幅、S2-P50 潜伏期的差异无统计学意义（$P>0.05$）；太渊组以上各项指标与模型组比较的差异均无统计学意义（均 $P>0.05$）。

3　讨论

急性心肌缺血指心脏的血液灌注急剧减少，导致心脏的供氧减少，心肌能量代谢不正常，不能支持心脏正常工作的一种病理状态。有实验表明，急性心肌缺血模型复制后，家兔由于全身性血管收缩，心功能发生急剧变化，心肌收缩力下降，交感神经活动在代偿性增强后出现功能损害，心交感神经活动显著降低，而电针神门后各项心功能指标可以发生较显著改善，本次实验也有相同的结果。

P50 是中潜伏期听觉诱发电位中反映对重复刺激适应能力的一个最早期成分，是反映大脑对感觉刺激正常抑制功能（称为感觉门控）的一个直观的脑电生理学指标。大脑感觉门控的缺损促使大脑超载大量无关刺激，产生认知和注意的功能异常，它处在信息处理的早期阶段，注意的影响非常小，因此是测量前注意感觉适应机制的理想指标。

"心者，君主之官也，神明出焉"（《素问·灵兰秘典论》）。心脑密切相关。研究表明，由于脑血管舒缩的相对限制性、脑组织的高血流量性、脑组织的高氧耗性、脑组织供能的单一性和血脑屏障性等特性，决定脑组织功能活动较其他机体器官组织功能活动受血液状态的影响明显，而心脏是决定血液状态正常与否的最关键因素。心磁场要比脑磁场大百倍，心磁场能影响到脑磁场而起到调控人的精神意识、思维活动的作用。本实验证明，家兔在急性心肌缺血、心功能受损的状态下，大脑听感觉门控力受损。

《灵枢·九针十二原》载"五脏有疾，当取之十二原"，刺激心经原穴神门可以引起心以及人精神、意识、思维等高级中枢神经活动，因此临床上神门主要用于治疗失眠、健忘、痴呆、抑郁等症。研究发现针刺神门穴和肺经太渊穴可以引起不同脑区的激活或负激活，经脉经穴差异性显著。针刺心经原穴神门、肺经原穴太渊对正常人事件相关电位 P3a、P3b 有不同的影响，神门穴对大脑的注意功能影响更大。

本研究采用反映感觉门控功能强弱常用的指标 S2 波幅与 S1 波幅的比值、100×（1–S2/S1）和 S1–S2 的差值来进行研究，结果显示，与模型组相比，电针心经神门穴能使感觉门控能力提高；电针肺经原穴太渊对急性心肌缺血家兔 P50 的指标无影响。肺经原穴太渊虽与神门穴邻近，但对心脏的调整作用不明显，经穴效应存在特异性。

通过动物实验和人体试验已证实，P50 的产生部位主要与海马 CA3 区神经活动有关，胆碱能系统通过激活 a-7 型烟碱受体在调控 P50 抑制效应中起重要作用，这可能是心经神门穴调节感觉门控的神经基础。古代针灸文献中神志病症的针灸治疗体现了整体观，在《内经》经脉理论、经脉病候的影响下，针灸治疗神志病症重视足太阳、足阳明、督脉经穴，心经经穴主治神志病并没有得到广泛应用。本研究发现电针不同经穴对急性心肌缺血家兔大脑皮质感觉门控的调整作用存在一定的相对特异性，电针心经原穴神门穴优于肺经原穴太渊穴，为"心主神明""心脑同病"以及"心脑同治"提供了依据，也为今后的深入研究奠定了基础。

［针刺研究，2014，39（6）：472-476］

电针预处理对心肌缺血再灌注损伤大鼠下丘脑外侧区和小脑顶核多巴胺、5-羟色胺含量的影响

余　情，蔡荣林，邵雪芳，张娅婷，魏小桐，胡　玲

电针预处理可有效减轻心肌缺血再灌注损伤（MIRI），其作用机制与下丘脑、小脑等中枢区域的调控密切相关；针刺神门穴可兴奋对侧小脑Ⅳ～Ⅷ区，同侧小脑Ⅵ～Ⅶ区，电针预处理可显著降低 MIRI 大鼠小脑顶核（FN）和下丘脑外侧区（LHA）中 c-fos 蛋白表达；下丘脑多巴胺（DA）、5-羟色胺（5-HT）等神经递质参与了电针心经对心肌缺血的保护作用，DA 和 5-HT 可能是针刺效应机制的重要物质基础。

本研究拟应用在体微透析结合高效液相色谱-电化学检测（HPLC-ECD）技术，在前期研究的基础上进一步探讨 FN 和 LHA 在电针抗急性 MIRI 效应中的作用，并初步阐明 FN 和 LHA 参与电针抗急性 MIRI 效应的可能物质基础，为揭示下丘脑-小脑神经环路参与针刺调节内脏功能的机制提供实验依据。

1　材料与方法

1.1　实验动物与分组　选取 SPF 级 SD 雄性大鼠 60 只，6～8 周，体质量为 220～250 g。购自安徽医科大学实验动物中心［许可证号：SCXK（皖）2017—001］，同等条件下分笼适应性喂养 1 周。将大鼠随机分为 6 组，伪手术组、模型组、电针心经组、电针肺经组每组 12 只，损毁下丘脑外侧区+电针心经组（简称 LHA+心经组）、损毁小脑顶核+电针心经组（简称 FN+心经组），每组 6 只。实验过程严格遵循科技部 2006 年颁布的《关于善待实验动物的指导性意见》的相关规定。

1.2　主要仪器与试剂

1.2.1　主要仪器　Power Lab 多导生理记录仪（ML118，澳大利亚 ADV Instruments 公司），大鼠脑立体定位仪（瑞典 CMA 公司），微透析泵（CMA/400，瑞典 CMA 公司），Milli-Q 超纯水系统（IQ7000，美国 Millipore 公司），电化学检测器（DECADE Ⅱ，荷兰 ANTEC 公司），低温微量收集器（EFC-82，日本 EiCOM 公司），低温调节器（EFR-82，日本 EiCOM 公司），脑立体定位仪颅骨钻（78001，瑞沃德公司），微透析探针（膜长 4 mm，瑞沃德公司），探针导管（RWD/12，瑞沃德公司），微量进样器（CMA 1 mL，瑞典 CMA 公司），电针仪（SDZ-Ⅴ，苏州医疗用品厂有限公司）。

1.2.2　主要试剂　人工脑脊液（L22M9G61933）、乙二胺四乙酸二钠（K25J9L64202）、海人藻酸（M30S8S45211）、抗坏血酸（20180626）、无水乙酸（20180812）、多巴胺盐酸盐（SO5J6G2）、五羟色胺盐酸盐（BO1022DA14）均购自上海源叶生物科技有限公司，水合氯醛（20180521，国药集团化学试剂有限公司）。

1.3　核团损毁　大鼠腹腔注射 10%水合氯醛（300 mg/kg）麻醉后，固定于脑立体定位仪上，分别设定 FN、LHA 的核团坐标（FN：前囟后 11.6 mm，旁开 1.0 mm，深 5.6 mm；LHA：前囟后 2.8 mm，旁开 1.5 mm，深 8.3～8.5 mm），确定核团位置后用颅骨钻开孔，用已注入海人藻酸的微量进样器缓慢插入预定部位（FN+心经组损毁双侧小脑顶核区，LHA+心经组损毁双侧下丘脑外侧区），在相关核团部位每侧一次性缓慢注入 1 g/L 的海人藻酸溶液 0.4 μL，注射完毕后留针 5 min，然后缓慢出针，缝合创面。

1.4　干预方法　于核团损毁后 3 d 进行干预，取穴参照现行教材《实验针灸学》，选取大鼠神门（前肢内侧腕部横纹尺骨边缘）、通里（前肢内侧，腕横纹正中上 1 mm）、太渊（前肢腕横纹桡侧凹陷处）、列缺（前肢桡侧缘，桡骨茎突上方），电针心经组、FN+心经组、LHA+心经组取双侧神门、通里，电针肺经组取双侧太渊、列缺。用一次性无菌针灸针（0.25 mm×13 mm）直刺 2～3 mm，连接电针仪（电压 1 V，频率 2 Hz），每次 20 min，每日 1 次，模型复制前共刺激 7 d。

1.5　模型制备　急性 MIRI 模型复制参照文献进行。各组大鼠在末次电针 24 h 后腹腔注射 10%水合氯醛（300 mg/kg）麻醉，仰卧位固定，接 Power Lab 多导生理记录仪实时记录标准 II 导联心电图。于大鼠左侧第 3～4 肋间剪开皮肤，钝性分离肌肉，剪开心包膜，在冠状动脉左前降支起点外 1～2 mm 处，以 5-0 号无菌带线缝合针结扎左前降支血管（在丝线与心肌间放一根聚乙烯小管），线端留置在体外。心电图 ST 段弓背上抬，T 波高耸，确定心肌缺血形成。30 min 后松开结扎线，关闭胸腔再灌注 120 min，心电图示 ST 段回落至结扎 30 min 时的 1/2 以上提示模型复制成功。模型复制结束时，逐层缝合肌肉、皮肤。假手术组开胸后不结扎，仅在相应部位用针空穿 1 次。

1.6　ST 段位移值　应用 Power Lab 多导生理记录仪，持续记录模型复制前、结扎后 30 min 及再灌注后 120 min 的 II 导联心电图，分析各观察时间点 15 min 内的 ST 段位移值。

1.7　FN、LHA 中 DA、5-HT 含量　选用 EICOM 微透析系统，将微透析探针插入相应的核团并固定。伪手术组、模型组、电针心经组、电针肺经组各选取 6 只大鼠分别采集 LHA、FN 脑微透析液。FN+心经组采集 LHA 脑微透析液，LHA+心经组采集 FN 脑微透析液。用 1 mL 的微量进样器抽取人工脑脊液，将探针的一端连接灌流系统，另一端置低温微量收集器中收集透析液。在线微透析系统以 2.0 μL/min 的速度持续灌注 10 μmol/L 人工脑脊液，每 15 min 收集 1 管透析液，对不同核团区域细胞间液进行微量采样，采用高效液相色谱-电化学检测分析系统测定 LHA、FN 透析液中 DA、5-HT 含量。

1.8　统计学处理　采用 SPSS 17.0 软件进行数据处理，计量资料均以均数±标准差（$\bar{x}\pm s$）表示，符合正态分布且方差齐时采用单因素方差分析，组间比较采用 LSD 法；不符合正态分布或方差不齐时，采用非参数检验。以 $P<0.05$ 为差异有统计学意义。

2　结果

2.1　各组大鼠 ST 段位移值比较　各组大鼠模型复制前 ST 段位移值比较，差异无统计学意义（$P>0.05$），具有可比性。除伪手术组外，各组大鼠结扎后 30 min、再灌注 120 min 时 ST 段位移值均较模型复制前升高（$P<0.01$），且模型组大鼠再灌 120 min 时的 ST 段位移值在结扎后 30 min 的 1/2 以上，故模型复制成功。模型组大鼠结扎后 30 min、再灌注 120 min 时 ST 段位移值高于伪手术组（$P<0.01$）；电针心经组、LHA+心经组、FN+心经组和电针肺经组大鼠结扎后 30 min、再灌

注 120 min 时 ST 段位移值低于模型组（$P<0.01$）；电针心经组大鼠结扎后 30 min 再灌注 120 min 时 ST 段位移值低于电针肺经组、LHA+心经组和 FN+心经组（$P<0.01$）。

2.2　各组大鼠 FN 中 DA、5-HT 含量比较　模型组大鼠 FN 中 DA、5-HT 含量低于伪手术组（$P<0.01$）；电针心经组、电针肺经组、LHA+心经组大鼠 FN 中 DA、5-HT 含量均高于模型组（$P<0.01$）；电针心经组大鼠 FN 中 DA、5-HT 含量高于电针肺经组、LHA+心经组（$P<0.01$）。

2.3　各组大鼠 LHA 中 DA、5-HT 含量比较　模型组大鼠 LHA 中 DA、5-HT 含量低于伪手术组（$P<0.01$）；电针心经组、电针肺经组、FN+心经组 LHA 中 DA、5-HT 含量均高于模型组（$P<0.01$）；电针心经组大鼠 LHA 中 DA 含量高于电针肺经组（$P<0.01$），与 FN+心经组比较差异无统计学意义（$P>0.05$）；电针心经组大鼠 LHA 中 5-HT 含量高于电针肺经组和 FN+心经组（$P<0.01$）。

3　讨论

目前，学者们已经从调控基因表达、信号通路及炎性因子等多个方面对针刺干预心肌缺血再灌注损伤(MIRI)的作用及机制进行了探讨。下丘脑是机体内脏反应的高级中枢，下丘脑外侧区(LHA)多个核团均参与心血管活动的调节。小脑顶核（FN）参与预防性及治疗性神经源性保护机制，对心、脑等重要器官产生保护作用，这种作用是通过一系列神经环路的作用达到的。电刺激 FN 能改善心律失常患者的临床症状，提高心肌梗死大鼠的存活率。可见，FN、LHA 与心血管功能密切相关。神经环路是脑内神经信息传递的重要基础，小脑参与了对心血管、呼吸和认知等机体非躯体性活动的调节，LHA 和 FN 之间存在着直接的双向纤维联系，即 LHA-FN 神经环路。下丘脑内多个部位的中枢神经递质如多巴胺（DA）和 5-羟色胺（5-HT）等参与调节心血管的活动。DA 是脑内重要的神经递质，不仅参与调节躯体运动、认知记忆等活动，而且可直接作用于心肌，参与对心脏功能的调节。5-HT 在心肌缺血再灌注损伤中亦具有重要作用。已有研究表明，针刺效应与其对特定脑区 DA、5-HT 等神经递质的调节关系密切，可能是针刺调节机体功能和治疗疾病的重要途径。

本研究结果表明电针预处理可通过调节 FN 和 LHA 中的 DA、5-HT 释放发挥心肌保护作用。此外，FN 和 LHA 参与了电针改善心肌损伤效应的作用机制，单胺类神经递质 DA、5-HT 可能是其重要的物质基础。然而，LHA 和 FN 中含有多种类型神经元，其他类型神经元或神经递质是否参与针刺效应的机制还有待进一步深入研究。

［中国针灸，2021，41（5）：525-530］

电针不同经穴对心肌缺血模型大鼠大脑皮质区神经生长因子、酪氨酸激酶 A 表达的影响

郝　锋，刘　磊，吴子建，胡　玲，王　洁，余　情，蔡荣林，何　璐

为进一步探讨电针不同经穴对心肌缺血脑保护的效应机制及差异性，本研究观察了针刺不同经穴对心肌缺血大鼠大脑皮质内的神经生长因子（NGF）及其受体酪氨酸激酶 A（Trk A）表达的影响。

1　材料与方法

1.1　实验动物及分组　清洁级健康雄性 SD 大鼠，体质量为（220±20）g，由安徽省实验动物中心提供，合格证号：SCXK（皖）2011—002。同等条件下分笼饲养，室温控制在 23～25 ℃，相对湿度 50%～60%，鼠笼内以无菌木屑为垫料，食水自取，适应性喂养 1 周。按照《卫生统计学》随机数字表进行分组，分为伪手术组 10 只、模型复制组 70 只。其中伪手术组用于对照，模型复制组用于急性心肌缺血模型复制，模型复制过程中存在血压异常、心电图异常、麻醉过量死亡、实验手术或记录失败，以及术中死亡的大鼠均未列入实验分析对象。从模型复制成功的大鼠中随机选取 60 只采用随机数字表法分为模型组、支正组、神门组、心俞组，每组各 15 只。整个实验过程遵循 2006 年科技部颁布的《关于善待实验动物的指导性意见》进行。

1.2　主要仪器和试剂　主要仪器：Power Lab 16 导生理记录仪（ADV Instruments Co. Ltd.，澳大利亚），华佗牌 SDZ-Ⅱ型电子针疗仪（苏州医疗用品厂有限公司），0.30 mm×25 mm 针灸针（天津亿朋医疗器械有限公司），切片机（Leica 2135，德国），恒温烤箱（上海跃进医疗器板厂），OLYMPUS 显微镜（BX51，日本），显微图像分析系统（南京，JD801），普通 PCR 仪（杭州晶格科学仪器有限公司，K960），高速台式冷冻离心机（安徽嘉文仪器装备有限公司，JW-3021HR），万分之一电子天平（上海菁海仪器有限公司），微量移液器（Eppendorf 公司，德国），紫外凝胶成像系统（北京科创锐新生物科技有限公司），荧光定量 PCR 仪（PIKOREAL96，美国 Thermo），微孔板迷你离心机（杭州奥盛仪器有限公司，MINI-P25）。

主要试剂：NGF 免疫组化试剂盒、Trk A 免疫组化试剂盒（北京博奥森生物技术有限公司），氯仿(上海苏懿化学试剂有限公司)，DEPC(美国 Sigma 公司)，Quantifast(SyBrGreen PCR kit Qiagen 公司)，琼脂糖凝胶（西班牙），DL2000DNA（Marker，日本 TaKaRa 公司），Trizol（美国 Invitrogen 公司），逆转录试剂盒（美国 Themo 公司），核酸染料（赛百盛 Gold-View）。

1.3　模型复制方法　模型复制前记录正常心电图，心电图异常者剔除。模型复制组参照文献略作改进。大鼠采取乙醚麻醉，麻醉后仰卧位固定于大鼠固定板上，将针形电极刺入大鼠四肢皮下，

连接 Power Lab16 导生理记录仪，标准 II 导联记录心电图，手术过程中密切监测心率及心电图 ST 段、T 波改变。无菌条件下进行手术操作，将左胸部备皮，用碘伏由中心向外顺时针无菌操作局部皮肤，酒精脱碘。沿胸骨左侧剪开大鼠皮肤，用止血钳钝性分离胸部肌肉组织，暴露左侧第 2～4 肋，找到心尖搏动处，将弯头止血钳沿胸骨左缘第 3、4 肋间刺入胸腔，并撑开肋骨，迅速挤出心脏，充分暴露心脏及其表面的血管，在左心耳下缘找到左冠状动脉前降支，用医用带针缝合线在冠状动脉左前降支中、下 1/3 处快速结扎。结扎后立刻将心脏放回，用长嘴止血钳关闭胸腔，挤出胸腔空气，防止气胸，清理创面，缝合线分层缝合，并无菌操作，术后抗感染护理。模型复制后见心电图 ST 段上抬，T 波高耸，确定大鼠心肌缺血形成。伪手术组按照上述方法进行手术，打开胸腔不穿线结扎冠状动脉，仅在相应部位用针空穿 1 次。随后缝合伤口，予以同样抗感染处理。

1.4 治疗方法 穴位的选取与定位：参考现行教材《实验针灸学》中大鼠的针灸穴位定位方法并对比人体腧穴定位法，分别选取大鼠两侧神门、心俞及支正。神门穴：前肢内侧，腕部横纹尺骨边缘。支正穴：前肢背面尺侧，参考神门位置进行取穴。心俞穴：第 5 胸椎下两旁肋间。

电针治疗：用一次性无菌不锈钢毫针（0.30 mm×25 mm），在神门组大鼠两侧神门穴及沿经脉循行下方 3 mm 处各置 1 针，刺入深度为 2 mm，接电针仪，电流强度 1 mA，频率为 2 Hz，波宽 300 μV，心俞、支正穴针刺方法同神门穴，各治疗组于模型复制成功后每天治疗 1 次，每次 15 min，连续 7 d。

1.5 观察指标及检测方法 连续治疗 7 d 后，禁食禁水，第 8 d 对各组大鼠以 10%水合氯醛腹腔注射，在麻醉状态下行断头处死，开颅取出完整的脑组织，在冰块上分离出大脑皮质部分，将用于荧光定量聚合酶链反应（PCR）检测的标本分装置于–70 ℃冰箱中贮存，用于免疫组化的标本存储于 4%多聚甲醛溶液中。

免疫组化法检测大脑皮质 NGF、Trk A 蛋白表达：将标本取出，乙醇梯度脱水处理后，进行石蜡包埋、切片（厚 6 μm）；65 ℃恒温烤箱烘片 15 min，经二甲苯、乙醇梯度脱蜡后进行热修复；3%H_2O_2 浸泡 6 min，清水、PBS 缓冲液冲洗后甩干；滴加 I 抗（1∶100）4 ℃冰箱过夜；取出复温 2 h，PBS 冲洗、甩干；滴加 II 抗（1∶100）20 min 后，PBS 冲洗甩干；滴加 DAB 显色液，镜下观察 2～5 min，适时终止反应；苏木素轻度复染 4 min，置分化液分化数秒，经水洗、PBS 返蓝后脱水封片、晾干。采用 OLYMPUS 显微镜摄像设备拍摄显微照片，每张切片随机选取 5 个视野检测（×100），采用捷达显微图像分析系统计算每个视野的阳性细胞数，取其平均值。

荧光定量 PCR 检测大脑皮质 NGF、TrkA mRNA 的表达：取部分大脑皮质，参照 Genebank 核苷酸序列资料（NM-031144）。参照试剂盒方法提取总 RNA，并用琼脂糖凝胶电泳和分光光度计法检测 RNA 纯度。

1.6 统计学处理 所有计量资料用均数±标准差（$\bar{x} \pm s$）表示，用 SPSS 17.0 进行数据处理，各组间均数比较采用单因素方差分析，组间均数的两两比较采用 LSD 法。以 $P < 0.05$ 为差异有统计学意义的标准。

2 结果

2.1 模型复制前后心电图比较 与模型复制前比较，模型复制后大鼠心电图 ST 段显著性抬高，T 波倒置，显示心肌缺血模型复制成功。

2.2 各组大鼠大脑皮质 NGF 及其受体 TrkA 的表达 与伪手术组比较，模型组大鼠大脑皮质

NGF 及其受体 Trk A 的阳性细胞数目增多，但差异无统计学意义（$P>0.05$）；与模型组比较，各治疗组的 NGF 及其受体 Trk A 阳性细胞数目显著增加（$P<0.05$，$P<0.01$）；与支正组比较，神门组 NGF 及其受体 Trk A 阳性细胞数目增多，但差异无统计学意义（$P>0.05$），心俞组 NGF 及其受体 Trk A 阳性细胞数目显著增多（$P<0.01$）；与神门组比较，心俞组 NGF 及其受体 Trk A 阳性细胞数目也显著增多（$P<0.05$）。

2.3 各组大鼠大脑皮质 NGF mRNA 及 Trk A mRNA 的表达 与伪手术组比较，模型组大鼠大脑皮质 NGF mRNA 及其受体 TrkA mRNA 的表达差异无统计学意义（$P>0.05$）；与模型组比较，各治疗组 NGF mRNA、TrkA mRNA 表达均显著增加（$P<0.01$，$P<0.05$）；与支正组比较，神门组 NGFmRNA、TrkA mRNA 表达增多，但差异无统计学意义（$P>0.05$），心俞组表达显著增多（$P<0.01$）；与神门组比较，心俞组 NGF mRNA、TrkA mRNA 的表达也显著增多（$P<0.05$）。

3 讨论

NGF 可以调节周围和中枢神经元的发育，并维持神经元的存活，能够促进周围神经再生和血管形成，保护中枢神经系统，诱导神经母细胞瘤分化，同时还参与免疫系统、内分泌系统和神经系统之间的相互作用，是内分泌系统的重要组成元素。

Trk A 被公认为是 NGF 的功能性受体，是启动并传递 NGF 生物效应的信息物质，NGF 和受体 Trk A 相结合对维持损伤神经元的结构、促进神经生长和修复起着极其重要的作用。

本实验取心经原穴神门、背俞心俞穴和小肠经络穴支正。原穴是脏腑原气经过和留止的特殊部位，原气作为生命活动的原动力，是十二正经维持正常生理功能的根本；《灵枢·九针十二原》指出"五脏有疾，当取之十二原"，说明五脏有疾病的时候，在相应的原穴部位往往有一定的反应。神门穴是手少阴心经的原穴，针刺可激发原气，使心气通达，调动体内的正气以抵御病邪。手太阳小肠经的络穴支正，主治本经和表里经循行所过部位及归属脏腑的疾病，有"刺一络治两经之说"。背俞穴是脏腑之气输注于腰背部的腧穴，《素问·长刺节论》说"迫藏刺背，背俞也"，意指其与脏腑位置接近，在治疗上对该脏腑具有相对的特异性。选择心俞穴即是出于其与心脏的特异性联系，并对比其与心经、小肠经腧穴对心肌缺血治疗效应的差异性。

本研究阐明针刺具有抗心肌缺血脑损伤的作用，并且针刺心的背俞穴心俞的效果优于心经神门穴及与其相为表里的小肠经支正穴，验证了经穴效应的差异性；同时说明了背俞穴与脏腑之间的联系较本经更为紧密，从不同角度证明了针刺不同经穴对心肌缺血脑损伤的保护作用及其效应的差异性。电针神门、支正、心俞均能够提高心肌缺血模型大鼠大脑皮质中 NGF 及其受体 Trk A 的表达水平，且心俞穴效应最佳，具有相对特异性。

［针刺研究，2018，43（7）：400-405］

针刺"内关""神门"穴对高脂血症大鼠心肌梗死后室旁核区和血清 5-羟色胺含量的影响

吴子建，蔡荣林，何 璐，马 涌，胡吴斌，汪克明

血脂异常在冠心病发病机制中具有重要的作用。临床上，许多急性心肌梗死（AMI）患者多存在明显的血脂异常，又以高脂血症为主要表现，且高三酰甘油血症更是冠心病的独立危险因素之一。

下丘脑室旁核（PVN）是下丘脑前区最显著的核团之一，参与调节自主神经活动、加压素的合成与释放、压力感受器反射，以及由内脏感受器引起的心血管反射与延髓心血管调节中枢的联系，从而调节外周心血管活动。PVN 内包含一定量的 5-羟色胺（5-HT）受体，并与自主性中枢有联系，5-HT 能神经元引起与应激过程类似的反应如交感肾上腺活动、代谢和激素反应等。因此，PVN 及其内的单胺类神经递质可能在针刺心经保护心肌损伤中具有重要作用。

"经脉脏腑与脑相关"是经络理论研究的突破口。为了深入研究经脉脏腑与脑相关联系，笔者在以往研究针刺抗急性心肌缺血的工作基础上，复制了 AMI 合并高脂血症模型大鼠，观察针刺内关穴与神门穴对 PVN 和血清中 5-HT 含量影响的相对特异性，以期探讨 PVN 与血清中 5-HT 含量之间的可能关系，并为经脉脏腑与脑相关研究提供实验依据。

1 材料与方法

1.1 动物与分组 普通级健康成年 SD 大鼠 100 只，雌雄各半，体质量（200±20）g，由江苏省南京安立默实验动物有限公司提供，生产许可证号：SCXK（苏）2010—007。按照随机数字表法，从 80 只模型复制成功的高脂血症大鼠中随机选择 20 只作为伪手术组；其余大鼠用来复制 AMI 模型，将模型复制成功的大鼠随机分为模型组、电针内关组、电针神门组，每组 20 只。

1.2 主要试剂及仪器 大鼠 5-HT 酶联免疫吸附试剂盒（上海源叶生物科技有限公司，批号：APE452R）；大鼠 5-HT 放射免疫检测试剂盒（美国 Phoenix 公司，批号：01090126）；心脏标志物肌钙蛋白结合成分 T（cT-nT）试剂盒、肌酸激酶（CK）试剂盒和乳酸脱氢酶（LDH）试剂盒（北京中杉金桥生物技术有限公司）；实验用水均为超纯水。

Power Lab16 导生理记录仪（澳大利亚 ADV Instruments 公司）；PCE-A 型程控电针治疗仪（安徽天恒科技实业有限公司）；ALLEGRA64R 冷冻离心机（美国 BECKMAN 公司）；ELX800UV 酶标仪（美国 Bio Tek 公司）；CM1900 型切片机（德国 LEICA）；针灸针（苏州医疗用品厂）。

1.3 模型复制方法 大鼠每日予以 10 mL/kg 脂肪乳剂（购于中国食品科学院研究所）灌胃 35 天，复制高脂血症模型。在高脂血症模型复制成功的基础上，复制 AMI 模型。结扎大鼠（伪手术组除外）冠状动脉左前降支。大鼠用乙醚麻醉后，固定于鼠台上，常规连接至 Power Lab16 导生理

记录仪，标准Ⅱ导联记录心电图，实时监测心率、T 波和 ST 段变化。左胸部备皮，常规无菌操作，沿胸骨左缘剪开皮肤，用止血钳钝性分离大鼠左侧胸大肌，暴露左第 2、第 3、第 4 肋，可以清晰地看到心尖搏动的暗影，用弯头止血钳沿胸骨左缘心尖搏动最明显处所在肋间分开肋骨，迅速挤出心脏，充分暴露心脏及其表面的血管，用 10-0 号医用缝合线在冠状动脉左前降支下 1/3 处挂线，快速结扎，然后快速将心脏送回胸腔，用长嘴止血钳把胸部皮肤和肌肉夹紧以防出现气胸，然后逐层缝合肌肉、皮肤。大鼠心电图出现心率增快、ST 段压低、T 波低平或倒置为心肌缺血标志；结扎后 1~2 min 可见结扎线远端心尖肌颜色变暗。

心肌损伤的可靠性生化标志物及心肌酶学指标评定模型质量：复制 AMI 模型后 6 h 进行实验室检查。采用双抗体夹心一步法检测 cTnT；使用全自动生化分析仪测定 CK 和 LDH 的活性。模型复制成功后，各组大鼠使用广谱抗菌药物防止切口感染。

1.4 针刺方法 参照现行教材《实验针灸学》，分别选取双侧内关穴和神门穴；采用华佗牌 0.38 mm×15 mm 毫针直刺入穴位，针柄连接 PCE-A 型程控电针治疗仪，参考电极置于穴区沿经脉纵向近端约 2 mm 处。刺激电压 5 V，电流强度 2 mA，频率为 2 Hz，波宽 300 μs，每次刺激 20 min，于模型复制后第 2 d 开始电针治疗，每天 1 次，连续电针 5 d。模型组大鼠只固定不进行电针。

1.5 观察指标及检测方法

1.5.1 心肌形态学观察 实验结束后，剪取结扎线下心肌组织，生理盐水洗净残血后置于 10% 甲醛固定液中固定，依次进行脱水、石蜡包埋、切片、HE 染色，光学显微镜下观察心肌组织病理形态学改变。

1.5.2 PVN 区组织取材及 5-HT 含量测定 各组大鼠针刺治疗结束后即刻，在麻醉状态下活体取材。10%水合氯醛（3.6 mL/kg）腹腔注射麻醉，开颅后取出完整脑组织，参照 Paxinos 和 Waston 大鼠脑解剖图谱，在冰盘上用无菌刀片于 2 min 内切取下丘脑 PVN 区 2 mm×2 mm×2 mm 脑组织，立即置于 3 mL 冻存管中并做标记，液氮冷藏保存，每只动物取材时间不超过 5 min。

样本按照酶联免疫吸附试剂盒说明进行检测。用眼科剪尽快剪碎脑组织放入玻璃匀浆器中，用 1 mL 注射器取 4 ℃预冷生理盐水 0.35 mL 注入匀浆器内。左手持匀浆管，将其下端插入盛有冰水混合物的烧杯中，右手将捣碎杆垂直插入套管中上下转动研磨数次，使组织充分研碎。将制备好的匀浆液放入冷冻离心机，3 000 r/min 离心 15 min 后取上清液作为待测样品。样品稀释后于 ELX800UV 酶标仪上 490 nm 处测吸光度（OD）值：设标准孔 8 孔，每孔中各加入样品稀释液 100 μL，第 1 孔中加标准品溶液 100 μL（标准品溶液为每管标准品加 200 μL 蒸馏水溶解而成），混匀后用加样器吸出 100 μL，移至第 2 孔，如此反复作对倍稀释至第 7 孔，最后，从第 7 孔中吸出 100 μL 弃去，使之体积均为 100 μL，第 8 孔为空白对照。所有 OD 值都应减除空白 OD 值后再行计算，以标准品 1 000 ng/mL、500 ng/mL、250 ng/mL、125 ng/mL、62.5 ng/mL、31.25 ng/mL、15.625 ng/mL、0 ng/mL 之 OD 值在半对数纸上作图，画出标准曲线，将浓度作为 X 轴（对数轴），OD 值作为 Y 轴（线性轴），根据样品 OD 值在该曲线图上查出相应含量。

1.5.3 血清制备及 5-HT 含量测定 于大鼠针刺治疗结束后即刻，取各组大鼠腹主动脉血 2~3 mL 注入试管中，室温放置 1~2 min 后，待血液明显分层，离心机离心（3 000 r/min）15 min，取上清液，–20 ℃保存备用，采用放射免疫法测定 5-HT 含量。血清样品严格按放射免疫试剂盒说明操作。

1.6 统计学处理 统计结果均采用均数±标准差（$\bar{x} \pm s$）表示，使用 SPSS 17.0 统计软件进行数据分析。各组间均数比较采用单因素方差分析，组间均数的两两比较采用 LSD 法。$P < 0.05$ 为差异有统计学意义。

2 结果

2.1 模型成功的判定

2.1.1 标准Ⅱ导联心电图 与伪手术组大鼠心电图相比，结扎后大鼠心电图出现了明显改变，可见 T 波倒置，J 点抬高，证明模型复制成功。

2.1.2 血清 cTnT 含量和 CK、LDH 活性 大鼠冠状动脉结扎后，进行血清酶学指标测定，判断 AMI 模型复制成功与否。与假手术组比较，模型组血清 cTnT 明显升高（$P<0.05$），CK 及 LDH 升高（$P<0.05$），证明 AMI 动物模型复制成功。

2.2 各组大鼠心肌组织形态学改变

伪手术组：心肌细胞形态正常，显微镜下未见明显组织学改变，心肌纤维染色均匀，排列整齐有序，胞核、胞质清晰，横纹清晰。模型组：心肌细胞肿胀、坏死，心肌纤维肿胀、断裂，局部横纹消失，伴大量中性粒细胞浸润。电针内关组：少许心肌纤维肿胀，未见断裂，偶见中性粒细胞浸润。电针神门组：心肌纤维肿胀，少许断裂，伴少量中性粒细胞浸润。

2.3 各组大鼠下丘脑 PVN 区和血清中 5-HT 含量的比较

与伪手术组比较，模型组大鼠 PVN 区 5-HT 含量显著下降（$P<0.01$），而血清 5-HT 含量显著升高（$P<0.01$）；与模型组比较，电针内关组和电针神门组大鼠 PVN 区 5-HT 含量回升（$P<0.01$），而血清 5-HT 含量下降（$P<0.01$）。

3 讨论

本实验表明，心肌梗死后的高脂血症大鼠下丘脑 PVN 区 5-HT 含量显著降低，而血清中 5-HT 含量显著增多；在电针神门穴或内关穴后，5-HT 含量相应地在 PVN 中增多，而在血清中减少。结果提示在高脂血症模型大鼠 AMI 期，中枢对外周交感神经兴奋的调控可以通过释放 5-HT 实现，而电针神门穴或内关穴可以通过影响中枢分泌 5-HT，并与 PVN 中的 5-HT 受体结合，进而引起交感神经兴奋，实现对 AMI 的治疗作用。同时，实验表明，电针神门穴和电针内关穴在调节中枢和外周 5-HT 含量方面不具有显著性差异，表明心经经脉、心包经经脉与心脏、下丘脑之间的生理学联系中不具有相对特异性。

在高脂血症合并 AMI 模型大鼠中，下丘脑 PVN 中的单胺类神经递质（5-HT、NE）含量显著减少，这些递质可能通过脱颗粒被释放到血液中，相应地，在外周血中的单胺类神经递质含量增多，引起一系列自主神经系统反应；电针神门穴和内关穴可以有效地改善这一病理状态，两者均可以有效地影响中枢和外周单胺类神经递质的释放。本实验为心经、心包经与心脏和脑相关提供了理论支持。

[针刺研究，2013，38（6）：482-487]

艾灸对慢性心力衰竭大鼠心室质量指数及心肌组织凋亡相关蛋白表达水平的影响

李　丹，李庆羚，马　强，刘娜娜，杨佳辉，曾永蕾，何　玲，谭　辉，贾学昭，王　茎

慢性心力衰竭（CHF）是多种心血管疾病发展恶化的终末阶段，是一种心排血量减少、循环淤血的临床综合征。近年来，心力衰竭的患病率逐渐升高，其5年存活率与恶性肿瘤相近，严重影响患者的生活质量，在心血管疾病中占据十分重要的地位。有研究发现，在CHF发生发展过程中，心肌细胞凋亡发挥关键作用。目前，西药治疗CHF药物依从性差、不良反应明显，临床应用受到较大限制。而中医药在治疗CHF方面的有效性已经得到肯定，能够显著缓解症状，且不良反应小，在提高患者生活质量等方面有着突出优势，逐渐成为心血管疾病防治领域的研究热点之一。近年来，本课题组在艾灸防治CHF的研究中取得了一定的进展，发现艾灸能够改善CHF的心室重构等一系列症状，且效果良好。本研究以心肌细胞凋亡相关蛋白B淋巴细胞瘤-2（B cell lymphoma 2，Bcl-2）、Bcl-2相关的X蛋白（Bcl-2associated X protein，Bax）、Fas及其配体Fas L为主要观测指标，进一步探讨艾灸治疗CHF的作用机制，为临床应用提供实验依据。

1　材料与方法

1.1　动物与分组　SPF级成年健康雄性SD大鼠60只，体质量220～280 g，由安徽中医药大学实验动物中心提供（合格证号：0000205），在安徽中医药大学新安医学教育部重点实验室动物房适应性喂养（自然照明，自由饮食、饮水）1周后开始实验。随机抽取12只大鼠作为正常组，其余48只大鼠复制CHF模型。将模型复制成功的大鼠随机分为模型组、艾灸组、卡托普利组、艾灸+卡托普利组（以下简称艾卡组）。实验过程严格遵守科技部2006年颁布的《关于善待实验动物的指导性意见》。

1.2　主要试剂及仪器　盐酸多柔比星（每支10 mg，山西普德药业股份有限公司），卡托普利粉剂（每支5 mg，北京索莱宝科技有限公司），小艾条（直径3 mm，南阳市卧龙汉医艾绒厂），Western blotting抗体（武汉伊莱瑞特生物科技有限公司），PVDF膜（美国密理博公司），丙烯酰胺、甲叉双丙烯酰胺（美国Amresco公司），磷酸酶抑制剂、苯甲基磺酰氟（PMSF）购于上海碧云天生物科技有限公司，ELISA试剂盒购于武汉伊莱瑞特生物科技有限公司。Bx53光学显微镜（日本OLYMPUS公司），DYY-7C电泳仪、DYCZ-40电转仪（北京六一生物科技有限公司），Multiskan MK 3全自动酶标仪（美国赛默飞世尔科技公司）。

1.3　模型复制方法　盐酸多柔比星隔日腹腔注射法复制CHF大鼠模型。给药剂量依次为第1、3 d 1 mg/kg，第5 d、第7 d 2 mg/kg，第9 d、第11 d 3 mg/kg，第13 d、第15 d 4 mg/kg，总计8

次，累积剂量 20 mg/kg。注射结束后，正常喂养 3 周，观察大鼠的行为体征。左心室质量/体质量为左心室质量指数（LVMI），右心室质量/体质量为右心室质量指数（RVMI），左心室肌 HE 染色检测，结合大鼠行为体征改变，作为判断模型复制成功的标准。

1.4　干预方法　艾灸组：将大鼠固定于鼠台上，根据大鼠标准穴位图谱及大鼠的生理结构特点，首先确定第 2 胸椎（T_2）棘突最高点的位置，再依次向下寻找 T_3 和 T_5，T_3、T_5 旁开 7 mm 即肺俞和心俞穴。取小艾条行温和灸（距双侧穴位正上方 3 cm 左右固定悬灸），每日 1 次，每次 15 min，连续 3 周。

卡托普利组：提前配制好 5 mg/mL 的卡托普利混悬液，以 25 mg/mL 进行灌胃，每日 1 次，连续 3 周。

艾卡组：温和灸肺俞、心俞穴和卡托普利混悬液灌胃共同治疗。

模型组和正常组正常喂养，不进行任何干预措施。

1.5　观察指标及检测方法　酶联免疫吸附法测定血清 B 型脑钠肽（BNP）及 N 末端前脑利钠肽前体（NT-pro BNP）的含量：治疗结束后，7%水合氯醛（用 0.9%氯化钠溶液稀释）3 mL/kg 腹腔注射麻醉后，将大鼠仰卧位固定于鼠台，剖开腹腔，分离腹主动脉，促凝管采血约 5 mL，室温静置 30 min 后，4 ℃、3 000 r/min 离心 10 min，分离血清，按照试剂盒说明，测定并计算含量。测定大鼠 LVMI 和 RVMI：采血后，腹主动脉放血处死大鼠，结扎心脏大血管，于右心室剪一小口，用 4 ℃预冷的 0.9%氯化钠溶液灌注，冲洗心室腔至无血性液体流出，迅速称取左、右心室（包括室间隔）质量，并计算 LVMI 和 RVMI，全过程于冰浴中进行。

蛋白免疫印迹法检测大鼠心肌细胞凋亡相关蛋白 Bcl-2、BAX 及 Fas、Fas L 的表达水平：每个样本称取左心室心肌组织 100 mg，加入细胞裂解液 1 mL（含 PMSF）裂解，4 ℃12 000 r/min 离心 15 min，取上清，根据 BCA 法测定蛋白浓度。沸水浴变性，聚丙烯酰胺凝胶电泳，转膜，5%脱脂牛奶封闭后分别加入 Bcl-2、BAX、Fas、Fas L、GAPDH 抗体，4 ℃摇床孵育过夜。洗涤后加Ⅱ抗室温孵育 2 h，化学发光法显色，胶片曝光显影，进行灰度值分析，以 Bcl-2、BAX、Fas、Fas L 与 GAPDH 的比值表示其表达水平。

HE 染色观察心肌组织形态：将取材的左心室心肌组织于 10%甲醛溶液中固定 24 h 后，再行常规洗涤、脱水、石蜡包埋、切片（厚度为 4～7 μm），进行 HE 染色，完成病理标本制作，利用光学显微镜观察心肌组织。

1.6　统计学分析　所有数据采用 SPSS 21.0 软件进行处理，定量资料进行正态性检验，用均数±标准差（$\bar{x} \pm s$）表示，组间比较采用单因素方差分析，方差齐时用 LSD 法，方差不齐时用 Tamhane's T_2 检验法，以 $P < 0.05$ 为差异有统计学意义的标准。

2　结果

2.1　一般情况及行为体征　在模型复制期间大鼠死亡 6 只；模型复制结束后，正常喂养期间死亡 3 只，模型鉴定处死 3 只；干预期间模型组死亡 2 只。最终存活大鼠：正常组 9 只、模型组 7 只、艾灸组 9 只、卡托普利组 9 只、艾卡组 9 只。

实验前适应性饲养 1 周后，大鼠体质量增加，其一般状态较好。模型复制期间，大鼠均出现精神萎靡、活动减少、毛发色泽差、反应迟钝、呼吸困难、食欲减退、轻微腹泻、体质量降低等行为体征的变化。治疗期间，模型组上述症状未改善，呈现加重趋势，并出现死亡动物；治疗组大鼠气喘、食欲不振、萎靡倦怠等均有改善；正常组未表现出异常的行为体征，进食饮水正常，活动灵敏，二便正常，体质量呈上升趋势。

2.2 各组大鼠 LVMI 及 RVMI 的比较 与正常组比较，模型组大鼠 LVMI 及 RVMI 显著升高（$P < 0.01$）；与模型组比较，艾灸组、卡托普利组和艾卡组 LVMI 及 RVMI 显著降低（$P < 0.05$，$P < 0.01$）。

2.3 各组大鼠心肌组织形态比较 HE 染色可见，正常组大鼠心肌细胞质纹理清晰，肌纤维排列整齐，未见异常改变；模型组心肌横纹不清，多数细胞出现肿胀、空泡等改变，心肌纤维断裂、溶解，排列紊乱；各治疗组大鼠心肌细胞数量正常，心肌纤维排列相对整齐。

2.4 各组大鼠血清 BNP、NT-proBNP 含量的比较 与正常组比较，模型组大鼠血清 BNP、NT-proBNP 含量明显增高（$P < 0.01$）；与模型组比较，各治疗组血清 BNP 含量显著下降（$P < 0.01$），艾灸组和艾卡组血清 NT-proBNP 含量下降（$P < 0.05$，$P < 0.01$）。

2.5 各组大鼠心肌细胞凋亡相关蛋白 Bcl-2、BAX 及 Fas、Fas L 表达水平的比较 与正常组比较，模型组大鼠心肌细胞凋亡相关蛋白 BAX、Fas、Fas L 的表达水平均明显升高，Bcl-2 表达水平明显下降（$P < 0.01$）；与模型组比较，各治疗组 BAX、Fas、Fas L 表达水平均明显下降，Bcl-2 表达水平明显升高（$P < 0.01$）；艾灸组与卡托普利组 BAX、Fas、Fas L 表达水平高于艾卡组（$P < 0.05$，$P < 0.01$），Bcl-2 表达水平下降（$P < 0.05$）。

3 讨论

CHF 的发病机制尚未明确，而心肌细胞凋亡作为 CHF 发生发展的重要因素之一，近年来一直是研究的热点。心肌细胞凋亡是导致心功能不全的重要原因之一，在心力衰竭发生发展过程中起到关键性的作用。CHF 前瞻性实验研究发现，心肌细胞凋亡伴随心力衰竭全过程，且心力衰竭越严重，心肌细胞凋亡数量越多，初步证实细胞凋亡和心力衰竭的严重程度呈正相关。同时也有研究发现，心肌缺血大鼠梗死与非梗死边界区域细胞凋亡数量明显上升，提示细胞凋亡在心力衰竭发展过程中扮演着十分重要的角色。

在与细胞凋亡相关的 Bcl-2 蛋白家族中，Bcl-2 被称为凋亡抑制基因，是细胞凋亡信号转导内源性途径（涉及线粒体和内质网）中重要的细胞调节因子，可通过抑制 caspase 通路的活性，发挥抗凋亡作用，是影响细胞凋亡的关键因素。而 BAX 蛋白作为 Bcl-2 的同源体，与 Bcl-2 蛋白功能完全相反，主要作用于线粒体外膜，能够抑制 Bcl-2 的表达，从而诱导细胞色素 C 的释放，促使细胞凋亡。Fas 被称为"死亡分子"，是一种跨膜蛋白，在细胞凋亡中起到信号转导作用。而 Fas L 作为 Fas 的配体，两者可以相互结合使三聚体活化，激活胞质内前半胱氨酸天冬酶 8，启动下游的 caspase 相关蛋白酶级联反应，最终导致细胞凋亡。有研究表明，CHF 患者心力衰竭严重程度与 Fas/Fas L 系统激活程度存在相关性。而本研究也发现，在 CHF 发展及干预过程中，大鼠心肌细胞凋亡相关蛋白 BAX、Fas、Fas L 的表达均上升，而 Bcl-2 的表达则下降，表明细胞的抑凋亡与促凋亡关系失衡，可能是导致心力衰竭的重要原因。心室重塑是心力衰竭的代偿机制之一，LVMI 和 RVMI 水平是临床评价心力衰竭程度的常用指标。本研究发现，治疗后 CHF 大鼠 LVMI 和 RVMI 均有所下降，表明心室重构减轻，CHF 的发展得到延缓，心功能得以改善。BNP 是一种含有 32 个氨基酸的心脏神经激素，主要来源于心室肌细胞。而作为 BNP 的前体蛋白，NT-proBNP 在心力衰竭发生发展过程中更具有敏感性，对于 CHF 的早期诊断、评价疗效和预后具有一定的优势。本研究发现，治疗后 CHF 大鼠血清中 BNP 及 NT-proBNP 浓度明显降低，说明该指标与 CHF 治疗和预后效果具有相关性。

作为临床治疗 CHF 的首选药物之一，卡托普利可通过调控肾素-血管紧张素-醛固酮系统减轻心脏负荷，改善 CHF 患者的心室重构，降低心力衰竭发病率及死亡率。卡托普利对心肌细胞凋亡具有抑制作用，可改善 CHF 大鼠的心功能，缓解 CHF 的症状。而作为中医学重要的治疗手段，艾灸能够温通经络、活血逐痹、补气回阳、消瘀散结，且操作简便，不良反应少。大量研究已证实，艾灸对人体免疫系统和心血管系统等均能起到良好的调整作用。在前期研究中发现，艾灸心俞、肺俞穴能通过神经-内分泌-免疫系统，传导整合生物信息，从而对心肌细胞起到保护作用，继而缓解心室重构，改善心功能。

本研究发现，艾灸与卡托普利联合治疗 CHF 较单独运用艾灸或卡托普利对抑制心肌蛋白 BAX、Fas、Fas L 及上调 Bcl-2 蛋白具有更好的作用，从而更好地缓解心力衰竭症状。本研究从蛋白层面进一步证实艾灸能够发挥心肌保护作用，从而改善心功能指标，其作用机制可能与降低促凋亡蛋白 BAX、Fas、Fas L 及上调抗凋亡蛋白 Bcl-2 的表达有密切关系。

［针刺研究，2018，43（2）：80-85］

艾灸对慢性心力衰竭大鼠心功能及心肌组织 TNF-α、NF-κB 表达水平的影响

贾学昭，李　丹，王　茎，曾永蕾，刘娜娜，杨佳辉

慢性心力衰竭（CHF），是由多种原因引起的心室充盈或射血能力障碍，继而导致心排血量减少，循环淤血的一种复杂的临床综合征，多见于各种心血管疾病的后期，病发率高，严重影响患者的生活质量和生命，属于临床最重要的心血管疾病之一。为进一步证实艾灸在防治 CHF 中的作用，该实验在前期研究基础上，观察艾灸结合西药对 CHF 大鼠心功能的影响，并以心肌组织肿瘤坏死因子-α（TNF-α）和核转录因子-κB（NF-κB）为观测指标，进一步探讨艾灸治疗 CHF 的机制，为艾灸改善 CHF 心功能在临床中的运用提供实验依据。

1　材料与方法

1.1　动物　50 只成年雄性 SD 大鼠，SPF 级，体质量 200～240 g，由安徽中医药大学实验动物中心提供（合格证号：0000205），正常饲养 1 周后用于实验。该实验对动物的处理严格遵守科技部 2006 年颁布的《关于善待实验动物的指导性意见》。

1.2　药物　注射用盐酸多柔比星（每支 10 mg，山西普德药业股份有限公司，生产批号：H14023143）；卡托普利片（每片 25 mg，上海旭东海普药业有限公司，生产批号：H31020564）；艾条（直径 1 cm，购于南阳市卧龙汉医艾绒厂）。

1.3　试剂及仪器　PCR 试剂盒，购于南京诺维赞生物科技有限公司（生产批号：09080401）；Immobilon 尼龙膜，购于美国密理博公司（生产批号：K3AA7487SK）；丙烯酰胺、甲叉双丙烯酰胺、过硫酸铵、TEMED、PMSF、TBE 溶液、PBS 溶液，均购于南京生兴生物技术有限公司；ELISA 试剂盒，购于美国赛默飞世尔科技公司（货号：20148）；DNA 探针，购于南京金斯瑞生物科技有限公司。BX53 光学显微镜（日本 OLYMPUS 公司）；ABI-2720PCR 仪（美国 Applied Biosystems 公司）；电泳仪、转膜仪（北京六一生物科技有限公司）；Tanon5200 化学发光成像系统（上海天能科技有限公司）；微量杜恩斯组织匀浆器（美国 Kimble 公司）；BSA224s 电子天平（德国 Sartorius 公司）；Vortex-genie3 旋涡混匀器、MS3 圆周振荡摇床、RM2235 切片机（德国 IKA 公司）；2-16pk 冷冻离心机（德国 Sigma 公司）；超纯水系统（德国 Merck Millipore 公司）；TS-12U 生物组织自动脱水机（孝感市宏业医用仪器有限公司）；EC360 包埋机（北京美康仪器设备有限公司）；RT-330 生物组织摊片拷片机（湖北博太电子科技有限公司）。

1.4　动物模型的制备　取 10 只大鼠作为正常组，另外 40 只复制模型，采用盐酸多柔比星隔日腹腔注射的方法构建 CHF 大鼠模型，注射剂量依次递增，8 次注射累积剂量 20 mg/kg。注射结

束后正常饲养 3 周，每日密切观察大鼠的行为体征，以心功能指标、左心室肌 HE 染色结果结合大鼠行为体征改变，作为模型构建成功的判定标准。从正常组和复制模型的各组中随机抽取 3 只用于模型鉴定；模型复制过程中，大鼠死亡 9 只。

1.5 动物分组及干预方法 将模型复制成功的 28 只大鼠随机分为艾灸组、西药组、灸药（艾灸+西药）组和模型组，每组 7 只。艾灸组：取小艾条温和灸大鼠双侧肺俞穴、心俞穴（见现行教材《实验针灸学》中大鼠标准穴位图谱），每日 1 次，每穴 15 min；西药组：用生理盐水配制的卡托普利混悬液（5 mg/mL），25 mL/kg 灌服，每日 1 次；灸药组采用温和灸和卡托普利灌服共同干预；模型组和正常组均正常饲养，不进行任何干预；各组均持续 3 周。

1.6 观察指标及检测方法

1.6.1 心功能指标 干预结束后，将大鼠麻醉后仰卧位固定，心电极头插入大鼠四肢皮下检测心率（heart rate，HR），待 HR 稳定后记录。大鼠颈部备皮，沿颈部正中线剪开延伸至胸部，分离气管，气管正中剪一倒 "T" 字口，行气管插管；接小动物呼吸机，频率每分钟 70 次，潮气量 $0.8\sim0.9$ mL；开胸暴露心脏，在升主动脉根部安置内径 2 mm 电磁血流量计探头，测量心排血量（CO）；用直径 1 mm 含肝素（3 g/L）的心导管，经压力转换器接 16 导生理记录仪后，迅速将导管插入左心室并固定，同时观察示波器，记录左心室收缩压（LVSP）、左心室舒张末压（LV-EDP），左室内压最大上升或下降速率 $\pm dp/dt_{max}$）。

1.6.2 左心室肌病理分析 将记录完心功能指标的大鼠转移至冰浴的鼠台上，仰卧位重新固定，足量麻醉药处死。于大鼠右心耳处剪一小口，4 ℃预冷的生理盐水灌注，冲洗至无血性液体后取出心脏，清洁滤纸吸干水分，切取左心室肌，保存于液氮中。余下组织 10%多聚甲醛溶液中固定 30 min 后，常规洗涤、脱水、透明、透蜡、包埋、切片（厚度 5 μm）、展片、脱蜡、HE 染色、封固制备成病理标本，在光学显微镜下采集图像，并进行形态学分析。

1.6.3 PCR 法检测心肌组织 TNF-α mRNA 表达 按总 RNA 抽提试剂盒说明书提取总 RNA；取 2 μL RNA 溶液作为模板，总反应体积为 55 μL，具体步骤按逆转录试剂盒说明书进行逆转录。结果以 TNF-α 与同组 β-actin 电泳带光密度的比值作为该组标本基因表达的相对数值。

1.6.4 ELISA 法检测心肌组织 NF-κB 核蛋白表达水平 按照 NE-PER 核蛋白提取试剂盒的方法抽提取大鼠左心室肌中的蛋白；化学发光成像系统下曝光 10 s 至 1 min，收集发光信号，并保存图片。

1.7 统计学处理 数据采用 SPSS 21.0 软件进行处理，计量资料先进行正态性检验，用 $\bar{x} \pm s$ 表示，组间比较采用单因素方差分析，组间两两比较采用 t 检验，$P<0.05$ 为差异有统计学意义。

2 结果

2.1 动物死亡情况 除从正常组和复制模型的各组抽 3 只大鼠处死用于模型鉴定外，模型复制期间，大鼠死亡 9 只，且死亡大鼠表现为严重腹泻、水肿、四肢皮下出血点、口鼻褐色分泌物，解剖发现心脏肥大变形、大量腹腔及胸腔血性积液等，可能与多柔比星心脏毒性作用及动物耐药性存在差异有关。

模型复制期间，与正常大鼠比较，复制模型大鼠均出现不同程度的精神萎靡、毛发脱落、反应迟钝、呼吸困难、进食饮水减少、二便异常、体质量减轻等 CHF 表现；心功能指标显示，与正常大鼠比较，复制模型大鼠心功能指标 HR、CO、LVSP、LVEDP、$\pm dp/dt_{max}$ 均出现明显改变（$P<$

0.01），符合 CHF 心功能诊断标准；HE 染色结果显示，与正常组大鼠相比，复制模型大鼠心肌细胞排列紊乱、胞浆空泡化形成，心肌纤维局限性断裂、溶解等改变，符合 CHF 的心肌形态学表现。

与正常组比较，模型组大鼠 HR、LVEDP 升高，CO、LVSP 和±dp/dt$_{max}$ 降低（均 $P<0.01$）；与模型组比较，艾灸组、西药组和灸药组大鼠 CO、LVSP、±dp/dt$_{max}$ 升高，HR、LVEDP 明显降低（均 $P<0.01$）；与艾灸组和西药组比较，灸药组 HR、LVEDP 降低，CO、LVSP、±dp/dt$_{max}$ 升高更明显（均 $P<0.05$）。

2.2 各组心肌组织 TNF-α mRNA 和 NF-κB 相对表达水平比较 与正常组比较，模型组大鼠心肌组织 TNF-α mRNA 表达及 NF-κB 蛋白的 DNA 结合活性明显增加（$P<0.01$）；与模型组比较，3 个干预组 TNF-α mRNA 表达及 NF-κB 蛋白的 DNA 结合活性降低（$P<0.01$）；灸药组较艾灸组和西药组 TNF-α mRNA 表达降低更明显（$P<0.05$）。

3 讨论

CHF 的病变机制较为复杂，近年来，免疫炎症学说正被引入心衰发病和心室重构机制，有研究表明，神经内分泌反应激活的免疫和炎症介质在心衰的发生及进展过程中起着重要的作用。在 CHF 状态下，多种免疫细胞参与病理性免疫应答，激活炎症系统，神经内分泌紊乱导致心肌细胞凋亡、心室重构，从而加重心衰进程。

在前期研究基础上，本实验也进一步证明艾灸肺俞、心俞穴，能通过调节炎症基因的表达抑制免疫炎症反应，从而改善 CHF 大鼠的心功能。

Toll 样受体（TLR）信号通路表达增高与压力负荷增加致心肌肥厚、心肌损伤和心衰等关系密切，NF-κB 是 TLR 信号通路中重要的下游靶点，具有基因转录多向调控作用，可调节多种细胞因子表达，与免疫炎症反应关系密切，在 TLR 信号通路表达中发挥重要作用。当 TLR 信号通路表达增高时，NF-κB 游离并移位到细胞核中，结合到靶向的 DNA，促使多种炎症基因转录，是与心衰发生发展密切相关的免疫信号传导通路中的重要标志物。TNF-α 作为一种与多种免疫炎症疾病相关的细胞因子，可通过促进细胞增生等方式参与组织损伤与修复，而 TNF-α 的过表达可激活 NF-κB，导致细胞周期调节紊乱，对疾病的进展和预后产生不良后果，本实验也进一步证实在 CHF 过程中，TNF-α mRNA 的高表达与 NF-κB 的活性一致，可能共同加剧 CHF 大鼠心功能的恶化。

本实验在前期研究成果基础上，进一步证实，温和灸双侧肺俞、心俞穴可降低 CHF 大鼠的 HR 和 LVEDP，提高心排血量、LVSP 和左室内压最大变化速率，且艾灸结合西药在改善心功能指标方面效果优于单纯运用艾灸或西药；艾灸肺俞、心俞穴结合西药治疗，能降低心肌组织 TNF-α mRNA 表达量，抑制 NF-κB 核蛋白与 DNA 结合的活性，减轻炎症反应，发挥改善 CHF 大鼠心功能的效应。

［中国中西医结合杂志，2017，37（10）：1220-1225］

艾灸"肺俞""心俞"对慢性心力衰竭大鼠心肌组织髓样分化因子、半胱氨酸天冬氨基酸特异性蛋白酶-3 表达水平的影响

王　茎，曾永蕾，武凤琴，孙瑞瑞，陈　静，贾学昭，奚玉红

慢性心力衰竭（CHF）又称为充血性心力衰竭，是由多种原因引起的心肌收缩和（或）舒张功能不全，继而导致心排血量减少，循环淤血的一种综合征，多见于各种心血管疾病的后期，心肌细胞凋亡、坏死导致心室重塑在 CHF 进展过程中发挥重要作用。在前期研究的基础上，现以心肌组织髓样分化因子（MyD88）蛋白和半胱氨酸天冬氨基酸特异性蛋白酶-3（caspase 3）mRNA 为观测指标，在分子和基因层面，拟从免疫炎性反应角度进一步探讨艾灸肺俞、心俞对 CHF 心肌保护作用的机制，为艾灸治疗 CHF 的临床运用奠定实验基础。

1　材料与方法

1.1　实验动物　雄性成年 SD 大鼠 60 只，SPF 级，体质量 180～220 g，由安徽中医药大学实验动物中心提供（合格证号：0000205）。随机平均分为 15 笼，正常适应性饲养 1 周后记录体质量，开始实验。实验过程中对动物的处理严格遵守科技部 2006 年颁布的《关于善待实验动物的指导性意见》。

1.2　主要药物　盐酸多柔比星（ADR，每支 10 mg，浙江海正药业股份有限公司，生产批号 H33021980）；卡托普利（每片 25 mg，上海旭东海普药业有限公司，生产批号 H31020564）；艾条（南阳市卧龙汉医艾绒厂）。

1.3　主要仪器　PCR 仪（ABI-2720，美国应用生物系统公司）；光学显微镜（BX53，日本 OLYMPUS）；电泳槽（E1015-15，美国 Labnet），曝光仪器、电泳电子凝胶成像系统及 EMSA 化学发光成像系统（上海天能科技有限公司）；垂直电泳仪、转膜仪及水平摇床（北京六一仪器厂）；大鼠心率测量仪（上海玉研科学仪器有限公司）；生物组织自动脱水机（TS-12U，宏业医用仪器有限公司）；包埋机（EC360，美康仪器设备有限公司）；生物组织摊片拷片机（RT-330，湖北博太电子科技有限公司）；切片机（RM2235，德国 LEICA）。

1.4　主要试剂　实时荧光定量逆转录聚合酶链反应（RT-PCR）检测试剂（诺维赞公司）；蛋白质印迹法检测试剂（南京生兴生物技术有限公司，一抗兔源，二抗鼠源）。

1.5　分组方案　随机抽取 12 只大鼠作为正常组，另外 48 只复制模型；待模型复制鉴定成功后，将模型复制成功的大鼠随机平均分为 4 组：艾灸组、西药组、艾西组（艾灸+西药）和模型组。

1.6　模型复制　方法采用 ADR 隔日腹腔注射的方法复制 CHF 模型，给药剂量依次为第 1、3 d 1 mg/kg，第 5 d、第 7 d 2 mg/kg，第 9 d、11 d 3 mg/kg，第 13 d、15 d 4 mg/kg，共 8 次，累积剂量 20 mg/kg。注射期间每日密切观察并记录大鼠行为体征（精神状态、活动量、灵敏度、毛发脱落、进食饮水量、粪便、体温、体质量、呼吸频率）及大鼠死亡情况。注射结束后正常喂养 3 周。

1.7　模型复制成功鉴定　注射结束后正常喂养 1 周，其间同样每日密切观察并记录大鼠行为体征；3 周后，从复制模型的各组和正常组中各随机抽取 3 只大鼠，分别进行心功能指标（心率、心室肌质量指数）、心肌形态学（HE 染色）检测，以心功能指标、心肌形态学，结合大鼠行为体征的改变，作为模型构建成功的判定标准。

1.8　治疗方案　模型复制结束正常饲养 3 周后开始进行。艾灸组：将大鼠俯卧位固定于鼠台，取改良后的特制小艾条（直径 1 cm）温和灸双侧肺俞、心俞，穴位定位参照现行教材《实验针灸学》大鼠标准穴位图谱，每日 1 次，每次 15 min，连续 3 周；西药组：用生理盐水配制卡托普利混悬液（5 mg/mL），25 mg/mL 灌服，每日 1 次，连续 3 周；艾西组：艾灸前 30 min 予卡托普利混悬液灌服；模型组和正常组：正常饲养，不进行任何治疗。所有操作均在下午 2：00～6：00 完成。

1.9　检测指标及方法　心肌组织取材与保存：将大鼠仰卧位固定于冰浴中的鼠台，4% 戊巴比妥钠溶液（40 mg/kg）腹腔注射麻醉后开腹，腹主动脉放血处死；开胸暴露心脏，右心室剪一小口，4 ℃ 预冷的生理盐水灌注，冲洗至无血性液体；取出心脏，清洁滤纸吸干水分，切取左、右心室肌，称质量；部分左心室肌组织置于 10%甲醛溶液中常温避光保存备用（HE 染色）；另一部分左心室冻存于液氮中，过夜后转存–80 ℃冰箱备用于 Western blotting/RT-PCR 检测。心功能指标：大鼠称质量麻醉后，开腹开胸处死取材前，将大鼠心率测量仪的电极头插入四肢皮下，测量并记录心率；取出心脏后，称左、右心室肌并记录质量。心肌组织 HE 染色：10%甲醛溶液固定心室肌标本，常规脱水、透明、浸蜡、包埋，石蜡切片（4～7 μm），HE 染色。光学显微镜下进行组织形态学观察，采集并分析图像。Western blotting 法检测心肌 MyD88 蛋白的表达：组织中蛋白的抽提按照 NE-PER 核蛋白和胞质蛋白提取试剂盒的说明进行，每个样本重复 4 次，总蛋白经 SDS-PAGE 分离后转膜。封闭液（0.5 g 脱脂奶粉+10 mL TBST）封闭 2 h，随后加入一抗，4 ℃过夜，TBST 洗 5 次，加入相应的二抗，室温孵育 2 h，漂洗 5 次，曝光显影，进行灰度值分析。以 MyD88/β-actin 作为目标蛋白表达的相对数值。RT-PCR 法检测心肌 caspase3 mRNA 表达：①总 RNA 提取。按总 RNA 抽提试剂盒说明进行。②逆转录。取 2 μL RNA 溶液作为模板，总反应体积为 55 μL，具体步骤按逆转录试剂盒说明书进行。③PCR 扩增 caspase3 mRNA。

1.10　统计学处理　采用 SPSS 17.0 软件进行处理，计量资料首先进行正态性检验，用均数±标准差（$\bar{x} \pm s$）表示。组间比较采用单因素方差分析，方差齐时用 LSD 检验，方差不齐时用 Tamhane's T_2检验。以 $P < 0.05$ 为差异有统计学意义的标准。

2　结果

2.1　死亡情况　大鼠在模型复制期间死亡 7 只，模型复制结束正常喂养 3 周期间死亡 6 只，模型鉴定处死 3 只；剩余 32 只模型复制成功大鼠随机分为 4 组，每组 8 只，3 周治疗期间，模型组死亡 2 只；正常组大鼠与模型鉴定同期处死 3 只。

2.2　行为体征　实验前适应性饲养 1 周后，大鼠体质量增加了 60～120 g，一般状态良好。模型复制期间，大鼠从第 5 次注射 ADR 后开始出现精神萎靡、活动减少、喜蜷缩团聚、反应迟钝、毛发脱落、进食饮水减少、轻微腹泻、体质量及体温下降、气喘等不同程度的行为体征改变，第 6 次注射后出现死亡情况。注射结束后正常饲养 3 周期间，上述行为体征未缓解，且死亡大鼠可见口鼻褐色分泌物、四肢皮下出血点、严重腹泻、大量腹腔或胸腔血性积液、心脏肥大变形等。3 周治疗期间，模型组上述异常行为体征依然存在，总体呈加重趋势，并持续出现死亡；各治疗组气喘、食欲下降、萎靡倦怠等有不同程度改善，大鼠反应较模型组灵敏，尤以艾西组大鼠改善更加明显；正常组未见异常行为体征改变，喜动，反应灵敏，进食饮水及二便正常，体质量逐渐增加。

2.3 模型评价心功能检测结果 与正常组比较，模型鉴定大鼠心率明显增快（$P<0.05$），左心室肌质量/体质量（LVMI）和右心室肌质量/体质量（RVMI）增高显著（$P<0.05$），符合 CHF 的心功能表现。

2.4 HE 染色结果 正常组大鼠心肌细胞数量、大小正常，边缘染色均匀、清晰，心肌肌纤维排列整齐，未见变形、增生、坏死等异常改变；模型组大鼠心肌细胞肿胀，胞核浓染，胞质空泡化改变，心肌纤维断裂、溶解，排列紊乱；与模型组相比，各治疗组大鼠心肌细胞着色较均匀，数量基本正常，肌纤维排列相对整齐。

2.5 各组大鼠心肌组织 MyD88 蛋白、caspase3 mRNA 表达水平 与正常组比较，模型组大鼠心肌组织 MyD88 蛋白及 caspase3 mRNA 表达水平增高（$P<0.01$）；与模型组比较，艾灸、西药及两者联用均能降低 MyD88 蛋白、caspase3 mRNA 的表达水平（$P<0.05$）；3 个治疗组间比较，差异无统计学意义（$P>0.05$）。

3 讨论

CHF 的病变机制较为复杂，近年来，免疫炎性反应学说正被引入心衰发病和心室重构机制。

研究发现，Toll 样受体（TLR）/MyD88 信号通路表达增高与压力负荷增高致心肌肥厚、心肌损伤和心衰等关系密切。MyD88 是 TLR、白介素 1 受体（IL-1R）超家族信号转导途径中普遍存在的接头蛋白，参与调控由 TLR/IL-1R 启动的各种免疫应答。因此，从分子和基因层面研究 CHF 过程中 MyD88 蛋白和 caspase3 mRNA 的表达具有重要意义。

作为血管紧张素转化酶抑制剂，卡托普利可通过减轻心脏前后负荷、改善急性心肌梗死后和 CHF 的心室重构，从而降低心衰的发病率及死亡率，常作为临床治疗 CHF 的首选药物之一。有研究发现，卡托普利改善 CHF 大鼠的心功能，可能与抑制心肌细胞凋亡有关。本实验结果提示，艾灸和卡托普利单独或联合运用均可通过抑制心肌组织 MyD88 蛋白及 caspase3 mRNA 的表达发挥控制心衰的作用。

本实验在前期研究基础上，观察艾灸肺俞、心俞对 CHF 大鼠心肌病变、心肌组织 MyD88 蛋白及 caspase3 mRNA 表达水平的影响，从分子和基因层面初步分析认为，艾灸可通过抗心肌细胞凋亡发挥心肌保护作用，改善 CHF，该作用可能与调控 TLR/MyD88 免疫信号通路有关。

［针刺研究，2016，41（5）：429-434］

艾灸肺俞和心俞对慢性心力衰竭大鼠心室质量指数及心肌组织肿瘤坏死因子-α、白细胞介素-6 mRNA 表达水平的影响

王 荃，曾永蕾，武凤琴，孙瑞瑞，陈 静

慢性心力衰竭（CHF）病变机制较为复杂。近年来研究表明，心室重塑是其发生发展的关键，而免疫和炎症递质在心力衰竭的发生及进展过程中起着重要的作用。肿瘤坏死因子-α（TNF-α）、白细胞介素-6（IL-6）作为炎症细胞因子，可长期影响心肌组织的重塑，参与 CHF 的病理生理过程。艾灸对免疫系统和心血管系统具有良好的调整作用，且艾灸具有容易操作、不良反应少、作用显著等优势。本实验以心室质量指数及 TNF-α、IL-6 mRNA 表达水平作为观测指标，拟从免疫炎症角度，初步探讨艾灸肺俞、心俞对 CHF 心室重塑的影响机制。

1 材料

1.1 动物 健康 SD 大鼠 35 只，雄性，SPF 级，体质量 180～220 g，由安徽中医药大学实验动物中心提供。

1.2 主要仪器 ABI-2720 型 PCR 仪：美国应用生物系统公司；Tanon 3500 型电子凝胶成像系统：上海天能公司。

1.3 试剂和药物 RNA 抽提试剂盒、逆转录试剂盒及 TNF-α、IL-6、β-actin 特异性引物均为江苏省南京诺维赞公司产品。多柔比星（ADR）：浙江海正药业股份有限公司生产，批号 H33021980，每支 10 mg。卡托普利：上海旭东海普药业有限公司，生产批号 H31020564，每片 25 mg。

2 方法

2.1 模型复制 采用 ADR 隔日腹腔注射的方法复制 CHF 模型，ADR 长期小剂量累积给药，可诱导严重的 CHF 模型，且可靠简便。SD 大鼠适应性喂养 1 周后进行模型复制，剂量依次为 1 mg/kg、2 mg/kg、3 mg/kg、4 mg/kg，每个剂量给药 2 次，依次递增，隔日 1 次，共 8 次，累积剂量 20 mg/kg，持续 15 d。正常喂养 3 周，每日密切观察大鼠精神状态、活动、进食饮水量、体质量及呼吸频率变化。以左心室肌质量/体质量比值和右心室肌质量/体质量比值分别代表左心室质量指数（LVMI）和右心室质量指数（RVMI），以反映心室重构情况，结合大鼠一般情况及心率，作为模型复制成功的标准。

2.2 动物分组 将 35 只大鼠随机抽取 28 只用于模型复制，另 7 只作为正常组。正常喂养 3 周，将 28 只模型大鼠分为 4 组，即模型组、西药组、艾灸组、艾灸加西药组。

2.3 治疗方案 模型复制 3 周后开始进行。

2.3.1 西药组 给予卡托普利混悬液（25 mg/kg）灌服，每日 1 次，连续 3 周。

2.3.2 艾灸组 取双侧肺俞、心俞，定位参照现行教材《实验针灸学》大鼠标准穴位图谱，行艾条温和灸，用特制小艾条在距离穴位 1~2 cm 处施灸，每次每穴各灸 15 min，每日 1 次，共 3 周。

2.3.3 艾灸加西药组 先给予卡托普利（25 mg/kg）混悬液灌服，再用艾条温和灸肺俞、心俞，每日 1 次，连续 3 周。

2.3.4 模型组和正常组 正常喂养，不进行任何治疗。其间注意观察各组大鼠行为特征。

2.4 指标观察

2.4.1 心室肌组织取材与保存 将大鼠称体质量，用 4% 戊巴比妥钠溶液（40 mg/kg）腹腔注射麻醉后，将其仰卧位固定于鼠台，腹主动脉放血处死，开胸暴露心脏，结扎出入心脏大血管，于右心室剪一小口，用 4 ℃ 预冷的生理盐水逆行灌注，冲洗心室腔至冲洗液无血性液体。取出心脏，用清洁滤纸吸干水分后，分别称取左、右心室（包括室间隔）肌质量，全过程于冰浴中进行。计算左、右心室肌质量/体质量比值，为心室质量指数。处理后心肌冻存于液氮中，液氮冷冻后转存于 −70 ℃ 超低温冰箱，用于 RT-PCR 检测。

2.4.2 RT-PCR 法检测心肌组织 TNF-α、IL-6 mRNA 水平 ①总 RNA 提取，按所购总 RNA 抽提试剂盒说明进行。②逆转录，取 2 μL RNA 溶液作模板，总反应体积为 55 μL，具体步骤按逆转录试剂盒说明书进行。③PCR 扩增 TNF-α 及 IL-6，PCR 反应总体积 50 μL，预变性 95 ℃，3 min；变性 98 ℃，10 s；退火 58 ℃，15 s；延伸 72 ℃，30 s；30 个循环，末次循环后再 72 ℃ 延伸 1 min。β-actin 反应条件同目的扩增产物的反应条件。1% 琼脂糖凝胶电泳，在电子凝胶成像仪上检测 PCR 产物。结果以 TNF-α 及 IL-6 与同组 β-actin 电泳带光密度的比值作为该组标本的基因表达的相对值。

2.5 统计学处理 运用 SPSS 17.0 统计软件进行统计分析。分析前对数据进行正态性检验，连续型变量采用均数±标准差（$\bar{x} \pm s$）进行统计学描述。多组均数比较采用单因素方差分析，两组之间均数比较采用 LSD 分析（方差齐时）或 Tamhane's T_2 分析（方差不齐时）。$P < 0.05$ 为差异具有统计学意义。

3 结果

3.1 大鼠一般情况 从第 8 d 开始，与正常组比较，模型组大鼠陆续出现精神萎靡、活动减少、蜷卧、反应迟钝、呼吸困难，体质量下降等现象。从治疗第 2 周开始，治疗组大鼠气喘、食欲下降、萎靡倦息等有不同程度改善，大鼠反应性提高；模型组上述症状依然存在，总体上有加重趋势；正常组大鼠活动、反应灵敏性如常，体质量上升。

3.2 各组大鼠心室肌质量指数比较 与正常组比较，模型组大鼠 LVMI 和 RVMI 显著增高（$P < 0.01$）；与模型组比较，西药组、艾灸组、艾灸+西药组 LVMI 和 RVMI 显著降低（$P < 0.05$，或 $P < 0.01$）。结果表明艾灸能显著降低心室肌质量指数。

3.3 各组大鼠心肌组织 TNF-α、IL-6 mRNA 相对表达水平比较 与正常组比较，模型组大鼠 TNF-α、IL-6 mRNA 相对表达水平显著升高（$P < 0.01$）；与模型组比较，3 个治疗组 TNF-α、IL-6 mRNA 相对表达水平显著降低（$P < 0.01$）。

4　讨论

关于 CHF 发病和心室重塑形成机制的研究正不断深入。近年研究发现，CHF 不仅存在血流动力学紊乱，更重要的是激活了包括交感神经系统和肾素-血管紧张素-醛固酮系统在内的一系列神经内分泌反应。炎症细胞因子在 CHF 心室重塑的演变过程中，扮演着非常重要的角色。高水平表达的炎性细胞因子 TNF-α、IL-6，作用于细胞膜上的特殊受体，导致细胞凋亡，引起心脏间质纤维化、心肌收缩力下降和心室重构等。血浆中 TNF-α、IL-6 水平增高的患者，存在病死率增高的趋势。TNF-α、IL-6 可长期影响心肌重塑，参与 CHF 的病理生理过程。它们通过促使左心室扩大、降低左心室收缩能力和诱导凋亡使心脏功能减退。

本实验采用 ADR 隔日腹腔注射的模型复制方法。有研究证实，ADR 作为一种高效蒽醌类广谱抗肿瘤药物，其心脏毒性作用机制表现为抑制谷胱甘肽过氧化物酶活性，破坏细胞膜的结构和功能，影响线粒体的能量代谢，随其剂量在动物体内积累增加而导致心肌细胞变性坏死，从而引起严重的心力衰竭，多用于复制慢性心力衰竭模型。而腹主动脉半缩窄术构建的是舒张性心力衰竭模型，手术操作难度大，缩窄程度与结扎很难一致，病死率较高。预实验表明，ADR 隔日腹腔注射的方法复制模型的效果较好，病死率低。

心俞是心的背俞穴，具有调理气血、养心安神、宁心定志之功，为历代医家治疗心胸病症之要穴。现代研究表明，针刺不仅能有效地缓解患者的症状，而且能影响血流动力学参数。肺俞是肺的背俞穴，具宣肺通气、疏调上焦之功。现代研究证明，针刺肺俞穴能明显改善肺功能，增大肺通气量，主要治疗呼吸系统疾病。肺与心表现为气血关系，故肺俞可用于治疗与气血关系最为相关的心血管疾病。

艾灸肺俞、心俞能显著改善心功能和降低血浆内皮素水平，说明艾灸对神经内分泌系统和心血管系统有良性调整作用。本课题在此基础上，进一步观察心室质量指数，并检测心室肌 TNF-α、IL-6 mRNA 表达水平，探讨艾灸对 CHF 心室重塑的影响。实验结果显示，3 个治疗组心室质量指数及 TNF-α、IL-6 mRNA 表达水平显著降低。有研究表明，艾灸刺激穴位后，可引起机体神经-内分泌系统功能的变化，释放某些生物活性物质，激活靶细胞信号转导。本研究提示，艾灸肺俞、心俞穴对缓解 CHF 心室重塑、改善心肌肥厚有着积极意义，为临床治疗 CHF 拓宽了思路。有关艾灸对 CHF 心室重塑的影响及其相关的神经-内分泌-免疫机制，还有待进一步深入探讨。

［安徽中医药大学学报，2014，33（4）：48-51］

针刺不同穴方对便秘小鼠肠运动的影响

高 纺，盛红梅，张田宁，吴生兵，曹 健，周美启

慢传输型便秘（STC）是以结肠通过时间延长和结肠动力下降为特征的顽固性便秘。近年来，对针刺个别单穴治疗 STC 的研究很多。曲池穴为手阳明大肠经之合穴，临床常用来治疗便秘症状；上巨虚穴为大肠的下合穴，临床常用来治疗便秘；大肠俞是大肠经气输注的背俞穴，也是治疗便秘的有效腧穴；天枢是大肠的募穴，是脏腑经气汇聚的腧穴，针刺该穴能明显改善胃肠道功能。目前临床治疗 STC 以胃经和膀胱经的特定穴为主，多采用局部取穴，俞募相配，其中天枢、大肠俞、上巨虚、曲池的使用率均超过 1/3，为治疗便秘的主穴。然而，这些腧穴是否存在相对特异性，各腧穴两两配伍是否产生协同或拮抗作用，多个穴位配伍是否呈现优化方案，目前均未有研究涉及。鉴于此，本研究针对上述 4 个临床上常用穴位，通过比较单穴之间、单穴与相应穴组之间、四单穴组方与相应穴组之间对便秘治疗效果的差异，为临床治疗便秘选穴组方筛选提供实验依据。

1 材料与方法

1.1 动物与分组 2～3 周龄清洁级健康昆明小鼠，雌雄不拘，体质量 20～30 g，由安徽医科大学实验动物中心提供，许可证号：SCXK（皖）2011—002。小鼠于安静的环境下分笼饲养，室温 20～22 ℃，相对湿度 50%～70%，自然光照，塑料笼内以无菌木屑为垫料，食水自取。分 3 个实验阶段进行设计，并单独实施。

（1）单穴间比较：选取小鼠 60 只，随机分为正常组、模型组、曲池组、上巨虚组、天枢组和大肠俞组。

（2）单穴与相应穴组间比较：选取小鼠 80 只，随机分为正常组、模型组、曲池组、上巨虚组、天枢组、大肠俞组、天枢+大肠俞组和曲池+上巨虚组。

（3）四单穴组方与相应穴组间比较：选取小鼠 50 只，随机分为正常组、模型组、天枢+大肠俞组、曲池+上巨虚组和四单穴组方组。

1.2 主要试剂及仪器 复方地芬诺酯片（常州康普药业有限公司），羧甲基纤维素钠（上海化学试剂公司），粉末活性炭（国药集团化学试剂有限公司），乙醇（上海化学试剂公司），0.25 mm×25 mm 不锈钢针灸针（苏州医疗用品厂有限公司），超纯水机（美国密理博 Milli-QRe-frence）。

1.3 模型复制方法 小鼠便秘模型参照文献进行。取复方地芬诺酯用研钵研碎后加纯水制成混悬液，以 10 mg/kg 的剂量于每天上午 8：00 进行灌胃，10：00～15：00 期间每隔 1 h 更换鼠笼笼底垫的滤纸，记录排便粒数 1 次，每天 5 次，共 2 d。模型复制前 12 h 禁食，自由饮水。模型复制 2 d 结束后对 STC 模型进行评价，模型组与正常组比较，首次排便时间明显延长（$P<0.05$），粪便粒数明显减少（$P<0.05$），表明模型复制成功。

1.4 针刺方法 腧穴定位参照现行教材《实验针灸学》关于"常用实验动物针灸穴位"的取穴标准。天枢：脐中旁开约 5 mm 处，左右侧各一；大肠俞：第 4 腰椎下旁开 7 mm 处，左右侧各一；上巨虚：小腿背外侧上 2/5 折点处，约当后三里穴下 1.5 mm；曲池：肘关节外侧前部凹陷中。

（1）各单穴组：分别取单侧曲池、上巨虚、天枢、大肠俞进行针刺，左右侧交替。

（2）单穴及相应穴组：曲池组、上巨虚组、天枢组、大肠俞组分别取双侧的曲池、上巨虚、天枢、大肠俞，天枢+大肠俞组取单侧的天枢、大肠俞，曲池+上巨虚组取单侧的曲池、上巨虚（左右交替进行）。

（3）四单穴组方组与相应穴组：天枢+大肠俞组选取双侧的天枢及大肠俞，曲池+上巨虚组选取双侧的曲池及上巨虚，四单穴组方选取单侧曲池+上巨虚+天枢+大肠俞（左右交替进行）。模型复制成功后分别针刺，前 3 d 早晚各针刺 1 次，第 4 d 上午针刺 1 次，以每分钟 200 次捻针 1 min，留针 20 min，共针刺 7 次。

1.5 观察指标及检测方法 首次排便时间和排便粒数：采用活性炭悬液灌胃法测定首粒黑便排出时间。各组小鼠末次针刺结束后立即灌服半固体糊每只 0.8 mL（取 10 g 羧甲基纤维素钠，溶于 250 mL 蒸馏水中，分别加入 16 g 奶粉、8 g 糖、8 g 淀粉和 2 g 活性炭末，搅拌均匀，配制成 300 mL 的黑色半固体糊状物）。将小鼠放入铁丝笼内，笼下垫有滤纸，记录首次排便时间，收集灌胃后 12 h 内排便粒数。

肠道推进率：将各组小鼠脱颈椎处死，开腹取出肠道，剥离后直铺于实验台上，用直尺测量幽门至黑色半固体糊前沿的距离及幽门至回盲肠部全长。肠道推进率=幽门至黑色半固体糊前沿的距离/幽门至回盲部全长×100%。

1.6 统计学处理 数据采用均数±标准差（$\bar{x} \pm s$）进行描述，各组间样本均数比较采用单因素方差分析，各组间样本均数的两两比较采用最小显著差法，以 $P < 0.05$ 为差异有统计学意义的标准。数据的统计分析采用 SPSS 13.0 软件。

2 结果

2.1 各单穴组间比较

2.1.1 各组小鼠首次排便时间的比较 与正常组比较，模型组小鼠首次排便时间显著延长（$P < 0.01$）；与模型组比较，各单穴组小鼠首次排便时间显著缩短（$P < 0.05$）。

2.1.2 各组小鼠 12 h 内排便粒数的比较 与正常组比较，模型组小鼠 12 h 内排便粒数明显减少（$P < 0.01$）；与模型组比较，各单穴组小鼠 12 h 内排便粒数明显增多（$P < 0.05$）。

2.1.3 各组小鼠肠顶推进率的比较 与正常组比较，模型组小鼠肠道推进率明显降低（$P < 0.01$）；与模型组比较，各单穴组小鼠肠道推进率明显提高（$P < 0.01$）。

2.2 单穴与相应穴组间比较

2.2.1 各组小鼠首次排便时间的比较 与正常组比较，模型组小鼠首次排便时间显著延长（$P < 0.01$）；与模型组比较，各治疗组小鼠首次排便时间显著缩短（$P < 0.05$）；天枢+大肠俞组小鼠首次排便时间较天枢组、大肠俞组显著缩短（$P < 0.05$），曲池+上巨虚组小鼠首次排便时间较曲池组、上巨虚组显著缩短（$P < 0.05$）。

2.2.2 各组小鼠 12 h 内排便粒数的比较 与正常组比较，模型组小鼠 12 h 内排便粒数显著减少（$P < 0.01$）；与模型组比较，各治疗组小鼠 12 h 内排便粒数显著增加（$P < 0.05$）；天枢+大肠俞

组小鼠 12 h 内排便粒数较天枢组、大肠俞组显著增加（$P<0.05$），曲池+上巨虚组小鼠 12 h 内排便粒数较曲池组、上巨虚组显著增加（$P<0.05$）。

2.2.3　各组小鼠肠道推进率的比较　与正常组比较，模型组小鼠肠道推进率显著减低（$P<0.01$）；与模型组比较，各穴位组小鼠肠道推进率显著增加（$P<0.05$）；天枢+大肠俞组小鼠肠道推进率较天枢组、大肠俞组显著增加（$P<0.05$），曲池+上巨虚组小鼠肠道推进率较曲池组、上巨虚组显著增加（$P<0.05$）。

2.3　四单穴组方组与相应穴组间比较

2.3.1　各组小鼠首次排便时间的比较　与正常组比较，模型组小鼠首次排便时间显著延长（$P<0.01$）；与模型组比较，各治疗组小鼠首次排便时间显著缩短（$P<0.05$）；四单穴组方组小鼠首次排便时间较天枢+大肠俞组、曲池+上巨虚组显著缩短（$P<0.05$）。

2.3.2　各组小鼠 12 h 内排便粒数的比较　与正常组比较，模型组小鼠 12 h 内排便粒数显著减少（$P<0.01$）；与模型组比较，各治疗组小鼠 12 h 内排便粒数显著增加（$P<0.05$）；四单穴组方组 12 h 内排便粒数较天枢+大肠俞组、曲池+上巨虚组显著增加（$P<0.05$）。

2.3.3　各组小鼠肠道推进率的比较　与正常组比较，模型组小鼠肠道推进率显著减低（$P<0.01$）；与模型组比较，各治疗组小鼠肠道推进率显著增加（$P<0.05$）；四单穴组方组小鼠肠道推进率较天枢+大肠俞组、曲池+上巨虚组显著增加（$P<0.05$）。

3　讨论

西医治疗 STC 主要采用保守治疗（服用缓泻剂、灌肠等）和手术治疗，远期效果不理想，针灸治疗 STC 疗效显著。本研究中选择地芬诺酯混悬液建立小鼠便秘模型，模型复制具有重复性好、稳定性高、简便易行的特点。

针刺作用的现代机制研究认为，针刺腧穴是通过神经-内分泌-免疫网络系统产生效应的，而此种效应分为穴位间的协同效应和拮抗效应。本研究首先观察了各单穴组中首次排便时间、12 h 内排便粒数和肠道推进率的情况，结果显示各单穴组的情况均优于模型组，表明针刺曲池、上巨虚、天枢、大肠俞均能促进便秘时肠道的推进运动，4 个单穴都具有确切、同一的靶向作用。在此基础之上，进一步研究了穴位之间的协同效应，观察了针刺相应穴组（天枢与大肠俞、曲池与上巨虚）对上述指标的影响，结果发现针刺穴组的效应优于针刺相应双侧单穴，提示穴位间具有协同作用。再者，还进一步观察了针刺四单穴组方对上述指标的影响，结果发现针刺四单穴组方的效应优于针刺相应穴组，提示针刺四单穴组方治疗效果最佳，也间接表明穴位间具有协同作用。现代医学研究结果显示，体节在沟通体表与内脏中起关键作用。刺激某相应区域皮肤，引起节段性皮肤-内脏反射或脊髓节段间的反射活动，不受脑功能控制。而采用穴位配伍所起的穴位间的协同作用，可能是相应节段性的或脊髓节段间的反射活动产生的叠加效应。

发挥穴位间的"协同效应"是提高疗效的有效方法之一。由于人体对同一作用途径的调节是有限的，因此选取对同一靶向目标的不同作用途径的多个穴位配伍并将每个作用途径的穴位发挥到"最佳效应"才能起到提高疗效的作用。为此，如何寻求穴位间的协同效应，揭示穴位配伍规律及其机制将成为今后研究的重要内容。

［针刺研究，2017，42（1）：62-66，75］

针刺天枢大肠俞对腹泻模型小鼠肠运动的影响

常梦娟，张田宁，吴生兵，曹　健，高　纺，周美启

腹泻是一种常见症状，指排便次数明显超过平日习惯的频率，粪质稀薄，水分增加，每日排便量超过 200 g，或含未消化食物或脓血、黏液。腹泻常伴有排便急迫感、肛门不适、失禁等症状。功能性肠病是一种临床常见病。

本研究拟观察针刺天枢、大肠俞对番泻叶所致腹泻小鼠肠运动的影响，为临床治疗提供理论支持，为下一步研究其机制奠定基础。

1　材料

1.1　实验动物　选取健康、清洁级昆明小鼠 50 只，雄性，体质量为 20～30 g，由安徽省实验动物中心提供，许可证号：SCXK（皖）2011—002。动物于安静的环境下分笼饲养，室温控制在（22±1）℃的范围内，相对湿度（55±5）%，自然光照，塑料笼内以无菌木屑为垫料，食水自取。

1.2　药品与试剂　番泻叶、羧甲基纤维素钠、中性甲醛、酒精、二甲苯。

1.3　仪器与设备　切片机（leica 2135，德国）、OLYMPUS 显微镜（BX51，日本）。

2　方法

2.1　动物选择与分组　小鼠适应环境 1 周后，采用灌服番泻叶煎剂制作腹泻模型，按照《卫生统计学》随机数字表将模型成功的 48 只小鼠随机分为模型组、针刺组和非经非穴组，每组 16 只。模型复制不成功的以及实验中死亡小鼠均未列入实验分析对象。

2.2　动物模型的复制

2.2.1　番泻叶煎剂的制作　取番泻叶加水煮沸约 10 min，两层纱布过滤，滤液减压浓缩成 1 g/mL，冰箱保存，用时水浴加温至 25 ℃。

2.2.2　动物模型制作方法　采用每天 1 次灌服番泻叶煎剂 0.5 mL，连续 3 d（每天灌胃 2 h 后，每隔 1 h 更换滤纸，记录 1 次，共 5 次），出现湿便为模型制作成功。模型复制前 10 h 禁食，自由饮水。

2.3　治疗方法　针刺组小鼠俯卧位固定后取同一侧大肠俞、天枢（隔日交换对侧），非经非穴组选取大鼠臀部非经非穴点，针灸针刺入后手针补法操作，以每分钟 60 次的频率，捻转行针 2 min，留针 20 min，每 5 min 行针 1 次。每天 1 次，连续 3 d。模型组均不予针刺，每天抓空 1 次。

2.4 标本采集及指标观察

2.4.1 半固体糊的制备 取 10 g 羧甲基纤维素钠,溶于 250 mL 蒸馏水中,分别加入 16 g 奶粉、8 g 糖、8 g 淀粉和 2 g 活性炭末,搅拌均匀。配制成 300 mL 约 300 g 的黑色半固体糊状物。冰箱冷藏,用时恢复至室温。

2.4.2 采集观察于末次治疗后 1 h,灌服半固体糊每只 0.8 mL,20 min 后脱颈椎处死小鼠,迅速取出小肠,轻轻剥离后直铺于白纸上,测量幽门至回盲肠部长度及幽门至黑色半固体糊前沿的距离。以幽门至黑色半固体糊前沿的距离占幽门至回盲部全长的百分率为小肠推进率,并取相应部位长 1 cm 小肠放入 4%中性甲醛中固定 24 h,脱水,透明,石蜡包埋、切片,用于 HE 染色观察形态变化。

2.5 统计学处理
采用 SPSS 13.0 统计软件进行数据处理。

3 结果

3.1 各组小鼠小肠推进率的变化 与模型组比较,针刺组小肠碳末推进率显著降低($P<0.01$),非经非穴组小肠碳末推进率稍降低。

3.2 HE 染色结果 模型组小肠黏膜肿胀,绒毛脱落,小肠正常结构不完整,细胞间连接结构出现缺损;针刺组小肠黏膜轻度肿胀,绒毛基本无脱落、结构较清晰;非经非穴组小肠黏膜肿胀,绒毛脱落改善不明显。

4 讨论

现代研究中,消化系统疾病亦是针灸临床治疗的主要病种。俞募配穴指在针灸临床上同一脏腑的背俞穴和募穴常常配合使用的一种方法,为前后配穴法的代表。天枢穴作为足阳明胃经穴、大肠募穴,具通调肠腑、健脾和胃之功。大肠俞是足太阳膀胱经穴,古今文献对本穴主治记载一致,皆主腹胀、肠鸣、泄泻、便秘等病症。

本研究结果显示:针刺组小肠碳末推进率较模型组显著降低,非经非穴组小肠碳末推进率稍降低;模型组小肠黏膜肿胀,绒毛脱落,小肠正常结构不完整,针刺组小肠黏膜病理改变较模型组显著改善。这表明针刺可以抑制腹泻小鼠小肠推进,并对受损的小肠黏膜病理损伤有一定的改善作用。

[中医药临床杂志,2013,25(4):331-332,377]

电针心经对心肌缺血大鼠小肠肠道菌群的影响

吴生兵，刘苗苗，王　堃，吴　欣，崔　帅，周美启

肠道菌群失调不仅可以引起宿主腹泻、便秘、肠炎等消化系统疾病，还会诱发肿瘤、内分泌及心血管系统疾病。文献报道肠道菌群与心血管疾病具有一定的相关性，并可能成为治疗心血管疾病的潜在靶点。

本研究采用病理学、分子生物学及高通量基因测序等技术和方法，观察肠道菌群在针刺心经干预心肌缺血中的作用，为后续研究肠道菌群参与针刺心经干预心肌缺血的作用机制奠定基础，为临床应用提供理论依据。

1　资料与方法

1.1　动物与分组　选取健康雄性（SD）大鼠 30 只，体质量 200～220 g，由安徽医科大学饲养中心提供，许可证号为 SCXK（皖）2017—001，独立送风隔离笼具饲养，笼内温度控制在（22±1）℃，相对湿度 60% 左右。自然光线，室温环境下适应性喂养 1 周。按照随机数字表法从 30 只大鼠中选取 8 只作为伪手术组，其余 22 只大鼠用于心肌缺血模型的复制，再从模型复制成功的大鼠中随机选取 16 只分成模型组、电针组，每组 8 只。

1.2　主要材料及仪器　三氯乙醛、无水乙醇、二甲苯（国药集团），SDZ-V 电针仪（苏州针灸用品厂），酶标仪（RT-6000，深圳雷杜公司），切片机（莱卡），显微镜（奥林巴斯）。

1.3　模型复制方法　大鼠术前 8 h 禁食，自由饮水，称重后用 10% 三氯乙醛（3 mL/kg）腹腔注射麻醉，大鼠仰卧位固定，胸骨左缘备皮，常规无菌操作，剪开皮肤，分离胸大肌，暴露左侧第 4、第 5 肋间，弯头止血钳撑开肋骨，快速挤出心脏，分离心包膜后在左心耳下 3～5 mm 处用 6-0 医用缝合线快速结扎，心脏复位后挤出胸腔残余空气，常规缝合，术后青霉素喷洒伤口以抗感染。

1.4　针刺方法　参照中国畜牧兽医学会编的《中国兽医针灸学》定位标准取双侧足三里、双侧天枢，电针组于模型成功后 1 d 进行电针刺激，强度 1 mA，频率 2 Hz，每次 30 min，连续 3 d。伪手术组、模型组均不予电针。

1.5　观察指标及检测方法　心肌酶的测定：腹主动脉采血 3 mL，放于采血管中备用。将采血管放入冷冻离心机中 3 000 r/min 离心 10 min，离心后取上清液放入冻存管中，于 –80 ℃ 冰箱保存待测。使用酶联免疫法（ELISA）分别测定血清 CK 含量。具体步骤按照说明书进行，在 450 nm 波长处测定各孔的吸光度值，由标准曲线换算出样品浓度。

心肌组织 HE 染色：治疗结束，每组大鼠在采集血液、小肠肠道内容物后，迅速剪取心尖部心肌组织 1～2 cm，浸入 4% 中性甲醛中固定 24 h，用于常规 HE 染色。

小肠内容物肠道菌群分析：治疗结束后收集各组大鼠相应位置回肠新鲜的内容物，–80 ℃ 保

存。提取 DNA，用紫外分光光度计测定其 A260 值，计算其浓度，通过 A260/A280 值鉴定纯度，进行 0.8%的琼脂糖电泳验证其完整性。测序及分析 PCR 扩增基因组 DNA，引物为细菌 16S rDNA V3～V4 区特异性引物，扩增片段长度约为 225 个碱基，构建测序文库，采用 Miseq 平台测序，随后对高质量测序数据进行生物信息学分析。

1.6 统计学处理 实验数据采用 SPSS 17.0 进行统计学分析。组间差异采用单因素方差分析，满足方差齐性则选择 LSD 检验。根据 P 值判断有无统计学意义，$P<0.05$ 差异有统计学意义。

2 结果

2.1 各组血清 CK 比较 与伪手术组比较，模型组 CK 显著升高（$P<0.001$）；与模型组比较，电针组 CK 显著降低，差异均有显著性意义（$P<0.001$）。

2.2 各组心脏组织病理形态比较 模型组心肌细胞变性明显，大量平滑肌断裂；电针组与模型组比较，细胞变性明显减少，仅有少量平滑肌断裂。

2.3 肠道菌群多样性分析 Alpha 多样性反映的是单个样品内部的物种多样性，包括 chao 指数和 observed species 指数。chao 指数提示样本曲线趋于平缓，表明样本所含 OUT（光转换单位）数量趋于稳定，测序数据量能够反映样本中总 OTU 的数量。所有样本 observed species 指数曲线最后都趋于平缓，表明每个样本得到的测序数据量足够大，能够反映样品中绝大多数的微生物信息。

2.4 肠道菌群主成分分析 通过对数据的第 1（PC1）与第 2（PC2）主成分分析制作图。不同颜色代表样品属于不同的分组，两点之间的距离越远，表示两个样品的微生物群落差异越大。样品的聚类结果显示，在以 PC1 和 PC2 为坐标作图时，三组被明显地区分开来。

2.5 肠道菌群物种丰度分析 肠道菌群主要由厚壁菌门、变形菌门、梭杆菌门及拟杆菌门组成。电针组厚壁菌门上升；拟杆菌门、变形菌门、梭杆菌门、放线菌门均下降；厚壁菌门与拟杆菌门比例显著上升。其中，酸杆菌门、异常球菌-栖热菌门、绿弯菌门及广古菌门仅在模型组可见。

3 讨论

针灸防治心血管病疗效确切并具有一定的优势。临床研究中发现心肌梗死时，血清 CK 水平迅速提高，因此将血清酶的升高作为心肌受损的酶学标志物。本研究结果显示，电针降低了血清中 CK 的含量，这可能是电针改善了缺血心肌的功能；心肌组织形态学结果显示，结扎左冠状动脉前降支术 3 d 后，心肌细胞变性明显，大量平滑肌断裂，而电针心经后，心肌细胞变性明显减少，仅有少量平滑肌断裂，说明电针改善了缺血性心肌损伤。

肠道菌群结构紊乱不仅可以引起消化系统疾病，还会诱发心血管系统疾病。有研究证实肠道菌群与心血管疾病具有一定的相关性，并可能是心血管疾病治疗的潜在靶点。本研究结果表明，电针组厚壁菌门上升，拟杆菌门、变形菌门、梭杆菌门、放线菌门均下降，厚壁菌门与拟杆菌门比例显著上升。综上，电针心经可能通过增加肠道内益生菌丰度，降低有害菌丰度，调控肠道的微生态平衡，从而起到干预心肌缺血的作用。

［中医药临床杂志，2018，30（3）：471-474］

不同穴位艾灸对腹泻模型小鼠腹泻指数及小肠 AQP8、VIP 及 SP 表达的影响

杨晓希，武小利，高　纺，吴生兵，周美启

　　腹泻是指日排便超过 3 次且每日排便量大于 200 g，粪便内含水量高于 85%。功能性腹泻是腹泻的一种，是较为常见的消化道疾病中，其发病一般无器质性损害，多数原因可能与患者饮食习惯、生活起居及个人体质因素相关，因此其发病率一直居高不下。目前，随着艾灸在临床上的广泛使用，艾灸治疗功能性腹泻的疗效也十分显著，并逐渐得到大众的认可。因此，艾灸治疗腹泻也成为目前的研究热点。研究表明针灸治疗功能性肠病是通过神经-免疫网络调控途径发挥作用的，但艾灸干预功能性腹泻，是否通过调节血管活性肠肽（VIP）、P 物质（SP）和水通道蛋白 8（AQP8）表达而实现的暂不得而知。本研究在前期研究基础上，观察艾灸对腹泻模型小鼠腹泻指数及小肠组织 VIP、SP、AQP8 表达的影响，探讨艾灸干预腹泻的作用机制，为艾灸临床应用提供参考。

1　材料

　　1.1　动物及分组　选取健康、清洁级昆明小鼠 90 只，雄性，体质量为 20～30 g，由安徽省实验动物中心提供，生产许可证号：SCXK（皖）2011—002。独立送风隔离笼具饲养，室内温度控制在（22±1）℃的范围内，相对湿度（55±5）%，自然光照，小鼠自取食水。室温适应环境下饲养 1 周后，按照随机数字表法，从 90 只小鼠中选取 15 只作为正常组，其余 75 只进行腹泻模型的复制，将模型复制成功的小鼠随机分为天枢组、大肠俞组、天枢大肠俞组和模型组，每组 16 只。模型复制不成功及实验中死亡小鼠均未列入实验分析对象。

　　1.2　药品与试剂　番泻叶：合肥百姓缘大药房；中性甲醛、乙醇、二甲苯：上海化学试剂公司；AQP8、VIP、SP 抗体及通用型二步法二抗、DAB 显色试剂盒：北京中杉金桥生物技术有限公司；其余实验所需试剂为国产分析纯，由安徽中医药大学新安医学教育部重点实验室配制。

　　1.3　仪器与设备　TB718 包埋机：湖北泰维；Leica2135 切片机：德国莱卡；OLYMPUS BX51 显微镜：日本奥林巴斯；JD801 显微图像分析系统：南京捷达。

2　方法

2.1　模型制备与评定

2.1.1　番泻叶煎剂的制作　参考高蕊等报道，取番泻叶加水煮沸约 10 min，双层纱布过滤，

滤液减压浓缩成 1 g/mL，冰箱保存，用时水浴加温至 25 ℃。

2.1.2 模型复制 参照周干南等报道的小鼠腹泻模型的制备方法：实验室饲养 2 d 的健康小鼠，每日灌服番泻叶煎剂 0.5 mL，连续 3 d（每日 9：00 灌胃，11：00～16：00 每隔 1 h 更换滤纸，记录 1 次，共 5 次）。每日灌胃后将小鼠单独分开放入垫有滤纸的鼠笼饲养，于模型复制前将小鼠禁食 10 h，饮水自由。

2.1.3 模型复制成功的标准 模型复制后的 5 h 内观察有粪便不成形者，或稀便且滤纸上有污迹者。

2.2 治疗方法

2.2.1 腧穴定位 "天枢""大肠俞"腧穴定位参照常用实验动物针灸穴位的取穴标准。

2.2.2 艾灸方法 天枢组取双侧天枢穴，大肠俞组取双侧大肠俞穴，天枢大肠俞组取同一侧天枢、大肠俞（隔日交换对侧），固定，采用直径 0.7 cm，长 10 cm 的清艾条悬于相应穴位上方 2 cm 处，温和灸 20 min，每日 1 次，7 d 为 1 个疗程；正常组、模型组不予艾灸。

2.3 观察指标及检测方法

2.3.1 腹泻指数 模型复制结束后，把每只小鼠分别单独放入鼠笼饲养，每只鼠笼内皆备有一层滤纸且每小时更换 1 次滤纸，并记录 5 h 内小鼠排稀便的情况，计算腹泻指数，并进行组间比较。腹泻指数计算参考相关报道：腹泻指数=稀便率（每只小鼠所排稀粪数/总便数）×稀便级（以稀便污染滤纸形成污迹面积分级，分为 4 级：1 级为污染直径<1 cm；2 级为污染直径 1～1.9 cm；3 级为污染直径 2～3 cm；4 级为污染直径>3 cm），分开统计每一堆稀便的级数（稀便级=单只小鼠所有稀便级数总和/稀便总次数）；级数直径的测量：呈圆形的粪便直接测量直径，呈椭圆形的粪便直径取其最长和近似圆直径的平均值；区分干便与稀便标准：以滤纸上有无污迹为主。粪便次数的统计：以每粒或每堆（不能分清粒数者）为 1 次。

2.3.2 AQP8、VIP 及 SP 免疫阳性细胞表达 小鼠腹泻指数统计完成后，选取正常组、模型组及疗效最好的艾灸组用于免疫组织化学检测；各组分别取 8 只小鼠颈椎处死，开腹取出小肠，截取长 1 cm 小肠放入 4%中性甲醛中固定 24 h，脱水，石蜡包埋、切片。参考试剂说明书进行对应染色。免疫组织化学染色后，胞膜、胞核或细胞质有棕黄色颗粒为阳性细胞。AQP8、VIP 及 SP 免疫阳性细胞表达水平采用 JD 形态分析系统分别计算其吸光度值。

2.4 统计学处理 采用 SPSS 19.0 软件进行统计学分析。连续型变量采用均数±标准差（$\bar{x} \pm s$）进行统计学描述。采用两因素析因设计的方差分析。分成两个组合：正常组和模型组，采用两个独立样本 t 检验；除正常组之外的其他 4 组，采用两因素析因设计的方差分析。$P < 0.05$ 表示差异具有统计学意义。

3 结果

3.1 各组小鼠腹泻指数比较 与正常组比较，模型组腹泻指数显著增高（$P < 0.05$）；与模型组比较，天枢组、大肠俞组、天枢大肠俞组腹泻指数显著降低（$P < 0.05$），与大肠俞组、天枢组比较，天枢大肠俞组腹泻指数显著降低（$P < 0.05$）。

3.2 各组小鼠 AQP8、VIP 及 SP 免疫阳性细胞表达比较 与正常组比较，模型组小肠组织 AQP8 免疫阳性细胞表达显著减少（$P < 0.05$）、VIP、SP 免疫阳性细胞表达显著增加（$P < 0.05$）；与模型组比较，天枢大肠俞组小肠组织 AQP8 免疫阳性细胞表达显著增加（$P < 0.05$），VIP、SP 免

疫阳性细胞表达显著减少（$P<0.05$）。

4 讨论

腹泻是由于肠道对水分的吸收功能减弱或者分泌功能增强而导致大便粪质含水量增加所致的一种肠道疾病，属中医学"泄泻"范畴，其基本病机为脾病湿盛，脾胃运化功能失调，肠道功能失司。

天枢穴属胃经，亦为大肠之募穴，主治腹胀肠鸣、便秘、泄泻等疾病。大肠俞为大肠之背俞穴，《千金要方》云："大肠俞主暴泄"，即大肠俞具有理气通腑、调和胃肠的功效。现代研究发现，艾灸天枢穴可以降低腹泻型肠易激综合征小鼠的血清炎症因子水平，可用于治疗腹泻。

俞募配穴是指同一脏腑的背俞穴和募穴配合使用的一种配穴方法，也称前后配穴法。天枢穴配大肠俞为常见的治疗肠腑疾病的俞募配穴法。俞募配穴旨在发挥协同作用，达到更好的治疗效果，体现了中医学"从阴引阳，从阳引阴"的思想，因"气在胸者，止之膺与背俞。气在腹者，止之背俞"（《灵枢·卫气》），即脏腑之气与其俞、募穴密切相关，二者结合可发挥协同作用。现代研究认为，同时刺激天枢、大肠俞可以调理肠胃，改善肠道功能。

AQP8 是一种分布于动植物的组织器官中，在转运跨细胞水、分泌吸收液体中起着重要作用的水通道蛋白。水通道蛋白参与了消化道水分的分泌和吸收，AQP8 表达异常则会引起腹泻。因此，通过检测腹泻模型小鼠小肠组织 AQP8 免疫细胞表达水平，可以反映艾灸干预腹泻过程中对水通道蛋白的调节作用及其机制。VIP 多存在于胃肠道黏膜的内分泌细胞、黏膜下的细微神经纤维及肠肌神经丛等。生理情况下，VIP 具有胃肠激素作用和神经肽的双重功能，能促进肠道水、电解质、胰液及肠液的分泌，调节胃肠吸收，还具有抗炎作用。SP 在肠道中含量较丰富，可兴奋平滑肌、舒张血管和促进腺体分泌等，参与感觉信息传递、胃肠活动、痛觉调制、心血管活动、神经内分泌等复杂的生理功能。

本研究表明，艾灸不同腧穴可显著降低腹泻模型小鼠的腹泻指数，且天枢大肠俞组效果最佳，说明天枢与大肠俞配伍治疗腹泻具有协同效应；免疫组织化学染色结果显示，与模型组比较，天枢大肠俞组小肠组织 AQP8 免疫阳性细胞表达显著增加（$P<0.05$），VIP、SP 免疫阳性细胞表达显著减少（$P<0.05$），小肠组织 AQP8 表达上调可增强肠道水分吸收，改善粪质性状，而 VIP、SP 的增加可刺激肠道蠕动，增加排便次数，对 VIP、SP 免疫阳性细胞表达的抑制可缓解胃肠道的不适，减轻腹泻。艾灸不同腧穴治疗腹泻的机制可能与上调 AQP8 表达或下调 VIP、SP 表达有关。

［安徽中医药大学学报，2020，39（4）：50-53］

针刺上巨虚穴对慢传输型便秘小鼠结肠组织 CaJal 间质细胞数的影响

高　纺，盛红梅，张田宁，吴生兵，曹　健，周美启

慢传输型便秘（STC）是一种以结肠通过时间延长和结肠动力下降为特征的顽固性便秘。近年来，对于针刺治疗 STC 的临床报道较多，但对于针刺治疗 STC 的作用机制研究相对较少。本研究在观察针刺上巨虚穴对 STC 小鼠首次排便时间、12 h 排便粒数影响的基础之上，观察其对结肠组织 CaJal 间质细胞（ICC）数的影响，从而揭示针刺上巨虚穴治疗 STC 的作用机制，为临床治疗提供更好的选穴依据。

1　材料

1.1　实验动物与分组　清洁级健康的同等条件下饲养的昆明小鼠，2～3 周龄，雌雄不拘，体质量 20～30 g，共 40 只，由安徽医科大学实验动物中心提供，生产许可证号：SCXK（皖）2011—002。将 40 只小鼠随机分为正常组、模型组、上巨虚组和非经非穴组，每组各 10 只。

1.2　主要试剂及仪器　复方地芬诺酯片：江苏省常州康普药业有限公司；羧甲基纤维素钠：上海化学试剂公司购置；粉末活性炭（分析纯）：国药集团化学试剂有限公司；无水酒精：上海化学试剂公司；0.25 mm×25 mm 针刺针：江苏省苏州医疗用品厂有限公司出品。超纯水机：美国密理博 Milli-QRe-frence；TB718 型包埋机：湖北孝感，泰维医疗科技有限责任公司；Leica2135 切片机：德国产；BX51 型 OLYMPUS 显微镜：日本产；JD801 型显微图像分析系统：南京捷达。

2　方法

2.1　模型复制方法　小鼠 STC 模型复制参照文献进行。取复方地芬诺酯，用研钵研碎后加水配制成 0.4 mg/mL 的混悬液。在实验室将小鼠分笼饲养 1 周，模型复制前 12 h 禁食，自由饮水。每天上午 8：00 按 10 mg/kg 灌胃给予小鼠地芬诺酯混悬液；10：00～15：00，每隔 1 h 更换滤纸，记录 1 次，共 5 次。连续给药 2 d。模型复制后小鼠单只单笼饲养，鼠笼底部垫有滤纸。参考苗明三等的方法对 STC 模型进行评价，以首次排便时间明显延长，粪便粒数明显减少作为模型复制成功的标准。

2.2　治疗方法　按照文献对上巨虚穴进行定位；小腿背外侧上 2/5 折点处，约当后二里穴下 1.5 cm，直刺 1～1.5 cm。非经非穴：选取小鼠臀部非经非穴点两处（臀大肌外上象限内，按文献

无经络和穴位处）。实验中除正常组和模型组外，其余两组于模型复制成功后分别接受针刺治疗。前 3 d 早晚各针刺 1 次，第 4 d 上午针刺 1 次，以约每分钟 200 次捻转速度捻针 1 min，留针 20 min，共针刺 7 次。

2.3　观察指标及检测方法

2.3.1　首次排便时间和 12 h 内排便粒数测定　小鼠治疗 3 d 后，禁食，不禁水。采用活性炭悬液灌胃法测定首次黑便排出的时间并收集灌胃 4 d 后 12 h 内排便粒数。具体操作方法：经口灌入半固体糊（取羧甲基纤维素钠 10 g，溶于蒸馏水 250 mL 中，分别加入奶粉 16 g、糖 8 g、淀粉 8 g 和活性炭末 2 g，搅拌均匀。配制成 300 mL 黑色半固体糊状物 300 g），每只 0.8 mL，将小鼠放入铁丝笼内，笼下垫有滤纸，记录首次排便时间，以 4 d 的累积量作为观察值，收集灌胃 4 d 后 12 h 内排便粒数。

2.3.2　结肠平滑肌中 ICC 计数　采用免疫组织化学染色法标记 ICC 细胞。石蜡切片脱蜡至水，蒸馏水冲洗，磷酸盐缓冲液（PBS）浸泡 5 min；采用高压修复，当高压锅慢慢喷气时，计时 2 min，自然冷却，蒸馏水水洗，PBS 洗 2 min，3 次；3% H_2O_2，室温孵育 6 min，PBS 洗 2 min，3 次；滴加一抗兔抗鼠（1:100），4 ℃过夜，PBS 洗 2 min，3 次；滴加二步法通用一抗工作液，室温 20 min，PBS 洗 2 min，3 次；二氨基联苯胺（DAB）显色，苏木精复染，脱水透明，封片；免疫组织化学染色后，细胞膜、细胞核或细胞质中有棕黄色颗粒者为阳性细胞；每组取 8 张切片，每张切片随机选 5 个高倍镜视野（10×40 倍），应用 DP71 型图像获取系统采集图像，并用 JD801 型显微图像分析系统计算 ICC 免疫染色阳性细胞数。

2.4　统计学处理　数据的处理采用 SPSS for Windows 17.0 软件。连续型变量以均数±标准差（$\bar{x}\pm s$）进行统计学描述。多组均数比较，采用单因素方差分析；两组间均数比较，采用 LSD 检验（方差齐时）或 Games-Howell 检验（方差不齐时）；多组 ICC 计数比较，采用 Kruskal-Wallis H 检验；两组间 ICC 计数比较，采用 Mann-Whitney U 检验。$P<0.05$ 为差异具有统计学意义。

3　结果

3.1　各组小鼠首次排便时间、12 h 内排便粒数比较　与正常组比较，模型组小鼠的首次排便时间明显延长（$P<0.01$），12 h 内排便粒数明显减少（$P<0.01$），提示小鼠肠道传输速度明显减慢，表明模型复制成功。与模型组比较，非经非穴组小鼠的首次排便时间及 12 h 内排便粒数无明显变化（$P>0.05$），上巨虚组小鼠的首次排便时间明显缩短（$P<0.01$），12 h 内排便粒数明显增多（$P<0.01$）。

3.2　各组小鼠结肠平滑肌 ICC 计数比较　正常组 ICC 的胞体和突起呈棕黄色，胞体较大，呈纺锤形、梭形或椭圆形，相邻 ICC 形成网状或带状结构，以肌间丛区域最丰富。模型组小鼠 ICC 形态及分布与正常组相似，但模糊、着色较淡，网络结构不连接，其 ICC 免疫染色阳性细胞数较正常组明显减少（$P<0.01$）。非经非穴组小鼠 ICC 免疫染色阳性细胞数与模型组比较，差异无统计学意义（$P>0.05$）。上巨虚组小鼠 ICC 免疫染色阳性细胞数较模型组和非经非穴组明显增多（$P<0.01$）。

4　讨论

STC 是一种以结肠通过时间延长和结肠动力下降为特征的顽固性便秘，是以大便次数减少，便意减少及消失，粪质坚硬，伴有顽固性腹胀为临床表现，严重者可并发直肠癌、粪性溃疡、尿潴留等症状。流行病学资料显示，老年人与女性是两大发病高危人群。本病严重影响患者的生活质量，亦可引起心脑血管意外，抑或成为直肠癌发病的诱因。西医学治疗 STC 主要采用保守治疗（服用缓泻剂、灌肠等）和手术治疗，远期效果不理想，且给患者带来了极大的身心伤害，同时也增加了治疗难度。因此，探究更有效的 STC 治疗方法亟待解决。针灸治疗 STC，越来越被广大医者所重视。

"合治内腑"理论出于《灵枢·邪气脏腑病形》。《灵枢·咳论》明确提出："治脏者治其俞，治腑者治其合。"上巨虚为大肠经下合于胃经之穴，性主清下，功善理气，清热利湿，通腑化滞，调理肠胃，治疗六腑的病变常取下合穴。刘颖等发现上巨虚调整肠腑的功能主要作用部位可能在直肠，对食管、胃的能量变化也有较大影响，能够提高免疫功能，而且根据脊椎的能量变化认为上巨虚穴可能通过脊神经调节消化器官（此节段恰是胃俞水平），为临床选穴提供了有力的依据。

有研究证实，ICC 是胃肠平滑肌自动节律性运动的起搏细胞，它是慢波的发生器和传播者，ICC 在胃肠道运动中起着控制胃肠蠕动的重要作用。ICC 与平滑肌细胞间可见缝隙连接分布于胃肠道各肌层间，具有基本节律起搏和传导功能，并具有介导神经信号向平滑肌传导的作用。研究证明，ICC 的缺失可能导致某些胃肠功能丧失，ICC 数量的减少影响了肠神经系统（ENS）与 ICC 及 ICC 与平滑肌的作用，导致环磷酸鸟苷（cGMP）信号通路受抑制，ICC 内的 Ca^{2+} 浓度降低，不能产生自发性节律性活动或激发不规则的慢波干扰了正常的结肠运动从而产生肠病变，如先天性巨结肠、慢性假性肠梗阻、先天性贲门失弛缓、糖尿病胃肠功能紊乱等，国内学者进一步研究发现 STC 患者结肠内 c-kit mRNA 和 c-kit 蛋白表达降低，说明 c-kit 信号通路在 STC 患者 ICC 减少过程中起着很重要的作用。所以 ICC 的数量及分布对肠道动力的发生和功能调控起着非常重要的作用。

本研究结果发现，针刺小鼠上巨虚穴可缩短 STC 小鼠首次排便时间（$P<0.01$），增加 12 h 内排便粒数（$P<0.01$），上调 STC 小鼠 ICC 免疫染色阳性细胞表达水平（$P<0.01$）。结果表明，针刺上巨虚穴对 STC 具有明显的改善作用，STC 小鼠结肠功能异常可能与 ICC 病理改变有关。针刺治疗 STC 可能是通过上调结肠组织 ICC 表达水平来实现的。

［安徽中医药大学学报，2014，33（3）：66-68］

艾灸对腹泻型肠易激综合征模型大鼠结肠及下丘脑组织中 P 物质、血管活性肠肽表达的影响

陈　霞，王　宇，仝　理，吴立斌，李　难，储浩然

肠易激综合征（IBS）属于功能性胃肠病的一种，为临床常见病，以排便习惯和粪便性状发生改变为主要临床表现，并伴随腹痛或其他腹部不适等症状，一般无器质性病变。临床上，IBS 患者的粪便性状多有不同，可据此分为腹泻型、便秘型和混合型 3 种。而我国的 IBS 发病人群以腹泻型肠易激综合征（IBS-D）居多，约占 74.1%，严重影响了人们的生活质量。目前 IBS-D 的病因和发病机制尚未阐明，现代研究发现有多种因素参与本病的发病，如胃肠动力学异常、内脏感觉过敏、脑-肠轴改变、心理精神因素等。本病难以彻底治愈，易反复发作。大量研究结果表明，艾灸可以缓和 IBS-D 患者的内脏超敏状态，促进患者腹泻、腹痛等肠功能紊乱症状好转。本研究通过观察艾灸对 IBS-D 模型大鼠结肠及下丘脑组织中 P 物质（SP）、血管活性肠肽（VIP）表达的影响，为后期进一步研究艾灸治疗 1BS-D 的作用机制提供依据。

1　材料与方法

1.1　材料

1.1.1　实验动物　SPF 级健康 SD 雄性大鼠 36 只，体质量（220±20）g，购自安徽医科大学实验动物中心。实验动物生产许可证号：SCXK（皖）2017—001。

1.1.2　药物及试剂　番泻叶，购自安徽中医药大学第二附属医院中药房，并委托中药制剂室制备番泻叶溶液，质量浓度为 0.6 g/ml，储存于冰箱（−4 ℃）中备用，细艾条（直径 8 mm），南阳宛北艾绒厂。Trizol 试剂（Life Technogies 公司，批号 204403），互补脱氧核精核酸（complementary DNA，cDNA）合成试剂盒（Thermo Scientific 公司，批号 00691399），聚合酶链反应（PCR）检测试剂盒（Novoprotein 公司，批号 0512841）。

1.1.3　主要仪器　P1KOREAL 96 型荧光定量 PCR 仪（Thermo Scientific 公司），JW-3021HR 型高速台式冷冻离心机（安徽嘉文仪器装备有限公司）。

1.2　方法

1.2.1　分组及模型复制　将 36 只 SD 雄性大鼠采用随机数字表法分为空白组、模型组、艾灸组 3 组，每组 12 只。除空白组外，艾灸组和模型组大鼠采用慢性束缚联合番泻叶溶液灌胃的方法制备 IBS-D 模型。具体方法：每日用束缚架束缚及软胶带固定 1 h，然后以番泻叶溶液灌胃（将制备好的番泻叶溶液以蒸馏水等比稀释至质量浓度为 0.3 g/mL，置于 38 ℃水箱中，待温度适宜后灌胃），10 mL/kg，连续灌胃 14 d。模型复制结束后于各组笼底网格下放置垫有滤纸的托盘，6 h 后统

计稀便数并计算各组稀便率，以滤纸上有无污迹区分干便和稀便。比较各组稀便率，艾灸组和模型组大鼠稀便率明显高于空白组，差异有统计学意义（$P<0.01$），表明 IBS-D 模型复制成功。

1.2.2　干预治疗　模型复制成功后，每日将艾灸组大鼠固定于灸架上，对每只大鼠两侧的天枢、上巨虚穴进行温和灸，每穴灸 30 min，每日 1 次，连续 14 d；空白组和模型组不采取任何干预措施。穴位定位参照林文注主编的《实验针灸学》中有关大鼠穴位的定位方法，天枢位于胸剑联合下 40 mm，前正中线旁开 5 mm；上巨虚位于下肢外侧，腓骨小头下 10 mm。

1.2.3　标本采集　干预结束后各组大鼠禁食不禁水 12 h，之后以 10%水合氯醛腹腔注射麻醉，打开腹腔，剪取距肛门约 8 cm 处面积约 1 mm×1 mm 的结肠组织 1 块。然后断头处死大鼠，快速取出脑组织，在冰台上剥离下丘脑。将结肠组织与下丘脑用冰生理盐水漂洗干净后立即冻存于液氮中待测。

1.2.4　观察指标

1）一般情况。观察大鼠死亡情况及一般生物学特征变化，包括粪便质地、皮毛色泽、精神及活动状态等。

2）稀便率。于模型复制结束后和干预结束后分别计算各组大鼠当日稀便率，稀便以能污染滤纸为标准。根据以下公式计算：稀便率（%）$=\dfrac{\text{每日大鼠所排稀便粒数}}{\text{排便总粒数}}\times100\%$。

3）结肠和下丘脑组织中的 SP、VIP 的相对表达量。通过逆转录聚合酶链反应（RT-PCR）法检测。分别称取结肠和下丘脑组织 50～100 mg，剪碎后加入液氮研磨，用 Trizol 试剂提取结肠和下丘脑组织的 RNA，加入 cDNA 合成试剂盒合成 cDNA，取出 cDNA 作为荧光定量的模板进行荧光定量 PCR，实验数据采用相对定量研究方法分析、计算得出。

1.2.5　统计学处理　采用 SPSS 21.0 统计软件进行统计分析，计量资料服从正态分布时以（$\bar{x}\pm s$）表示，采用单因素方差分析，组间两两比较采用 LSD 法（方差齐时）或 Dunnett' T_3 检验（方差不齐时）。$P<0.05$ 表示差异有统计学意义。

2　结果

2.1　一般情况　实验过程中各组大鼠未出现死亡，干预结束后，模型组大鼠粪便质黏而稀软，毛色萎黄暗淡，肛周鼠毛不同程度沾染稀便，烦躁易激怒；艾灸组和空白组大鼠粪便成形，肛周鼠毛污染不明显，情绪平和。

2.2　各组大鼠干预前后稀便率比较　干预前，与空白组比较，模型组和艾灸组大鼠稀便率均明显升高，差异有统计学意义（$P<0.01$），表明模型复制成功。干预后，模型组大鼠稀便率仍明显高于空白组，两组比较差异有统计学意义（$P<0.01$）；与模型组比较，艾灸组大鼠稀便率明显下降，差异有统计学意义（$P<0.01$）。

2.3　各组大鼠结肠及下丘脑组织中的 SP、VIP 相对表达量比较　与空白组比较，模型组大鼠结肠及下丘脑组织中的 SP、VIP 相对表达量均明显升高，差异有统计学意义（$P<0.01$）；与模型组比较，艾灸组大鼠结肠及下丘脑组织中的 SP、VIP 相对表达量均明显降低，差异有统计学意义（$P<0.01$）。

3 讨论

目前 IBS-D 的发病机制尚未明确，可能是多种因素、多种发病机制共同作用的结果。近年来，临床研究人员已经注意到社会心理因素对 IBS 有不可小觑的影响，紧张、焦虑等不良情绪即可成为 IBS 的诱发因素，也可成为其伴随症状并加剧病情。研究发现，自主神经系统释放的多种神经递质（脑肠肽）既可作用于胃肠道效应细胞，又可通过交感和副交感神经通路负反馈于中枢神经系统，使胃肠道功能与中枢的情感和认知中心通过双向信息传递联系在一起。其中，SP 是最早发现的一种促炎性感觉性神经肽，主要储存于肠肌间神经丛和黏膜下神经丛的传入神经纤维中，在纤维受到刺激时释放，引发纵行及环行肌的强烈收缩，从而增强结肠的收缩和推进性运动，并参与疼痛信息的传递。另外，SP 还可通过与相应受体结合对靶细胞发挥相应的生物学作用，进而引起肠道神经源性炎症。VIP 作为一种碱基多肽，具有显著的扩血管作用，主要分布于结肠黏膜下神经丛，能松弛结肠环行肌，使其动力减弱，并能促进胃肠激素的释放和小肠中水、电解质的分泌。故而推测，SP、VIP 可对 IBS-D 的发病起到重要影响。本研究结果显示，IBS-D 模型大鼠结肠及下丘脑组织中的 SP、VIP 分泌增加，肠道运动受到双重调节，引起胃肠动力紊乱，同时腺体分泌增加，浆液外渗，从而出现腹泻、便质稀软、易激惹等症状。

IBS-D 属于中医学"腹痛""泄泻"等范畴，其病机总属肝郁脾虚，大肠传导失常。本病病位在大肠，与肝、脾密切相关。正如《医方考》所言："泻责之脾，痛责之肝……脾虚肝实，故令痛泻。"因七情所伤、饮食失宜、起居劳顿或脾胃素虚等致使肝木失去生发之气，不得条达，而横逆脾土，脾阳不振，水湿不运，则泻于大肠，终致大肠传导失职，发为腹痛、腹泻之症。故治疗上应以疏肝健脾、温阳止泻为主，艾灸作为中医特色治疗方法，有温经散寒之功，可起到"湿热""温通""温补"等作用，使脾土温暖，经络疏通，气机调畅，水湿四布，进而达到止泻、止痛的效果。在穴位选择上，合募配穴法治疗腑病效果显著，其中下合穴取自下肢，可纵行经气，募穴位于胸腹部，可横达脏腑，二者相合，纵横升降，可使气机归于调畅，缓和内脏的高敏感状态。肠募穴为天枢，可汇聚大肠经气于胸腹，能行气导滞，恢复大肠变化之职，是治疗肠道疾病之要穴；大肠下合穴为上巨虚，可疏通经络，运行水湿，恢复大肠主津之能，且能抑制痛觉神经传导，降低敏感性，增强止痛作用。此二穴又均归属于足阳明胃经，胃为太仓，是气血生化之源，胃气得养，则气血调和。七情本为脏腑精气运动的结果，气血平和，精神内敛，可增强止痛、调畅情志之功。二穴配伍，并借助艾灸激发效力，则泻止痛减。

本研究结果显示，模型复制后，大鼠稀便率及结肠、下丘脑组织中的 SP、VIP 相对表达量均明显升高，差异有统计学意义（$P < 0.01$）；经艾灸干预后，艾灸组大鼠稀便率及结肠、下丘脑组织中的 SP、VIP 相对表达量均明显降低，差异有统计学意义（$P < 0.01$）。结果表明，艾灸天枢、上巨虚穴可降低 IBS-D 模型大鼠结肠及下丘脑组织中 SP、VIP 表达水平，从而延缓痛觉传递、减轻炎症反应、调节胃肠功能紊乱，这可能是艾灸治疗 IBS-D 的作用机制之一。

[甘肃中医药大学学报，2021，38（1）：1-5]

艾灸对腹泻型肠易激综合征大鼠结肠 TLR4/MyD88/NF-KB 信号通路的影响

储浩然，王　宇，仝　理，吴生兵，吴立斌，李　难，程红亮

肠易激综合征（IBS）是一种以腹痛或腹部不适伴排便习惯改变和（或）大便性状异常的功能性肠病。全球患病率高达 11.2%，其中以腹泻型 IBS（IBS-D）多见。目前 IBS 常用的治疗方法有应用解痉剂、止泻药、肠道动力调节药、益生菌、抗抑郁药，饮食，生活方式和行为干预等，但疗效并不令人满意，而针灸对功能性胃肠疾病的防治具有良好的疗效，且不良反应少。

现代研究认为，IBS 的发病机制可能与肠黏膜微炎性反应、脑-肠轴功能异常、内脏感觉异常、肠道菌群改变、肠道动力异常、遗传、抑郁、焦虑等多种因素相关，其中肠道黏膜低度炎性反应在 IBS 的发展中起着重要作用。Toll 样受体 4（TLR4）/髓样分化因子 88（MyD88）/核因子-κB（NF-κB）信号通路被认为与 IBS 炎性反应密切相关，TLR4/MyD88/NF-κB 信号通路的激活可使下游促炎性细胞因子白细胞介素（IL）-1β、IL-6 和肿瘤坏死因子 α（TNF-α）等大量产生，导致炎性反应的发生。为了探讨艾灸治疗 IBS-D 的作用机制是否与调节 TLR4/MyD88/NF-κB 信号通路有关，本研究观察了艾灸对 IBS-D 大鼠结肠组织中 TLR4、MyD88 和 NF-κB（p65）及下游炎性细胞因子的影响，为促进艾灸治疗消化系统炎性反应的临床应用提供科学依据。

1　材料与方法

1.1　实验动物与分组　健康雄性 SD 大鼠 24 只，购自安徽医科大学，体质量 200～250 g，生产许可证号：SCXK（皖）2017—001。动物在安徽中医药大学实验动物中心饲养，饲养条件为 Ⅱ 级，光照周期 12 h 明/12 h 暗，室温 22～25 ℃，相对湿度 45%～60%。大鼠自由进食、饮水。在整个实验过程中，对大鼠的各种处理方法均遵照科技部 2006 年颁布的有关动物的使用及伦理学规定。采用随机数字表法将大鼠随机分为空白组、模型组和艾灸组，每组 8 只。

1.2　主要试剂及仪器　细艾条（直径 0.5 cm，南阳宛北艾绒厂），IL-1β、IL-6、TNF-α ELISA 试剂盒（武汉基因美科技有限公司），TLR4、MyD88、NF-κB（p65）的 PCR 引物（生工生物工程股份有限公司），总 RNA 提取试剂及总蛋白提取试剂盒（美国 Life Technologies），SYBR Green 荧光染料 PCR 检测试剂盒（上海近岸公司），逆转录试剂盒（美国 Thermo Scientific），NF-κB（p65）抗体（英国 Abcam、美国 CST），TLR4 抗体（北京博奥森生物技术有限公司），MyD88 抗体（美国 Bioworld），通用型二抗试剂盒、DAB 显色试剂盒（北京中杉金桥生物技术有限公司），番泻叶中药制剂购自安徽中医药大学第二附属医院，酶标仪（雷杜生命科学股份有限公司），离心机（安徽嘉文仪器装备有限公司），荧光定量 PCR 仪（美国 Thermo Scientific），生物组织自动脱水机、生

物组织包埋机、生物组织摊烤片机（湖北亚光医用电子技术有限公司），切片机（德国 Leica），显微镜（日本 OLYMPUS），全自动数字切片扫描系统（匈牙利 3DHISTECH），形态学图像分析系统 JD801（江苏捷达科技发展有限公司），电泳仪、转膜仪（上海天能科技有限公司）。

1.3 大鼠 IBS-D 模型的建立　采用慢性束缚联合番泻叶灌胃制备 IBS-D 大鼠模型。将番泻叶置入 100 ℃沸水中浸泡 30 min，并经双层纱布过滤，最后浓缩成生药含量为 0.45 g/mL 的滤液，在 4 ℃冰箱保存备用，各组（除空白组外）大鼠经番泻叶灌胃（0.45 g/mL，10 mL/kg）后，用粗制棉绳束缚其双后肢，限制活动，放入饲养箱中，每日 1 h，连续 14 d，空白组大鼠予等体积蒸馏水灌胃，不束缚双后肢。在模型复制结束后第 1 d，观察各组大鼠大便情况及结直肠球囊扩张（colorectal distension，CRD）引起的腹部回缩反射（abdominal withdrawal reflex，AWR），以大鼠出现稀便、AWR 的最小容量阈值较空白组的平均值降低 1 mL 为模型复制成功的标准。

1.4 干预方法　将艾灸组大鼠置于特制大鼠艾灸架上，限制其活动，将直径 0.5 cm 的艾条固定于自制艾灸架上，点燃后悬于大鼠双侧上巨虚、天枢（参照现行教材《实验针灸学》中大鼠相关穴位的定位）上空约 2 cm，每次每穴灸 30 min，每天 1 次，共 7 d。其他 2 组大鼠以相同方法固定，但不艾灸。

1.5 观察指标及检测方法　稀便率的计算：在艾灸干预结束后第 1 d，将大鼠单笼饲养，笼底为不锈钢网格，网格下放置垫有滤纸的托盘，观察 6 h 内各组大鼠的稀便率。干稀便的区分以滤纸上有无污迹为标准。为了保证稀便率的有效计算，将 6 h 内未排便大鼠的大便粒数由 0 调整为 1，稀便率等于 6 h 内每只大鼠所排的稀便数与总排便粒数之比，即稀便率（%）=稀便数/总排便粒数×100%。

内脏敏感性评估（非伤害性 CRD 引起 AWR 的容量阈值测定）：在稀便率检测结束后，对各组大鼠 CRD 刺激下诱发的 AWR 进行容量阈值测定。实验前，各组大鼠禁食不禁水 12 h 以减少粪便的形成。并在实验前轻提大鼠尾部，促使其排出肠内残便。再以少量七氟烷对大鼠轻度麻醉，在麻醉状态下将经甘油润滑后的 8F 导尿管缓缓插入肛门，使气囊的末端距离肛门约 1 cm，用胶带将导管与大鼠尾根绑在一起，以防滑脱。将大鼠放于自制的透明塑料盒内，大鼠苏醒后在此盒内只能做小范围前后活动，无法上下运动及转身。待大鼠完全苏醒后，使其适应笼内环境 20 min。从导尿管往球囊内注入 26～28 ℃的 0.9%氯化钠溶液让肠道扩张，每次扩张时间为 25 s，记录引起大鼠 AWR 的最小容量阈值。抽去气囊内所有液体，重复扩张 3 次，间隔 15 min，取 3 次测得的容量阈值的均值作为该只大鼠 AWR 的最小容量阈值。

ELISA 法检测大鼠血清炎性细胞因子 IL-1β、IL-6 及 TNF-α 含量；内脏敏感性评估结束后，大鼠禁食 12 h，以 20%乌拉坦腹腔注射麻醉大鼠，抽取腹主动脉血，4 ℃ 3500 r/min 离心取血清放入–80 ℃冰箱中保存。按 ELISA 试剂盒说明测定大鼠血清 IL-1β、IL-6 和 TNF-α 的含量。

HE 染色观察大鼠结肠黏膜形态：抽取大鼠腹主动脉血后，取两块大鼠距离肛门约 8 cm 附近的病变明显的结肠组织，各约 1 cm×1 cm，用 4%多聚甲醛固定，经组织脱水，石蜡包埋，切片（厚度 3 μm），二甲苯和乙醇脱蜡至水，HE 染色，乙醇和二甲苯脱水透明，封片后，于光学显微镜下观察结肠黏膜形态并拍照分析。

免疫组织化学法检测结肠组织中 TLR4 和 NF-κB（p65）蛋白的表达，取上述切片，经二甲苯和乙醇脱蜡至水后，高压抗原修复。在组织上滴加 3% H$_2$O$_2$ 室温孵育 20 min，PBS 冲洗 3 遍。加 NF-κB（p65）兔抗大鼠的单克隆抗体（1∶1000）、TLR4 兔抗大鼠的多克隆抗体（1∶200）于 37 ℃孵育 60 min，加通用型辣根过氧化物酶标记山羊抗兔 IgG 二抗，37 ℃孵育 20 min，PBS 冲洗 3 遍后，加 DAB 显色剂，通过显微镜观察控制显色时间。终止显色，蒸馏水冲洗，苏木素染色 1 min，水洗。1%盐酸乙醇分化数秒，水洗。碳酸锂蓝化 1 min，水洗。脱水、透明、封片、显微镜观察。使用数字扫描仪进行整张切片扫描并保存，用形态学图像分析 JD801 分析选片并计算其平均吸光度值。

荧光定量 PCR 法检测结肠组织 TLR4、MyD88 及 NF-κB（p65）mRNA 的表达：称取大鼠距离肛门约 8 cm 附近的病变明显的结肠组织 50~100 mg，剪碎，液氮研磨，用 Trizol 法提取结肠组织总 RNA。用逆转录试剂盒逆转录成 cDNA。以 cDNA 为模板，采用 10 μL PCR 反应体系进行 PCR 扩增。

Western blotting 检测结肠组织 TLR4、MyD88 和 NF-κB（p65）蛋白相对表达量：称取大鼠距离肛门约 8 cm 附近的病变明显的结肠组织 50~100 mg，用匀浆法提取总蛋白，经过电泳，通过转膜装置恒流转膜，MyD88 转膜 35 min，TLR4 转膜 90 min，NF-κB（p65）转膜 65 min。加入封闭液，在摇床上缓慢摇动，室温封闭 2 h。加入经抗体稀释液稀释的一抗［MyD88 1∶500，TLR4 1∶1 000，NF-κB（p65）1∶1 000］，4 ℃缓慢摇动孵育过夜。加入 1∶20 000 稀释的辣根过氧化物酶标记的二抗，室温孵育 2 h，用 ECL 发光试剂发光，最后用自动曝光机曝光显影，用 Image J 软件进行胶片条带的分析，以 β-actin 为内参蛋白，目的蛋白与 β-actin 的比值为其相对表达量。

1.6　统计学处理　用统计分析软件 SPSS 24.0 进行数据分析，计量资料以均数 ± 标准差（$\bar{x} \pm s$）表示。数据符合正态分布的用单因素方差分析，方差齐时，两两比较采用 LSD 检验，方差不齐时两两比较用 Tamhane's 法。以 $P \leqslant 0.05$ 为差异有统计学意义的标准。

2　结果

2.1　各组大鼠 AWR 的最小容量阈值和稀便率　与空白组比较，模型组大鼠 AWR 的最小容量阈值显著下降（$P < 0.01$），稀便率显著升高（$P < 0.01$）；与模型组比较，艾灸组大鼠 AWR 的最小容量阈值显著升高（$P < 0.01$），稀便率显著下降（$P < 0.01$）。

2.2　各组大鼠结肠组织病理形态比较　空白组大鼠结肠组织及黏膜结构完好，结肠间质无水肿，无纤维结缔组织增生。与空白组比较，模型组大鼠结肠黏膜存在低度的炎性反应，黏膜有轻微的糜烂，但无明显溃疡，黏膜下结构完整。与模型组比较，艾灸组大鼠结肠黏膜无明显炎性反应，结肠组织及黏膜结构完好。

2.3　各组大鼠血清 IL-1β、IL-6 及 TNF-α 含量比较　与空白组比较，模型组大鼠血清中 IL-1β、IL-6 及 TNF-α 的含量升高（$P < 0.01$）。与模型组比较，艾灸组大鼠血清中 IL-1β、IL-6 及 TNF-α 的含量降低（$P < 0.01$）。

2.4　各组大鼠结肠组织 TLR4 和 NF-κB（p65）平均吸光度值比较　与空白组比较，模型组大鼠结肠组织中 TLR4 和 NF-κB（p65）平均吸光度值明显增高（$P < 0.01$）；与模型组比较，艾灸组大鼠结肠组织中 TLR4 和 NF-κB（p65）平均吸光度值明显降低（$P < 0.01$）。

2.5　各组大鼠结肠中 TLR4、MyD88 和 NF-κB（p65）mRNA 的相对表达量比较　与空白组比较，模型组大鼠结肠中 TLR4、MyD88 和 NF-κB（p65）mRNA 的相对表达量升高（$P < 0.01$）；与模型组比较，艾灸组大鼠结肠中 TLR4、MyD88 和 NF-κB（p65）mRNA 的相对表达量降低（$P < 0.01$）。

2.6　各组大鼠结肠中 TLR4、MyD88 和 NF-κB（p65）蛋白相对表达量比较　与空白组比较，模型组大鼠结肠中 TLR4、MyD88 和 NF-κB（p65）蛋白表达量升高（$P < 0.01$）；与模型组比较，

艾灸组大鼠结肠中 TLR4、MyD88 和 NF-κB（p65）蛋白表达量降低（$P<0.01$）。

3　讨论

目前，慢性束缚应激联合番泻叶灌胃是较公认的 IBS-D 模型复制方法，此模型有腹泻、痛阈低、内脏敏感性高的特征。本研究中，模型组大鼠稀便率升高、AWR 的最小容量阈值降低，符合 IBS-D 模型特征。

相关研究表明,低度炎症反应是IBS潜在的发病机制之一。炎症细胞因子如IL-1β、IL-6及TNF-α可影响胃肠运动、分泌和再吸收,IL-1β 和 TNF-α 可增加 IBS-D 患者肠道敏感性。本研究发现,IBS-D 大鼠肠黏膜有轻微的糜烂，但无明显的溃疡，黏膜下结构完整，血清炎症因子 IL-1β、IL-6 及 TNF-α 含量升高，经艾灸干预后，IBS-D 大鼠稀便率降低、AWR 的最小容量阈值升高，血清中 IL-1β、IL-6 及 TNF-α 含量降低，提示艾灸能有效减轻 IBS-D 大鼠肠道的低度炎症反应。

TLR4 通过与 MyD88 的相互作用导致 NF-κB 的激活，NF-κB 在炎症反应发生时的复杂细胞因子网络中起着中心调节作用，主导对炎症反应免疫信号通路的调控，诱导下游炎症反应因子基因的转录和翻译，使 IL-1β、IL-6、TNF-α 等大量释放入血。本研究发现，IBS-D 大鼠结肠组织中 TLR4、MyD88、NF-κB（p65）蛋白和 mRNA 表达水平及结肠组织中 TLR4 和 NF-κB（p65）平均吸光度值均明显升高。经艾灸干预后，IBS-D 大鼠结肠组织中 TLR4、MyD88、NF-κB（p65）蛋白和 mRNA 表达水平均明显降低，提示艾灸可通过抑制 TLR4/MyD88/NF-κB 信号通路改善炎症反应。

炎症反应属中医学“瘀证”，艾灸具有温经散寒、通经活络、活血逐痹、补虚助阳、消瘀散结、调和气血之功效，具有抗感染的作用。天枢穴乃足阳明胃经的腹部要穴、大肠募穴及大肠经气聚集之处，在调理中焦肠胃、通畅气机方面有其特殊性和重要性。上巨虚为大肠下合穴，能够理气和胃、通降肠腑。两者合募配用治疗腑病，可以升清降浊，调整大肠脏腑气机，抑制炎症反应，从而达到治疗以腹泻、腹痛为主要症状的胃肠疾病的目的。

综上，艾灸天枢、上巨虚改善 IBS-D 大鼠腹泻症状和内脏高敏感性，可能与艾灸抑制 TLR4/MyD88/NF-κB 信号通路，降低下游炎症反应细胞因子的表达水平有关。但目前的研究存在一定的局限性，IBS-D 发病机制较为复杂，涉及的炎症反应通路较多，艾灸改善 IBS 的作用机制仍需深入研究。

［针刺研究，2020，45（8）：633-639］

温和灸"上巨虚""天枢"穴对肠易激综合征大鼠 Orexin 及 Ox1R 表达的影响

何雨霞，储浩然，仝　理，李　难，孙培养，吴立斌

　　肠易激综合征（IBS）是一种常见的肠系病，它以胃肠道系统功能障碍、大便性状变化、腹部不适或腹痛为特征。有研究数据显示，在我国，IBS 发病率为 0.82%～11.5%，西方国家为 9.0%～22.0%，不同国家及地区发病情况不同。现代研究还不能明确腹泻型 IBS（IBS-D）的发生机制，但内脏敏感性增高被认可是其核心机制之一，可导致肠道系统功能出现障碍。脑肠互动在 IBS 生理病理过程中有着重要作用，与脏器感觉敏感密切相关，脑肠轴能够调节脏器感觉变化。在脑肠互动关系中，Orexin（尤其是 Orexin-A）及 Ox1R 参与痛觉传导、抑制及胃肠动力的调节过程，参与内脏感觉调节。艾灸不仅可以消除 IBS 患者临床症状引起的不适，又可以改善应激引起的内脏改变，对 IBS-D 患者的应激性内脏敏感痛，起较好的镇痛效果，有利于 IBS 的治疗。温和灸是一种艾灸方式，本研究以温和灸上巨虚、天枢穴对 IBS-D 大鼠的结肠、下丘脑的 Orexin 及 Ox1R 的表达和肠内脏敏感性作为切入点，探讨温和灸对结肠、下丘脑 Orexin 及 Ox1R 表达的影响及大鼠内脏高敏感性的可能作用机制。

1　材料与方法

　　1.1　动物分组及处理方法　动物：SD 雄性大鼠，体质量 180～220 g；实验大鼠购自安徽省医学科学研究所[生产许可证 SCXK（皖）2007—001]，动物安排在安徽中医药大学动物饲养中心饲养，Ⅱ级饲养条件，置于受控的光照/黑暗条件下（光照时间为 7：00～19：00），空间温度维持在 22～25 ℃，环境湿度控制在 45%～60%，正常饲养 1 周后被用于实验。将 SD 雄性大鼠采用随机对照表方法分为模型组、温和灸组和正常组，每组大鼠各 10 只。所有的实验都是在清醒的大鼠身上进行的，若实验大鼠出现状态异常则不纳入实验分析。

　　1.2　实验药物　制备番泻叶溶液：番泻叶来自安徽中医药大学针灸医院草药房，挑拣番泻叶，将番泻叶放入 100 ℃沸水中保温浸泡 30 min，用双层纱布将滤液过滤浓缩为 0.6 g/mL 的生药，装入瓶中放-4 ℃冰箱保存，以备使用。

　　1.3　模型建立　采用慢性束缚联合番泻叶灌胃法建立实验大鼠模型。模型组、温和灸组大鼠给予番泻叶溶液灌胃（0.45 g/mL，10 mL/kg），灌胃后，使双后肢不能自由活动，放入饲养箱中束缚 1 h 后解绑，连续灌胃+束缚 14 d。正常组大鼠灌胃同番泻叶溶液等体积的蒸馏水 14 d，不束缚。

　　1.4　穴位及艾灸　穴位：双侧上巨虚、天枢。上巨虚：腓骨小头向下 10 mm 处，位于大鼠后

肢外侧；天枢：在胸剑联合下 40 mm，前正中线左右旁开 5 mm，位于大鼠腹部。

温和灸组采用温和灸施灸方法，自制艾灸支架，将特制细艾条固定在支架上，艾灸穴位孔径为 0.5 cm，点燃后悬挂在穴位上方约 2 cm 处，每处施灸 30 min，每天 1 次，不间断施灸 7 d。

1.5 标本采集 结肠组织：两次 AWR 评分进行结束后，实验大鼠 12 h 内不进食，经腹腔注射 10% 的水合氯醛（3 mL/kg），待大鼠夹尾无反应时，快速打开腹腔找到肠组织，在肛门到近端的结肠中取 1 cm 结肠，剪开结肠，在装有生理盐水的瓶中清洗干净后，储存在液氮中，作为结肠标本。

下丘脑组织：取完结肠组织后用酒精在颈部上下 5 cm 内无菌操作，用手术剪从颈部快速剪开，用止血钳、镊子等器械撬开大鼠颅骨，剥离出完整的脑组织，用 0.9% 生理盐水冲洗脑组织，将脑组织放在干净的冰袋上，分离下丘脑，留下下丘脑组织，作为标本，将标本分别标记后，装在配置浓度为 4% 的多聚甲醛瓶中。用 0.9% 生理盐水冲洗脑组织，将脑组织放在干净的冰袋上，分离下丘脑，留下下丘脑组织，作为标本，将标本分别标记后，装在配置浓度为 4% 的多聚甲醛瓶中。将结肠、下丘脑组织在 48 h 后脱水常规石蜡包埋，4 ℃ 保存以供 PCR 技术检测使用。

1.6 主要器材与试剂 主要器材：普通 PCR 仪（杭州晶格科学仪器有限公司）、荧光定量 PCR 仪和 PIKO Plate Illuminator（Thermo Scientific）、微量移液器（德国 Eppendorf）、高速冷冻离心机（安徽嘉文仪器装备有限公司）、微孔板离心机（杭州奥盛仪器有限公司）、低速离心机（海门市其林贝尔仪器制造有限公司）、研钵、艾条（江苏康美制药有限公司）、镊子、手术剪、止血钳等器械。

主要试剂：Trizol 试剂（Life Technogies），氯仿、无水乙醇和异丙醇（上海苏懿化学试剂有限公司），DEPC 水（Generay Biotech），Novostart SYBR qPCR SuperMix Plus（novoprotein），RevertAid™ first Strand cDNA Synthesis Kit（Thermo Scientific），引物合成（Sangon Biotech）。

1.7 指标观察与检测 每日束缚前，观察大鼠日常基本情况，如精神状态如何、毛色变化与否、活动状况等。

1.7.1 稀便率的计算 在模型复制后和干预结束后第 1 d，将大鼠放在笼子底部为不锈钢网的笼中饲养，下面放置大小合适的托盘，托盘上垫一张滤纸，6 h 后，察看滤纸上留下印迹的稀便情况，根据公式得出各组大鼠的稀便率。计算公式为大鼠在单位时间内所排稀便数与排便总数之间的比值，即稀便率（%）= 排稀便数/排便总数×100%。若 6 h 内大鼠排便总数为 0，则计算公式无效，为使稀便率的计算有效，将排便总数为 0 时调整为 1。区别干稀便的标准是滤纸上留下污渍则为稀便。

1.7.2 AWR 评分 内脏敏感性评估：意识状态下大鼠结肠胀痛反应的内脏疼痛通过腹肌收缩进行评估。在两次稀便率试验结束后，采用结直肠球囊扩张反射（CRD）测定肠内脏敏感性。在测试开始前 12 h，实验大鼠不进食，自由饮水，先用少量七氟烷在密闭玻璃罐中轻度麻醉大鼠，压大号透明实验鼠固定器固定老鼠，然后经肛门将润滑后的 8F 导尿管插入肠内，球囊末端距肛门约为 1 cm，将导管用医用胶带绑在鼠尾根部，固定在合适位置，防止其脱出。大鼠清醒后，适应在固定器内进行小范围前后活动，然后用注射器将 26～28 ℃ 生理盐水注入球囊内，球囊扩张肠道，诱导结肠收缩膨胀，直到可见腹壁收缩反射被观察到，记下使大鼠腹壁收缩反射（AWR）的最小容量阈值。痛阈值被定义为引起可观察到的腹壁收缩反射（AWR）的结肠扩张的强度，即突然的和持续的腹肌收缩。大鼠放置在固定器内，同时仍处于镇静状态，恢复 20 min 后再次进行测试，记录 3 次测试值得出平均值，记为该大鼠的最小容量阈值。

1.7.3 结肠和下丘脑的 Orexin 及 Ox1R 的检测步骤 RT-PCR 技术被用于检测下丘脑和结肠的 Orexin 及 Ox1R 的表达水平。①组织总 RNA 的提取：用 Trizol 试剂从采集的标本中提取，室温下干燥沉淀，加入 20～50 μL DEPC 水，-80 ℃保存备用。②RT 反应：在 EP 管中进行 RT 反应，逆转录反应完成，取出反应液，则是 cDNA，-80 ℃保存。③PCR 反应：取出 cDNA 作为模板，在下列条件下进行 PCR 反应。

1.8　统计学处理　采用 SPSS 21.0 软件处理数据，符合正态分布的用均数±标准差表示，组与组之间的差异采用方差分析比较，若方差齐，用 LSD 法事后分析，若方差不齐，则使用 Tamhane's 法分析；配对样本 t 检验用于干预前后比较。$P<0.05$ 为差异有统计学意义。

2　实验结果

2.1　稀便率　模型组和未干预的温和灸组稀便率相较于正常组均明显升高（$P<0.01$）；温和灸干预后，相较模型组，温和灸组稀便率显著下降（$P<0.01$）。

2.2　AWR 评分结果　大鼠 AWR 最小容量阈值在模型组和未干预的温和灸组均低于正常组（$P<0.01$）；温和灸干预之后，大鼠 AWR 最小容量阈值相较于模型组均偏高（$P<0.01$）。

2.3　PCR 检测结肠和下丘脑的 Orexin 及其受体 Ox1R 的表达　模型组大鼠的结肠 Ox1R 和 Orexin、下丘脑组织 Ox1R 和 Orexin 的表达相较正常组均降低显著（$P<0.01$）；温和灸组与模型组比较，大鼠的下丘脑 Ox1R、结肠组织 Ox1R、结肠 Orexin 的表达均明显增高（$P<0.01$）；下丘脑 Orexin 表达温和灸组相较模型组偏高（$P<0.05$）。

3　讨论

在中医学中，IBS-D 属于"泄泻""腹痛"，其发作与情志、饮食等密切相关。IBS-D 之泄泻多因感受外邪，情志失调，饮食不节，伤及脾胃，脾虚生湿，湿邪困脾，肠道功能失调所致；IBS-D 之腹痛多因寒邪日久，郁积化热，气机郁滞，经脉不通，脉络闭阻而发。IBS 在中医学属大肠病，大肠为腑，属六腑病候。上巨虚、天枢二穴都属于足阳明胃经，二穴相配为大肠经合募配穴。临床上有"合治内腑"和"腑病取募"之说，又有"合募二者上下远近配穴，一升一降，纵横交织消除腑病"之说，二者相配相辅相成，体现出标本根结理念。《医学入门》中"凡药之不及，针之不到，必须灸之"一说，表明艾灸疗效独特，在长期艾灸临床实践中，总结出温和灸治疗肠腑病的疗效显著，温和灸大肠经合募二穴可起到畅通肠腑、消积化滞、镇痛止泻、行气通便等作用。

内脏感觉被认为是由中枢神经系统控制的关键胃肠功能之一，是内脏感受感知内环境的刺激而产生的感觉。现代研究认为内脏的超敏反应在患者中普遍存在，其产生机制涉及多种因素，如脑肠轴失调、肠黏膜免疫活化增加、肠通透性增加、内脏高敏感等。其中内脏高敏感形成与肠道感觉神经系统（ENS）的敏感性增加、中枢神经系统（CNS）调节紊乱、脊髓背根神经元的过度兴奋有关，既可单独增加敏感性，亦可联合增加。有研究表明，温和灸对肠易激综合征患者的肠敏感性和痛阈有明显的下调作用。结合本实验结果，模型组大鼠较正常组稀便率明显升高、AWR 最小容量阈值明显下降；经温和灸干预后，温和灸组稀便率降低、AWR 最小容量阈值明显高于模型组，表明温和灸可以缓解大鼠的腹泻症状和改善内脏高敏感状态。这证实 IBS-D 大鼠的内脏高敏感反应可通过艾灸来改善，艾灸对 IBS-D 大鼠的治疗是有效的，与之前研究结果相符。

脑肠互动是指大脑与胃肠道彼此之间的作用，胃肠道将接收到的信息传递给中枢神经系统

（CNS）并进行调节的过程。它的作用通过肠神经系统（ENS）局部调控、椎前神经节、CNS 三个层次调控。CNS 调控为大脑中枢和脊髓活动的信息被 CNS 接收，经过整合之后，调节信息直接作用于胃肠道效应细胞或由神经系统和神经-内分泌系统传递给 ENS。大脑也能控制肠通透性，神经肽通过改善肠道屏障功能对宿主的神经元进行快速保护，这就是应激性肠易激综合征等胃肠道疾病与肠道通透性改变相关的脑-肠相互作用。研究发现，Orexin 分为两种，一种是 Orexin-A，另一种是 Orexin-B，Orexin-A 对调节内脏感觉具有特异性，Orexin-A 的特异性受体 Ox1R 对 Orexin-A 有高度的亲和力，Ox1R 介导 Orexin-A 引起的内脏感觉的改变，Ox1R 参与了增强 AWR 的阈值容积。在胃肠功能方面，Orexin 起着中枢调节胃分泌、胃肠运用和内脏感觉的作用。Orexin 神经纤维主要分布在 CNS 中，其中被证明在疼痛调节中起作用的区域，如导水管周围灰质（PAG）和延髓头端腹内侧核（RVM）也受 Orexin 神经的支配。Orexin 的外侧下丘脑通过 PAG 和 RVM 在调节伤害性行为中起关键作用。在神经源性疼痛模式中，下丘脑受 Orexin-A 刺激后产生镇痛作用，Orexin-A 发挥中枢作用，受脊髓背角 Ox1R 受体的调节，增强对结肠胀痛的抗伤害性反应。因此提示 Orexin-A 及 Ox1R 可能参与内脏感觉调节。结合本实验研究，模型组大鼠结肠和下丘脑的 Orexin 及 Ox1R 表达相较正常组偏低；经温和灸干预后，温和灸组 AWR 最小容量阈值回升，内脏敏感性降低，结肠和下丘脑的 Orexin 及 Ox1R 的表达显著增高，表明温和灸对内脏感觉的镇痛作用可能是通过 Orexin 系统介导激活 Ox1R，二者参与内脏感觉调节。

本实验研究温和灸对 IBS-D 大鼠 Orexin 及其受体 Ox1R 表达的影响，证实影响内脏敏感性的可能作用机制与 Orexin 及 Ox1R 的表达有关。综上所述，温和灸上巨虚、天枢穴治疗 IBS 的镇痛作用机制可能是借助脑-肠轴的联系对 Orexin 的表达进行干预，通过脑-肠轴调控信息影响下丘脑和结肠的 Orexin 及 Ox1R 的表达，从而改善肠内敏感性，参与调节内脏感觉。

［辽宁中医药大学学报，2020，22（11）：88-91］

基于 5-羟色胺信号通路探讨艾灸治疗腹泻型肠易激综合征的机制

仝　理，吴立斌，李　难，程红亮，蔡荣林，储浩然

　　肠易激综合征（IBS）是一种功能性消化道疾病，症状多为腹痛和排便习惯的改变，目前 IBS 的患病率约为 11%。IBS 分多种亚型，其中腹泻型 IBS（IBS-D）最常见，约占 IBS 患者的 66.3%。5-羟色胺（5-HT）与胃肠功能和内脏感觉的关系密切，IBS 的发病与 5-HT 信号通路异常密切相关。本研究拟观察艾灸对 IBS-D 大鼠结肠组织中 5-HT、色氨酸羟化酶 1（TPH1）、5-HT 转运体（SEKT）和 5-HT 受体 3（5-HT3R）的影响，探讨艾灸是否通过调节 5-HT 信号通路改善 IBS-D 模型大鼠的症状，初步探求艾灸对 IBS-D 的治疗机制。

1　材料与方法

　　1.1　实验动物与分组　雄性 SD 大鼠 30 只，清洁级，体质量 200～230 g，购自安徽医科大学，生产许可证号：SCXK（皖）2017—0001。采用随机数字表法将大鼠随机分为正常组、模型组和艾灸组，每组 10 只。大鼠饲养在安徽中医药大学实验动物中心，饲养条件为Ⅱ级，光照周期，12 h/12 h，室温 22～25 ℃，相对湿度 45%～60%，自由进食、饮水。

　　1.2　主要仪器和试剂　细艾条（直径 0.5 cm，南阳宛北艾绒厂），大鼠 5-HT 酶联免疫吸附检测试剂盒（武汉基因美科技有限公司），TPH1、SERT 和 5-HT3R 的 PCR 引物（上海生工生物工程股份有限公司），逆转录试剂盒（美国 Thermo Scientific），Trizol（美国 Life Tech nogies），兔抗 TPH1、SERT 和 5-HT3R 抗体（北京博奥森生物技术有限公司），DAB 显色试剂盒、通用型二抗试剂盒（北京中杉金桥生物技术有限公司），番泻叶（安徽中医药大学第二附属医院中药制剂室）。

　　全自动酶标仪（深圳雷杜生命科学股份有限公司），普通 PCR 仪（杭州晶格科学仪器有限公司），荧光定量 PCR 仪（美国 Thermo Scientific），微量移液器（德国 Eppendorf），电泳仪、电泳槽、转膜仪（上海天能科技有限公司），自动曝光仪（上海培清科技有限公司），高速台式冷冻离心机（安徽嘉文仪器装备有限公司），图像分析软件 Image J（美国 National Institutes of Health）。

　　1.3　大鼠 IBS-D 模型建立方法　将番泻叶置入 100 ℃沸水中浸泡 30 min，并经双层纱布过滤，最后将滤液浓缩成生药含量为 0.45 g/mL，置于–4 ℃冰箱保存备用。各组（除空白组外）大鼠给予番泻叶灌胃（0.45 g/mL，10 mL/kg）后，用粗制棉绳束缚大鼠双后肢，限制其活动，放入饲养箱中，每日 1 h，连续 14 d。空白组大鼠给予等体积蒸馏水灌胃，连续 14 d。

　　1.4　干预方法　艾灸组：取双侧天枢、上巨虚，定位参照现行教材《实验针灸学》。将大鼠置于特制大鼠艾灸架，采用直径 0.5 cm 细艾条，点燃后悬于穴位上方约 2 cm 处，每次每穴灸 30 min，

每天 1 次，共 7 d。

模型组、空白组：以与艾灸组同样的方式将大鼠固定在艾灸架上 30 min，但不予艾灸治疗，每日 1 次，共 7 d。

1.5　观察指标及检测方法　稀便率的计算，在治疗结束后第 1 d，将每组大鼠单笼饲养。笼底是不锈钢网格，网格下放置滤纸，观察 6 h 内各组大鼠的稀便率。为了保证能有效计算稀便率，将 6 h 内未排便大鼠的大便粒数调整为 1。稀便率等于单位时间内每只大鼠所排的稀便数与总排便粒数之比，稀便率（%）=稀便数/总排便粒数×100%。以纸上是否有污迹来区分干便与稀便。

内脏敏感性评估：在稀便率检测结束后，采用非伤害性结直肠球囊扩张反射容量阈值方法测定直肠内脏敏感性。在测试前 12 h，各组大鼠禁食不禁水，将吸满七氟烷的医用棉球放入玻璃标本瓶内，待七氟烷气化后，将大鼠放进瓶内，观察大鼠精神状态，当大鼠昏迷不动时，立刻取出，将润滑后的 8F 导尿管经肛门插入肠内，使气囊的末端距肛门约 1 cm，并用医用胶带将大鼠尾巴根部和导管固定在一起。将大鼠放于大号透明实验鼠固定器内，苏醒后使其适应固定器内环境 30 min，用注射器将 26～28 ℃的 0.9%氯化钠溶液注入球囊内，以扩张肠道，每次持续时间为 25 s，观察可使大鼠腹部回缩的最小容量阈值。每只大鼠间隔 15 min 测量 1 次，共测量 3 次，取 3 次值的均值作为其直肠扩张引起腹部回缩反射的最小容量阈值。

取材：实验结束，大鼠禁食 12 h 后以 20%乌拉坦（5 mL/kg）腹腔注射麻醉，取两块距离肛门约 8 cm 处病变明显的结肠组织，各 1 cm×1 cm，分别放入–80 ℃冰箱中保存备用。

酶联免疫吸附测定法检测结肠中 5-HT 含量：取冰箱中冻存的结肠组织块用 PBS 洗净，滤纸吸干，加入适量 0.9%氯化钠溶液制备组织匀浆，将匀浆放入 4 ℃离心机，以 2500 r/min（半径 78.5 mm）离心 30 min，取上清，按试剂盒说明测定大鼠结肠中 5-HT 的含量。

荧光定量 PCR 法检测结肠组织 TPH1、SERT 和 5-HT3R 的 mRNA 表达。

Western blotting 检测 TPH1、SERT 和 5-HT3R 的蛋白表达：取冰箱中冻存的结肠组织 100 mg，采用匀浆方法提取蛋白，经过电泳，在转膜装置恒流转膜，TPH1 转膜 50 min，SERT 转膜 70 min，5-HT3R 转膜 55 min。加入封闭液，在室温封闭 2 h。按照合适的比例用一抗稀释液进行稀释（TPH1 抗体 1∶300 稀释，SERT 抗体 1∶500 稀释，5-HT3R 抗体 1∶300 稀释），4 ℃缓慢摇动孵育过夜。加入辣根过氧化物酶标记的二抗（1∶20 000），室温环境孵育 2 h，最后用化学发光法发光，用自动曝光机曝光显影，用 Image J 软件进行胶片条带的分析，以 β-actin 为内参蛋白，以目的蛋白与 β-actin 吸光度的比值为目的蛋白的相对表达量。

1.6　统计学处理　实验数据采用 SPSS 22.0 统计软件分析，计量资料用均数±标准差（$\bar{x} \pm s$）表示，所有实验数据符合正态分布，组间比较采用单因素方差分析，方差齐时两两比较采用 LSD 法，方差不齐时两两比较采用 Tamhane's T_2 法。以 $P < 0.05$ 为差异有统计学意义的标准。

2　结果

2.1　各组大鼠腹部回缩反射的最小容量阈值和稀便率比较　与空白组比较，模型组大鼠腹部回缩反射的最小容量阈值明显下降（$P < 0.01$），稀便率明显升高（$P < 0.01$）；与模型组比较，艾灸组腹部回缩反射的最小容量阈值明显升高（$P < 0.01$），稀便率明显下降（$P < 0.01$）。

2.2　各组大鼠结肠组织中 5-HT 含量的比较　与空白组比较，模型组大鼠结肠组织中 5-HT 的含量明显升高（$P < 0.01$），与模型组比较，艾灸组大鼠结肠组织中 5-HT 的含量明显降低（$P < 0.01$）。

2.3 各组大鼠结肠组织中 TPH1、SERT 和 5-HT3R mRNA 相对表达量的比较 与空白组比较，模型组大鼠结肠组织中 TPH1 和 5-HT3R mRNA 相对表达量明显升高（$P < 0.01$），SERT 的 mRNA 相对表达量明显降低（$P < 0.01$）。与模型组比较，艾灸组大鼠结肠组织中 TPH1 和 5-HT3R 的 mRNA 相对表达量明显降低（$P < 0.01$），SERT 的 mRNA 相对表达量明显升高（$P < 0.01$）。

2.4 各组大鼠结肠组织中 TPH1、SERT 和 5-HT3R 蛋白表达比较 与空白组比较，模型组大鼠结肠组织中 TPH1 和 5-HT3R 的蛋白表达量明显升高（$P < 0.01$），SERT 的蛋白表达量明显降低（$P < 0.01$）。与模型组比较，艾灸组大鼠结肠组织中 TPH1 和 5-HT3R 的蛋白表达量明显降低（$P < 0.01$），SERT 的蛋白表达量明显升高（$P < 0.01$）。

3 讨论

本研究显示，模型组大鼠的稀便率和内脏敏感性较空白组均显著升高，符合 IBS-D 的模型特征；经艾灸天枢、上巨虚治疗后，IBS-D 大鼠的稀便率和内脏敏感性均显著降低，表明艾灸可有效改善 IBS-D 大鼠的内脏高敏感性和腹泻症状，与上述文献结果一致。

胃肠动力学异常和内脏感觉异常是 IBS 主要的病理学基础，5-HT 是中枢神经系统和胃肠道中广泛存在的神经递质，而 95% 的 5-HT 来自胃肠道，且 5-HT 与胃肠功能和内脏感觉的关系密切，IBS 的发病与 5-HT 信号通路异常密切相关。5-HT 合成、重摄取及其与各受体结合等环节出现异常均可引起胃肠道功能及内脏敏感性异常，而 TPH1 和 SERT 在此过程中起到重要作用，TPH 是 5-HT 合成过程中的关键限速酶，TPH1 则是其主要异构体。TPH1 可以直接影响肠道中 5-HT 的生成，TPH1 表达增强会提高肠道中 5-HT 的水平，SERT 是一种跨膜转运蛋白，对 5-HT 有高度的亲和力，且广泛存在于肠道细胞膜上，可以从细胞外重摄取 5-HT 进入细胞内，起到降低肠道管腔和组织间隙中 5-HT 浓度的作用。本研究结果显示，IBS-D 大鼠结肠组织中 TPH1 的蛋白和 mRNA 表达量增加，SERT 蛋白和 mRNA 表达量降低，结肠中 5-HT 含量升高。经艾灸天枢、上巨虚治疗后，结肠组织中 TPH1 的蛋白和 mRNA 表达降低，SERT 蛋白和 mRNA 表达增强，且结肠中 5-HT 含量降低，这提示艾灸可能是通过抑制 IBS-D 大鼠结肠中 TPH1 并上调 SERT 干预了 5-HT 的合成和重摄取的过程，从而调控 IBS-D 大鼠结肠中 5-HT 的水平。

5-HT 需要通过与不同受体亚型结合才能对肠道产生不同效应。5-HT 受体有 7 种，其中 5-HT3R 与 IBS 发病关系密切，5-HT3R 主要分布于肠神经元上，和内脏感觉及结肠动力的调节密切相关。5-HT 与 5-HT3R 结合可以引起内脏痛觉敏感，并能加强神经介导的胃肠运动与分泌，导致 IBS 的内脏高敏感和腹部不适等肠道异常。本实验中 IBS-D 模型大鼠结肠组织 5-HT3R 表达增加，与相关文献结果一致。经艾灸天枢、上巨虚治疗后，大鼠结肠组织 5-HT3R 表达降低，提示艾灸对结肠组织 5-HT3R 有抑制作用。

综上，5-HT 的生物合成、重摄取及其与受体结合环节失衡可直接引起 5-HT 信号传递异常，并可能是 IBS-D 的发病机制之一，艾灸对 IBS-D 大鼠的治疗作用可能与其对 5-HT 信号通路的多靶点调节作用有关。

［针刺研究，2020，45（7）：535-540］

艾灸对 IBS-D 模型大鼠海马与结肠组织中 IKKβ/IKBα/NF-κB 通路的影响

王宇，陈霞，吴立斌，仝理，李难，储浩然

肠易激综合征（IBS）是一种以腹痛或腹部不适为主，伴有排便习惯改变和（或）大便性状异常，而缺乏胃肠道结构和生化异常的肠道功能紊乱性疾病。临床以腹泻型肠易激综合征（IBS-D）最为多见，症状以腹痛伴排便次数增多，大便性状稀溏，或带有黏液，甚至水样便为主，严重影响患者的生活质量。目前 IBS 常用的治疗方法有应用解痉剂、止泻药、肠道动力调节药、微生态制剂、抗焦虑药物及饮食干预等，疗效并不满意，且症状易反复发作。针灸对功能性胃肠疾病的防治具有良好的疗效，且不良反应少。

IBS 的发病机制尚未完全明确，其发病机制可能与脑-肠轴相互作用、炎症与免疫异常、肠道动力改变、食物、精神心理障碍等有关，其中脑-肠轴相互作用和肠道黏膜低度炎症在 IBS 的发展中起着重要作用。核因子 κB 抑制蛋白（IκB）激酶 β（IKKβ）/核因子 κB 抑制蛋白 α（IKBα）/核因子 κB（NF-κB）信号通路被认为与 IBS 炎症反应表现密切相关，其关键是 NF-κB 分子从胞质向核内的转移。

本研究拟观察艾灸对 IBS-D 大鼠海马和结肠组织中 IKKβ、IKBα 和 NF-κB（p65）的影响，探讨艾灸治疗 IBS-D 的作用机制。

1 材料

1.1 实验动物与分组 健康清洁级雄性 SD 大鼠 24 只，体质量为 200～250 g，购自安徽医科大学实验动物中心[生产许可证号为 SCXK（皖）2017—0001]。动物在安徽中医药大学实验动物中心饲养，饲养条件为 II 级，光照周期 12 h/12 h，室温为 22～25 ℃，相对湿度为 45%～60%，自由进食、饮水。在整个实验过程中，动物的处置遵循科技部 2006 年颁布的《关于善待实验动物的指导性意见》。

1.2 主要试药及仪器 直径 0.5 cm 细艾条（批号 2018.10.06）：南阳宛北艾绒厂；IKKβ 抗体（批号 AF03043503）：北京博奥森生物技术有限公司；IKBα 抗体（批号 GR275907-37）：英国 Abcam；NF-κB 抗体（批号 9）：美国 CST；ECL 超敏发光试剂盒（批号 SF249607）：美国 Thermo；番泻叶购自安徽中医药大学第二附属医院，由安徽中医药大学第二附属医院中药制剂室提供制剂。

电泳仪（型号 EPS300）：上海天能科技有限公司；转膜仪（型号 VE-186）：上海天能科技有限公司；微量移液器（型号 P10）：德国 Eppendorf；自动曝光仪（型号 JS-1070P）：上海培清科技有限公司；全自动数字切片扫描系统 Pannoramic MIDI：匈牙利 3DHISTECH。

2　方法

2.1　模型复制与分组　采用慢性束缚联合番泻叶灌胃方法复制 IBS-D 模型。24 只 SD 大鼠采用随机数字表法分为空白组、模型组、艾灸组，每组 8 只。将番泻叶置入 100 ℃沸水中浸泡 30 min，并经双层纱布过滤，最后将滤液减压浓缩成生药含量为 0.45 g/mL，在–4 ℃冰箱中保存备用。各组（除空组外）雄性大鼠进行番泻叶灌胃（0.45 g/mL，10 mL/kg），灌胃后，用粗制棉绳束缚大鼠双后肢，限制其活动，放入饲养箱中，每日 1 h。空白组大鼠只予等容积蒸馏水灌胃，连续 14 d。在模型复制结束后第 1 d，观察大鼠大便情况、直肠扩张（CRD）和腹部回缩反射（AWR），以模型组和艾灸组大鼠稀便率升高至少 50%、AWR 的最小容量阈值降低至少 1 mL，且与空白组差异有统计学意义，则表明模型复制成功。

2.2　治疗方法　模型复制成功后，艾灸组大鼠取双侧上巨虚、天枢。将艾灸组大鼠置于特制大鼠艾灸架上，将直径 0.5 cm 的细艾条固定于艾灸支架上，悬于穴位上空约 2 cm，每日 1 次，每次每穴灸 30 min，共 7 次。空白组和模型组不做任何处理。

2.3　观察指标和方法

2.3.1　稀便率的计算　在治疗结束后第 1 d，观察 6 h 内各组大鼠的稀便率。稀便率（%）=稀便数/总排便粒数×100%。干、稀便的区分以滤纸上有无污迹为标准。

2.3.2　内脏敏感性评估（CRD 所引起 AWR 的最小容量阈值测定）　稀便率检测结束后，对各组大鼠 CRD 诱发刺激下的 AWR 进行容量阈值测定。测定前，各组大鼠禁食不禁水 12 h。对大鼠进行轻度麻醉后，用甘油润滑 8F 的导尿管，将导尿管缓慢插入肛门，将大鼠置于透明塑料盒中，待大鼠完全苏醒后约 20 min，经球囊注入 26～28 ℃的生理盐水，观察引起大鼠 AWR 的最小容量阈值，重复 3 次，取 3 次均值作为该只大鼠 CRD 引起 AWR 的最小容量阈值。

2.3.3　Western blotting 检测大鼠海马和结肠组织中 IKKβ、IKBα 和 NF-κB（p65）蛋白表达　各组大鼠结肠组织采用匀浆方法提取其中蛋白，经过电泳，在转膜装置恒流转膜，IKKβ 转膜 85 min；IKBα 转膜 35 min；NF-κB（p65）转膜 65 min。加入 Western 封闭液，在摇床上缓慢摇动，室温封闭 2 h。按照合适的比例用一抗稀释液进行稀释（IKKβ 抗体属性为兔抗 1∶300 稀释；IKBα 抗体属性为兔抗 1∶10 000 稀释；NF-κB（p65）抗体属性为兔抗 1∶1 000 稀释），4 ℃缓慢摇动孵育过夜。按照 1∶20 000 用二抗稀释液稀释辣根过氧化物酶标记的二抗，室温下孵育 2 h，最后用 ECL 发光试剂蛋白检测。用自动曝光机曝光显影，用 Image J 软件进行胶片条带的分析，以 β-actin 为内参蛋白，目的蛋白与 β-actin 的比值为其相对表达水平。

2.4　统计学处理　采用 SPSS 24.0 统计软件处理。连续型变量以均数±标准差（$\bar{x} \pm s$）表示。实验数据符合正态分布采用单因素方差分析，方差齐时用 LSD 法，方差不齐时用 Tamhane's 法；实验数据不符合正态分布采用 Kruskal-Wallis H 秩和检验。以 $P < 0.05$ 为差异有统计学意义。

3　结果

3.1　各组大鼠 AWR 的最小容量阈值和稀便率比较　与空白组比较，模型组大鼠 AWR 的最小容量阈值显著下降（$P < 0.05$），稀便率显著升高（$P < 0.05$）；与模型组比较，艾灸组 AWR 的最小容量阈值显著升高（$P < 0.05$），稀便率显著下降（$P < 0.05$）。

3.2　各组大鼠海马和结肠中 IKKβ、IKBα、NF-κB（p65）蛋白相对表达水平比较　与空白组比较，模型组大鼠海马和结肠中 IKKβ、IKBα 和 NF-κB（p65）蛋白表达水平均显著升高（$P<0.05$）；与模型组比较，艾灸组大鼠海马和结肠中 IKKβ、IKBα 和 NF-κB（p65）蛋白表达水平均显著降低（$P<0.05$）。

4　讨论

IBS 是现代社会常见的肠病之一，其中又以 IBS-D 多见，其发病机制比较复杂，肠道黏膜低度炎症、脑-肠轴相互作用可能起到至关重要的作用。随着对 NF-κB 结构与功能研究的深入，发现 NF-κB 信号传导途径的激活是肠道炎症发病的关键环节。NF-κB 信号通路中 3 个关键因子依次为 IKKβ、IKBα 和 NF-κB。NF-κB 通常指 P50/P65（ReLA）的二聚体。当细胞接受外界刺激后，可激活 IKKβ，IKKβ 催化 IKBα 的 N-末端丝氨酸磷酸化，导致 IKBα 泛素化并降解，则 NF-κB 游离，向细胞核内转移，核内的 NF-κB 增多，启动炎症反应和下游通路。本研究发现，IBS-D 大鼠海马和结肠组织中 IKKβ、IKBα、NF-κB（p65）蛋白表达水平升高，艾灸治疗后，IBS-D 大鼠稀便率降低、AWR 的最小容量阈值升高，海马和结肠组织中 IKKβ、IKBα、NF-κB（p65）蛋白表达水平降低，提示艾灸通过抑制 IKKβ/IKBα/NF-κB 信号通路的作用改善炎症反应。

脑-肠轴是指胃肠道和大脑间相互作用的双向调节系统，其有机地把胃肠功能和脑功能联系起来，是维持肠管正常生理功能的基础，肠道疾病的治疗可通过脑-肠轴起作用。肠道黏膜损伤或发生炎症后，可引起多种化学递质的释放，支配胃肠道的内脏初级传入神经纤维自发活动增强，使中枢从外周获得的伤害感受增加，同时表现为感觉阈值降低。脑的各级中枢接受内外环境变化时传入的各种信息，经过整合，将其调控信息传送到肠神经系统或直接作用于胃肠效应细胞。功能磁共振成像显示，IBS 患者存在脑部功能的变化，大脑皮质的活动性与内脏感觉及症状呈现同步改变的现象，且目前 IBS 患者中，海马功能紊乱已是很多研究达成的共识。在进行直肠扩张时，IBS 患者额前皮质、右脑岛皮质、右侧丘脑的激活面积和磁共振信号强度变化显著增大。

本研究发现，IBS-D 大鼠海马和结肠组织中 IKKβ、IKBα、NF-κB（p65）蛋白表达水平明显升高。艾灸治疗后，IBS-D 大鼠海马和结肠组织中 IKKβ、IKBα 和 NF-κB（p65）蛋白表达水平明显降低，提示艾灸通过抑制海马两结肠组织 IKKβ/IKBα/NF-κB 信号通路改善炎症反应，且艾灸治疗 IBS-D 可能是通过脑-肠轴途径实现的。

根据 IBS-D 的主要临床表现，其可归属为"泄泻""腹痛"范畴。中医学认为本病多因为先天禀赋不足和（或）后天失养、情志失调、饮食不节、感受外邪等而发，其病位在肠，涉及肝、脾、胃等脏腑。艾灸具有温阳通脉、活血化瘀、舒经活络之功效。天枢穴乃大肠募穴，是升清降浊之枢纽，能调节人体气机的升降，起到利湿止泻的功效。上巨虚作为大肠经下合穴，对六腑疾病有特殊治疗作用，《针灸甲乙经》记载"飧泄大肠痛，巨虚上廉主之"，多用于治疗肠腑病证。上巨虚与天枢合募配伍，补益脾气，通降肠腑气机，升清降浊，止泻止痛。

综上，艾灸天枢、上巨虚改善 IBS-D 大鼠腹泻症状和内脏高敏感性，可能与艾灸抑制 IKKβ/IKBα/NF-κB 信号通路有关，且可能是通过脑-肠轴起作用的，但具体作用机制尚未明确，还需进一步研究。

［上海针灸杂志，2020，39（11）：1449-1456］

艾灸对腹泻型肠易激综合征模型大鼠血清 IL-6 水平和结肠组织 β-防御素-2 及其 mRNA 表达的影响

储浩然，吴立斌，程红亮，吴生兵，蔡荣林，龙小娜，李　难，夏焕娟，吴克宇

肠易激综合征（IBS）是一种慢性的肠道功能性疾病，并存在多种亚型，其中以腹泻型肠易激综合征（IBS-D）最为常见。IBS 对患者的身心和经济造成了巨大压力，这使得有关 IBS 的治疗与发生原理近年来一直被关注，而其发病机制至今说法不一，如肠-脑轴功能紊乱、肠道炎性反应。有研究表明，IBS 发病与肠道黏膜炎性反应关系密切。

对于 IBS-D 的治疗，现代医学目前主要以对症治疗为主。临床研究发现，艾灸疗法对于 IBS-D 疗效明确，且相对于现代医学的常规方法，能更大程度地缓解症状，有更高的治愈率。也有动物实验证实，艾灸可促进 IBS-D 大鼠肠道黏膜功能修复，从而使症状缓解，但其作用途径与机制仍不明确，需要进一步探究。

本研究通过观察艾灸对 IBS-D 大鼠血清白细胞介素-6（IL-6）水平和结肠组织 β-防御素-2（BD-2）蛋白及其 mRNA 表达的影响，以 IL-6、BD-2 与 Toll 样受体-4（TLR4）/核因子-κB（NF-κB）信号通路的关系为依据，判断艾灸天枢、上巨虚治疗 IBS-D 的机制是否与 TLR4/NF-κB 通路有关联，初步揭示艾灸抑制 IBS-D 炎性反应的机制。

1　材料

1.1　实验动物与分组　选取 SPF 级成年雄性 SD 大鼠 30 只，体质量（190±15）g，购自安徽医科大学实验动物中心，生产许可证号为 SCXK（皖）2011-002。实验动物房由安徽中医药大学实验中心提供，室温（26±1）℃，湿度 50%～60%，12 h 明暗交替环境。大鼠适应性饲养 1 周后，随机选取 10 只作为空白对照组，另 20 只复制 IBS-D 模型。模型复制完成后，按随机数字表法分为模型组和艾灸组，每组 10 只。

1.2　主要试剂　IL-6 ELISA 试剂盒（批号 E20170101A）：上海源叶生物科技有限公司；β-actin（批号 16AV0210）：北京中杉金桥生物科技有限公司；BD-2 试剂盒（批号 AC09102356）：Bioss 公司；电化学发光试剂盒（批号 QE218149）：Thermo 公司；Trizol 试剂（批号 101002）：Invitrogen 公司；逆转录试剂盒（批号 00287813）：Thermo 公司；

1.3　主要仪器　酶标仪（型号 Multiskan FC）、荧光定量 PCR 仪（型号 PIKOREAL 96）：Thermo 公司；电泳仪（型号 EPS 300）：Tanon 公司。

2 方法

2.1 模型复制方法与模型评价 采用番泻叶灌胃结合局部束缚的方法复制大鼠 IBS-D 模型。将随机选取的 10 只大鼠作为空白对照组，只予以生理盐水灌胃（剂量与番泻叶水煎剂保持一致），其余 20 只大鼠予以番泻叶（0.3 g/mL）灌胃。灌胃 1 h 后用宽透明胶带缠住大鼠上肢和肩部，限制其上肢活动，持续 1 h，灌胃与束缚每天一次，持续 2 周。模型复制结束后通过统计并对比空白对照组（10 只）与其他大鼠（20 只）稀便率评价模型复制效果。即将每组大鼠分开放置于铁笼中，铁笼下放置垫有滤纸的托盘，6 h 后，对各组大鼠总排便粒数和稀便数进行计数，最后计算稀便率（稀便数/总排便粒数×100%）。将各组大鼠稀便率进行统计分析比较，若稀便率较空白对照组显著升高（$P<0.05$），则 IBS-D 模型复制成功，可进行下一步处理，若稀便率较空白对照组无显著差异（$P>0.05$），则模型复制不成功，分析失败原因后重新复制模型。

2.2 干预方法 模型复制结束后对艾灸组大鼠进行干预，空白对照组与模型组不采取干预措施。选取双侧天枢、上巨虚穴进行艾灸，使用直径为 0.7 cm 的无烟艾条，定位参考现行教材《实验针灸学》，每穴 10 min，每天 1 次，持续 1 周。

2.3 大鼠结肠组织取材 大鼠使用 10%水合氯醛(3 mL/kg)腹腔注射麻醉后，在距离肛门 8 cm 左右处截取一段长度约 1 cm 的肠道组织，用预冷生理盐水冲洗，并用滤纸吸干后迅速放入液氮罐中保存，随后存入–80 ℃冰箱中，用时取出。

2.4 观察指标与检测方法

2.4.1 ELISA 法测定大鼠血清 IL-6 浓度 以 10%水合氯醛腹腔注射将大鼠麻醉后，抽取腹主动脉血，用冷冻离心机制备血清，完成后放置于–20 ℃冰箱中储存备用。按照 IL-6 ELISA 试剂盒说明书步骤测定样本 OD 值，根据标准孔 OD 值和标准品浓度绘制回归曲线，将样本 OD 值代入回归方程中计算每组大鼠血清 IL-6 浓度。

2.4.2 Western blotting 检测大鼠结肠组织 BD-2 蛋白表达 取约 100 mg 组织样品，加入含 PMSF 裂解液进行裂解，在高速冷冻离心机中以 12 000 r/min 离心 15 min 后收集上清液，将稀释的待测样本及内参蛋白 β-actin 加入 SDS-PAGE 胶加样孔内，完成电泳后，依次进行转膜、封闭，安说明书进行一抗和二抗的孵育，再使用电化学发光试剂盒处理 PVDF 膜，胶片条带使用北京科创锐新生物凝胶成像系统进行灰度分析，最后得出每组样本 BD-2 蛋白相对表达水平。

2.4.3 实时荧光定量 PCR 测定大鼠结肠组织 BD-2 mRNA 的表达 按照 Trizol 试剂和逆转录试剂盒说明书步骤，进行大鼠结肠组织总 RNA 的抽提纯化和 cDNA 的合成。

2.5 统计学处理 使用 SPSS 22.0 统计软件处理数据，连续型变量采用均数±标准差（$\bar{x}\pm s$）进行统计学描述。若各组数据均呈正态分布且方差齐，则采用单因素方差分析比较多组均数；若各组数据不全部呈正态分布，则进行非参数检验。$P<0.05$ 为差异有统计学意义。

3 结果

3.1 3 组大鼠血清 IL-6 水平比较 与空白对照组比较，模型组大鼠血清 IL-6 含量显著升高（$P<0.05$）；与模型组比较，艾灸组大鼠血清 IL-6 水平显著下降（$P<0.05$）。

3.2 3 组大鼠结肠组织 BD-2 蛋白表达水平比较 与空白对照组比较，模型组大鼠结肠组织 BD-2 表达水平显著升高（$P<0.05$）；与模型组比较，艾灸组大鼠结肠组织 BD-2 水平显著下降（$P<0.05$）。

3.3 3 组大鼠结肠组织 BD-2 mRNA 表达水平比较 与空白对照组比较，模型组大鼠结肠组织 BD-2 mRNA 表达水平明显升高（$P<0.05$）；与模型组比较，艾灸组大鼠结肠组织 BD-2 mRNA 表达水平明显下降（$P<0.05$）。

4 讨论

本研究结果显示，艾灸天枢、上巨虚可以显著降低 IBS-D 模型大鼠血清 IL-6 和结肠组织 BD-2 蛋白及其 mRNA 的表达水平，而 TLR4/NF-κB 信号通路是 IL-6 和 BD-2 被诱导产生的重要途径之一，对 IL-6 高表达的小鼠细胞使用 TLR4 抑制剂（抗 TLR4 抗体）后，IL-6 表达水平有所下降，BD-2 蛋白及其 mRNA 的表达也受 NF-κB 抑制剂（咖啡酸苯乙酯）的影响而被抑制。由此可以看出，艾灸天枢、上巨虚可能有类似于抑制 TLR4/NF-κB 信号通路的作用，其治疗 IBS-D 的过程可能是通过抑制 TLR4/NF-κB 通路降低 IL-6 及 BD-2 的表达，与此同时，IL-6 水平的下降本身也缓解了 NF-κB 激活后参与的正反馈调节，进一步使 BD-2 及其 mRNA 的表达降低，使炎性反应更有效地得到控制，促进机体恢复正常。

本研究初步探明，艾灸天枢、上巨虚对 IBS-D 大鼠血清 IL-6 水平和结肠组织 BD-2 的表达均有降低的作用，可能艾灸使 TLR4/NF-κB 信号通路受到抑制是这一作用产生的机制，但 IL-6 和 BD-2 的表达也受到 TLR2 介导的 NF-κB 或 p38 MAPK 信号通路等途径的影响，所以这一推测仍需要进一步的实验去验证。本实验为临床上艾灸天枢、上巨虚治疗 IBS-D 提供了部分理论依据，也为今后继续探索艾灸治疗 IBS-D 的机制提供了实验依据。

［安徽中医药大学学报，2018，37（1）：36-40］

电针胃俞募穴对胃扩张模型大鼠DVC内c-fos的表达状态和影响胃内压的相关因素

黄　顺，申国明，黄学勇，王　浩

中脘、胃俞是临床常用的治疗消化系统疾病的代表性穴位之一，属于俞募配穴法。胃肠道功能的调控活动依赖的重要结构主要是指迷走背核复合体（DVC），同时在调节内脏器官活动中起到重要作用。本研究利用电针刺激胃扩张模型大鼠中脘、胃俞，观察其DVC区c-fos的表达过程及阶段变化，研究胃扩张模型大鼠胃内压对电针刺激胃俞募穴的敏感性及探讨相应中枢的作用机制。

1　材料与方法

1.1　材料

1.1.1　动物选择　选用健康雄性、体质量250～300 g的成年清洁级（SD）大鼠，其是由安徽中医药大学实验动物中心（No. 0001305）提供。置于（25 ±2）℃的室温中饲养，确认分笼、湿度及光照适宜等条件，确保其自由及充足摄食、饮水。

1.1.2　仪器选择　Lab Chart软件分析系统、Image Pro Plus 5.1图像处理与分析系统、Power Lab 8/30数据采集设备、日本OLYMPUS生物显微镜、Stoelting双臂数字式脑立体定位仪、泰维TK-218V摊片烤片机、KD-2508切片机、TB-718生物组织包埋机、TS-12A生物组织自动脱水机、DHG-924385-HI电热恒温鼓风干燥箱等。

1.1.3　实验器械及主要试剂的选择　ELISA免疫组化试剂盒、兔抗人多克隆抗体等（上海天呈医流科技股份有限公司），华佗牌SDZ-Ⅳ型电子针疗仪、针灸仪（山东医疗用品有限公司）。

1.2　方法

1.2.1　实验大鼠分组　实验大鼠经编号并以随机数字表法分组为模型组（胃扩张模型组）、中脘组（胃扩张模型+电针中脘组）、胃俞组（胃扩张模型+电针胃俞组）、中脘+胃俞组（胃扩张模型+电针中脘+胃俞组），每组8只。相同饲养条件。电针刺激各组模型大鼠并采取束缚措施（棉线），对不同穴位进行刺激。

1.2.2　穴位定位　在大鼠的腹正中线上，取脐上约20 mm的中脘穴，位于剑突与耻骨联合上缘间连线的上1/3段与下2/3段的交点处；取第13胸椎棘突下两侧旁开5 mm的胃俞穴；两穴平补平泻，垂直进针以得气为度，用毫针分别直刺中脘2 mm、胃俞4～5 mm，以提捏法进针，针刺时避免机械压迫对胃内压数据记录的影响。

1.2.3　针刺方法　用华佗牌SDZ-Ⅳ型电子针疗仪对大鼠进行电针刺激，相关的参数：采取频率为20～100 Hz的混频刺激的疏密波，输出电压2～4 V，输出电流4～6 mA，脉冲密度0.5 m.s，针刺强度参见穴位处肌肉轻微颤动。以左侧穴位为一电极，对中脘穴、胃俞穴单独进行电针刺激，大鼠尾尖放置另一电极。进行 20 min 的电针刺激。

1.2.4　记录胃内压　大鼠称质量，束缚于鼠台上，腹腔注射麻醉（10%水合氯醛按 300 mg/kg），拉伸大鼠的舌头于嘴角外侧，将石蜡油涂在聚乙烯软管管壁上，聚乙烯软管前端有自制的直径 0.1 m 的气囊，插入大鼠胃内止于胃窦部，固定聚乙烯软管。通过 MLT0380 压力换能器将从胃窦引出的聚乙烯软管（用 12 号注射器针头上与三通管相连）与 BIOPIC 生理信号采集系统相连的同时记录数据并观察大鼠胃蠕动波。向腹腔内灌入 2～4 mL 生理盐水（温度与体温相近），调整初值为恒定，同时密切观察数据变化，稳定后实验。处理数据软件应用 Lab Chart，观察指标为胃内压幅值及频率。灵敏度为 5 mv，采样速率为 20 Hz/s，低通滤波 1 Hz，高通滤波 DC 为参数。

1.2.5　IHC 染色　先切片使组织脱蜡至水，室温条件下在 3%H_2O_2 溶液中孵育以灭活内源性酶，再将切片用磷酸缓冲盐溶液冲洗 3 次左右，后热修复抗原后待自然冷却。用 5%BSA（牛血清白蛋白）封闭液滴加切片，在室温条件下孵育 20 min。将多余液体甩去，之后再滴加兔 c-fos（一抗），稀释度要求为 1∶300，保持 4 ℃温度条件直至过夜。在其上滴加生物素化山羊抗小鼠 IgG（二抗），以 37 ℃温度条件孵育 20 min 后再用磷酸缓冲盐溶液冲洗切片 3 次；将磷酸缓冲盐溶液甩去后滴加试剂 SABC（链霉亲和素-生物素复合物法），在 37 ℃温度条件下孵育 20 min，用磷酸缓冲盐溶液冲洗 4 次；再将磷酸缓冲盐溶液甩去，滴加 DAB 液（新鲜配制），5 min，其间密切观察，选择适当的时候停止该反应。依次轻度复染、脱水、透明、封片，最后镜下观察（苏木素染液），细胞质或有棕色颗粒的胞核视为阳性。以大鼠脑立体定位图谱目作为依据，在低倍镜下找到 DVC 区，并在视野为 400 倍光学显微镜下进行摄像，用 Image Pro Plus 5.1 图像处理与分析系统分析摄像视野的积分光密度。

1.2.6　统计方法　处理分析数据（SPSS17.0 统计软件）。以（$\bar{x}\pm s$）表示计量数据，对所获得的计量数据进行方差分析，采用 LSD 分析对多组样本均数之间进行多重比较。结果为 $P<0.05$ 时表示有统计学意义。

2　结果

2.1　使用电针刺激对胃扩张模型大鼠胃内压的作用　电针刺激后的各组大鼠胃内压幅值较以前有明显增加，说明差异有统计学意义（$P<0.01$）；而且胃俞组和中脘+胃俞组经过电针刺激之后的大鼠内压幅值明显比中脘组高，具有统计学意义（$P<0.05$）。相对而言，各组实验前后大鼠运动的频率差别无统计学意义（$P>0.05$）。

2.2　电针对胃扩张模型大鼠 DVC 区表达 c-fos 的比较　电针刺激后各组大鼠 DVC 区 c-fos 表达均有上调，且电针刺激后各组与模型组相比较，差异均有统计学意义（$P<0.01$）；另外，俞募配穴的组别与中脘组、胃俞组相对比而言，DVC 区 c-fos 表达增加显著，差异有统计学意义（$P<0.01$）。而胃俞组与中脘组之间的比较，无统计学意义的差异（$P>0.05$）。

3　讨论

在针刺调整胃运动和分泌的活动中发挥重要枢纽作用的是 DVC，其主要作用为调节内脏感受和运动。DVC 由最后区（AP）、迷走神经运动背核（DMV）及孤束核（NTS）构成。大量有关胃运动功能的实验研究被国内外众多学者对在神经中枢核团中进行。研究显示，在针刺调整胃运动作用中，NTS 与 DMV 神经元被明显激活，在外界各种因素的作用下，刺激信号经过中枢传到神经通路，刺激神经元让原癌基因 c-fos 的翻译大幅度提高，另外该蛋白聚集在细胞中。正因为这样，从另一个角度看 c-fos 翻译的本质是神经元被刺激后的一种传导，能够用来更加深入地了解中枢神经系统的神经元及其受到外界刺激后的改变。

在本实验的免疫组化染色观察中发现，电针各组正常大鼠 DVC 区，c-fos 阳性细胞数量明显升高，俞募穴组阳性提示显著升高，表明电针胃俞募穴的刺激信息对 DVC 神经元具有激活作用。另外实验还显示，电针后各组均能引起大鼠胃内压明显增加，特别是中脘+胃俞组大鼠胃内压显著增加，表明电针胃俞募穴的确有益于胃扩张模型大鼠胃内压的作用，与此同时俞募配穴之间具有相互促进和协同作用。

因此可以推测，电针胃俞募穴后神经冲动会传到延髓 DVC 处，使 DVC 中的神经元发生改变，然后再经过传出神经对大鼠胃内压产生调节作用。由此看来，通过电针对胃俞募穴的刺激能够改变 DVC 处有关神经元的运动，证实了针刺胃俞募穴和胃扩张刺激交接的地点发生在延髓 DVC，明确胃俞募穴改变胃运动的主要靶点中包含 DVC。

［中医药临床杂志，2016，28（5）：663-666］

杏仁中央核-下丘脑室旁核神经环路介导胃俞募配穴针刺调节胃功能机制的研究

王　浩，申国明，王溪阳，章梦婷

　　腧穴配伍是针灸取得疗效的关键所在，很多学者提出中枢整合是腧穴配伍作用的关键机制。但对于高位中枢在腧穴配伍效应机制中整合的途径和生物学基础研究尚不够深入、具体。本课题组前期研究表明，胃俞募穴针刺能够增强大鼠胃运动，通过下丘脑室旁核（PVN）-延髓迷走背核复合体（DVC）-迷走神经通路实现对胃运动的调整作用，且俞募配穴具有协同效应。静息态功能性磁共振成像技术显示，杏仁核是仅在胃俞募配穴针刺组出现低频振幅信号显著变化的脑区，提示杏仁核可能参与胃俞募配穴对胃运动的调节作用。杏仁核是自主神经中枢组成部分之一，主要行使情绪反应功能，情绪障碍是功能性胃肠动力疾病的关键启动因素，经辣根过氧化酶追踪技术发现，杏仁核发出的神经纤维经由下丘脑到达延髓DVC，影响胃肠运动。

　　本实验借助GAD2-Cre小鼠结合带DIO的腺相关病毒（adeno-associated virus，AAV），运用化学遗传及顺行示踪技术，精准调控杏仁中央核（central amygdaloid nucleus，CeA）中γ-氨基丁酸（γ-aminobutyric acid，GABA）能神经元活性，观察各组小鼠的进食量、胃排空率，评价CeA中的GABA能神经元是否参与胃俞募配穴对胃运动的调节作用，以深化本课题组前期提出的"靶向趋同"假说，同时构建CeAGABA-PVN神经通路，验证胃俞募配穴针刺效应是否通过调控CeAGABA-PVN通路实现。

1　材料与方法

1.1　实验动物与分组　SPF级小鼠共34只，分别为雄性野生型C57BL/6小鼠12只，8周龄，体质量20～25 g，由合肥基赛生物科技有限公司提供，许可证号：SCXK（京）2016-0006；GAD2-Cre小鼠22只，8周龄，由中国科学技术大学生命科学院张智实验室提供。动物饲养于中国科学技术大学生命科学院动物行为学研究平台，适应性饲养8 d后进行实验。实验分3部分。第1部分：C57BL/6小鼠随机分为正常组和电针组，每组6只，免疫荧光染色观察CeA和PVN区c-fos表达。第2部分：选择4只GAD2-Cre小鼠，CeA注射rAAV-EF1α-DIO-mcherry-WPRE-pA顺行示踪病毒，第28 d灌注取脑观察病毒表达及投射。第3部分：GAD2-Cre小鼠随机分为空载病毒组、化学遗传激活病毒组、化学遗传激活病毒+电针组，每组6只。病毒注射后第28 d，腹腔注射氯氮平-N-氧化物（clozapine-N-oxide，CNO），记录小鼠进食量，检测胃排空率，高效液相色谱法（HPLC）测定PVN区GABA含量。所有动物实验都遵守《医学实验动物管理实施细则》，实验过程中对动物的处理符合科技部2006年颁布的《关于善待实验动物的指导性意见》中相关规定。

1.2 主要试剂及仪器 c-fos 兔多克隆抗体、DyLight594 标记驴抗兔二抗（美国 Santa Cruz），rAAV-EF1α-DIO-mcherry-WPRE-pA、rAAV-EF1α-DIO-Hm3d（Gq）-mcherry- WPRE-pA（武汉枢密脑科学技术有限公司），γ-氨基丁酸（美国 Sigma），戊巴比妥钠（山东西亚化学股份有限公司），异氟烷（深圳瑞沃德生命科技有限公司），CNO（美国 Med Chem Express）。双臂数显脑立体定位仪、R510-11 呼吸麻醉机（深圳瑞沃德生命科技有限公司），SDZ-Ⅱ 型电针治疗仪（苏州医疗用品厂有限公司），10 μL 微量注射器（上海高鸽工贸有限公司），PC-10 微电极拉制仪（上海软隆科技发展有限公司），CM1860 冰冻切片机、DM2500 光显微镜、VT1200S 振动切片机（德国 Leica），HPLC 色谱仪（荷兰 ANTEC Leyden）等。

1.3 各组干预方法

1）正常组：C57BL/6 小鼠正常饲养，不电针。

2）电针组：C57BL/6 小鼠正常饲养，电针中脘及右侧胃俞 20 min。

3）CeA 区注射顺行示踪病毒组：GAD2-Cre 小鼠 CeA 区注射 Nissl 染料和 rAAV-EF1α-DIO-mcherry-WPRE-pA 顺行示踪病毒。

4）空载病毒组：GAD2-Cre 小鼠 CeA 区注射 rAAV-EF1α-DIO-mcherry-WPRE-pA 空载病毒（该病毒能特异表达在 GAD2-Cre 小鼠 CeA 区 GABA 能神经元上，结合腹腔注射 CNO，不能改变 CeA 中 GABA 能神经元活性），第 28 d 腹腔注射 CNO（1 mg/kg），注射前禁食 24 h（CNO 注射 30 min 起效，4 h 内有效），注射 50 min 后，记录大鼠 30 min 的进食量，90 min 后灌注取脑，取胃，分别用于测定 PVN 区 GABA 含量和胃排空率。

5）化学遗传激活病毒组：除 CeA 区注射 rAAV-EF1α-DIO-mcherry-WPRE-pA 化学遗传激活病毒（该病毒能特异表达在 GAD2-Cre 小鼠 CeA 区 GABA 能神经元上，结合腹腔注射 CNO，能特异激活 CeA 中 GABA 能神经元），其他操作流程同空载病毒组。

6）化学遗传激活病毒+电针组：在化学遗传激活病毒组基础上予电针中脘及右侧胃俞。

电针方法：取穴参照现行教材《实验针灸学》小鼠针灸穴位定位方法及拟人比照法，中脘位于腹正中线上、剑突与耻骨联合上缘连线的上 1/3 与下 2/3 的交点处，胃俞位于第 12 胸椎棘突下两旁肋间处。采用异氟烷吸入式麻醉小鼠，一次性无菌针灸针（25 mm×0.25 mm）在中脘穴直刺 2 mm，右侧胃俞穴向内下方斜刺 4 mm。连接电针仪的一对电极，疏密波，频率 2 Hz/15 Hz，强度 1～2 mA，以小鼠肢体轻微颤动为度，电针 20 min。

病毒注射方法：小鼠以 2%戊巴比妥钠腹腔注射麻醉（40 mg/kg）后，置于脑立体定位仪上，以加热板维持小鼠体温在 36 ℃。参照小鼠脑立体定位图谱定位 CeA 的坐标：前囟后 0.98 mm，正中线向右旁开 2.77 mm，颅骨平面下 4.72 mm，在微量注射泵的操控下，应用玻璃微电极以 30 nL/min 的速度先后注射 200 nL Nissl 和病毒于右侧 CeA，留针 10 min，手术针缝合头皮，常规饲养 28 d 后荧光显微镜下观察病毒表达情况。

1.4 观察指标及检测方法 灌注固定取脑：小鼠予 2%戊巴比妥钠腹腔注射麻醉（40 mg/kg）后，0.9%的氯化钠溶液和 4%多聚甲醛先后灌注固定后，取脑置于 4%的多聚甲醛中过夜，依次在 20%和 30%的蔗糖中脱水，每只小鼠连续切取 20 张含目标脑区的冠状切片，厚度 40 μm，防冻液保存，用于免疫荧光染色观察和病毒表达观察。

免疫荧光染色检测第 1 部分实验中 C57BL/6 小鼠 CeA 和 PVN 区 c-fos 表达：取上述切片，挑选含 CeA 和 PVN 区的脑区切片，PBS 清洗 5 min×3 次，0.5% triton+5%BSA 室温孵育 1 h，0.3%triton+3%BSA+3%驴血清+c-fos（1∶500）4 ℃孵育 16 h，PBS 清洗 5 min×3 次，DyLight594 标记的二抗（1∶500）室温避光孵育 2 h，PBS 清洗 5 min×3 次，封片。荧光显微镜下拍片，每

张切片观察 3 个视野，Image Pro Plus 6.0 软件分析 c-fos 阳性表达的神经元数量。

第 2 部分实验观察 GAD2-Cre 小鼠 CeA 区与 PVN 区的病毒表达：GAD2-Cre 小鼠注射 Nissl 和 rAAV-EF1α-DIO-mcherry-WPRE-pA 顺行示踪病毒，第 28 d，将 4 只小鼠按上述方法灌注固定取脑切片，镜下观察 CeA 定位及病毒转染情况。

第 3 部分实验观察小鼠进食量及测定胃排空率：各组测定前将小鼠禁食 24 h，不禁水。将预先称质量的固体膳食单独给予每只小鼠，30 min 后称剩余膳食质量，计算进食量。进食量=预先称质量的量–剩余的量。小鼠进食 90 min 后，以 2% 戊巴比妥钠腹腔注射麻醉（40 mg/kg），0.01 mol/L PBS 灌注取脑，并开腹取胃称质量（全胃质量），去除胃内剩余物后，再次称质量（净胃质量），胃排空率（%）=[1–（全胃质量–净胃质量）/进食量]×100%。

第 3 部分实验 HPLC 技术测定 PVN 中 GABA 含量：将上述取出的脑组织，立即用振动切片机冠状切片，厚度 200 μm，参考小鼠脑立体定位图谱，以基底外侧杏仁核（BLA）、第三脑室（3V）为标志，找到含有 PVN 的脑片 5 片，分离出 PVN，放入 EP 管，加入 0.1 mmol/L 高氯酸溶液 500 mL，用 1 mL 注射器吹打均匀，2000 r/min 离心 10 min，取上清液进行 HPLC 测定。HPLC 测定前首先配制流动相（NaH_2PO_4 19.1968 g，400 mL 甲醇加超纯水至 2 L，pH=3.2），OPA（25 mg OPA+250 μL 甲醇+250 μL 1 mmol/L 亚硫酸钠+4.5 mL 次硼酸盐），配制 GABA 标准品浓度 0.1 mg/mL、1 mg/mL、10 mg/mL，绘制标准曲线。取 20 μL 样品+5 μL OPA 跑样 25 min，Clarity 软件分析数据。

1.5 统计学处理 采用 GraphPad Prism 6 软件进行图表制作和统计分析，计量资料以均数±标准差（$\bar{x} \pm s$）表示。在满足独立性、正态性和方差齐性的前提下，两组间比较采用独立样本 t 检验；多组间比较采用单因素方差分析，进一步两两比较用 Tukey 法。以 $P < 0.05$ 为差异有统计学意义的标准。

2 结果

2.1 电针对小鼠 CeA、PVN 区 c-fos 表达的影响 免疫荧光检测结果显示，正常组小鼠 CeA、PVN 区中仅可见少量 c-fos 阳性表达细胞，电针组小鼠 CeA、PVN 区 c-fos 阳性表达较正常组均明显增加（$P < 0.01$）。

2.2 小鼠 CeA 与 PVN 之间的解剖联系 小鼠脑区切片均可见病毒在 CeA 区 GABA 能神经元胞体大量表达，在 PVN 区可见大量有病毒表达的投射纤维，表明 CeA 中 GABA 能神经元可投射到 PVN 区，即 CeA 到 PVN 有直接的纤维联系。

2.3 各组小鼠进食量和胃排空率的比较 与空载病毒组比较，化学遗传激活病毒组小鼠进食量、胃排空率明显降低（$P < 0.01$）；与化学遗传激活病毒组比较，化学遗传激活病毒+电针组小鼠进食量、胃排空率明显升高（$P < 0.01$）。

2.4 各组 GAD2-Cre 小鼠 PVN 区 GABA 含量的比较 与空载病毒组比较，化学遗传激活病毒组小鼠 PVN 区 GABA 含量明显升高（$P < 0.01$）；与化学遗传激活病毒组比较，化学遗传激活病毒+电针组 PVN 区 GABA 含量明显下降（$P < 0.01$）。

3 讨论

腧穴配伍是针灸处方的基本要素，对临床疗效有重要影响。研究表明，胃俞募配穴能够很好地调节胃功能，但其作用机制尚不明确。随着神经影像学技术在针刺效应机制研究中的应用，越来越多的学者发现边缘系统在腧穴配伍针刺调节胃运动中起着非常重要的作用。杏仁核作为边缘系统的重要组成部分，以"情绪调节中心"著称，其在临床和实验研究中也渐渐被证明是重要的"胃肠机能调节者"。电生理研究表明，电刺激 CeA 的不同区域可增强或减缓胃运动，增加胃酸分泌，诱发胃溃疡。CeA 内约 95% 为 GABA 能神经元，CeA 中的部分传出神经元也被证明是 GABA 能神经元。有研究发现，CeA 中注射 GABA 受体拮抗剂或激动剂，能加重或抑制大鼠应激性胃溃疡形成。但有关 CeA 中 GABA 能神经元是否参与针刺胃俞募配穴对胃功能的调控尚未见报道。食欲下降是功能性胃肠病的主要临床症状，而在功能性胃肠病的病理进程中，胃排空延缓起重要作用。因此，本实验以 GAD2-Cre 小鼠为研究对象（GAD2 即谷氨酸脱羧酶 2，是 GABA 能神经元的标志蛋白，Cre-loxp 系统可与带 DIO 的病毒特异性结合，因此注射到 CeA 的带 DIO 的病毒可以特异地表达在 GAD2-Cre 小鼠的 GABA 能神经元上），以进食量和胃排空率作为反映胃功能的指标。结果显示，CeA 中 GABA 能神经元活性与胃功能关系密切，且电针胃俞募配穴可抑制由 CeA 中 GABA 能神经元激活引起的进食量和胃排空的减少，其机制可能是通过调控 CeA 中 GABA 能神经元活性实现对胃功能的调节。虽然 CeA 与胃之间没有直接的纤维联系，但 CeA 作为杏仁核的主要输出核团，可投射到与胃肠调节密切相关的核团，如下丘脑、蓝斑核、DVC 等，通过自主神经参与调节胃肠运动。

应用神经电生理及组织形态学等研究发现，针刺对胃功能的调节在中枢水平的作用是多途径、多层次的，对中枢神经系统的许多核团都有影响。本实验应用 c-fos 脑片染色，结果显示中枢核团 CeA、PVN 与胃俞募配穴的调节作用密切相关。CeA 中 GABA 能神经元能够直接投射到 PVN 区，激活 CeA 中 GABA 能神经元，可增加 PVN 区 GABA 含量，电针可减少 PVN 区 GABA 含量，表明电针胃俞募配穴通过 CeA GABA-PVN 环路发挥作用。PVN 接受来自内脏感觉系统的传入，借着其与脑内边缘系统、DVC 之间广泛的纤维联系，参与了对内脏功能活动的调控，特别是在胃肠功能调节中的作用尤其重要，能够参与调节进食量、胃运动等。神经示踪实验表明，PVN 和迷走神经背核之间有直接的纤维联系，通过迷走神经参与对胃功能的调控。前期研究显示，电针胃俞募配穴可通过 PVN-DVC-迷走神经通路调节胃运动，本实验深化了项目组提出的"靶向趋同"假说，提示胃俞募配穴的针刺信息不仅在脑干、下丘脑水平汇聚，而且在边缘系统 CeA 水平还具有靶向趋同性，发挥对胃运动的调节作用。同时本项目组首次将实验研究聚焦在核团的特定神经元上，为腧穴配伍效应规律与中枢整合机制研究提供了新思路。

本实验结果提示，胃俞募配穴的针刺信息激活了 CeA、PVN 区神经元；CeA 中 GABA 能神经元能直接投射到 PVN；激活 CeA 中 GABA 能神经元，可以增加 PVN 区 GABA 含量，减弱胃功能，而电针能够减少 PVN 区 GABA 含量，从而恢复胃功能。电针胃俞募配穴可通过 CeA GABA-PVN 环路介导调节胃功能。为明确 CeA GABA-PVN 环路在胃俞募配穴调节胃功能中的作用，下一步将进一步应用光遗传技术调控脑区特定神经元的神经环路活性，精准揭示腧穴配伍的中枢作用机制。

［针刺研究，2020，45（5）：351-356］

海马谷氨酸能神经元介导电针足三里
调节胃肠功能的机制探讨

刘文健，江传玮，王　浩，申国明

针灸穴位和靶器官之间的关系已成为针刺作用机制研究的热点。研究发现，电针对胃功能具有调节作用，并初步证实中枢的某些脑区或核团参与了针刺对胃功能的调节。海马属于大脑边缘系统的一部分，主要参与学习、记忆等方面的功能调控，与下丘脑、脑干等中枢之间存在着广泛的纤维联系，共同调节内脏功能活动。

近年来，由特定药物激活的受体技术已成为应用最广泛的化学遗传学技术，被广泛用于调控特定神经元的活性。此项技术基于 Cre-loxp 原理，将突变型人毒蕈碱受体（hM3Dq 或 hM4Di）以病毒为载体表达于特定神经元内，与氯氮平-N-氧化物（cloza-pine-N-oxide，CNO）结合后使得特定神经元去极化或超极化，以激活或抑制神经元。本研究借助 CaMKII-Cre 小鼠，以进食量及胃排空率作为评价胃功能的指标，采用由特定药物激活的受体技术和全细胞膜片钳等技术，探讨海马谷氨酸能神经元在电针促进胃功能中的作用。

1　材料与方法

1.1　实验动物及分组　健康雄性 C57BL/6 小鼠 24 只，8 周龄，体质量 19～25 g，由北京维通利华动物科技有限公司提供[清洁级,生产许可证号:SCXK(京)2016—0006]；健康雄性 CaMKII-Cre 小鼠 30 只，8 周龄，由中国科学技术大学生命科学院张智实验室提供。小鼠饲养于中国科学技术大学生命科学院动物行为学研究平台，光照为 12 h 的光/暗循环，室温在 22～25 ℃，适应性饲养 1 周后进行实验。实验分两部分。第一部分：C57BL/6 小鼠随机分为正常组和电针组，每组 12 只。第二部分：CaMKII-Cre 小鼠 30 只，海马注射化学遗传抑制病毒 AAV-DIO-hM4Di-eYFP，注射后 21 d，选取 3 只灌注固定取脑，用于荧光显微镜下观察病毒表达；另外 3 只灌流取脑，用于全细胞膜片钳技术验证病毒功能性；明确病毒正确表达及病毒具有功能性后，将剩余小鼠随机分为 4 组：对照组、电针组、化学遗传抑制病毒组和化学遗传抑制病毒+电针组，每组 6 只。

1.2　主要试剂及仪器　戊巴比妥钠（山东西亚化学股份有限公司），异氟烷（深圳瑞沃德生命科技有限公司），CNO（美国 Med Chen Express），谷氨酸（美国 Sigma），化学遗传抑制病毒 AAV-DIO-hM4Di-eYFP（武汉枢密脑科学技术有限公司）。SDZ-Ⅳ型电子针疗仪（苏州医疗用品厂有限公司），气体麻醉机、脑立体定位仪（深圳瑞沃德生命科技有限公司），10 μL 微量注射器（上海高鸽工贸有限公司），Axon 膜片钳（美国 MD），微量注射泵（美国 WPI），微透析探针、微透析注射泵（美国 CMA），高效液相色谱（HPLC）仪、HPLC 柱（荷兰 ANTECLeyden），冰冻切片机、荧光显微镜、振动切片机（德国 Leica）。

1.3　各组干预方法　用于第一部分实验的 C57BL/6 小鼠分为正常组和电针组。正常组：C57BL/6 小鼠正常饲养，不电针；电针组：C57BL/6 小鼠正常饲养，电针双侧足三里，连续 7 d。每组的 6 只用于测定进食量和胃排空率，6 只用于在体微透析联合 HPLC 技术检测海马谷氨酸含量。

用于第二部分实验的 30 只 CaMKII-Cre 小鼠于海马注射化学遗传抑制病毒 AAV-DIO-hM4Di-eYFP（这种带 DIO 的病毒可以特异性地表达在 CaMKII-Cre 小鼠海马谷氨酸能神经元上，带绿色荧光，标记谷氨酸能神经元；而 CNO 可以与病毒中的 hM4Di 结合，抑制谷氨酸能神经元）。病毒表达 21 d 后，选取 6 只观察病毒表达及验证病毒功能，其中 3 只灌注固定取脑，用于荧光显微镜下观察病毒表达；另外 3 只灌流取脑，用于全细胞膜片钳技术验证病毒的功能性；明确病毒正确表达及病毒具有功能后，将剩余小鼠随机分为以下 4 组，每组 6 只。对照组：正常饲养，不电针；电针组：电针双侧足三里，连续 7 d（这两组用于脑片膜片钳技术比较海马谷氨酸能神经元的兴奋性）；化学遗传抑制病毒组：禁食 24 h，腹腔注射 CNO（1 mg/kg，CNO 注射后 30 min 起效，4 h 内有效），50 min 后，记录 30 min 进食量，90 min 后取胃，测定胃排空率；化学遗传抑制病毒+电针组：禁食 24 h，腹腔注射 CNO，30 min 后，电针双侧足三里 20 min，记录 30 min 进食量，90 min 后取胃，测定胃排空率。

电针方法：穴位定位参照李忠仁主编的《实验针灸学》中常用实验动物针灸穴位图，足三里位于膝关节后外侧，腓骨小头下约 3 mm 处。采用异氟烷吸入式麻醉小鼠，用华佗牌无菌针灸针（25 mm×0.25 mm）直刺 3 mm，SDZ-Ⅳ型电针治疗仪的一对电极分别连接刺入双侧足三里的两针柄上，频率 2 Hz/15 Hz，强度 1~3 mA，以小鼠肢体轻微颤动为度。电针每次 20 min，每日 1 次，连续电针 7 d。

病毒注射方法：CaMKII-Cre 小鼠以 2%戊巴比妥钠（40 mg/kg）腹腔注射麻醉后，置于脑立体定位仪上，参考小鼠脑立体定位图谱，在小鼠双侧海马（正中线旁开 2.2 mm，前囟后 2.1 mm，颅骨平面下 2 mm）插入自制玻璃电极，在微量注射泵的控制下，以 30 nL/min 的速度将 300 nLAAV-DIO-hM4Di-eYFP 注射到海马。注射完毕留针 10 min 后，缝合头皮，常规饲养 21 d 后，荧光显微镜下观察病毒表达情况，全细胞膜片钳验证病毒功能。

1.4　观察指标及检测方法　小鼠进食量及胃排空率测定：各组测定前禁食 24 h，自由饮水，将预先称量的食物单独给予每只小鼠，小鼠进食 30 min 后，取出食物并再次称量，计算进食量。进食量=进食前食物质量−进食后食物质量。小鼠进食 90 min 后，以 2%戊巴比妥钠（80 mg/kg）腹腔注射麻醉处死小鼠，开腹暴露胃，迅速结扎贲门和幽门，剪取完整的胃，滤纸吸干称质量（全胃质量），剪开胃体，去除胃内剩余物后，滤纸吸干再次称质量（净胃质量），胃排空率（%）= [1−（全胃质量−净胃质量）/进食量]×100%。

在体微透析联合 HPLC 测定海马谷氨酸含量：在小鼠自由活动状态下，运用在体微透析技术收集海马中的组织液。用 2%戊巴比妥钠（40 mg/kg）麻醉小鼠后，借助脑立体定位仪于海马植入微透析套管。准备透析前，把套管中的假探针拔出，插入透析探针（CMA7），将人工脑脊液（3 mmol/L HCl，145 mmol/L NaCl，1.3 mmol/L CaCl₂·2H₂O）通过注射泵（CMA 402）以 2 μL/min 的速度注入海马，透析出海马中的组织液。每管收集 20 μL 样品，收集 15 管，前 5 管样品丢弃，后 10 管样品于−80 ℃冰箱中保存，用于检测谷氨酸含量。用 HPLC 技术检测收集样品中的谷氨酸含量。具体步骤如下：首先加入 5 μL 邻苯二甲酸于 20 μL 样品中化学反应 3 min，然后被自动装载到流动相（19.1968 g NaH₂PO₄，400 mL 甲醇，加超纯水至 2 L，pH=3.48）中，混合物以 0.35 mL/min 的速度经过 1 mm×50 mm HPLC 柱子进行分离，Alexys 在线分析系统（ANTEC）检测。基于标准品数据，运用 Clarity 软件（ANTEC）分析所测样品中谷氨酸含量。微透析结束后，用 2%戊巴比妥钠（40 mg/kg）腹腔注射麻醉处死小鼠，取脑置于 4%多聚甲醛中过夜，依次用 20%和 30%的蔗糖脱水过夜。冰冻切片机连续冠状切片，厚度 40 μm，观察微透析套管的位置。

灌注固定取脑：2%戊巴比妥钠（40 mg/kg）腹腔注射麻醉后，0.9%的氯化钠溶液和 4%多聚甲醛先后灌流固定后，取脑置于 4%多聚甲醛中过夜，依次用 20%和 30%的蔗糖脱水过夜。冰冻切片机连续冠状切片，每只小鼠切取含目标脑区海马的脑片 10 张，厚度 40 μm，防冻液保存。用于荧光显微镜下观察病毒的表达情况。

全细胞膜片钳脑片制备：以 2%戊巴比妥钠 40 mg/kg 腹腔注射麻醉，待小鼠深度麻醉后，经心脏灌流约 20 mL 冰冷的含饱和氧的改良 N-methyl-D-glucamine（NMDG）人工脑脊液，灌流结束，立即取脑，修剪，将含有目标核团的脑块结合琼脂固定在肌槽，肌槽内倒入 100 mL NMDG 脑脊液，通氧，振动切片机冠状切片，切片厚度 300 μm，切片速度 0.14 mm/s，用吸管将切好的脑片移到 33 ℃水浴锅内含 NMDG 脑脊液的烧杯中，通 95%氧气与 5%的二氧化碳混合气，12 min 后，将脑片从 NMDG 脑脊液中移到 25 ℃通氧的 HEPES 脑脊液中，孵育 1 h 后，进行全细胞膜片钳记录。

脑片全细胞膜片钳记录海马谷氨酸能神经元兴奋性：首先将脑片转移到记录槽内盖网固定，应用蠕动泵向记录槽内连续灌注标准人工脑脊液，建立人工脑脊液循环。然后在 10×低倍镜下确定海马位置，再在 40×高倍水镜下定位海马内的神经元，因实验要记录发荧光的神经元（谷氨酸能神经元），可以借助汞灯，看到神经元发荧光。玻璃微电极钳制发荧光的神经元，注入不同频率电流诱导海马谷氨酸能神经元动作电位的发放，电流钳模式下记录谷氨酸能神经元动作电位。记录信号经 Multiclamp 700B 放大器获得，参数设置：低通滤波 2.8 kHz，采样频率 10 kHz。采集的信号通过 Clampfit 10.7（Axon Instruments，Inc.USA）软件分析处理。

脑片全细胞膜片钳验证病毒功能性：首先制备海马脑片（方法同上），膜片钳装置下，借助汞灯，找到发荧光的神经元（病毒表达部位）。玻璃微电极钳制发荧光的神经元，电流钳模式下记录神经元静息电位作为基线，然后将 10 μmol 的 CNO 溶解在人工脑脊液中，通过蠕动泵灌流脑片，继续记录一段静息电位，如果静息电位下移，发生超极化反应（神经元兴奋性下降），说明病毒具有功能性（抑制神经元活性）。

1.5 统计学处理 采用 GraphPad Prism 6 软件进行统计分析和图表制作，所有数据均以均数±标准差（$\bar{x}±s$）表示，两组间比较采用独立样本 t 检验。以 $P<0.05$ 为差异有统计学意义的标准。

2 结果

2.1 电针对 C57BL/6 小鼠进食量及胃排空率的影响 与正常组比较，电针组小鼠进食量和胃排空率显著提高（$P<0.01$）。

2.2 电针对 CaMKII-Cre 小鼠海马谷氨酸含量的影响 与对照组比较，电针组 CaMKII-Cre 小鼠海马谷氨酸含量显著增加（$P<0.01$）。

2.3 化学遗传抑制病毒的表达和功能验证 在第二部分实验中要标记海马谷氨酸能神经元，记录各组海马谷氨酸能神经元的兴奋性，以及验证海马谷氨酸能神经元活性的抑制，检测进食量和胃排空率的变化,这两个实验都需要海马注射化学遗传抑制病毒。结果表明,化学遗传抑制病毒可以标记海马谷氨酸能神经元,发绿色荧光,病毒在海马谷氨酸能神经元胞体有大量表达;脑片灌流CNO后,静息电位基线下调,静息电位的绝对值增加,细胞发生超极化,即CNO与表达在谷氨酸能神经元上的hM4Di结合,特异性抑制了海马谷氨酸能神经元,表明该病毒具有功能性。

2.4 电针对海马谷氨酸能神经元活性的影响 通过"2.3的实验结果"可以看出化学遗传抑制病毒可以标记海马谷氨酸能神经元,发绿色荧光。因此,可以通过全细胞膜片钳技术钳制发绿色荧光的神经元,检测各组海马谷氨酸能神经元兴奋性。结果显示,与对照组比较,电针足三里能够增加海马谷氨酸能神经元兴奋性($P<0.01$)。

2.5 海马谷氨酸能神经元在电针调节胃功能中的作用 通过"2.3的实验结果"可以看出化学遗传抑制病毒可以在海马谷氨酸神经元表达,且具有功能性。因此,可以通过腹腔注射CNO,抑制海马谷氨酸能神经元,观察电针对其胃功能的影响。结果显示,与化学遗传抑制病毒组比较,化学遗传抑制病毒+电针组CaMKII-Cre小鼠进食量及胃排空率虽有升高趋势,但差异无统计学意义($P>0.05$)。

3 讨论

本实验以进食量和胃排空率作为反映胃功能的指标,结果显示,电针足三里能够显著增加小鼠进食量及促进胃排空,表明电针足三里对胃功能具有促进作用。

前期的研究发现,电针胃俞募穴可通过调控脑干迷走神经运动背核(DMV)及海马中谷氨酸含量或谷氨酸受体 *N*-甲基-*D*-天冬氨酸(NMDA)亚单位活性,调节胃运动。

谷氨酸能神经元作为中枢神经系统中最为重要的兴奋性神经元,激活时可释放谷氨酸作为神经递质,介导中枢神经系统60%~70%的突触传递。脑干、下丘脑、海马等都存在丰富的谷氨酸能神经元,参与许多脑内正常功能,包括对内脏功能的调节。本研究聚焦海马谷氨酸能神经元,以CaMKII-Cre小鼠为研究对象(CaMKII是钙调蛋白依赖蛋白激酶,是谷氨酸能神经元的标志蛋白,CaMKII-Cre小鼠就是在神经元CaMKII启动子中插入了一段Cre酶的基因,Cre-loxp系统可与带DIO的病毒特异性结合,因此注射到海马的带DIO的病毒可以特异地表达在CaMKII-Cre小鼠的谷氨酸能神经元上),结果发现电针足三里能够激活海马谷氨酸能神经元,增加海马谷氨酸含量,从而可通过海马谷氨酸能受体通路参与对胃运动的调节。进一步应用化学遗传技术抑制海马谷氨酸能神经元后,发现电针对小鼠进食量及胃排空率的调节作用不明显,表明海马谷氨酸能神经元在电针调节胃功能中发挥重要作用。文献表明,海马与大脑皮质高位中枢及下丘脑室旁核(PVN)、迷走神经背核复合体等与胃运动有关的中枢间存在极其复杂的纤维联系。DMV作为广泛接收上行高级神经中枢控制并对内脏活动起到支配作用的神经核团,是中枢神经系统对胃肠运动调节的最后通路之一,来自高级神经中枢的谷氨酸能神经纤维是DMV神经元功能活动的重要信号通路。

总之,本研究观察到,电针足三里可增加小鼠进食量及促进胃排空,该效应可能与激活海马谷氨酸能神经元有关。

[针刺研究,2020,45(11):861-867]

海马 NMDAR 亚单位参与电针胃俞募配穴调节胃运动的实验研究

胡梦洁，王　浩，王　柳，王小乐，申国明

胃俞募配穴是历代医家针刺治疗消化系统疾病的经典配穴法，临床和实验研究均表明，胃俞募配穴治疗功能性消化不良（FD）疗效显著，能有效改善临床症状及胃功能。腧穴配穴的作用机制复杂，其中针刺神经传导机制是当前研究的热点。课题组研究认为，针刺俞、募穴的信息不仅在脊髓水平发生汇聚，而且在脑干、下丘脑、边缘系统等高位中枢进行整合，发挥配穴针刺对靶器官的调整作用。海马与大脑皮质高位中枢及下丘脑室旁核（PVN）、迷走神经背核复合体（DVC）等与胃运动有关的中枢间存在极其复杂的纤维联系。海马作为边缘系统的内脏整合中枢，参与胃运动的调控。前期研究表明，胃俞募配穴对胃运动的调节具有协同效应，胃俞募穴针刺信息在延髓 DVC、下丘脑 PVN 发生汇聚，通过调节 DVC 区的 N-甲基-D-天冬氨酸（NMDA）受体活性参与调控 FD 大鼠胃运动。本研究进一步观察针刺对 FD 模型大鼠海马 NMDA 受体亚基 NR1、NR2A、NR2B 的影响，探讨胃俞募配穴在调节胃运动中的作用，为临床胃俞募配穴治疗 FD 的应用提供实验依据，现报告如下。

1　材料与方法

1.1　实验动物及分组　SPF 级 SD 大鼠 84 只，雌雄各半，体质量 220～250 g，购于南京市江宁区青龙山动物繁殖场［合格证号：SCXK（浙）2014—0001］。适应性饲养 1 周后，随机分为 6 组：正常组、模型组、中脘组、胃俞组、中脘+胃俞组、非经非穴组，每组 14 只。实验过程中严格遵循科技部 2006 年颁布的《关于善待实验动物的指导性意见》的规定。

1.2　主要仪器与试剂　Power Lab 8/30 生物信号采集系统（Lab Chart 软件分析系统）及桥式放大器（美国 Biopac 公司）；胃肠压力换能器（北京新航兴业科贸有限公司）；实验用老鼠固定装置（专利号：ZL 2016 2 1468093.1）；华佗牌 SDZ-Ⅱ型电子针疗仪（苏州医疗用品厂有限公司）；针灸针（规格 0.25 mm×25 mm，苏州医疗用品厂有限公司）；FCM 凝胶成像系统（美国 Protein Simple 公司）；3K15-高速冷冻离心机（德国 Sigma 公司）；TS-12A 生物组织自动脱水机（孝感市宏业医用仪器有限公司）；BM-Ⅸ生物组织包埋机（孝感市宏业医用仪器有限公司）；全自动轮转式石蜡切片机（美国 Thermo 公司）；蛋白提取试剂盒（上海碧云天生物技术公司）；Western blotting 所用兔抗鼠 NMDAR1、NMDAR2A、NMDAR2B 单克隆抗体（英国 Abcam 公司）、β-actin 多克隆抗体（武汉艾美捷科技有限公司）；免疫组织化学法所用兔抗鼠 c-fos 多克隆抗体（武汉艾美捷科技有限公司）；蛋白裂解液（北京索莱宝科技有限公司）；BCA 蛋白定量试剂盒（上海贝博生物公司）；辣根过氧化物酶标记羊抗兔 IgG、PV-6001 山羊抗兔 IgG/HRP 聚合物、DAB 试剂盒（北京中杉金桥生物技术有限公司）。

1.3　模型制备　模型组、中脘组、胃俞组、中脘+胃俞组、非经非穴组采用适度夹尾激怒法联合不规则喂养法复制 FD 模型，用海绵钳夹于大鼠尾巴末端 1/3 处，以不破皮为度（如有破皮，则用 0.5%的碘伏涂擦受伤部位以控制感染），令大鼠暴怒并相互撕打，每日 4 次，每次刺激 20 min，单日喂食，双日禁食，自由饮水，模型复制周期为 14 d。模型复制后大鼠与正常组大鼠相比进食量减少、体瘦、便溏、毛发枯黄不顺、活跃程度减弱，伴易怒烦躁或抑郁状态，且解剖大鼠未发现胃肠组织器质性病变视为模型复制成功。

1.4　干预方法　模型复制 14 d 后开始干预。正常组：不干预。模型组：给予抓取固定刺激，共 7 d。中脘组、胃俞组、中脘+胃俞组、非经非穴组：依据华兴邦等的论文《大鼠穴位图谱的研制》及体表的骨性标志，在大鼠清醒状态下，取腹正中线脐上约 20 mm 定位为中脘穴，第 13 胸椎下旁开约 5 mm 为胃俞穴。采用双胁下髂嵴上 10 mm、15 mm，后正中线旁开 20 mm 处作为非经非穴组对照刺激点。4 组分别行毫针直刺相应穴位 2～3 mm，并将毫针分别连接到 SDZ-Ⅱ型电子针疗仪的导线上，选择疏密波进行电针刺激，电压 9 V，频率 20～100 Hz，强度为 2～3 mA，每天 1 次，每次电针治疗时间为 20 min，共 7 d。

1.5　胃运动记录　于干预结束后，禁食不禁水 12 h，用 10%水合氯醛（300 mg/kg）腹腔注射麻醉，沿腹正中线切开腹部，暴露胃窦，将胃肠压力换能器应变片固定于胃窦浆膜下，将胃肠压力换能器连于桥式放大器，并接通 Power Lab 8/30 生物信号采集系统，记录大鼠胃运动幅度及频率，记录时长为 180 min，利用 LabChart 软件分析系统进行分析。

1.6　标本采集　胃运动记录完成后灌注取材，各组随机选取 7 只大鼠，采用 10%水合氯醛（300 mg/kg）腹腔注射麻醉，将麻醉后的大鼠仰卧位固定于实验台上，快速打开胸腔，暴露心脏，于心尖部剪一小口，插入灌胃针头至主动脉，止血钳固定，剪开右心耳，用 200 mL 0.9%氯化钠溶液灌注冲洗体内血液，冲洗至右心房流出液变清亮后，用 4%多聚甲醛 300 mL 快速灌注直至大鼠肢体及内脏组织僵硬固定。固定后迅速断头，于冰台上取全脑，浸于 4%多聚甲醛中再固定，用于免疫组织化学检测。余下 7 只大鼠采用 10%水合氯醛（300 mg/kg）腹腔注射麻醉，用 37 ℃ 0.9%氯化钠溶液 50 mL 灌注，灌注方法同前，3～4 min 完成，断头取脑，在冰台上分离出海马组织，放置在 EP 管中，于-80 ℃冰箱中保存，用于 Western blotting 检测。

1.7　免疫组化法检测海马 CA1 区 Fos 蛋白表达　海马组织固定好后，常规脱水、透明、包埋、切片，片厚 4 μm；石蜡切片经脱蜡水化后浸入 0.01 mol/L 的柠檬酸盐缓冲液抗原修复，室温冷却后，使用磷酸盐缓冲液（PBS）冲洗 3 遍，每次 3 min，滴加内源性过氧化物酶阻断剂，室温孵育 15 min，PBS 液冲洗 3 遍，每次 3 min。滴加 1：100 稀释好的 c-fos 抗体，于 4 ℃湿盒中孵育过夜，PBS 液冲洗 3 遍，每次 3 min。滴加适量二抗，37 ℃孵育 20 min，PBS 液冲洗 3 遍，每次 3 min；DAB 显色 5～10 min，苏木精复染、盐酸乙醇分化、脱水、透明、封片。染色后，于低倍镜下明确海马区，在高倍镜下（400×）选择海马同一区域记录染色阳性细胞数，取其平均数，用 Image Pro Plus 6.0 图像处理与分析系统分析所选视野的 c-fos 阳性细胞表达。

1.8　Western blotting 检测海马 NR1、NR2A、NR2B 蛋白表达　取出冻存的大鼠海马组织，称取质量，按试剂盒说明提取总蛋白，BCA 法检测蛋白浓度后，加入蛋白上样缓冲液，沸水浴加热 6 min 中，使蛋白变性。待样品冷却至室温后，各组取 4 μL 蛋白样品进行十二烷基硫酸钠聚丙烯酰胺凝胶电泳（SDS-PAGE），聚偏氟乙烯（PVDF）膜湿转（120 V，2 h），用含 5%脱脂奶粉的 TBST 封闭液室温封闭 2 h，洗膜后将膜放入加入一抗抗体的稀释液中，4 ℃冰箱中过夜；加入 5%

脱脂奶粉稀释的二抗，室温反应 2 h；ECL 发光试剂发光。Image J 对图像进行定量分析，以 β-actin 作为内参对蛋白条带进行对比分析。

1.9 统计学处理 采用 SPSS 23.0 统计软件进行数据分析。数据均以均数±标准差（$\bar{x} \pm s$）表示，组间比较采用单因素方差分析，两两比较采用最小显著差值法（LSD 法），以 $P < 0.05$ 为差异有统计学意义。

2 结果

2.1 模型建立 实验前，各组大鼠均未见异常，精神状态良好，皮毛洁白光泽，灵敏好动；连续复制模型 14 d 后，大鼠出现进食量减少、体瘦、便溏、神疲倦怠、毛发枯黄不顺，易怒伴紧张、焦虑抑郁等表现。实验结束后，解剖模型组大鼠未发现胃肠组织器质性病变，证明模型复制成功。

2.2 各组大鼠干预后胃运动幅值与频率比较 干预后，记录各组大鼠胃运动收缩波形幅值情况，可见各组间胃运动收缩波形有明显差异。模型组大鼠胃收缩幅度较正常组下降（$P < 0.05$）；与模型组比较，中脘组、胃俞组、中脘+胃俞组胃运动幅值增高（均 $P < 0.05$），非经非穴组差异无统计学意义（$P > 0.05$）；与中脘组、胃俞组比较，中脘+胃俞组胃运动幅值增高（均 $P < 0.05$）。正常组、模型组和各电针组间胃运动收缩频率比较差异均无统计学意义（均 $P > 0.05$）。

2.3 各组大鼠干预后海马 c-fos 的表达 镜下观察 c-fos 表达阳性反应主要见于细胞核，呈棕黄色染色。中脘组在海马 CA1 区中可发现 fos 阳性细胞，其表达较为明显，与模型组相比差异有统计学意义（$P < 0.05$）；胃俞组，在海马 CA1 区中也可发现 fos 阳性细胞，其表达较为明显，与模型组相比差异有统计学意义（$P < 0.05$），与中脘组比较差异无统计学意义（$P > 0.05$）；中脘+胃俞组，在海马 CA1 区中的 fos 阳性细胞也有表达，与模型组相比差异有统计学意义（$P < 0.05$），与中脘组和胃俞组比较差异亦有统计学意义（均 $P < 0.05$）；非经非穴组 fos 阳性细胞亦有表达，但与模型组相比差异无统计学意义（$P > 0.05$）；正常组与模型组 fos 阳性细胞为正常状态下低表达。

2.4 各组大鼠干预后海马 NR1、NR2A、NR2B 的表达 与正常组比较，模型组海马 NR1、NR2B 表达增高（均 $P < 0.05$），NR2A 表达下降（$P < 0.05$）；与模型组比较，中脘组、胃俞组、中脘+胃俞组大鼠海马 NR1、NR2B 表达下降（均 $P < 0.05$），NR2A 表达增高（均 $P < 0.05$），非经非穴组差异无统计学意义（均 $P > 0.05$）；与中脘组、胃俞组比较，中脘+胃俞组大鼠海马 NR1、NR2B 表达较低（均 $P < 0.05$），NR2A 表达较高（均 $P < 0.05$）。

3 讨论

功能性消化不良（FD）属于中医学"痞满""纳呆""胃脘痛"等范畴，是一种常见的慢性、反复发作的功能性胃肠道疾病，主要表现为无器质性病变的上腹痛、上腹灼烧感、餐后饱胀和早饱等症状。中医学认为，FD 是由于中焦气机不利，脾胃升降失常所致；病变在胃，涉及肝、脾两脏。研究表明，针刺能够有效提高 FD 患者的生活质量，减轻其餐后不适等主要症状，且胃俞募配穴法疗效更优。俞募配穴，一阴一阳，相互交通。胃俞穴，位于背部膀胱经，功在健脾和胃降逆，可外散胃腑之热；中脘穴，位于腹部任脉，功在健脾和胃、补气利水、安神。二穴相配有理气消滞、扶中补虚、强壮胃腑的功能。因此，当胃腑有病时，所属胃俞穴和中脘穴常配伍使用，一前一后，相辅相成，正如金元时期著名针灸家窦汉卿之《标幽赋》所言"岂不闻脏腑病，而求门海俞募之微"。本研究发现，胃俞募穴电针 FD 模型大鼠 1 周后，与模型组相比，中脘组（募穴）、胃俞组（俞穴）及中脘+胃俞组（俞募配穴）胃运动幅度增强，尤以俞募配穴明显，表明电针对胃运动具有调节作用，且胃俞募配穴具有协同作用。

边缘系统-大脑皮质在调节胃肠道的感觉和运动功能的过程中发挥着重要作用。海马与大脑皮质高位中枢及延髓、下丘脑、杏仁核等与胃运动有关的中枢间存在广泛的纤维联系。海马作为边缘系统的内脏整合中枢，有"内脏脑"之称，在调节胃运动中具有重要作用，胃电刺激可以激活大鼠海马体 CA1 区域的胃扩张反应性神经元并改善胃排空，海马损伤会减弱电刺激对胃运动的兴奋作用。原癌基因 c-fos 广泛存在于真核细胞基因组中，在细胞的静息状态下只有低水平的表达，对神经递质、激素、神经冲动等外界刺激的传入信息在数分钟内即可迅速做出反应、进行表达。研究表明，c-fos 的诱导和显示是神经元被激活的标志，其表达产物 fos 蛋白是神经元功能活动的标志物。有研究表明，在针刺足三里穴调节胃肠功能的作用中，海马被激活并兴奋。本研究发现，电针大鼠胃俞募穴后，海马中 fos 蛋白阳性细胞数表达增多，且胃俞募配穴针刺较单穴针刺的阳性细胞数表达更为显著，表明电针胃俞募穴的刺激信息对海马神经元具有激活作用。电针俞募穴后，各组大鼠胃运动振幅明显增加，特别是中脘+胃俞组，笔者认为，电针俞募穴后神经冲动传递至海马，可能使海马中的神经元发生改变并传出神经对大鼠胃运动产生调节作用。

NMDA 受体是哺乳动物中枢神经系统主要的兴奋性氨基酸受体之一，由 NR1、NR2（2A～2D）和 NR3 等亚基组成，其广泛存在于脑组织中，各种亚单位在不同组织中表达各异，海马以 NR1、NR2A 及 NR2B 为主。NMDA 受体亚单位具有不同的调节神经活动的功能，其中 NR1 是介导神经毒性最主要的受体之一。NR2B 被激活后会触发凋亡通路。NR1 和 NR2B 亚单位形成的异聚本可引起神经元兴奋毒性等病理反应。NR2A 能激发生存信号通路，发挥神经保护作用。研究表明，NMDA 受体与胃肠道蠕动形成相关，并参与胃运动的调节，海马内 NMDA 受体的过度激活会抑制胃运动。海马微量注射 NMDA 受体阻断剂可以改善慢性应激引起的胃内压降低，显著提高胃收缩幅度。电针治疗 FD 能通过调节海马区的 NMDA 受体改善胃动力和胃肠功能紊乱。Zhang 等研究同样显示，NMDA 受体参与电针胃俞穴增加大鼠的胃排空。本研究发现，电针胃俞募穴后，大鼠海马区 NR1 及 NR2B 蛋白的表达下调，NR2A 蛋白的表达上调，提示胃俞募穴信息可能通过下调海马区 NR1 及 NR2B 蛋白的过度表达，上调海马区 NR2A 蛋白的表达，参与 FD 大鼠胃运动的调节。

综上所述，电针胃俞募配穴能够增强 FD 模型大鼠胃运动，且俞募配穴具有协同作用，胃俞募配穴的针刺信息可能通过激活海马神经元，上调海马区 NR2A，以及下调 NR1、NR2B 水平实现对胃运动的调节。为进一步探讨针刺胃俞募配穴调节 FD 大鼠胃运动的分子机制，需借助中枢核团损毁海马及海马微量注射 NMDA 受体亚基阻断剂的方法，以观察 FD 大鼠胃运动的变化及 NMDA 受体亚基的表达，探求海马及 NMDA 受体亚基在胃俞募配穴针刺效应中的作用。

［中国针灸，2019，39（5）：507-513］

电针胃俞募穴对功能性消化不良大鼠胃运动及迷走神经背核 *N*-甲基-*D*-天冬氨酸和血清一氧化氮表达的影响

王　柳，申国明，王　浩，胡梦洁，姚永传，叶　树

胃俞募配穴治疗胃肠疾病疗效显著，在针灸临床应用广泛。近年来，针刺调节胃运动及其中枢作用机制成为研究热点。笔者前期研究表明，迷走神经运动背核（DMV）参与电针胃俞募穴对胃运动的调节作用。一氧化氮（NO）是一种新型细胞内细胞间信使分子，可作为神经递质或体液因素参与机体胃肠功能的调节。研究发现，*N*-甲基-*D*-天冬氨酸受体—一氧化氮（NMDAR-NO）通路在调节胃运动方面发挥着重要功能。本研究以功能性消化不良（FD）大鼠为研究对象，以针刺信号中枢靶点汇聚整合为切入点，观察电针胃俞募穴是否通过影响 DMV 区 NMDAR 活性从而改变血清 NO 含量以起到调节胃运动的作用，探讨俞募配穴调节胃运动的分子机制。

1　材料与方法

1.1　实验动物及分组　本实验选用 30 只 2 月龄 SD 大鼠[合格证号：SCXK（浙）2014—001]，体质量 220～250 g，雌雄各半，由南京市江宁区青龙山动物繁殖场提供。置于室温（25±2）℃、昼夜各 12 h 循环光照条件下，自由摄食、饮水，适应性饲养 1 周。随机分为空白组、模型组、中脘+胃俞组、胃俞组、中脘组，每组 6 只。

1.2　主要仪器与试剂　仪器：桥式放大器及 Lab Chart 软件分析系统（美国 BIOPAC 公司），胃肠压力换能器（北京新航兴业科贸有限公司），自制大鼠针灸固定板，SDZ-Ⅳ型电子针疗仪、针灸针（苏州医疗用品厂有限公司），酶联免疫检测仪 MK2（芬兰 Labsystem 公司），FCM 凝胶成像系统（美国 Protein Simple 公司），3K15-高速冷冻离心机（德国 Sigma 公司）。试剂：一氧化氮酶联免疫分析试剂盒（上海联硕生物科技有限公司），蛋白提取试剂盒（上海碧云天生物技术公司），单克隆抗兔 NMDAR1 抗体（美国 Abcam 公司），β-actin 多克隆抗体（英国 Abcam 公司），辣根过氧化物酶标记的羊抗兔 IgG（北京中杉金桥生物技术有限公司）。

1.3　模型制备　除空白组外，其余组均采用适度夹尾激怒法与不规则喂养法两种经典方法联合复制模型。采用海绵钳夹尾巴末端 1/3 处，以不破皮为度，令大鼠暴怒并相互厮打，每次刺激20 min，每日 4 次，用碘伏无菌操作伤口；单日正常进食、双日禁食，自由饮水，模型复制持续14 d。于模型复制结束后第 1 d，监测空白组与模型组大鼠胃运动。全部实验结束后统一取材，解剖观察模型组大鼠胃黏膜有无器质性变化。

1.4　干预方法　采用自制大鼠固定器，清醒状态下针刺。根据华兴邦等的论文《大鼠穴位图谱的研制》和体表的骨性标志，以大鼠胸锁联合和耻骨联合连线下 1/4 和上 3/4 交点为肚脐，中脘

穴取脐上约 20 mm，胃俞穴取第 13 胸椎下旁开 5 mm。中脘组选取中脘穴用毫针（0.35 mm×13 mm）直刺 2 mm；胃俞组选取两侧胃俞穴毫针（0.35 mm×13 mm）直刺 4～6 mm；中脘+胃俞组选取中脘、胃俞穴使用毫针（0.35 mm×13 mm）直刺，深度参照中脘组、胃俞组。3 组均采用平补平泻手法，至针下出现沉紧感时，接 SDZ-Ⅳ型电子针疗仪，疏密波型，电压 9 V，20～100 Hz 混频刺激，强度以局部皮肤肌肉轻微颤动为度。每次电针治疗时间 20 min，每天 1 次，连续 7 d。空白组与模型组不施加干预措施，模型组同时间点施抓取固定。

1.5 胃运动情况记录　第 7 d 末次干预后，禁食不禁水 12 h，腹腔注射 3.5%水合氯醛（10 mL/kg）麻醉，无菌条件下开腹，暴露胃窦部位，将胃肠压力换能器应变片缝置于胃窦浆膜下，动作轻柔，关腹，将胃肠压力换能器连于桥式放大器并接通 Lab Chart 软件分析系统，系统设置参数为采样速率 20 Hz/s，灵敏度 5 mV，高通滤波 DC，低通滤波 1 Hz，记录胃运动 180 min。取胃运动幅度及频率平均值作为观察指标。

1.6 DMV 核团 *N*-甲基-*D*-天冬氨酸受体亚基 NR1 表达　采用 Western blotting 检测 DMV 核团 *N*-甲基-*D*-天冬氨酸受体亚基 NR1 表达。监测胃运动和腹主动脉取血后，立即冰上取 DMV 组织。称取组织质量，按试剂盒说明提取组织总蛋白，BCA 试剂盒测定蛋白浓度，−20 ℃保存。加入蛋白上样缓冲液，沸水 8 min 变性，加样电泳 5%浓缩胶 30 min，10%分离胶 90 min，转膜 2 h，将蛋白转至硝酸纤维素膜，室温封闭 2 h，洗膜，加入一抗单克隆抗兔 NMDAR1 抗体或 β-actin 多克隆抗体（1：5000），4 ℃过夜，辣根过氧化物酶标记的二抗（1：20 000），室温 2 h，洗膜，滴加显影液显色，凝胶成像系统采图。以 β-actin 作为内参，目标蛋白相对表达量=目标蛋白条带灰度值÷β-actin 条带灰度值。

1.7 血清 NO 测定　应用酶联免疫吸附法（ELISA）测定血清中 NO 含量。记录胃运动结束后，腹主动脉采血，置于肝素抗凝管中。3000 r/min 离心 30 min 后，吸取上层血清严格按照试剂盒说明操作。在 450 nm 波长测量每孔吸光度（OD 值）。

1.8 统计学处理　采用 SPSS 17.0 for Windows 进行数据分析。连续型变量以均数±标准差（$\bar{x} \pm s$）表示，计量资料采用单因素方差分析，其两两比较采用 LSD-t 法。以 $P<0.05$ 为差异有统计学意义。

2　结果

2.1 模型建立　观察到模型复制大鼠出现毛发粗糙、大便溏泻、进食量与饮水量减少。模型复制结束第 1 d，监测空白组与模型组大鼠胃运动，模型组大鼠胃运动收缩幅值较空白组下降（$P<0.05$），证明模型复制成功。实验结束后，模型组大鼠解剖结果显示无明显器质性病变。

2.2 各组大鼠胃窦运动情况　干预 1 周后，记录各组大鼠胃窦运动收缩波形幅值情况，可见各组间胃窦收缩波形有明显差异。干预后，与空白组比较，模型组胃窦运动幅值降低（$P<0.05$）；与模型组比较，中脘+胃俞组、胃俞组和中脘组胃窦运动幅值增高（均 $P<0.05$）；与中脘组、胃俞组比较，中脘+胃俞组胃窦运动幅值增高（均 $P<0.05$）。各组间胃窦每分钟收缩频率比较差异均无统计学意义（均 $P>0.05$）。

2.3 各组大鼠 DMV 核团 NR1 表达情况　干预 1 周后，由蛋白免疫印迹法检测各组大鼠 DMV 核团 NR1 蛋白表达情况。与空白组比较，模型组 DMV 区 NR1 表达下降（$P<0.05$）；与模型组比较，中脘+胃俞组、胃俞组、中脘组大鼠 DMV 区 NR1 表达增高（均 $P<0.05$）；与中脘组、胃

俞组比较，中脘+胃俞组 DMV 区 NR1 表达增高（均 $P<0.05$）。

2.4 各组大鼠血清 NO 含量 干预 1 周后，与空白组比较，模型组血清 NO 含量增高（$P<0.05$）；与模型组比较，中脘+胃俞组、胃俞组和中脘组血清 NO 含量降低（均 $P<0.05$）；与中脘+胃俞组、中脘组比较，胃俞组血清 NO 含量降低（均 $P<0.05$）。

3 讨论

本研究以 FD 模型大鼠为研究对象，探讨胃俞募配穴的作用机制。

DMV 发出纤维支配胸腔大部分脏器的平滑肌运动及腺体分泌，是调节胃运动的重要中枢。本项目组前期研究结果表明胃俞募配穴调节胃运动具有协同效应，且胃俞、募穴针刺信息在延髓迷走孤束复合体（DVC）汇聚整合，通过迷走神经参与对胃运动的调节作用。而 DVC 由孤束核（NTS）和 DMV 共同构成。谷氨酸作为中枢兴奋性神经递质，其受体有 N-甲基-D-天冬氨酸受体、α-氨基-3-羟基-5-甲基-4 异恶唑受体及海人藻酸受体 3 种，其中 NMDAR 是离子型受体，集中在突触后膜，有 N-甲基-D-天冬氨酸受体-1（NR1）、N-甲基-D-天冬氨酸受体-2（NR2）和 N-甲基-D-天冬氨酸受体-3（NR3）3 个亚基，功能性的 NMDAR 至少包含 NR1 和 NR2 亚基中的一种，形成异四聚体，NR1 是构成受体通道的必需部分。近期研究表明，中枢谷氨酸通过与 NMDAR 作用调节胃运动，而与其他非 NMDAR 作用对胃运动无影响。有研究显示，冷水刺激致胃运动功能紊乱引发的溃疡与 NMDAR 回路有关。相关研究表明，谷氨酸及其 NMDA 受体可能是通过迷走神经传入神经元支配胃肠道，参与对胃运动的调节作用；另有研究显示，DMV 区注射 L-谷氨酸（L-Glu），可引起胃运动功能变化，当同侧迷走神经切断后该作用消除，表明中枢核团 DMV 区谷氨酸及其 NMDA 受体参与胃运动的调节作用。因此，本实验以胃俞募配穴调节胃运动与 DMV 区 NMDAR 为切入点，研究结果显示：与模型组比较，电针各组胃运动幅度增强，DMV 区 NR1 表达增加，表明胃俞募配穴可能是通过增强 DMV 区 NR1 的表达发挥对胃运动的调节作用。

人类禁食状态及餐后胆囊运动与胃肠运动是密切相关的，DMV 微量注射 L-Glu 促进胆囊运动是通过调控 NMDAR-NO 通路实现的。越来越多的证据表明，NMDAR 活性与 NO 的合成关系密切。体外研究发现，NO 合成抑制剂和阻断剂能减弱 NMDAR 的电生理活性。NMDAR 是电压依从性通道，对钙离子有高通透性，NMDAR 的激活是细胞内钙离子增加的主要来源，细胞内钙离子浓度提高，可激活中枢神经系统神经细胞内 nNOS，nNOS 是 NO 合成的关键限速酶，从而促进 NO 的生成。NO 是细胞通路重要的信使分子，同时也是一种重要的脑肠肽，可调节平滑肌舒张性，与胃酸分泌、保护胃肠黏膜和调节胃肠动力等功能有关，在中枢及外周神经调节胃运动过程中扮演重要角色。电针胃俞募配穴调节胃运动可能是通过改变中枢 DMV 区 NMDAR 活性从而调节外周血清 NO 含量实现的。

综上所述，电针胃俞募穴对 FD 模型大鼠胃运动具有调节作用，其机制可能是通过改变中枢 DMV 区 NMDAR 活性从而调节血清 NO 含量发挥作用的。

［中国针灸，2018，38（3）：285-290］

脾胃培元法配合针刺对幽门螺杆菌相关性慢性胃炎大鼠的作用及机制研究

李学军，刘礼梅，龙小娜，陈亮亮，吴　婧，孙　建，储浩然，薛西林，金月萍

慢性胃炎是指不同病因引起的胃黏膜的慢性炎症或萎缩性病变，其发生与 *Hp*.感染、不良饮食习惯、服用非甾体消炎药、自身免疫失衡、遗传因素等有关。近年来的研究表明，*Hp*.是慢性胃炎的一个重要致病因子。*Hp*.的生存主要依附于胃窦部和胃体部黏膜上，为慢性胃炎的病原菌。*Hp*.感染后发生的胃黏膜的炎性变化称为 *Hp*.相关性胃炎。自从 1983 年 Warren 和 Marshall 发现 *Hp*.以来，在接下来的这些年中人们开始逐渐了解到该细菌在临床消化系统疾病中的危害性。它的发现给认识慢性胃炎、消化性溃疡的病因和发病机制，都带来了全新的概念。*Hp*.感染的治疗问题已成为胃肠工作者关注和研究的热点。目前西医主要采用三联疗法对 *Hp*.感染进行根除治疗，虽然见效快但是依赖性大，副作用多。于是中医药的独特优势在治疗 *Hp*.相关性胃炎上便逐渐显露，且方法较多，如辨证论治、复方、单方及中西医结合疗法等均取得了较好的临床疗效。本课题组在长期临床应用中发现以益气健脾和中法针药结合治疗 *Hp*.相关性慢性胃炎疗效显著。本研究观察脾胃培元法配合针刺疗法对 *Hp*.相关性慢性胃炎大鼠胃黏膜 *Hp*.及形态的影响，观察 *Hp*.相关性慢性胃炎大鼠血清 NO、IL-8、TNF-α 的变化，为临床治疗提供了理论支持，为进一步研究其机制奠定了基础。

1　材料与方法

1.1　动物及分组　选取健康、清洁级 SD 大鼠 60 只，雌雄不拘，体质量 80～100 g，由南京医科大学实验动物中心提供，许可证号：SCXK（苏）2008—0004。动物于安静的环境下分笼饲养，室温控制在（22±1）℃的范围内，相对湿度（55±5）%，自然光照，塑料笼内以消毒木屑为垫料，食水自取。大鼠适应环境 1 周后，从 70 只健康 SD 大鼠中随机选择 10 只作为正常对照组，其余 50 只用于模型复制，选取造模成功的大鼠随机分为模型组、西药组、中药组、针刺组、针药组，每组 10 只。

1.2　药品及试剂　阿司匹林、脱氧胆酸钠、雷贝拉唑、生理盐水、阿莫西林、甲硝唑等由上海生物化学制药厂生产，*Hp*.菌株由安徽中医药大学微生物实验室提供，党参、黄芪、白术、茯苓、黄连、蒲公英、陈皮、甘草等中药饮片由安徽中医药大学第二附属医院中药房提供。

1.3　仪器与设备　切片机（Leica2135，德国），OLYMPUS 显微镜（BX51，德国），PCE-A 型程控电针治疗仪（安徽天恒有限公司）。

1.4　模型制备　参照文献用于模型制作的大鼠分以下两个阶段复制模型。

第一阶段：饥饱失常加药物刺激。即单日正常饮食，双日禁食不禁水，予阿司匹林混悬液　2 mL（阿司匹林粉 100 mg/kg 体质量，溶于 15%乙醇　100 mL 中）灌胃共 15 次，共 4 周。以 20 mmol/L

的脱氧胆酸钠溶液作为饮水随意饮用。

第二阶段：$Hp.$ 菌液制备。将 $Hp.$ 密集划线接种于 Skirrow 平板，37 ℃，微需氧环境中培养 72 h，用灭菌生理盐水洗下菌苔，混合均匀，以酶标仪测定其 OD 550 值在 4.8～8.4（相当于 1×10^9 CFU/mL）。上述菌液于 4 ℃冰箱中保存，于 15 h 内灌胃大鼠。从第 5 周起，每周感染 $Hp.$ 2 次，共 8 次。灌胃前，先禁食水 24 h，经口腔缓慢灌注 5% $NaHCO_3$ 2 mL，20 min 后灌注 $Hp.$ 菌液 2 mL，1 h 后给食，共 4 周。

1.5 治疗

1.5.1 药物制备 ①西药制备：雷贝拉唑，每片 20 mg，用蒸馏水配成浓度为 0.37 mg/mL 的混悬液备用；阿莫西林，每片 250 mg，用蒸馏水配成浓度为 9.17 mg/mL 的混悬液备用；甲硝唑，每片 200 mg，用蒸馏水配成浓度为 7.33 mg/mL 的混悬液备用。②中药制备：采用脾胃培元法为主的自拟脾胃培元方，药用党参 15 g，黄芪 20 g，白术 15 g，茯苓 15 g，黄连 6 g，蒲公英 20 g，陈皮 10 g，甘草 6 g。中药饮片由安徽中医药大学第二附属医院中药房提供，按中药常规煎煮法水煎后浓缩配制成 0.78 g/mL 浓度。

1.5.2 治疗方法 参照现行教材《实验针灸学》关于"常用实验动物针灸穴位"的取穴标准。针刺组选取足三里、中脘和内关（其中足三里、内关均选双侧穴位），针刺方法：选用 1 寸（25 mm）毫针，直刺 4～6 mm，留针 30 min。于手术第 1 d 开始电针，每天 1 次，连续 4 周。

针药组针刺方法同针刺组，另灌喂脾胃培元方汤剂每只 2 mL，早晚各 1 次，共 4 周。西药组给予阿莫西林、雷贝拉唑、甲硝唑混悬液每只 0.5 mL，服用 7 d，然后单灌喂雷贝拉唑混悬液每只 2 mL，每日 2 次，连用 3 周。中药组灌喂脾胃培元方汤剂每只 2 mL，早晚各 1 次，用 4 周。模型组每日给予生理盐水 2 mL 灌胃，连续 4 周。正常对照组同期相同条件下饲养，相同条件下抓捕与处理，并每日给予生理盐水 2 mL 灌胃，连续 4 周。

1.6 观察指标及检测方法 所有大鼠治疗结束后采取颈椎脱位的方法处死，取出鼠胃，沿大弯剪开胃腔，洗净后，固定于中性甲醛缓冲液中，用于快速尿素酶法检测 $Hp.$ 和 HE 染色。

1.7 统计学处理 采用 SPSS 13.0 统计软件进行数据处理。

2 结果

2.1 复制模型实验动物 $Hp.$ 情况及各组药物清除 $Hp.$ 的作用 正常对照组感染率为 0%，模型组感染率为 90%，西药组感染率为 40%，中药组感染率为 50%，针刺组感染率为 50%，针药组感染率为 30%。针药组感染率显著降低。

2.2 胃黏膜病理变化情况 正常对照组大鼠胃黏膜上皮完整，部分可见少量散在的淋巴细胞。模型组胃窦部炎症程度较重，可见程度不等的点状或片状糜烂。治疗各组胃黏膜炎症反应均较模型组有所减轻，其中针药组变化更明显。

2.3 各组 NO、IL-8、TNF-α 含量情况 与中药组、针刺组和西药组比较，针药组 NO、IL-8、TNF-α 含量均显著降低（$P < 0.05$）。

3 讨论

$Hp.$ 相关性慢性胃炎，据其症状当属祖国医学"胃脘痛""痞满""呕吐""嘈杂""吐酸"等病的范畴。病因有外邪犯胃、饮食不节、情志失调、脾胃虚弱等，病位在胃，与肝、脾关系最为密切，辨证分寒、热、虚、实。病初为实，日久伤脾，脾气不足，阳气亏虚，阳损及阴（胃阴不足），则由实证转虚证。现代医学也认为，慢性浅表性胃炎与周围环境的有害因素及易感体质有关，薛己《明医杂著·痰饮》认为，痰饮"大凡内因之症，原属脾胃虚弱……若稍重其剂，复伤胃气，虚症峰起""邪之所凑，其气必虚"（《素问·评热病论》），正邪相争往往导致正虚邪恋，甚至某些外感疾病也是由于脾胃虚弱、元气不足而引起，突出显示脾胃之盛衰在发病学上的重要作用，强调治病求本当从脾胃，而脾胃病则以补气为治，正如汪机提出"调补气血、固本培元"的学术观点。

*Hp.*感染与炎症损伤密切相关，*Hp.*感染后，*Hp.*与宿主相互作用，诱发局部免疫反应，诱导胃黏膜上皮细胞增殖和凋亡，影响一些胃肠激素的合成、分泌和释放，破坏损伤因子和防御因子之间的平衡。近年来研究表明，众多细胞因子 IL-1、6、8、10、12，TNF-α，IFN-γ 等参与 *Hp.*致病过程，其中 IL-1、IL-8、TNF-α 主要参与炎症反应。IL-1 是一系列炎症反应中最早产生的细胞因子，为强有力的胃分泌抑制剂；IL-8 是在 IL-1、TNF、脂多糖等刺激下产生的细胞因子，对炎症具有双向调节功能，其功能的发挥取决于所处的位置及黏附分子间的作用。TNF-α 通过与其受体结合而发挥作用，为一种促炎症蛋白，在 *Hp.*致炎过程中起重要作用。

本研究在继承新安医学"调补气血、固本培元"治疗脾胃病理论的基础上，结合专家经验从中医理论出发提出"邪之所凑，其气必虚"，"正邪相争"而导致"正虚邪恋"的观点。在益气和中法针药并用治疗慢性浅表性胃炎已取得较好临床疗效的临床研究基础上，采用脾胃培元法为主，以人参、黄芪、白术、茯苓、黄连、蒲公英、陈皮、甘草组成脾胃培元方，结合针刺中脘、足三里、内关的针方，共同发挥培护中焦之元、调养脾胃、养胃祛邪的功效。本实验结果显示，模型组大鼠胃窦部炎症程度较重，可见程度不等的点状或片状糜烂。治疗各组胃黏膜炎症反应均较模型组有所减轻，其中针药组变化更明显。治疗各组血清 NO、IL-8、TNF-α 含量均较模型组有所降低，其中针药组明显下降。提示脾胃培元法配合针刺疗法对 *Hp.*所致胃黏膜炎症损伤具有明显的保护作用。且在抑制 *Hp.*感染方面，针药组优于中药组和针刺组，甚至优于西药组，提示脾胃培元法配合针刺疗法对 *Hp.*相关性胃炎体内 *Hp.*有一定抑杀作用。可见，脾胃培元法配合针刺疗法对 *Hp.*相关性慢性胃炎 *Hp.*的清除及胃黏膜形态的改善有良好的效果。其为临床采取针药结合治疗 *Hp.*相关性胃炎提供了理论支持，但其作用机制有待在下一步的研究中探讨。

［中医药临床杂志，2013，25（7）：575-577］

豚鼠肺切除术后咳嗽模型建立及针刺肺经对其血清 PGE-2、BK 的影响

祝永福，解明然，周美启

本研究拟应用豚鼠进行肺部手术切除并结合支气管激发咳嗽实验方法构建本病相关动物模型，同时给予针刺干预观察豚鼠咳嗽变化，现将有关实验报道如下。

1 材料与方法

1.1 实验动物及分组情况 SPF 级雄性豚鼠共 40 只，5～7 周龄，体质量（343±13.46）g，由安徽医科大学实验动物中心提供，许可证号为 SCXK（皖）2017—001，在恒温下饲养，食用安徽医科大学实验动物中心提供的全营养颗粒，实验室通风每小时 8～15 次，湿度 50%～60%，温度保持在（20±1）℃，光照/黑暗 12 h/12 h 交替。实验动物随机分为正常组、模型组、电针组、非经非穴组，每组 10 只。

1.2 实验试剂及仪器 40% 甲醛、前列腺素 E-2（PGE-2）、缓激肽（BK）测定试剂盒均购置于上海第一生化制药公司上海生物化学制药厂。各级浓度的乙醇、苏木素染液、二甲苯、中性树胶、伊红等常用试剂由安徽中医药大学科研实验中心提供。SDZ-V 电针仪（苏州针灸用品厂），切片机（莱卡），酶标仪（RT-6000，深圳雷杜公司），显微镜（Leica SP5）。

1.3 模型复制

1.3.1 豚鼠术前 8 h 禁食，自由饮水，称质量后用戊巴比妥钠腹腔注射麻醉，仰卧固定，胸部备皮，常规无菌操作，剪开皮肤，分离胸大肌，给予开胸切除右肺游离度最好的一叶。具体方法如下：①豚鼠经 30 g/L 戊巴比妥钠（30 mg/kg）腹腔注射麻醉，取左侧卧位；②经右侧第 5 肋间切口入胸，用无损伤镊将右肺拉出胸腔。选取右肺（共 4 叶）游离度最好的肺叶，用 5-0 无损伤缝线（Prolene，Ethicon，LLC）连续缝扎预切除肺叶根部，切除肺叶，肺叶根部再次缝扎，双重缝扎目的在于更为稳妥，防止肺门血管出血即支气管漏气；③仔细止血，放置胸腔引流管后关胸。豚鼠苏醒后拔除胸腔引流管；④因豚鼠肺组织较小、较脆、易损伤，全程在双目放大镜下操作，使用眼科无损伤精细器械操作。

1.3.2 辣椒素诱发咳嗽 用辣椒素作为咳嗽诱导激发剂，制备 100 μmol/L，实验过程中将豚鼠放置于特制的密闭箱盒内，所有豚鼠雾化吸入激发剂 1 mL，给予雾化 3 min 后，记录豚鼠 6 min 内咳嗽次数。

1.3.3 以术后第 3 d 统计各组豚鼠是否出现咳嗽判定模型是否成功。根据出现咳嗽时有伸出前脚、颈部伸向前、张口等特征性体位，认定为咳嗽。

1.4 针刺方法 参照中国畜牧兽医学会编的《中国兽医针灸学》定位标准取双侧太渊、列缺，

电针组于模型成功后 1 d 进行电针刺激，强度 1 mA，频率 2 Hz，每次 30 min，连续 5 d。非经非穴组选取臀部非穴位点 2 处，电针参数同电针组；正常组、模型组均不予电针。

1.5 检测指标

1.5.1 咳嗽次数　记录豚鼠 6 min 内咳嗽次数。

1.5.2 血清 PGE-2、BK　采用 ELISA 法测定。将以上各组豚鼠治疗结束后 1 h 麻醉，无菌条件下腹主动脉插管采血 2 mL，分离血清，用于检测 PGE-2、BK，具体方案按试剂盒说明书进行。

1.5.3 肺组织 HE 染色　各组动物取血后，同时取出右肺组织，甲醛固定，用于 HE 染色，镜下观察肺黏膜形态、结构变化等情况。

1.6 统计学处理　采用统计软件包 SPSS 13.0 统计，统计资料指标均用均数±标准差（$\bar{x}\pm s$）表示，多组间均数比较采用单因素方差分析，组间均数相互比较采用 q 检验，均以 $P<0.05$ 为差异有统计学意义。

2　结果

2.1 模型复制结果，6 min 内咳嗽次数　40 只接受肺叶切除的豚鼠中，死亡 2 例。剩余 38 只术后 8 d 测定 6 min 咳嗽次数，肺叶切除组明显高于正常组，结果有统计学差异（$t=3.742$，$P=0.001$）。

2.2 针刺肺经治疗后豚鼠咳嗽改变情况　从 38 只模型复制成功后的豚鼠中，随机抽取 30 例，分为 3 组。A 组给予针刺肺经（双侧太渊、列缺）治疗，B 组给予针刺非经非穴治疗，C 组模型组不予处理。针刺治疗 3 d 后，再次行咳嗽次数测定，A 组咳嗽次数显著低于 B 组和 C 组，结果有统计学差异（$t=4.174$，$P<0.001$）。B 组和 C 组无明显差异（$t=0.475$，$P=0.642$）。

2.3 炎症因子检测结果　BK 检测结果：针刺治疗前 A、B、C 三组（$\bar{x}\pm s$）分别为（7.77±0.17）mg/mL、（7.85±0.14）mg/mL、（7.77±0.17）mg/mL，三组相比较，$P>0.05$，差异无统计学意义，具有可比性。针刺治疗后 A、B 两组（$\bar{x}\pm s$）分别为（3.18±0.20）mg/mL、（7.62±0.14）mg/mL。A 组针刺治疗前后具有明显统计学差异（$P<0.001$），与 B、C 组相比亦具有明显统计学差异（$P<0.001$）。

PGE-2 检测结果：针刺治疗前 A、B、C 三组（$\bar{x}\pm s$）分别为（467.2±15.38）pmol/L、（471.7±12.61）pmol/L、（467.6±16.41）pmol/L，三组相比较，$P>0.05$，差异无统计学意义，具有可比性。针刺治疗后 A、B 两组（$\bar{x}\pm s$）分别为（522.3±16.54）pmol/L、（474.2±13.01）pmol/L。A 组针刺治疗前后具有明显统计学差异（$P<0.01$），与 B、C 组相比亦具有明显统计学差异（$P<0.01$）。

2.4 肺组织形态结果　正常组肺组织的结构基本正常；模型组支气管及肺泡结构变形，支气管纤毛排列不整齐，支气管黏膜上皮不完整，可见炎症细胞浸润；电针组支气管及肺泡结构变形较模型组明显减轻，仅见少量炎症细胞浸润；非经非穴组肺组织病理改变与模型组类似。

3　讨论

本研究对豚鼠肺切除术后咳嗽相关机制进行了初步探讨，通过对炎症因子 PGE-2 和 BK 测定，以及豚鼠肺组织免疫组化形态学观察，结果初步说明了，豚鼠肺切除术后咳嗽发生与手术对肺组织和周围神经引起的局部炎症相关。另外，针刺肺经有助于缓解豚鼠肺切除术后咳嗽，同时 PGE-2 和 BK 测定出现明显改变，豚鼠肺组织免疫组化形态学观察也有明显不同。

［中医药临床杂志，2019，31（2）：295-297］

临床应用

胃俞募配穴针刺对功能性消化不良患者静息态脑功能局部一致性和胃电图的影响

管媛媛，蔡荣林，肖洪波，储浩然，李传富，申国明

功能性消化不良（FD）是一种常见的功能性胃肠病。其发病机制较为复杂，与胃肠动力障碍、内脏感觉过敏、遗传易感性等多种因素有关。一般认为，胃肠动力障碍是 FD 的主要病理生理基础。西医治疗常以促胃肠动力药为主，但效果不甚理想，研究表明针刺治疗能够有效改善 FD 患者胃动力障碍，缓解临床症状，且无毒副作用。既往研究表明，胃俞募配穴针刺可调节 FD 模型大鼠的胃运动功能，迷走神经背核和下丘脑室旁核等中枢核团可能参与了针刺胃俞募配穴对胃运动的调节效应，基于前期动物实验研究基础，本研究以 FD 患者为研究载体，运用 fMRI 技术从 ReHo 的角度探讨胃俞募配穴针刺调节 FD 患者胃运动效应的中枢机制，为胃俞募配穴针刺治疗 FD 的临床应用进一步提供科学依据。

1　临床资料

1.1　一般资料　本研究纳入的 37 例 FD 患者来源于 2017 年 6 月至 2018 年 9 月在安徽中医药大学、安徽农业大学、安徽医科大学校内公开招募的符合 FD 诊断标准的志愿者，所有纳入本研究的 FD 患者均由安徽中医药大学附属医院消化内科门诊的主任医师确诊，诊断参照罗马 III 标准。样本量设计参照国内外同类研究的报道结果，每组最少 12 例，受试者可以满足该类研究的统计学要求，所有患者按随机数字表法随机分为配穴组和非穴组，实验过程中 2 组患者因晕针及不能按时接受针刺治疗等原因共脱落 6 例，最终纳入统计分析的共 31 例（配穴组 16 例，非穴组 15 例），同时公开招募 19 例健康志愿者作为对照组，3 组间年龄、性别比较差异无统计学意义（$P>0.05$）。2 组 FD 患者胃电图（EGG）振幅和频次比较，差异无统计学意义（$P>0.05$）。本研究遵照赫尔辛基宣言，通过安徽中医药大学第一附属医院伦理委员会审核。

1.2　纳入及排除标准　FD 患者纳入标准：①符合 FD 诊断标准；②年龄 18～30 岁；③右利手；④入组前至少 15 d 没有服用过任何胃肠促动力药；⑤无磁共振扫描禁忌；⑥自愿参加本研究签署知情同意书。

排除标准：①患有针刺禁忌证；②伴有心肝肾、内分泌、血液循环、消化系统疾病及肿瘤、神经精神类疾病者；③处于月经期、妊娠期、哺乳期的女性；④伴严重抑郁、焦虑症状者；⑤在磁共振扫描过程中发现有明确颅内病变者；⑥扫描过程中出现严重头动。健康受试者应与 FD 患者年龄、性别相匹配，且无任何消化系统症状及不适，自愿参加本研究，签署知情同意书。

2 方法

2.1 治疗方法 对照组不进行任何针刺干预，仅作为 FD 患者脑功能磁共振成像的健康对照。配穴组患者予以双侧胃俞+中脘针刺治疗，非穴组予以双侧胃俞、中脘同节段非经非穴针刺治疗，2 组患者针刺治疗前后分别进行 1 次 EGG 检测和静息态 fMRI 扫描，对治疗前后 EGG 检测的结果进行分析，计算针刺前后静息态 fMRI 图像的 ReHo 值，将针刺前后 ReHo 的变化和胃运动的变化进行相关性分析。

胃俞、中脘穴位定位与针刺操作方法参考现行教材《针灸学》，胃俞：第 12 胸椎棘突下，后正中线旁开 1.5 寸，斜刺 0.5～0.8 寸。中脘：前正中线上，脐中上 4 寸，直刺 1～1.5 寸，进针后行捻转提插手法，以得气为度。得气后留针 30 min，每隔 10 min 行针 1 次。非经穴选取在第 12 胸椎棘突下，后正中线旁开 1.5～3 寸中间的位置，左右各一，以及平中脘穴向右侧旁开 0.5～2 寸中间的位置，操作同前。

2.2 检测指标及方法

2.2.1 EGG 检测 采用智能胃肠电图仪（EGEG2D6B 型，合肥华科电子技术研究所）监测 FD 患者体表 EGG 数据，每位患者采集 5 min 以上稳定胃电图信号，记录胃窦部平均收缩波振幅和平均收缩波频次。

2.2.2 fMRI 数据采集 扫描采用 GE3.0T 超导磁共振扫描仪（美国 GE），标准头部正交线圈。常规 T2 加权成像扫描（FSE 序列：Tr=9302 ms，TE=82 ms，FOV 240 mm×240 mm，层厚 5 mm，层间距 1.5 mm，扫描 20 层）排除大脑器质性病变。解剖图像采用 T1-3D 序列：Tr=8.2 ms，TE=3.2 ms，翻转角度 12°，FOV256 mm×256 mm，层厚 1 mm，扫描 166 层。静息态脑功能成像扫描（EPI-BOLD 序列：TR/TE=2000 ms/30 ms，翻转角度 90°，FOV 220 mm×220 mm，分辨率 64×64，体素 3 mm×3 mm×3 mm，层厚 3.0 mm，层间距 1 mm，扫描 36 层，采集 120 个时间点）。

2.2.3 fMRI 数据分析 fMRI 数据分析在安徽省中医院数字化影像技术实验室（国家中医药管理局三级实验室）进行，采用 DPARSF 4.2 软件对原始 fMRI 数据进行预处理（格式转换、去除前 5 个时间点、时间层校正、头动校正、图像配准），预处理完检查头动矫正结果去除平移>2 mm 或转动>2°的数据。预处理后的数据经去线性趋势，回归协变量后，采用 Hammming 带通滤波对提取的时间曲线进行卷积处理，提取 0.01～0.08 Hz 频率范围内低频振荡信号，计算全脑每个体素的肯德尔和谐系数（KCC 值）将每一个体素的 KCC 值除以全脑所有体素 KCC 值均值而得到标准化 ReHo 图。采用 4 mm 半高全宽的高斯核空间平滑标准化 ReHo 图。

2.3 统计学分析 所有临床数据采用 SPSS 24.0 统计分析软件进行处理，计数资料采用卡方检验，计量资料以（$\bar{x} \pm s$）表示，以 $P<0.05$ 为差异有统计学意义。fMRI 数据采用基于 MatlabR2013b 平台的 REST 2.0 软件进行分析，组间标准化 ReHo 值比较采用双样本 t 检验，组内比较采用配对 t 检验，对结果进行 AlphaSim 校正，设定统计阈值概率为 0.05。采用基于 REST 软件的 Extract ROI Signals 工具提取针刺治疗前后 ReHo 值变化脑区的时间序列。利用 REST Correlation Analysis 工具对 ReHo 值的变化与胃运动变化进行相关性分析。

3 结果

3.1 2组患者针刺治疗前后胃运动变化情况分析 与治疗前相比，配穴组 EGG 振幅明显增高（$P<0.01$），EGG 频次增高（$P<0.05$）。非穴组 EGG 振幅增高（$P<0.01$），EGG 频次与针刺前比较差异无统计学意义（$P>0.05$），治疗后组间比较未见明显差异（$P>0.05$）。

3.2 FD 患者与对照组 ReHo 存在差异的脑区 与对照组相比，FD 患者右侧胼胝体下回、右侧眶部额下回、左侧额中回、右侧额上回、右侧中央后回、右侧中央旁小叶、双侧辅助运动区 ReHo 值增高，右侧小脑后叶、右侧小脑前叶、左侧后扣带回、左侧梭状回、右侧脑岛、右侧颞中回 ReHo 值降低。

3.3 配穴组针刺治疗前后 ReHo 值变化分析 与针刺前相比，配穴组患者大脑左侧梭状回、右侧颞极颞中回、右侧额下回、右侧极上回、左侧中央后回、右侧中央前回，左侧后扣带回、左侧楔前叶 ReHo 值增高，左侧小脑前叶、左侧颞下回、右侧海马、左侧前扣带回、左侧额中回、右侧尾状核 ReHo 值降低。

3.4 非穴组针刺治疗前后 ReHo 值变化分析 与针刺前相比，非穴组患者右侧小脑后叶、左侧小脑后叶，右侧小脑前叶，右侧楔前叶 ReHo 值增高，右侧眶部额中回、左侧角回、右侧额上回、左侧额上回、右侧角回，左侧额中回 ReHo 值降低。

3.5 2组患者针刺治疗前后 ReHo 值变化与胃运动变化的相关性分析 提取2组患者针刺前后各差异脑区的 ReHo 值，将 ReHo 值变化与胃运动变化进行相关性分析，可见，配穴组颞上回（$r=0.682$）、颞极颞中回（$r=0.721$）ReHo 变化与 EGG 频次呈正相关及后扣带回（$r=0.544$）。ReHo 变化与 EGG 振幅呈正相关，额中回（$r=-0.509$）、海马（$r=-0.437$）ReHo 变化与 EGG 振幅呈负相关。非穴组各差异脑区 ReHo 值变化与胃运动变化无显著相关。

4 讨论

FD 属于祖国传统医学的"胃脘痛""痞证"等范畴，针刺对 FD 具有良好的治疗效果。胃俞穴可健脾胃消积滞，中脘穴助运化补中气，二穴相配具有补益胃气，扶中补虚之功效，是针灸临床治疗 FD 的重要选穴方案。临床研究表明，针刺治疗可增强 FD 患者胃动力，促进消化吸收，提高生活质量。然而，针刺如何调节 FD 患者胃运动效应的机制尚不清楚，以往的研究多从分子水平、胃肠病理生理学等角度阐释，较少深入探讨针刺调节胃运动效应的中枢机制。

近年来各种脑功能成像技术大量运用于针刺效应的神经机制研究，血氧水平依赖性磁共振成像技术，是当前应用最广泛的一种脑功能成像方法。它以血氧水平依赖效应为基础，可实时观察大脑神经元活动情况，ReHo 是 BOLD-fMRI 研究中常用的一种局部脑功能活动特性分析法，可反映静息状态下某一特定脑区的体素与其周围相邻体素在时间序列上的同步性。目前，ReHo 分析法被广泛运用于针刺效应中枢机制的研究。课题组的前期实验表明，胃俞募配穴针刺引起健康受试者多个脑区 ReHo 值及胃运动发生变化，丘脑、后扣带回等脑区可能是胃俞募配穴针刺调节胃运动效应的重点脑区，但是有学者认为人体在生理和病理状态下针刺信息的中枢响应模式存在一定的差异，因此本研究以 FD 患者为载体，进一步探索机体在功能失调状态下，胃俞募配穴针刺调节胃运动效应的中枢调控机制。

本研究中，与对照组相比，FD 患者小脑、额叶、扣带回、脑岛等脑区 ReHo 值异常，既往已有多个研究采用不同的神经影像技术分析 FD 患者和健康人的中枢功能差异，发现 FD 患者额叶、颞叶、小脑、脑岛、丘脑等多个脑区葡萄糖代谢异常增高，脑岛、脑干及小脑的分数低频振荡幅值存在明显异常，脑岛与其他脑区功能连接高于正常人。本研究与前人研究报道部分结果一致，经胃俞募配穴针刺治疗后，FD 患者额叶、小脑、颞叶、扣带回、海马等脑区 ReHo 值发生变化，由此可见针刺引起 ReHo 值改变的大部分脑区是 FD 患者异于健康人的区域，说明胃俞募配穴针刺可纠正 FD 患者部分脑区异常的功能活动。

EGG 检测的结果显示，胃俞募配穴针刺同时增高 FD 患者 EGG 振幅和频次，促进胃运动功能。经相关性分析可见，颞上回、颞极颞中回、后扣带回、额中回、海马的 ReHo 变化与胃运动的变化具有一定的相关性。海马、后扣带回、颞极颞中回属于边缘系统，边缘系统又称"内脏脑"，是协调内脏躯体行为的高级整合中枢，来自胃肠道神经元的传入神经信号可经海马内胃扩张敏感性神经元传至延髓、下丘脑等高位中枢，由高位中枢整合后经迷走神经下行传递到胃，由此实现边缘系统对胃运动功能的调控。针刺足三里可激活 FD 患者颞叶、海马、扣带回等边缘系统相关脑区功能活动。本研究结果表明，胃俞募配穴针刺可能通过对边缘系统相关脑区的调控而发挥胃运动调节效应。

胃部感觉矩阵是调控胃部胀、痛等感觉的关键中枢区域。针刺疗法可通过对胃部感觉矩阵的调控而发挥对 FD 胃肠功能的调节作用。俞募配穴针刺可调控 FD 患者小脑、眶额皮质、前扣带回等胃部感觉矩阵相关脑区的 ReHo 值，最终改善患者症状和生活质量。在本研究中，颞极颞中回、额中回是胃部感觉矩阵的重要组成脑区，其 ReHo 变化与胃运动变化相关。由此推测，胃部感觉矩阵可能是俞募配穴针刺调节胃运动效应的另一个关键中枢调控区域。

非穴组经针刺治疗后，患者多个脑区 ReHo 值发生改变，其中部分脑区的变化与配穴组一致，EGG 结果显示针刺治疗后振幅增高，说明非穴针刺对 FD 患者脑功能活动和胃运动功能也存在一定的调节作用，推测其原因可能有二：一是安慰剂效应，FD 患者接受非穴针刺治疗后，在高度期望的心理暗示下，引起脑部生理学改变，产生和针刺经穴类似的效应作用；二是非穴区和经穴区可能位于同一经脉或者周围网状分支，非穴区有小神经分支与经穴区神经相连。

综上所述，FD 患者与健康人多个脑区 ReHo 值存在差异。胃俞募配穴针刺可纠正 FD 患者部分脑区异常的功能活动，其对胃运动的调节效应可能通过对胃部感觉矩阵和边缘系统相关脑区的调控而实现。本研究同时设置配穴组与非穴组观察比较，发现非穴针刺治疗前后胃运动功能也有一定程度的改变，但其胃运动调节效应与调控脑区范围均不如配穴针刺，经穴与非经非穴在效应特异性上存在差异，说明临床取穴正确定位的重要性。

［南京中医药大学学报，2019，35（6）：640-645］

脾胃培元方穴位贴敷治疗腹泻型肠易激综合征临床疗效观察

陈亮亮，储浩然

肠易激综合征（IBS）的主要临床表现与肠功能障碍有关，包括腹胀、腹痛、排便习惯和（或）大便变化等，根据患者的临床症状分为腹痛型、便秘型、腹泻型和便秘腹泻交替型。据相关文献报道，IBS 的全球发病率已高达 11.2%，其中临床最常见的 IBS 为腹泻型肠易激综合征（IBS-D），IBS 症状易反复发作，难以治愈，致使患者痛苦不堪。目前西方医学对 IBS-D 的治疗仍然是对症治疗，包括止泻、解痉止痛、抗抑郁焦虑等，不仅疗效有限，且耗费精力、财力。而传统医学近年来治疗 IBS 的疗效令人满意，穴位贴敷治疗作为一种中医外治法，即通过药物贴敷相关穴位治疗疾病的疗法，与中医内治法比较具有见效快、无痛苦、易接受的特点。本研究旨在通过观察脾胃培源方穴位贴敷疗法与口服西药对 IBS-D 的疗效差异，探讨脾胃培源方穴位贴敷治疗 IBS-D 的临床效果，现报道如下。

1 资料与方法

1.1 一般资料 选取 2016 年 1 月至 2017 年 4 月于安徽中医药大学第二附属医院脾胃科住院的 IBS-D 患者 63 例。随机分为 2 组，穴位敷贴组 32 例和西药组 31 例。其中穴位贴敷组因故脱落 1 例，西药组脱落 2 例，共计 60 例患者纳入统计分析。2 组患者的年龄、性别、病程比较差异均无统计学意义（$P > 0.05$）。

1.2 诊断标准

1.2.1 西医诊断标准 参照罗马Ⅲ标准中关于 IBS-D 的诊断：反复发作腹痛或不适，诊断前病程≥6 个月，近 3 个月内每个月出现上述症状>3 d，且满足以下 2 项或以上者：①排便后腹痛不适的症状可缓解；②伴有排便频率改变；③伴有大便性状改变。同时，根据罗马Ⅲ标准对 IBS-D 患者的粪便进行量化分型：稀糊便或水样便量≥25%大便量，干硬便或块状便量<25%大便量。

1.2.2 中医诊断标准 参照《中药新药临床研究指导原则（试行）》中关于泄泻的诊断标准：①每日大便次数>3 次，大便量增多，便质稀或成水样；②症状持续时间>1 d。

1.3 纳入及排除标准 纳入标准：①符合罗马Ⅲ标准及《中药新药临床研究指导原则（试行）》中关于 IBS-D 的诊断标准；②症状积分>75 分；③病程超过 6 个月，目前正在发作期；④年龄 18~65 岁，男女不限；⑤对本研究知情同意并签署同意书。排除标准：①不符合诊断标准；②合并有其他消化系统疾病或其他严重原发性疾病及并发症等；③备孕、妊娠或哺乳期女性；④其他原因引起的腹泻。

1.4 剔除、脱落及中止试验标准 ①不遵医嘱，依从性差，中途退出及失访者；②出现严重并发症者。

1.5 治疗方法 穴位敷贴组：嘱患者平卧位，局部皮肤无菌操作后，取一袋脾胃培源方制剂平铺于患者腹部的神阙穴、气海穴及双侧天枢穴上，用胶布轻轻固定后行 TDP 垂直照射，距患者腹部皮肤 20～30 cm（根据患者体感自行调节）；治疗时间 40 min，每次 1 剂，每日 1 次。脾胃培源方组方：党参 9 g，生黄芪 12 g，白茯苓 12 g，肉豆蔻 15 g，炒薏苡仁 15 g，五味子 12 g，川椒 3 g，炒吴茱萸 6 g，高良姜 9 g，炙甘草 6 g，冰片 1 g 等；制剂的制作与包装均由安徽中医药大学第二附属医院制剂室完成。西药组：选用马来酸曲美布汀分散片（规格：每片 0.1 g，批号：国药准字 H20040882），每次 1 片，每日 3 次，口服。连续 4 周为 1 个疗程，治疗时停用一切影响疗效的药物，治疗结束后评价疗效，并于 3 个月随访后再次评价。

1.6 观察指标

1.6.1 中医主要症状积分评分标准 主要根据胃肠疾病中医证候评分表。针对患者出现的症状（腹痛、腹泻、食少纳差、倦怠乏力、神疲懒言等）进行评分。根据症状和体征的轻重程度，按无、轻、中、重分别计为 0 分、2 分、4 分、6 分。

1.6.2 IBS 严重程度评分的比较 IBS 严重程度评分（IBS-SSS）量表主要对患者腹痛程度、14 d 内发生腹痛的时间、腹胀不适的情况、对排便的满意度、对生活质量的影响程度 5 个方面进行综合评价，每项 100 分，总积分 500 分。IBS-SSS 评分分别于治疗前及治疗 4 周后进行。

1.6.3 安全性观察 治疗过程中，观察 2 组患者有无发生药物不良反应、局部皮肤烧烫伤、皮肤过敏等不良事件，并记录其严重程度、相关处理及发生概率。

1.7 疗效判定标准 参照《中药新药临床研究指导原则（试行）》有关规定，疗效评定采用尼莫地平法：疗效百分率=（治疗前后积分差值/治疗前症状总积分）×100%。痊愈：临床症状基本消失，有效率≥95%；显效：临床症状明显改善，有效率≥70%，且＜95%；有效：临床症状改善，有效率≥30%，且＜70%；无效：临床症状无改善甚至加重，有效率＜30%。总有效率=［（临床痊愈数+显效数+有效数）/总数］×100%。

1.8 统计学处理 所有实验数据采用 SPSS 22.0 统计软件进行分析处理。所有数据均以（$\bar{x} \pm s$）表示，各组组间比较用 t 检验；计量资料采用单因素方差分析及 t 检验。以 $P < 0.05$ 为差异有统计学意义。

2 结果

2.1 2 组治疗前后中医主要症状评分对比 2 组患者治疗前的症状评分经统计学分所，具有可比性（$P > 0.05$）；治疗后 2 组组内及组间比较，差异均有统计学意义（均 $P < 0.05$），说明 2 组的治疗方法对改善 IBS-D 均有效，且穴位贴敷组疗效优于西药组。

2.2 2 组临床疗效比较 2 组均有临床疗效，且穴位贴敷组愈显率及总有效率与西药组比较差异有统计学意义（均 $P < 0.05$），说明穴位贴敷治疗更有效。

2.3 2 组治疗前后 IBS-SSS 评分对比 2 组患者治疗前 IBS-SSS 评分比较无统计学意义，具有可比性（$P > 0.05$）；而治疗后及随访时的积分与治疗前比较差异均有统计学意义（均 $P < 0.05$）；穴位贴敷组治疗前后积分差值与西药组比较，差异有统计学意义（$P < 0.05$）；而随访时和治疗前的积分差值亦高于西药组（$P < 0.05$）。

3 讨论

中医学中没有"肠易激综合征"这一病名的相关论述，但根据辨证论治的思想，针对 IBS 的常见临床症状可将其归为"泄泻""腹痛"范围。从古至今各代医家对本病的病因、病理机制、治疗方法、方药等皆有论述。新安医家汪机总结了各家学说，承李东垣《脾胃论》中"脾胃内伤，百病由生"的说法，指出泄泻致病的根本原因在于脾胃虚弱，虽病位在肠，但与脾、胃、肾密切相关，提出"固本培元，调补气血"之说，治以健脾胃，扶正气。脾胃培源方是根据新安医家汪机的"调补气血，固本培元"之说结合泄泻与脾、胃、肾的关系进行的组方。方中党参、黄芪被汪机寓为"补脾胃之圣药"，功可补气养血；白茯苓、炒薏苡芒合用增强脾的运化功能，利水渗湿；肉豆蔻、五味子合用功可健脾益肾，涩肠止泻；川椒、炒吴茱萸可助阳止泻；高良姜温中祛寒，冰片开窍醒脾，炙甘草调和全方，全方旨在温中、健脾、止泻之意。贴敷取穴原则：神阙、气海、双侧天枢均为腹部穴位，经脉所及，主治所在。同时天枢穴是大肠募穴，治腑病，调气止泻；神阙、气海为任脉经穴，亦为扶正要穴，取之有健脾益胃，温中止泻的功效；诸穴合用，共奏温中健脾，调气止泻之功。本研究中，选用中药穴位贴敷，能够起到穴位刺激及药物疗效的双重作用。同时穴位贴敷操作简单，易学易用，患者依从性好，疗效明显。本研究中 2 组的治疗方法虽均对 IBS-D 有效，但是采用脾胃培源方穴位贴敷的患者疗效明显强于西药组患者，且穴位贴敷组在改善患者腹痛、腹泻等主要临床症状方面有明显优势；治疗后 3 个月对患者进行随访时发现，2 组的 IBS-SSS 评分较治疗刚结束时均有上升趋势，而穴位贴敷组的上升幅度明显小于西药组，通过与治疗前的评分对比仍有好转。由此可知，脾胃培源方穴位贴敷治疗 IBS-D 疗效良好，且远期疗效仍满意，同时因其安全、简便、疗效显著的优势，临床接受度高，亦为进一步研究脾胃培源方治疗其他消化内科杂病的理论研究提供了临床依据。

［中国中西医结合消化杂志，2018，26（6）：539-542］

温针灸治疗肝郁脾虚型肠易激综合征疗效观察

储浩然，李　难，程红亮

肠易激综合征（IBS）是指腹痛或腹部不适，持续存在或间歇发作有排便习惯改变或大便性状异常等症状的一种功能性肠道病症。本病具体病因和发病机制至今尚不明确，虽无形态学改变和生化异常，但患病率高，患病人群较广且反复发作。肝郁脾虚型为 IBS 临床常见的中医证型，针灸方法对该型 IBS 的治疗应用广泛，且疗效确切。笔者采用温针灸治疗肝郁脾虚型 IBS 患者 46 例，并与常规针刺治疗组患者 46 例相比较，现报道如下。

1　临床资料

1.1　一般资料　92 例肝郁脾虚型 IBS 患者均为 2013 年 8 月至 2014 年 6 月安徽省针灸医院脾胃病科门诊患者，按就诊先后顺序采用查随机数字表法分为治疗组和对照组，每组 46 例。治疗组中男 21 例，女 25 例；年龄最小 23 岁，最大 57 岁；病程最短 5 个月，最长 17 年。对照组中男 19 例，女 27 例；年龄最小 20 岁，最大 62 岁；病程最短 11 个月，最长 19 年。两组性别、年龄、病程比较，差异无统计学意义（$P > 0.05$），具有可比性。

1.2　诊断标准　西医诊断标准参照罗马Ⅲ标准及 IBS 亚型的分型标准。中医辨证标准参考中华中医药学会脾胃病分会制定的《肠易激综合征中医诊疗共识意见（2010）》。

1.3　纳入标准　①年龄为 18～65 岁；②符合上述诊断标准；③了解治疗方案并签署知情同意书。

2　治疗方法

2.1　治疗组　取天枢、上巨虚、肝俞、脾俞、太冲。常规无菌操作后，采用 0.38 mm×40 mm 毫针进行针刺，肝俞、太冲用泻法，余穴用补法。得气后将艾炷套在双侧天枢、上巨虚穴针柄上点燃，并在穴位周围皮肤上放置纸垫以避免灼伤，留针 40 min，其间更换 1 次艾炷。每日 1 次，6 次为 1 个疗程，共治疗 4 个疗程，疗程间休息 1 d。

2.2　对照组　取穴同治疗组。常规无菌操作后，采用 0.38 mm×40 mm 毫针进行针刺，肝俞、太冲用泻法，余穴用补法，得气后留针 40 min。每日 1 次，6 次为 1 个疗程，共治疗 4 个疗程，疗程间休息 1 d。

3 治疗效果

3.1 观察指标 两组患者治疗前后分别采用腹部综合症状等级评分表进行腹部综合症状等级评分。

3.2 疗效标准 临床治愈：临床症状完全消失，大便成形，治疗结束随访 2 个月未见有症状反复。显效：患者主诉的症状已基本消失，大便成形，治疗结束随访 2 个月仍偶有症状的复发。好转：患者主诉的症状见好转，大便溏薄及有黏液的情况减少，治疗结束后前述症状仍间断出现，但症状发作的程度相较治疗之前有所减轻。无效：临床症状无变化。

3.3 统计学处理 采用 SPSS 17.0 统计软件进行分析，计量资料以均数±标准差表示，采用 t 检验；计数资料用卡方检验。

3.4 治疗结果 治疗过程中治疗组有 1 例中止治疗，对照组有 1 例失访，最终完成疗程的合格病例共 90 例。

3.4.1 两组临床疗效比较 治疗组总有效率为 95.6%，对照组为 77.8%，两组比较差异具有统计学意义（$P<0.05$）。

3.4.2 两组腹部综合症状等级评分比较 两组治疗前腹部综合症状等级评分比较，差异无统计学意义（$P>0.05$）。两组治疗后及随访 2 个月腹部综合症状等级评分与同组治疗前比较，差异均具有统计学意义（$P<0.05$）。治疗组治疗后及随访 2 个月腹部综合症状等级评分与对照组比较，差异均具有统计学意义（$P<0.05$）。对照组随访 2 个月腹部综合症状等级评分与同组治疗后比较，差异具有统计学意义（$P<0.05$）。

4 讨论

肠易激综合征属中医针灸治疗的优势病种之一，肝郁脾虚型作为 IBS 的常见中医证型，临床治疗以疏肝健脾立法已取得良好疗效。天枢作为大肠的募穴，其位置大体上与其所属脏腑位置相对应，故可以作为治疗肠道疾病的首选腧穴。上巨虚是大肠的下合穴，艾灸上巨虚穴能调理气血、疏通经络，既能治疗胃肠疾病，还可强壮身心，治疗各种精神、心理疾患。此外，艾灸上巨虚穴能提高痛阈，抑制中枢神经和外周神经的痛觉传导，有明显的镇痛作用。上巨虚在下，与肠腑有纵向联系；天枢位于腹部，其位在上，与肠腑有横向联系，二者相配属于上下近远配穴法的体现，也是合募配穴法的具体应用，上下呼应，升降相因，纵横协调，气机通畅，阴阳相续而腑病可除。

有关研究显示，温针灸具有消炎、镇痛及调节人体免疫力的作用，这与西医认为 IBS 患者有免疫功能低下、肠胃自主神经功能失调一致。笔者认为温针灸可达到疏通经络、运行气血、调节免疫的作用，不仅能减轻药物导致的消化道不良反应，而且疗效确切。本研究采用温针灸天枢、上巨虚、脾俞、胃俞、太冲穴治疗肝郁脾虚型 IBS，诸穴合用使扶正与祛邪配合，标本兼顾，注重培养人体的正气，同时治疗方法直达病位，内外兼治，因此远期疗效满意，值得进一步研究。

［上海针灸杂志，2015，34（5）：424-425］

不同针刺强度治疗功能性消化不良疗效观察

李学军，张玉萍，金月萍，陈亮亮，吴　婧，刘礼梅，孙　建，储浩然，龙小娜

功能性消化不良（FD）是一组持续或反复发作的以中上腹部疼痛或上腹部胀满不适、早饱、嗳气、恶心、呕吐等症状为主要表现，通过内镜、影像学及生化检查排除可以解释其症状的器质性疾病的临床症候群。目前，其发病机制不甚清楚，无很好的治疗方法。但中医治疗特别是针灸治疗有一定的优势。刺激强度是针刺手法的重要组成部分，掌握最佳刺激强度，是提高临床疗效、防止不良反应的重要措施。2012 年 8 月至 2013 年 8 月，笔者收集符合纳入标准的安徽中医药大学第二附属医院消化科门诊及住院 FD 患者 120 例，给予 3 种不同强度的针刺治疗，比较其临床疗效，报道如下。

1　资料和方法

1.1　纳入标准　符合罗马Ⅲ标准，近 3 个月症状符合以下标准：①以下 1 条或多条：餐后饱胀不适、早饱感、上腹痛、上腹烧灼感；②没有可以解释上述症状的功能性疾病；③诊断前症状出现已 6 个月。排除肝、胆、脾、胰疾病及糖尿病、结缔组织病、心肾功能不全等全身性疾病引起的消化不良。

1.2　一般资料　试验设计将符合纳入标准的 120 例 FD 患者随机分为 3 组，每组 40 例。考虑到试验过程中可能出现病例脱失，按脱失率 15%计算，实际收录 138 例，均以患者就诊顺序按照随机、双盲原则，采用随机数字表法分为 3 组，并以依次序递补的方法，实际完成 120 例。强刺激组（A 组）40 例，男 14 例，女 26 例；年龄 19～63 岁，平均 51.4 岁；病程 12 个月～3 年。中刺激组（B 组）40 例，男 18 例，女 22 例；年龄 21～62 岁，平均 53.2 岁；病程 11 个月～5 年。弱刺激组（C 组）40 例，男 21 例，女 19 例；年龄 17～65 岁，平均 52.1 岁；病程 10 个月～4 年。3 组患者在性别、年龄和临床辨证分型等方面无明显差异（$P>0.05$），具有可比性。

1.3　治疗方法　针刺强度参照现行教材《针灸学》及临床经验制定，穴位固定取足三里、中脘、内关三穴，分别采用强、中、弱不同针刺强度治疗，提插深度按患者同身寸，不超过该穴位的最大针刺深度，其中因内关穴直刺深度为 0.5～1 寸，强刺激时直刺 1.5 寸对于体质瘦弱者可穿透外关穴，而笔者查阅相关资料：刘炎认为，透外关穴可治疗胃痛、呕吐、呃逆等胃肠疾病。故部分患者强刺激时透外关穴不影响实验和治疗效果。治疗时各组在针刺得气后，先按各种刺激强度行针，提插捻转 2 min，每隔 10 min 再按上述行针一次，行针 3 次，共留针 30 min，每日针刺 1 次。2 周为 1 个疗程，休息 2 d 后继续下 1 个疗程，共治疗 2 个疗程。针刺期间停止其他有关治疗。

1.4　评价参数

1.4.1　消化不良主症状积分参数　FD 4 个主要症状（餐后饱胀、早饱感、上腹痛、上腹烧灼

感）的单项症状积分之和，即为消化不良主症状积分，其标准参照中华中医药学会脾胃病专业委员会制定的分级标准执行：无症状（0分）；轻度（1分）：有症状但完全能忍受；中度（2分）：感觉不适并已影响工作和睡眠等正常生活；重度（3分）：不能进行工作和睡眠等正常生活。

1.4.2　总体症状积分参数　除FD临床表现的4个主要症状外，也包括精神疲乏、烦躁易怒、大便溏稀、嗳气等次症状。参照《中药新药临床研究指导原则》制定消化不良症状量化标准执行，结合临床经验，制定评分标准：无症状（0分）；症状轻度，不影响正常生活和工作（2分）；症状中度，部分影响日常生活和工作（4分）；症状严重，不能忍受，明显影响生活和工作（6分）。总体症状积分为主、次症状积分之和。

1.4.3　观察对比治疗前后血清胃动素参数的变化　对符合诊断标准的FD患者分别于治疗前及治疗2个疗程后清晨空腹抽取2 mL静脉血，应用酶联免疫法（ELISA）检测血清胃动素，药盒由北京兴华生物新技术开发中心提供，实验方法均按说明书方法操作。

1.5　观察指标　针刺治疗2个疗程后，评价近期疗效，包括症状积分改善度（单项症状积分、主症状总分、总体症状积分），并观察治疗前后血清胃动素水平的变化。

1.6　中医证候评价标准　疗效指数=（治疗前积分–治疗后积分）/治疗前积分×100%。临床痊愈：症状、体征消失或基本消失，疗效指数下降≥95%；显效：症状、体征明显改善，疗效指数下降≥70%；有效：症状、体征均有好转，疗效指数下降≥30%；无效：达不到上述有效标准或恶化者。

1.7　统计学处理　利用SPSS 16.0分析软件进行临床数据处理。人工分析计算统计值，以$P<0.05$为差异有统计学意义；以率、OR、NNT及相应的95% CI值确定样本对总体规律（证据）的把握度。

2　结果

2.1　各组综合疗效比较　A组痊愈9例，显效11例，有效8例，无效12例，总有效率为70%。B组痊愈14例，显效12例，有效10例，无效4例，总有效率为90%。C组痊愈5例，显效9例，有效7例，无效19例，总有效率为52.5%。多组R值均数的χ^2检验结果表明，$\chi^2=11.7662$，$P<0.01$；组间两两比较采用多重比较的S检验，结果表明，A组和B组总有效率比较，差异有统计学意义（$P<0.05$）；B组和C组总有效率比较，差异有统计学意义（$P<0.05$）；A组和C组总有效率比较，差异无统计学意义（$P>0.05$）。

2.2　各组FD患者总体症状积分参数比较　A组治疗前为（47.45±17.08），治疗后为（8.11±2.65）。B组治疗前为（47.81±15.13），治疗后为（6.94±3.44）。C组治疗前为（47.68±16.09），治疗后为（9.84±2.95）。B组和C组FD患者总体症状积分参数比较，差异有统计学意义（$P<0.01$）。

2.3　各组FD患者主症状积分参数比较　A组治疗前为（7.97±2.84），治疗后为（3.25±1.39）。B组治疗前为（7.89±2.82），治疗后为（2.21±1.36）。C组治疗前为（7.81±2.67），治疗后为（3.78±2.40）。A组和B组、B组和C组FD患者主症状积分参数比较，差异均有统计学意义（$P<0.01$）。

2.4　各组患者血清胃动素检测参数比较　A组治疗前为（210.55±50.72），治疗后为（320.52±62.40）。B组治疗前为（206.45±51.92），治疗后为（365.64±72.49）。C组治疗前为（211.62±48.72），治疗后为（289.25±51.03）。A组和B组、A组和C组、B组和C组FD患者血清胃动素检测参数比较，差异均有统计学意义（$P<0.01$）。

3 讨论

现代医学对 FD 的病因和发病机制的认识尚未明确。目前多数认为，其与胃运动功能障碍、胃电异常、内脏神经敏感性增强、胃肠激素紊乱、迷走神经功能异常、幽门螺杆菌（$Hp.$）感染、遗传易感性及精神心理因素等有关。FD 属于中医学"胃痞""胃痛""嘈杂"等范畴。胃动力药是西医治疗 FD 的重要手段，虽有一定作用，但疗效不甚满意，且有一定的毒性及不良反应。因此，FD 的中医治疗很受关注。

当前，针灸作为一种绿色疗法被广泛应用于治疗各种消化系统疾病。《灵枢·终始》曰："凡刺之属，三刺至谷气……"说明有效的刺激量能保证针刺效应即得气的产生。针刺的刺激量是指单位时间内针刺提插捻转的幅度、频率和强度的大小。当代针灸名家石学敏院士提出的针刺手法量学理论，至今已成为指导临床工作的一个重要指标。杨继洲说"刺有大小"，说明针刺治病必须达到一定的刺激量才能发挥该有的治疗作用。

笔者临床研究表明，强刺激组总有效率为 70%（95% CI=55.80%～84.20%）；中刺激组总有效率为 90%（95% CI=75.98%～97.18%）；弱刺激组为 52.50%（95% CI=37.02%～67.48%）。3 组综合疗效比较（χ^2=11.7662，$P<0.01$），差异有显著性意义；B 组与 C 组比较（$|R_2-R_3|$=0.2213＞0.1602，$P<0.05$）；总体症状积分参数比较，B 组优于 C 组（$P<0.01$）；主症状积分参数比较，B 组优于 A 组、C 组（$P<0.01$）；胃动素参数比较，B 组优于 A 组、C 组（$P<0.01$）。临床观察显示，中等刺激强度优于强刺激组的证据尚不够充分，而优于弱刺激的证据明显，其收益为 OR=0.12（95% CI=0.04～0.41），NNT=3（95% CI=1.74～5.66）。

［山西中医，2014，30（10）：28-30］

不同针刺强度对功能性消化不良患者临床疗效及胃排空的影响

李学军，龙小娜，刘礼梅，陈亮亮，吴　婧，孙　建，金月萍，储浩然，张玉萍

安徽中医药大学第二附属医院于 2012 年 8 月至 2013 年 8 月收集符合纳入标准的消化科门诊及住院患者 120 例，给予 3 种不同强度的针刺治疗，经研究发现，中等刺激强度治疗对 FD 患者效果满意，现报道如下。

1　一般资料

符合纳入标准的 120 例 FD 患者，按脱失率 15% 计算，实际收录 138 例，均符合罗马Ⅲ标准，近 3 个月症状符合以下标准：①以下一条或多条：餐后饱胀不适、早饱感、上腹痛、上腹烧灼感；②没有可以解释上述症状的功能性疾病；③诊断前症状出现已 6 个月。参照中华中医药学会脾胃病分会制定的《消化不良中医诊疗共识意见（2009）》将 120 例 FD 患者辨证分为脾虚气滞证、肝胃不和证、脾胃虚寒证、脾胃湿热证及寒热错杂证 5 型。按随机化原则分为强刺激组（A 组）40 例，其中男 14 例，女 26 例；年龄 19～63 岁，平均 51.4 岁；病程 12 个月至 3 年。中刺激组（B 组）40 例，其中男 18 例，女 22 例；年龄 21～62 岁，平均 53.2 岁；病程 11 个月至 5 年。弱刺激组（C 组）40 例，其中男 21 例，女 19 例；年龄 17～65 岁，平均 52.1 岁；病程 10 个月至 4 年。在治疗过程中，强刺激组部分患者不能耐受强刺激针感的刺激量，患者主动要求中止治疗，脱失患者 7 例，其中男 2 例，女 5 例，占总数的 5.8%，随后补入 7 例，继续治疗。3 组患者在性别、年龄和临床辨证分型等方面无明显差异，具有可比性。

2　治疗方法

针刺强度参照现行教材《针灸学》及临床经验制定，穴位固定取足三里、中脘、内关三穴，分别采用强、中、弱不同针刺强度治疗，提插深度按患者同身寸，不超过该穴位的最大针刺深度，其中因内关穴直刺深度为 0.5～1 寸，强刺激时直刺 1.5 寸对于体质瘦弱者可穿透外关穴，而笔者查阅相关资料：刘炎认为，透外关穴可治疗胃痛、呕吐、呃逆等胃肠疾病。故部分患者强刺激时透外关穴不影响实验和治疗效果。治疗时各组在针刺得气后，先按各种刺激强度行针，提插捻转 2 min，每隔 10 min 再按上述行针 1 次，行针 3 次，共留针 30 min，每日针刺 1 次。2 周为 1 个疗程，休息 2 d 后继续下 1 个疗程，共治疗 2 个疗程。针刺期间停止其他有关治疗。

3 评价指标

3.1 尼平消化不良指数（NDI） 参照 Talley NJ 等制定的 NDI 生活质量量表标准，均以分值变化或者分级变化来评价。NDI 量表属于疾病特异性量表，主要用于测定消化不良患者的生活质量，其反应度得到确认，在国外的 FD 临床研究中被广泛应用，包括症状指数（NDSI）和生活质量指数（NDLQI）。NDSI 分值越高，其症状越重；NDLQI 分值越高，表明生活质量越高。

3.2 生活质量评分 采用健康状况问卷（SF-36）对 FD 患者的健康相关生活质量进行综合评分（SF-36），由 8 个维度构成，各维度得分均为 0～100 分，计算公式：各维度分=（实际得分−最低得分）/最高分与最低分之差*100 分；全体的 SF-36 综合分是 8 个维度得分的平均分。

3.3 消化不良主症状积分 FD 4 个主要症状（餐后饱胀、早饱感、上腹痛、上腹烧灼感）的单项症状积分之和，即为消化不良主症状积分，其标准参照中华中医药学会脾胃病专业委员会制定的分级标准：无症状（0 分）；轻度（1 分）：有症状但完全能忍受；中度（2 分）：感觉不适并已影响工作和睡眠等正常生活；重度（3 分）：不能进行工作和睡眠等正常生活。

3.4 总体症状积分 除了 FD 临床表现的 4 个主要症状外，也包括精神疲乏、烦躁易怒、大便溏稀、嗳气等其他症状。参照《中药新药临床研究指导原则》制定了消化不良症状量化标准，结合临床经验，制定评分标准：无症状（0 分）；症状轻度，不影响正常生活和工作（2 分）；症状中度，部分影响日常生活和工作（4 分）；症状严重，不能忍受，明显影响生活和工作（6 分）。总体症状积分为主、次症状积分之和。

3.5 血清胃动素 对符合西医诊断标准和中医分型辨证标准的 FD 患者分别于治疗前及治疗 2 个疗程后清晨空腹抽取 2 mL 静脉血应用酶联免疫法（ELISA），药盒由北京兴华生物新技术开发中心提供，实验方法均按说明书方法操作。各组血清胃动素取均值，行 t 检验统计分析。

4 疗效评价标准

针刺治疗 2 个疗程后，评价疗效，包括症状积分改善度（单项症状积分、主症状积分、总体症状积分）、生活质量（SF-36）、尼平消化不良指数，并观察治疗前后血清胃动素水平的变化。中医证候评价标准：疗效指数=（治疗前积分−治疗后积分）/治疗前积分×100%。临床治愈：症状、体征消失或基本消失，疗效指数≥95%；显效：症状、体征明显改善，疗效指数≥70%，且<95%；有效：症状、体征均有好转，疗效指数≥30%，且<70%；无效：达不到上述有效标准或恶化者。

5 统计学处理

将所得观察数据填入观察表，并将数值代入 SPSS 17.0 统计软件进行统计分析，计量资料均采用（$\bar{x} \pm s$）表示，组内治疗前后的比较采用配对 t 检验；计数资料采用 χ^2 检验进行统计描述；组间疗效比较采用 Ridit 分析。$P < 0.05$ 被认为具有显著的统计学意义（双侧检验）。

6 疗效观察

6.1 综合疗效比较 3组综合疗效比较,B组疗效明显优于其他2组,有效率差异有统计学意义($P < 0.01$)。

6.2 总体症状积分比较 3组总体症状积分比较,治疗后及随访时B组积分与其他2组比较,差异有统计学意义($P < 0.01$)。

6.3 主症状积分 3组主症状积分比较,治疗后B组积分与其他2组比较,差异有统计学意义($P < 0.05$)。

6.4 尼平消化不良指数 3组尼平消化不良指数比较,治疗后B组积分与其他2组比较,差异有统计学意义($P < 0.01$)。

6.5 SF-36 生活质量评分 3组SF-36生活质量评分比较,治疗后B组积分与其他2组比较,差异有统计学意义($P < 0.01$)。

6.6 胃动素 3组治疗前后血清胃动素水平比较,治疗后B组血清胃动素水平与A组比较, $P < 0.05$;与C组比较, $P < 0.01$,差异有统计学意义。

7 讨论

FD属于中医学"胃痞""胃痛""嘈杂"等范畴。传统医学认为,本病基本病因多为饮食停滞、误下伤中、痰气阻塞、七情失和、脾胃虚弱等。病位在胃,与肝、脾关系密切,基本病机乃中焦气机不利,脾胃升降失职。《医门棒喝》曰:"升降之机者,在乎脾胃之健运。"故治疗当从调理肝、脾、胃三脏功能入手,以疏肝理气、健脾和胃为基本法则。现代医学对FD的病因和发病机制尚未明确,多倾向于由多种不同机制和因素所致的综合征,目前多数认为与胃肠激素分泌异常、胃肠运动障碍、内脏敏感性增加、胃容受性受损、幽门螺杆菌感染、遗传易感性及精神心理因素等有关。

本研究经过对FD患者施予不同的针刺量针刺治疗观察得出:三种刺激方式均能改善FD患者的临床症状,然而中刺激组在改善FD患者餐后饱胀不适、早饱、上腹痛、上腹烧灼感等方面优于其他2组,且患者大多能耐受此种刺激量。由于消化系统功能性疾病诊断和疗效评价通常取决于患者主观反映,目前尚缺乏合适的生物学标志物,主要以临床症状及生活质量的变化为标准,因此,针对症状积分、生活质量评分等评价更符合临床实际。SF-36健康调查量表及尼平消化不良量表在国外的研究中应用较为广泛,近年来,国内越来越多的研究也开始使用该量表,因此,该量表对于评价同种疾病不同亚群患者生活质量的差异有着显著优势,联合应用症状积分等可提高疗效评价的准确性。实验室检测3组患者送检标本显示证明,中等刺激强度能提高FD患者血浆胃动素的水平,具有调节消化腺分泌和调节消化道运动的作用。中等刺激强度治疗FD患者临床疗效好,且方便经济,值得在临床工作中大力推荐。

[中医药临床杂志,2014,26(9):896-899]

艾灸对三联疗法治疗消化性溃疡疗效的影响

储浩然，陈海燕，夏建国，龙小娜，王林娟

本研究通过观察艾灸对消化性溃疡患者的中医证候相关症状体征、实验室检查及远期生活质量的影响，进而评价艾灸对消化性溃疡的近期及远期疗效，为艾灸治疗消化性溃疡患者并提高其生活质量提供依据。

1 资料与方法

1.1 一般资料 本样本含量 60 例，所有病例均为 2011 年 9 月至 2012 年 10 月到安徽中医药大学第二附属医院和祁门县中医院就诊的患者，所有患者均经电子胃镜检查确诊为消化性溃疡，并均通过 $Hp.$检测仪行 ^{14}C-呼气试验（^{14}C-UBT）确诊 $Hp.$为阳性。其中男 35 例，女 25 例，男女比例为 1.4∶1；年龄最大者 70 岁，最小者 18 岁，平均 44 岁；病程最短 1 个月，最长 20 年。分组数 2组。2 组一般资料比较无统计学差异，具有可比性。

1.2 诊断标准 采用 2002 年《中药新药临床研究指导原则（试行）》标准：①长期反复发生的周期性、节律性的慢性上腹部疼痛，应用碱性药物可缓解；②上腹部有局限性深在压痛；③X 线钡餐造影见溃疡龛影；④内镜检查可见到活动期溃疡；⑤参考《第三次全国幽门螺杆菌感染若干问题共识报告》，^{14}C-UBT 阳性且从未抗 Hp 治疗者为现症感染。

1.3 治疗方法

1.3.1 治疗组 予奥美拉唑（江苏阿斯利康制药有限公司生产，每粒装 10 mg，国药准字J20080096），每次 2 粒，每日 2 次，口服。奥硝唑（四川百利药物有限责任公司生产，每粒装 250 mg，国药准字 H20030239），每次 2 粒，每日 2 次，口服；阿莫西林（珠海联邦制药有限公司生产，每粒装 0.5 g，国药准字 H20003263），每次 1 粒，每日 3 次，口服。此 3 种药组成三联疗法。服用西药的过程中同时用艾条（上海泰成科技发展有限公司生产的清艾条）温和灸足三里穴和中脘穴，每个穴位施灸 20 min，以局部皮肤潮红为度，每日 1 次，每周治疗 6 次。4 周后评价疗效。

1.3.2 对照组 药物选择及服用方法、疗程均同治疗组。

1.4 疗效标准 参考《中药新药临床研究指导原则（试行）》制定。胃镜溃疡愈合率：临床治愈，溃疡及周围炎症完全消失；显效，溃疡消失，但仍有炎症；有效，溃疡面缩小 50%以上；无效，溃疡面缩小不及 50%。总体临床疗效（症状+体征）临床治愈：症状、体征基本消失，证候积分减少≥95%；显效：症状、体征明显改善，证候积分减少≥70%，且＜95%；有效：症状、体征均有好转，证候积分减少≥30%，且＜70%；无效：症状、体征均无明显改善，甚或加重，证候积分减少不足30%。$Hp.$清除率疗效：$Hp.$清除率＝（治疗前阳性数–治疗后阳性数）/治疗前阳性数×100%。

1.5 统计学处理 应用 SPSS 17.0 统计软件包进行统计学分析，等级资料用 Ridit 分析，计数

资料用 χ^2 检验，计量资料采用 t 检验，组间比较采用独立样本 t 检验，组内比较采用配对 t 检验，数据分析结果以（$\bar{x} \pm s$）表示。

2　疗效观察

2.1　2 组胃镜溃疡愈合疗效比较　2 组治疗后胃镜溃疡愈合有效率经 χ^2 检验，$P > 0.05$，提示2 组疗效相当，差异无统计学意义。

2.2　2 组中医证候疗效比较　2 组中医证候有效率经 χ^2 检验，$\chi^2 = 4.320$，$P < 0.05$，提示治疗组中医证候疗效优于对照组。

2.3　2 组 *Hp.*清除情况比较　2 组治疗后 *Hp.*均全部转阴，组间 *Hp.*清除率比较差异无统计学意义（$P > 0.05$）。

3　讨论

消化性溃疡是一种多因素疾病，其中 *Hp.*感染和服用 NSAID 是已知的主要病因，溃疡发生是黏膜侵袭因素和防御因素失平衡的结果，胃酸在溃疡形成中起关键作用。祖国医学无消化性溃疡的概念，但根据其临床表现，应属于中医学"胃脘痛""胃痛""心痛""吞酸""嘈杂""呃逆""呕吐"等范畴。古文献中对此病有诸多描述。《灵枢·经脉》曰："脾，足太阴之脉……入腹属脾络胃……是动则病舌本强，食则呕，胃脘痛，腹胀善噫，得后与气则快然如衰。"胃为五脏六腑之大源，主受纳腐熟水谷，外邪犯胃，饮食伤胃，情志不畅及素体脾虚等皆可引起胃受纳腐熟水谷之功能失常，胃失和降，而发生疼痛，若寒克胃中，则气机受阻而为痛。中医历来就有"灸治百病"之说，《灵枢·官能》指出："针所不为，灸之所宜"，中医学认为艾属温性，其味芳香，善通十二经脉，具有理气血、逐寒湿、温经、止血的作用。现代实验研究表明，灸法可调整机体各系统脏器的功能活动，增强特异性和非特异性的免疫功能，从而提高机体的免疫能力。在国外也很重视灸法实验研究，对艾灸治病的原理有三种论点：①认为红外线的温热刺激效应是治病的因素；②认为艾灸疗法是蛋白质刺激综合作用而产生的；③认为艾灸对机体产生能量的非特异性应激反应是治病的主要原理。总之，在艾灸疗法过程中近红外辐射作用于人体穴位时，其具有较高的穿透能力，是一种有利于刺激穴位的信息照射，在"产生受激共振"的基础上，借助于反馈调节机制，纠正病理状态下能量/信息代谢的紊乱功能，以调控机体系统的免疫力。中脘穴具有和胃气、化湿滞、理中焦和调升降的作用。中脘是足阳明胃经的募穴，是胃肠之气汇聚于胸腹部的腧穴，有调理脾胃、和胃止痛之功。中脘又为八会穴之腑会，是六腑之精气聚会之处，能够调节六腑功能。刺激中脘，能够激发胃肠之气。足三里穴为足阳明胃经的合穴、胃之下合穴，是经气聚集的地方。"合治内腑"可疏理胃肠气机，与中脘远近相配，通降胃气。

研究表明，治疗组可有效改善消化性溃疡患者中医证候相关症状，对提高消化性溃疡患者胃镜愈合率和 *Hp.*清除率有一定作用。提示艾灸对消化性溃疡具有良好的调整作用。由此可见，艾灸是一种简单、有效、无不良反应的针灸治疗方法，且经济实惠。艾灸联合药物治疗消化性溃疡疗效确切、安全且持久，值得临床推广应用。

［中医药临床杂志，2013，25（12）：1062-1063］

通调三焦法治疗慢性咳嗽疗效观察

伍晓瑛，李佩芳

2019 年 1 月至 2019 年 12 月，笔者采用通调三焦法治疗慢性咳嗽 36 例，现报道如下。

1 临床资料

1.1 一般资料 选取安徽中医药大学第二附属医院脑病二科 72 例慢性咳嗽患者，符合中西医诊断及纳入标准。利用随机数字法将其分为两组，各 36 例。对照组男 16 例，女 20 例；年龄 8～65 岁，平均（49.45±9.38）岁；病程 9～47 周，平均（20.64±11.56）周。治疗组男 21 例，女 15 例；年龄 6～66 岁，平均（49.92±9.49）岁；病程 10～46 周，平均（20.73±11.48）周。两组基线资料均衡可比，差异无统计学意义（$P>0.05$）。

1.2 诊断标准 西医诊断标准［参照《咳嗽的诊断与治疗指南（2015 版）》］：①咳嗽症状持续 8 周以上；②无明显的咳嗽原因；③胸片或胸部 CT 检查无明显异常；④经常规治疗效果不佳且病因未明。中医诊断标准（参照《中医内科学》《中医内科常见病诊疗指南·中医病证部分》）：主症为久咳不愈；次症为外感风寒、风热、风燥，内伤痰与火；体征为两肺呼吸音清。具备主症，兼具 1 个次症，参照舌脉即可诊断。

1.3 纳入标准 ①符合上述诊断标准；②年龄均在 6 周岁以上。

1.4 排除标准 ①伴有严重肝肾功能障碍和其他系统严重疾病者；②由其他原因引发的咳嗽症状者；③存在精神沟通障碍者；④临床资料不完整无法统计疗效者。

2 治疗方法

2.1 对照组 予复方甲氧那明胶囊，第一三共制药（上海）有限公司，国药准字 H20033669，规格：46.5 mg×10 片，2 粒/次，3 次/天，口服，连续服用 14 d。

2.2 治疗组 以通调三焦为主。药用炙枇杷叶（去毛）、玉桔梗、五味子、升麻、旋覆花（包煎）、莱菔子、怀牛膝、福泽泻各 10 g，苦杏仁 8 g，代赭石（先煎）、磁石（先煎）、青龙齿（先煎）各 20 g。辨证加减：伴胃食管反流者加煅瓦楞子、海螵蛸；上焦有热象者加木蝴蝶、炒黄芩；阴虚者加南沙参、麦冬；咳嗽剧烈者加款冬花、前胡；痰湿夹杂者加苍术、橘红；难以入寐者加茯苓、茯神、夜交藤。每日 1 剂，水煎提取 200～250 mL 药汁，早晚两次分服。

3 疗效观察

3.1 疗效标准 采用《中医病证诊断疗效标准》对两组患者进行疗效评价。痊愈：咳嗽等相关临床症状完全消失，肺部听诊未见任何异常；显效：咳嗽等临床症状较前显著好转，肺部听诊可闻及呼吸音较前明显改善；有效：咳嗽等相关临床症状较前稍有好转，肺部听诊呼吸音较前稍有改善；无效：咳嗽等相关临床症状较前未见任何改变，肺部听诊呼吸音较前未见明显变化，甚至加重。

3.2 咳嗽症状评分 分别于治疗前后对患者进行咳嗽症状评分，包括日间/夜间咳嗽症状评分。日间：0 分为无咳嗽；1 分为偶有短暂咳嗽；2 分为频繁咳嗽，轻度影响日常生活；3 分为频繁咳嗽，严重影响日常生活。夜间：0 分为无咳嗽；1 分为偶有短暂咳嗽；2 分为频繁咳嗽，轻度影响日常生活；3 分为频繁咳嗽，严重影响日常生活。

3.3 统计学处理 应用 SPSS 21.0 软件分析研究数据，计数资料采用百分率（%）表示，组间比较采用 χ^2 检验；计量资料采用均数±标准差（$\bar{x} \pm s$）表示，以 t 检验行组间比较。$P < 0.05$ 为差异有统计学意义。

3.4 治疗结果

3.4.1 两组临床疗效比较 治疗组临床总有效率为 91.67%，明显高于对照组的 69.44%（$P < 0.05$）。

3.4.2 两组咳嗽症状评分比较 两组患者治疗后日间/夜间咳嗽症状评分较治疗前均显著降低（$P < 0.05$），且治疗组降低程度显著大于对照组（$P < 0.05$）。

3.4.3 两组不良反应发生率比较 治疗组患者不良反应发生率为 8.33%，明显低于对照组的 33.33%，差异有统计学意义（$P < 0.05$）。

4 讨论

慢性咳嗽属中医学"久咳""内伤咳嗽"。因其具有病程长、反复发作等临床特点，故又称为顽固性咳嗽，并在发病期间常伴随其他症状。李佩芳主任认为咳嗽病机源于三焦气化失常，肺失宣降，从而主张以"通调三焦"为治则。

李老师指出上焦肺为咳嗽的主要病位，痰既为咳嗽的产物，亦是致病因素。痰为痰饮水湿所化，痰饮水湿皆为脾胃运化水谷所生，上焦肺、中焦脾胃、下焦肝肾为咳嗽之源。由此可见，咳嗽的发生发展与肺、脾、肾等脏腑功能失调息息相关。其功能失调，实质上是全身气化功能失调表现于脏腑之象，与气机、痰饮水湿代谢异常密切相关。气化功能为三焦所主，关于三焦的功能古文献有诸多论述。《难经·六十六难》谓："三焦者，原气之别使也，主通行元气，经历于五脏六腑。"三焦不仅是气道，主持全身气化，兼为水道，调节水液代谢。李老师认为肺、脾、肾失调，实为痰饮水湿或气机异常，体现于三焦功能的失调，故从调整三焦气化功能出发，可达恢复肺、脾、肾功能的目的。因此，咳嗽的临床辨证，应分清上、中、下三焦之病源，针对具体脏腑的功能修复展开论治。

结合分属三焦的脏腑特点，肺为娇脏，属上焦，易宣降失司，选方用药以轻灵辛宣为主。选用味薄气清、辛香之品，助肺脏宣降，肺气和调，则邪去正安。临证多选用炙枇杷叶、玉桔梗、苦杏仁等宣降肺气之品。脾胃居中州，属中焦，为升降之枢纽，用药以平衡升降脾胃之气为主，多配伍健脾化湿之品，诸如升麻、旋覆花、莱菔子等，既能调和脾胃，又能肃降肺胃之气，恢复其升降枢纽之功。肝体阴而用阳，肾主精而封藏，肝肾属阴，位居下焦，下焦咳嗽者，多因肾封藏太过、肝疏泄不及所致，临证多配伍引药下行之品，疏泄肝肾之气，如怀牛膝、泽泻等。

［山西中医，2020，36（9）：50-51］

针刺治疗盐酸羟考酮缓释片所致便秘疗效观察

孙瑞瑞，曾永蕾，王　茎，陈　静，武凤琴

癌痛是晚期恶性肿瘤患者常见的临床症状，也是对晚期恶性肿瘤患者生活质量造成最严重影响的临床症状。癌痛已成为一个全球性严重的公共健康问题。世界卫生组织（WHO）制定了三阶梯药物止痛疗法作为临床用药指导，而阿片类止痛药治疗是缓解中度癌性疼痛的主要手段。随着近年来国内无痛病房的建设和开展，越来越多的癌痛患者接受阿片类药物镇痛治疗。盐酸羟考酮缓释片（奥施康定）是一种新型强阿片类镇痛剂，属阿片纯受体激动剂，在常用的阿片类药物中生物利用率最高。但长期使用盐酸羟考酮缓释片等药物，部分患者可能会出现恶心、呕吐、便秘等严重药物不良反应。盐酸羟考酮缓释片的最常见不良反应是便秘，发生率高达 90% 以上。便秘不仅对患者的生存质量造成严重影响，甚至还会降低患者对治疗的依从性，影响进一步的治疗。我院在创建卫生部癌痛规范化治疗示范病房的过程中，采用针刺治疗盐酸羟考酮缓释片所致便秘患者 30 例，并与口服乳果糖口服液治疗 30 例相比较，现报道如下。

1　临床资料

1.1　一般资料　60 例患者均为 2014 年 7 月至 2015 年 5 月本院肿瘤科住院且服用盐酸羟考酮缓释片（奥施康定，北京萌蒂制药有限公司生产）所致便秘的肿瘤患者，按就诊先后顺序采用查随机数字表法将患者随机分为治疗组和对照组，每组 30 例。治疗组中男 18 例，女 12 例；年龄最小 19 岁，最大 80 岁，平均 57 岁；平均盐酸羟考酮缓释片用量为 43.2 mg/d；肺癌 12 例，胃癌 3 例，肝癌 2 例，宫颈癌 5 例，食管癌 8 例。对照组中男 19 例，女 11 例；年龄最小 19 岁，最大 80 岁，平均 58 岁；平均盐酸羟考酮缓释片用量为 43.5 mg/d；肺癌 15 例，胃癌 3 例，肝癌 3 例，宫颈癌 4 例，食管癌 5 例。两组患者性别、年龄、羟考酮缓释片用量及原发肿瘤情况比较，差异无统计学意义（$P > 0.05$），具有可比性。

1.2　诊断标准　便秘的西医诊断标准根据《中药新药临床研究指导原则》中有关标准制定。即大便量太少、太硬、排出困难，或合并一些特殊症状，如长时间用力排便，排便不尽感，甚至需用手法帮助排便，在不使用泻剂的情况下，7 d 内自发性排空粪便不超过 2 次或长期无便意。中医辨证参照《中医病证诊断疗效标准》，分为肠道实热、肠道气滞、脾虚气弱、脾肾阳虚、阴虚肠燥 5 种证型。

1.3　纳入标准　①所有患者均经影像学、病理学或细胞学证实为恶性肿瘤住院患者；②首次服用盐酸羟考酮缓释片出现便秘，符合上述便秘的诊断标准；③年龄为 19～80 岁；④KPS 评分≥70 分；⑤心、肝、肾及脊髓功能基本正常；⑥预计生存期≥3 个月；⑦观察期间没有接受其他通便治疗方法；⑧志愿参加该临床研究并签署知情同意书。

1.4 排除标准 ①有习惯性便秘或肠道有梗阻等其他肠道性疾病的患者；②就诊前 1 周内曾使用通便药物；③合并有严重心、肝、肾损害或严重认知功能障碍、严重精神障碍，无法配合检查及治疗者；④妊娠期、哺乳期、月经期女性患者；⑤预计生存期<3 个月；⑥年龄<19 岁或>80 岁；⑦KPS 评分<70 分；⑧非志愿加入本试验者。

2 治疗方法

2.1 治疗组 取双侧天枢、大肠俞、上巨虚、支沟、照海。脾虚气弱证加气海、足三里（双）；脾肾阳虚证加关元、太溪（双）；阴虚肠燥证加合谷（双）、三阴交（双）。患者取卧位，穴位严格常规无菌操作后，采用苏州医疗用品厂有限公司出品的 0.35 mm×40 mm 毫针进行针刺，天枢采用舒张进针法，其余穴位采用指切进针法，与皮肤成 90°角快速进针，足三里、三阴交、气海、关元、太溪行捻转补法，天枢、支沟、上巨虚、合谷行捻转泻法。针刺得气后，留针 30 min，其间每 10 min 行针 1 次。每日 1 次，每周治疗 7 次，共治疗 2 周。

2.2 对照组 口服乳果糖口服液（荷兰雅培，批号 332890），每次 15 mL，每日 3 次，每周治疗 7 d，共治疗 2 周。

两组患者治疗期间如 7 d 未解大便，则予以开塞露灌肠通便，同时进行两组相应治疗。

3 治疗效果

3.1 观察指标 ①疗效评价，记录两组患者每日大便情况。②生存质量评价，两组分别在治疗前后采用 Karnofsky（KPS）评分法进行生活质量评价（参照肿瘤患者生活质量评分）。

3.2 疗效标准 参照《中医病证诊断疗效标准》中便秘的疗效标准进行评定。显效：2 d 以内排便 1 次，便质转润，解时通畅，短期无复发。有效：3 d 以内排便，便质转润，排便欠畅。无效：症状无改善。

3.3 统计学处理 所有数据均采用 SPSS 17.0 软件进行统计分析，计量资料以均数±标准差表示，采用 t 检验；计数资料采用卡方检验。以 $P < 0.05$ 表示差异具有统计学意义。

3.4 治疗结果

3.4.1 两组临床疗效比较 治疗组总有效率为 90.0%，其中显效 9 例，有效 18 例，无效 3 例；对照组总有效率为 73.3%，其中显效 7 例，有效 15 例，无效 8 例。两组比较差异具有统计学意义（$P < 0.05$）。

3.4.2 两组治疗前后 KPS 评分比较 两组患者治疗前 KPS 评分比较，差异无统计学意义（$P > 0.05$）。治疗组治疗后 KPS 评分与同组治疗前比较，差异有统计学意义（$P < 0.05$）。治疗组治疗后 KPS 评分与对照组比较，差异有统计学意义（$P < 0.05$）。

4 讨论

癌痛是恶性肿瘤患者最常见、最令人痛苦的症状之一，严重影响患者的生存质量和治疗信心，因此，癌痛的控制对于晚期肿瘤患者生活质量的提高具有重要的意义。而药物治疗是控制癌痛的主要手段，按照 WHO 三阶梯止痛原则进行癌痛规范化治疗，能使目前大多数癌痛患者疼痛得到缓解。而阿片类药物是中、重度癌痛患者的首选药物。盐酸羟考酮缓释片作为一种吗啡类的阿片类物质激动剂，其主要特点是有即释和控释两种释放方式，起效迅速，控释全程，且较之硫酸吗啡控释片（美施康定）肝肾毒性较小，临床上较易被癌痛患者接受。西药止痛的特点在于作用迅速、持久，但长期应用不良反应愈加明显，成瘾性及依赖性严重影响了患者的生活质量。便秘是盐酸羟考酮缓释片最常见的不良反应，严重影响患者的生活质量，成为患者拒绝继续治疗的常见原因。中医学认为，便秘主要为大肠传导功能失常，粪便在肠内停留时间过久，水液被吸收，导致便质干燥难解。而盐酸羟考酮缓释片性温燥，辛香走窜，导致气血运行紊乱，诸燥丛生，常阻遏或扰乱人体阳气的运行，尤其是引起大、小肠气机不利，导致便秘。加之临床上大部分癌症患者为晚期癌症者，在抗肿瘤治疗过程中，放化疗灼伤阴液致阴血亏耗，导致患者体质虚弱，久卧病床，多气血两亏或气阴两虚，气虚则大肠传导无力，血虚阴虚则津枯肠燥，这是癌痛患者本身易致便秘的基础。

针灸治疗可以通过经络调整机体生理功能而达到治疗便秘的效果，有效率在 90% 以上，并且针灸治疗操作方便简单，价格低廉，无不良反应，在临床上应用较为广泛。因此选用针灸治疗来治疗阿片类药物相关便秘。所选取穴位中天枢属足阳明胃经穴位，为大肠募穴，足阳明脉气所发之处，针刺天枢可通调肠腑，促进肠蠕动；大肠俞具有理气降逆、调和肠胃之功效；上巨虚为大肠腑下合穴，具有理气止痛、调和肠胃、通经活络的作用；支沟可宣通三焦气机，通腑降逆；照海具有滋阴之功效，取之可增液行舟，其治疗便秘临床较为常见。足三里穴为胃之合穴，具有调理脾胃、补中益气、通经活络、疏风化湿、扶正祛邪之功能。现代医学研究证实，针灸刺激足三里穴，可使胃肠蠕动有力而规律，并能提高多种消化酶的活力，增进食欲，帮助消化，有助于调理胃肠功能；气海具有调补下焦、补肾虚、益元气之功效；关元、太溪具有培肾固本、补益元气之功；合谷为大肠经之原穴，具有调理肠胃、宽中理气之功；三阴交为滋阴润燥要穴，具有健脾益气、滋阴润燥的功效。诸穴合用，可健脾和胃，调畅气机，通腑导滞，增液行舟。腑气通则传导功能自可复常，结肠蠕动障碍得到改善，则便秘能够得到有效治疗。

本研究结果表明，针刺可明显改善恶性肿瘤患者内服盐酸羟考酮缓释片引起的便秘，提高肿瘤患者的生活质量，作用优于口服乳果糖口服液，而且疗效持久稳定，不易反复，不良反应少。因此，针刺对改善盐酸羟考酮缓释片所致便秘的临床症状、提高生活质量等具有独特的作用，值得临床应用。

［上海针灸杂志，2016（7）：827-829］

俞募配穴针刺治疗顽固性呃逆的临床研究

唐何勇，申国明，吴伟伟，杨　峰

现代医学称呃逆为膈肌痉挛，主要是指由膈神经等相关神经被刺激而引起的膈肌痉挛的情况，若症状在连续不断地持续 2 d 之后仍然存在则可称为顽固性呃逆，患者在发病期间若未能得到及时有效的处理，则可能对患者的日常生活质量带来较大的影响。西医认为，呃逆的发病机制非常复杂，具有典型且比较顽固的临床症状，仅给予常规的西药治疗无法取得良好的治疗效果，又存在较多的不良反应。而祖国传统医学认为呃逆属于"哕"的范畴，在临床上可表现为气逆上冲、喉间短促等症状。俞募配穴能显著调节脏腑功能，是针灸治疗脏腑病的经典用穴方案，有研究表明，在对相关脏腑疾病的患者进行治疗时，单用俞穴或者是单用募穴治疗虽能获得一定的临床疗效，但利用俞募配穴治疗则充分体现出经络的调节阴阳的作用，能够产生更好的协同效应、相辅相成，在一定程度上增强临床疗效。我们将俞募穴不同用穴方案（单穴、配穴）针刺应用于顽固性呃逆的临床治疗，现将研究结果报道如下。

1　临床资料

1.1　一般资料　选取我院自 2016 年 5 月至 2018 年 5 月收治的 90 例顽固性呃逆患者，采取随机数字表法分为 A 组、B 组及 C 组，每组各 30 例，A 组中男 19 例，女 11 例，年龄 20～73 岁，平均年龄（45.23±6.33）岁，病程 3～20 d，平均病程为（12.34±2.29）d；B 组中男 17 例，女 13 例，年龄 22～68 岁，平均年龄（48.23±5.19）岁，病程 4～21 d，平均病程为（12.29±1.98）d；C 组中男 18 例，女 12 例，年龄 22～70 岁，平均年龄（44.90±5.32）岁，病程 4～18 d，平均病程为（13.02±2.35）d。3 组患者一般资料经统计学分析无明显差异（$P > 0.05$），具有可比性。

1.2　中医诊断标准　符合现行教材《中医内科学》中关于顽固性呃逆的诊断标准，临床上可表现出胃气上逆动膈，喉间呃逆连声，短促且频繁，无法自制，并伴随着腹胀及嗳气等次要症状等。

1.3　纳入标准　符合上述中医诊断标准；有半年以上病史；疾病临床症状及体征持续时间每次在 2 d 以上；具有良好的意识状态；患者及其家属签署了关于本次试验的知情权同意书。

1.4　排除标准　患者年龄>80 岁，或<16 岁；合并急性脑出血；合并严重肝肾功能障碍；妊娠期或者是哺乳期；凝血系统疾病或者传染性疾病；对针刺治疗耐受性较差；正在参与其他药物研究。

2　方法

2.1　治疗方法　A 组取胃俞穴（左右交替取单侧的胃俞穴），B 组取中脘穴，C 组取胃俞募配穴（左右交替取单侧的胃俞穴、中脘穴），取穴定位的标准参考 1992 年版《新编中国针灸学》，胃俞穴定位在第 12 胸椎的棘突下，脊柱旁开 1.5 寸，左右各一，中脘穴定位在前正中线上，脐上方 4 寸，或脐与胸剑联合连线的中点处。

针刺治疗前，操作者需清洗双手，使用酒精棉球擦拭后再进行操作处理。针刺部位使用酒精棉球给予擦拭消毒处理，擦拭的方法为由穴位的中心点部位由内向外。根据不同的取穴方案，患者取仰卧位、俯卧位或侧卧位，进针的方案选择双手进行，胃俞穴用指切进针法进针，中脘穴月舒张进针法进针，行平补平泻手法，留针的过程中共行针 2 次，间隔 10 min，留针的时间控制在 30 min。每日 1 次，10 次为 1 个疗程，共治疗 2 个疗程。

2.2 观察指标及方法 对比治疗前后呃逆症状评分、临床疗效、不良反应、胃动力学指标变化及生活质量评分。

2.2.1 呃逆症状评分 将患者无法耐受，呃逆导致无法进食或者合并伴随胃食管反流的情况，发作频率在每小时 10 次以上或者低于每分钟 10 次，不能进食者评为 9 分；将患者难以忍受，存在的呃逆症状对进食过程造成了影响，发作频次为每小时 6～10 次，或者低于每分钟 5 次评为 6 分；将患者能够耐受，呃逆并不会对进食造成影响，发作的频次低于每小时 5 次者评为 3 分。

2.2.2 临床疗效评价标准 治疗后呃逆症状完全消失，且 2 周后随访并未复发评为痊愈；治疗后呃逆的持续时间或者发作次数明显减少，且 2 周后随访，主诉偶有复发评为有效；治疗后呃逆时间及发作次数并未得到明显的改善评为无效；痊愈及有效之和所占比作为总有效率。

2.2.3 胃动力学指标的测量方法 分别在治疗前后进行超声检查，叮嘱患者检查前服用 500 mL 的温开水，在 2 min 内饮完，随即 15 min 内选择坐位，于患者的剑突下腹主动脉前垂体部位放置彩超探头，对胃的收缩次数、收缩幅度及胃排空率等指标进行测量并计算。胃排空率的计算方法为计算胃中流质半流质暗区形状的面积。

2.2.4 生活质量评价方法 采用我院自制的生活质量量表评价，分别从患者的精神状态、饮食及睡眠 3 个方面来完成，满分为 5 分，在医护人员的说明指导下，由患者结合自身情况进行自我测评给分，0 分为患者精神恍惚，无法正常生活；1 分为患者精神差，每日进食量不及正常状态时 1/4，睡眠难以连续（单次＜30 min）；2 分为患者精神焦虑，每日进食量不及正常状态时 1/2，睡眠质量差，夜间连续睡眠时间不足 2 h；3 分为患者精神不振，每日进食量减少 1/3，夜间连续睡眠时间不足 4 h；4 分为患者精神稍紧张，饮食及睡眠时间接近正常状态，略减少；5 分为上述指标的情况及状态完全符合自身标准。得分越高说明患者的生活质量越好。

2.3 统计学处理 采用 SPSS18.0 统计软件对本次研究所取得的数据进行分析，计数资料以百分比表示，采用卡方检验；计量资料以（$\bar{x} \pm s$）表示，采用 t 检验，3 组均数比较采用 F 检验。$P<0.05$ 为差异有统计学意义。

3 结果

3.1 3 组患者治疗前后呃逆症状评分比较结果 与治疗前比较，3 组患者治疗后呃逆症状评分均显著降低（$P<0.01$）；与治疗后 A 组和 B 组比较，C 组呃逆症状评分显著降低（$P<0.01$）。

3.2 3 组患者临床疗效比较 治疗后 C 组总有效率显著优于 A 组和 B 组，差异具有统计学意义（$P<0.05$）。

3.3 3 组患者治疗前后胃动力学指标变化比较结果 与治疗前比较，治疗后 3 组患者收缩频率、收缩幅度、胃排空率均显著增加（$P < 0.01$）；与治疗后 A 组和 B 组比较，C 组收缩频率、收缩幅度、胃排空率均显著增加（$P < 0.01$）。

3.4　3 组患者治疗前后生活质量评分比较结果　与治疗前比较，治疗后 3 组患者精神状态、饮食、睡眠评分均显著增加（$P < 0.01$）；与治疗后 A 组和 B 组比较，C 组精神状态、饮食、睡眠评分均显著增加（$P < 0.01$）。

4　讨论

呃逆为一种气逆上冲、呃逆连声、短促而频、无法自主的常见疾患，现代医学将其归为膈肌痉挛，本病的发生发展不仅容易导致患者无法正常工作，严重时甚至可导致患者无法正常睡眠及生活。在实际的临床工作中我们发现，引起顽固性呃逆的原因较多，中医认为顽固性呃逆多因饮食不节、寒气入侵等多种因素致使胃部寒气聚集，胃气失和，腑气不畅，气逆上冲而发病。以往资料指出，胃俞为胃腑之气输注于背部的腧穴，其位置与胃体表投影一致，能够健运脾胃，消食化积。因此，我院以调理患者脏腑功能作为基础，采用胃俞募配穴应用于临床针刺治疗。

中脘及胃俞作为治疗呃逆的重要穴位，二者联合应用共奏和胃通腑降逆之功。中脘为胃的募穴、八会穴之腑会，是胃气直接会聚之地，是足阳明、手太阳、手少阳与任脉的交会穴，能够健运中焦，调理气机，从而调节胃肠功能。胃俞募配穴通过利用胃俞与中脘配伍针刺治疗顽固性呃逆，能充分发挥健脾和胃、调节胃肠功能等诸多作用，在缓解相关临床症状及体征方面具有较好的应用价值。

结合本次研究结果显示，A 组、B 组及 C 组在经过不同的针刺穴位方案治疗后虽然均能够改善一定的临床症状及体征，但使用了胃俞募配穴针刺治疗的 C 组相比于 A 组、B 组具有更加突出的临床效果。原因是不同的穴位具有不同的作用效果及产生途径，通过胃俞募配穴治疗能够获得较强的协同效应，分析胃俞募配穴治疗顽固性呃逆的具体作用机制可总结为"从阴引阳，从阳引阴""阴阳经络，气相交贯，脏腑腹背，气相通应"等，同时结合本次研究结果发现，患者的胃动力学指标得到了明显的改善，可能是由于此种治疗方法对患者的胃泌素水平产生了较好的调节作用，增强了单穴治疗顽固性呃逆的治疗效果。

综上所述，胃俞募配穴针刺治疗能更有效地缓解临床症状及体征，改善胃动力学指标，提高患者生活质量。本次研究样本量有限，未进行长期的随访，在收集数据方面可能存在着差异，可在今后的研究中扩大样本量并延长随访时间以获得更真实、可靠的结果。

［南京中医药大学学报，2019（3）：266-269］

附　周逸平承担科研项目及科研获奖

内容见附表 1、附表 2。

附表 1　周逸平承担科研项目一览表

项目来源	项目课题名称	角色
国家卫生部"七五"计划	针刺防治冠心病的研究	主持
国家卫生部	针麻原理-人脑脊液内单胺类神经递质在针刺镇痛中的作用	主持
国家火炬计划	EGG-1A 型胃电图仪研制和临床应用	主持
国家中医药管理局	心的表里关系研究	主持
国家自然科学基金	心经与心脏相对特异性联系的躯体交感通路与体液机制研究	主持
安徽省自然科学基金项目	针刺心经与小肠经干预心肌和下丘脑基因表达谱比较研究	主持
安徽省自然科学基金项目	心经与心脏相对特异性联系的躯体交感通路与体液机制研究	主持
国家中医药管理局	腧穴断面解剖模型的研制	主持
国家中医药管理局	灸疗抗炎免疫作用机理的研究	主持
安徽省重点科研项目	针刺心经干预急性心肌缺血大鼠心脏基因表达谱研究	主持
科技部 973 计划	针刺效应与经络功能的科学基础（分课题）	主持
科技部 973 计划	经脉脏腑相关与脑联系——针刺不同经脉干预心脏、下丘脑基因表达谱的研究	主要参与
国家自然科学基金	针刺心经与小肠经干预心肌和下丘脑基因表达谱比较研究	主要参与
国家自然科学基金	用功能蛋白质组技术研究针刺改善心肌缺血信号转导机制	主要参与
国家中医药管理局	电针三阴交治疗围绝经期综合征的临床研究	主要参与
国家中医药管理局	针刺预处理抗急性心肌缺血 I/R 损伤及信号转导机制	主要参与
国家中医药管理局	周氏点灸法治疗功能性消化不良临床疗效研究	主要参与
国家中医药管理局	印堂穴电针加重灸对过敏性鼻炎症状改善及血 IL-4、总 IgE 影响	主要参与
安徽省自然科学基金项目	艾灸治疗类风湿性关节炎抗炎免疫作用机理的研究	主要参与
安徽省自然科学基金项目	更年期大鼠卵巢、肾上腺 3β-HSDH 变化及针刺的干预效应	主要参与
安徽省重点科研项目	针刺对吗啡依赖大鼠胸腺细胞凋亡相关基因调节的研究	主要参与
安徽省重点科研项目	P 物质在电针治疗大鼠局灶性脑缺血过程中的作用	主要参与
安徽省重点项目	"小儿腹泻磁疗脐疗带"的应用研究	主要参与
安徽省高等学校自然科学研究项目	心与小肠相表里的联系途径及机理研究	主要参与
安徽省高等学校自然科学研究项目	针刺对更年期大鼠下丘脑阿片受体基因表达的影响	主要参与
安徽省高等学校自然科学研究项目	针灸督脉干预下丘脑-垂体-性腺轴防治原发性骨质疏松症的临床试验研究	主要参与
安徽省高等学校自然科学研究项目	针刺抗吗啡诱导胸腺细胞凋亡作用的基因调控机制研究	主要参与
安徽省高等学校自然科学研究项目	运动疗法对糖尿病大鼠 ET 水平、血清 NO 水平和血糖的影响	主要参与

续表

项目来源	项目课题名称	角色
国家自然科学基金	针刺心经心包经对急性心肌缺血模型大鼠心肌肌钙蛋白 T 的影响	主要参与
安徽省重点科研项目	小儿麻痹后遗症（电排针）治疗研究	主要参与
国家卫生部"七五"计划	循经感传线路的研究	主要参与
安徽省重点科研项目	电针预防和治疗大鼠应激性胃溃疡过程中组化和生化的研究	主要参与
国家中医药管理局	灸法治疗流行性出血热的临床及实验研究	主要参与

附表 2 周逸平教授科研获奖一览表

成果名称	获奖名称、等级证书、证书号	时间	排名	角色
循经感传线路的研究	获卫生部乙等奖	1984	2	主要参与
EGG-1A 型胃电图仪研制和临床应用	安徽省科技进步奖二等奖	1986	2	主要参与
针麻原理-人脑脊液内单胺类神经递质在针刺镇痛中的作用	安徽省科技进步奖三等奖	1987	3	主持
针刺防治冠心病的研究	安徽省卫生厅三等奖	1989	1	主持
小儿麻痹后遗症（电排针）治疗研究	安徽省科技进步奖四等奖	1990	2	主要参与
经络的研究	国家中医药管理局一等奖	1991	1	主持
灸法治疗流行性出血热的临床及实验研究	安徽省科技进步奖三等奖	1992	3	主要参与
电针预防和治疗大鼠应激性胃溃疡过程中组化和生化的研究	安徽省自然科学科技进步奖三等奖	1997	3	主持
多功能生物电仿真推拿治疗仪的研制	安徽省科技进步奖二等奖	2000	3	主持
腧穴断面解剖模型的研制	安徽省科技进步奖三等奖	2000	4	主要参与
灸疗抗炎免疫作用机理的研究	安徽省科学技术奖三等奖	2002	2	主要参与
调神益胃针法治疗更年期综合征的研究	天津市科学技术进步奖三等奖	2003	2	主要参与
针推专业外向型人才培养模式的改革与研究	安徽省教学成果奖二等奖	2005	5	主要参与
针刺心经干预急性心肌缺血大鼠心脏基因表达谱研究	第五届中国科协期刊优秀学术论文奖	2007	2	主持
心经与心脏相对特异性联系的躯体交感通路与体液机制研究	中国针灸学会科学技术奖三等奖	2008	1	主要参与
针刺心经与小肠经干预心肌和下丘脑基因表达谱比较研究	安徽省科学技术奖三等奖	2009	2	主持
心经与心脏相对特异性联系的躯体交感通路与体液机制研究	中华中医药学会科学技术奖三等奖	2009	1	主要参与
基于课程目标和知识模块的中医基础理论多样化教学方法研究与实践	安徽省教学成果奖三等奖	2010	1	主持
针刺小肠经干预急性心肌缺血大鼠心脏基因表达谱研究	安徽省第六届自然科学优秀学术论文奖二等奖	2010	2	主持
弘扬新安医学特色，培养高素质应用型中医学人才——中医学专业建设及专业认证的研究与实践	安徽省教学成果奖特等奖	2010	4	主要参与

续表

成果名称	获奖名称、等级证书、证书号	时间	排名	角色
基于中医思维模式的《中医基础理论》课程改革与实践	安徽省教学成果奖二等奖	2012	3	三要参与
医学生临床能力系统化全过程培养的创新与实践	安徽省教学成果奖特等奖	2012	6	主要参与
针刺心经心包经对急性心肌缺血模型大鼠心肌肌钙蛋白 T 的影响	安徽省第七届自然科学优秀学术论文奖二等奖	2013	1	主持
心的表里关系研究	安徽省科学技术奖三等奖	2014	2	主持